DIAGNOSTIC ET SÉMÉIOLOGIE

DES

MALADIES TROPICALES

PAR MM.

R. WURTZ ET A. THIROUX

PROFESSEUR AGRÉGÉ,
CHARGÉ DE COURS A L'INSTITUT DE MÉDECINE COLONIALE
DE LA FACULTÉ DE MÉDECINE DE PARIS

MÉDECIN-MAJOR DE PREMIÈRE CLASSE
DES TROUPES COLONIALES

Avec 97 figures en noir et en couleurs

PARIS

MASSON ET Cⁱᵉ, ÉDITEURS

LIBRAIRES DE L'ACADÉMIE DE MÉDECINE

120, BOULEVARD SAINT-GERMAIN

1905

DIAGNOSTIC ET SÉMÉIOLOGIE

DES

MALADIES TROPICALES

DIAGNOSTIC ET SÉMÉIOLOGIE

DES

MALADIES TROPICALES

PAR MM.

R. WURTZ ET A. THIROUX

PROFESSEUR AGRÉGÉ,
CHARGÉ DE COURS A L'INSTITUT DE MÉDECINE COLONIALE
DE LA FACULTÉ DE MÉDECINE DE PARIS

MÉDECIN-MAJOR DE PREMIÈRE CLASSE
DES TROUPES COLONIALES

Avec 97 figures en noir et en couleurs

PARIS

MASSON ET Cⁱᵉ, ÉDITEURS

LIBRAIRES DE L'ACADÉMIE DE MÉDECINE

120, BOULEVARD SAINT-GERMAIN

1905

AVANT-PROPOS

L'intérêt croissant qui s'attache depuis quelques années à l'étude des maladies tropicales a suscité, tant en France qu'à l'étranger, la publication de plusieurs traités didactiques, dont quelques-uns, signés de maîtres éminents, ont une haute valeur.

L'ouvrage que nous présentons au public médical, conçu sur un plan tout différent, est d'allures et de proportions beaucoup plus modestes. Nous espérons qu'il ne sera pas trop déplacé parmi ses devanciers, ou, du moins, qu'il remplira le seul but dans lequel il a été conçu : être utile aux médecins praticiens, devant lesquels se posent les problèmes souvent si difficiles de la pathologie coloniale.

Son esprit général et son plan peuvent se résumer en quelques lignes :

Présenter d'abord au lecteur tous les éléments scientifiques actuels du diagnostic des maladies des pays chauds, et c'est là l'objet de la première partie, qui expose sommairement le bilan de nos connaissances en la matière.

Puis, placer le praticien en face des divers symptômes des maladies exotiques, et, de chaque symptôme isolé, le conduire, par les procédés de la séméiologie médicale, au diagnostic de la maladie d'espèce, qu'il est appelé à reconnaître et à distinguer de toutes les autres, ayant quelque rapport symptomatique avec elle. Un premier chapitre, dans lequel nous passons en revue les maladies européennes que l'on rencontre aux pays chauds, un court appendice relatif aux procédés techniques à employer, en l'absence de toute installation méthodique de laboratoire, complètent cet ouvrage.

C'est donc, on le voit, un livre d'étude élémentaire, et rien de plus. Mais, sans les connaissances élémentaires, sans les connaissances premières indispensables, on ne fait pas plus un bon médecin aux colonies qu'on ne fait un bon médecin en France.

TABLE DES MATIÈRES

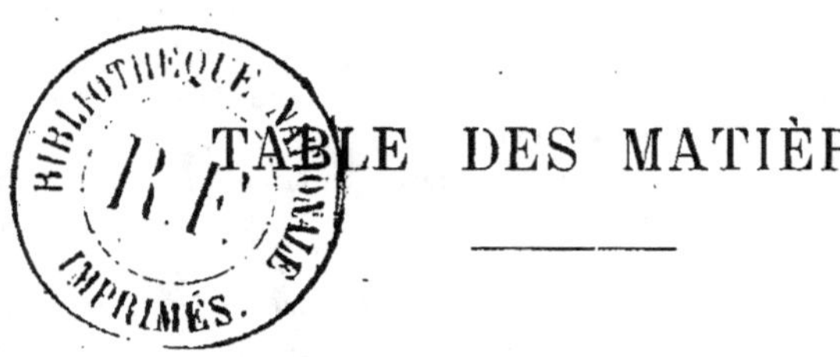

PREMIÈRE PARTIE

DIAGNOSTIC DES MALADIES TROPICALES.

DIAGNOSTIC ET SÉMÉIOLOGIE

DES

MALADIES TROPICALES

CONSIDÉRATIONS GÉNÉRALES

MALADIES COSMOPOLITES

Les procédés de diagnostic des maladies tropicales ne présentent rien de particulier. Ce sont ceux que l'on utilise dans les maladies des pays tempérés, soit qu'il s'agisse de méthodes cliniques, soit qu'il s'agisse de méthodes plus compliquées, plus délicates et parfois plus précises, nous voulons parler des méthodes de laboratoire. L'examen attentif du malade, la constatation minutieuse des signes qu'il présente sont, sous les tropiques comme dans nos pays, la base du diagnostic.

Il n'en est pas moins vrai que le médecin, dans les colonies, trouve devant lui des difficultés plus grandes que le médecin des pays tempérés. Certaines de ces difficultés tiennent aux conditions mêmes dans lesquelles il exerce la médecine, conditions inhérentes au climat, à la température, qui diminuent son activité professionnelle et rendent, dans de nombreuses occasions, sa tâche plus ardue qu'en Europe.

L'interrogatoire des malades ne donne pas toujours non plus dans les pays chauds les renseignements qu'on est accoutumé à trouver en Europe, au point de vue des commémoratifs, en particulier. On sait que le plus souvent les indigènes ne savent même pas leur âge ; il leur est donc impossible de répondre à des questions qui faciliteraient le diagnostic, surtout lorsque le médecin ignore leur langue et, ce qui arrive fréquemment, lorsqu'il n'a pas à sa disposition un bon interprète. Un interrogatoire médical par interprète est même presque toujours défectueux. En effet, l'interprète dénature le plus souvent non seulement la question du médecin, mais encore, ce qui est beaucoup plus important, la réponse du malade. Rien ne remplace à ce point de vue la connaissance de la langue que parle le patient.

Il y a même plus : le médecin qui exerce dans les pays tropicaux doit non seulement connaître les maladies spéciales aux pays chauds, mais il doit aussi avoir fait une étude approfondie des maladies des pays tempérés, dont la plupart sont répandues sur toute la surface du globe. Il faut se rappeler en effet que les maladies dites *cosmopolites* se rencontrent plus souvent qu'on ne le croit habituellement, entre les tropiques, non seulement chez les colons européens, mais aussi chez les indigènes. Nous allons rapidement, d'après Scheube, citer les plus fréquentes.

MALADIES INFECTIEUSES

Il est surtout deux maladies infectieuses qui ont été importées par les Européens dans les pays chauds et qui y sévissent sur les races de toutes couleurs : ce sont la fièvre typhoïde et la tuberculose. La *fièvre typhoïde tropicale* a été niée longtemps et a même été ignorée par des praticiens de grande valeur. Pour eux, le paludisme dominait, d'une façon exclusive, toute la pathologie tropicale. Si même, à l'autopsie, ils rencontraient sur le cadavre des ulcérations de l'iléon, ils se refusaient à y voir autre chose que des complications de la fièvre intermittente.

Il n'en est plus ainsi actuellement. On sait que les Européens ont disséminé sur tous les points du globe la fièvre typhoïde, et que cette maladie, beaucoup plus grave sous les tropiques qu'en Europe, cause un grand nombre de décès, aussi bien chez les blancs que chez les indigènes.

Le médecin, dans les colonies, doit donc ne pas perdre de vue qu'il peut avoir souvent affaire à la fièvre typhoïde. Les médecins anglais ont observé qu'aux Indes les jeunes soldats et les colons n'étaient pas frappés sitôt leur arrivée, mais seulement après deux ou trois ans de séjour. Les raisons de ce fait sont difficiles à expliquer, mais le fait est certain. Plus le séjour est prolongé, plus l'individu a de chances de contracter la fièvre typhoïde. Cependant, dans les localités où règne la fièvre typhoïde et où son existence est démontrée surabondamment par les cas survenus chez les Européens, les indigènes montrent une immunité relative. Il est possible qu'un certain nombre d'entre eux aient eu la fièvre typhoïde dans l'enfance.

La distribution géographique de la fièvre typhoïde est extrêmement étendue. On la rencontre dans toute l'Afrique, particulièrement sur les côtes, en Algérie, où elle sévit sur les colons comme sur l'élément militaire. Au Sénégal, en Cochinchine, en Malaisie, en Australie, à l'île Maurice, à la Réunion, à Madagascar, elle est loin d'être rare. Dans l'Afrique australe, où elle est connue sous le nom de *fièvre entérique*, elle cause des ravages considérables; pendant la guerre anglo-boer les hôpitaux regorgeaient de fièvres typhoïdes.

Non seulement la dothiénentérie est très répandue, mais elle est aussi particulièrement grave dans les pays chauds. Les rechutes sont fréquentes. Aux Indes, elle entraîne une mortalité deux fois plus forte qu'en Angleterre. Il y meurt un malade sur trois, tandis qu'il n'en meurt qu'un sur huit en Angleterre, et un sur dix à Paris. De même, elle est constamment grave aux États-Unis.

Dans quelques colonies françaises, la fièvre typhoïde est malheureusement endémique, à la Martinique et à la Guadeloupe en particulier : la mortalité est parfois très élevée dans ces colonies. Au Sénégal, à Madagascar, à la Réunion, elle est également fréquente, ainsi que dans les établissements français de l'Inde et surtout à Pondichéry.

En Cochinchine, au Tonkin, en Nouvelle-Calédonie, de nombreux cas sont signalés chaque année, tant dans la population civile que dans la population militaire.

Une alimentation en eau défectueuse, la souillure des sources insuffisamment protégées, ou la contamination des conduites de distribution, quand elles existent, parfois l'encombrement (cas de contagion directe) et surtout l'absence complète d'un système rationnel d'égouts dans tous les centres : telles sont les causes de ces endémicités.

En outre, d'après Manson, il est un fait curieux qui mérite d'être signalé en passant : c'est que les mesures prophylactiques qui, en Europe, réussissent à limiter les épidémies de fièvre typhoïde sont inefficaces aux Indes. D'après cet auteur il est probable que le bacille typhique, dans certaines régions équatoriales, vit à l'état saprophytique, et que, en dehors de toute pollution des eaux, il peut infecter l'homme, même dans des régions désertiques telles que le nord de l'Australie. Des soldats, aux Indes, buvant de l'eau absolument pure, demeurant dans des campements où jamais personne n'avait été atteint de fièvre typhoïde, ont contracté cette affection.

La fièvre typhoïde est donc extrêmement fréquente et présente un caractère de gravité particulière sous les tropiques. C'est là une notion de première importance pour le médecin, dans les colonies.

Il est une autre maladie infectieuse également répandue sous tous les climats, sous toutes les latitudes et à toutes les altitudes, c'est la *tuberculose*. En Afrique, on l'observe dans les villes du littoral nord à Alger, à Tunis, à Alexandrie, au Caire. On l'observe aussi au Sénégal, en Guinée, au Congo, à Madagascar, au Cap. Elle est également fréquente dans l'intérieur de l'Afrique, dans l'Est africain, et particulièrement en Abyssinie.

Elle est encore plus répandue en Amérique. Dans l'Amérique du Nord, elle décime les tribus indiennes, derniers vestiges de la race rouge, parquées dans des territoires trop étroits. Depuis la baie d'Hudson jusqu'à la Terre de Feu, en passant par l'Amérique centrale, les Antilles, le Mexique, la Guyane, le Brésil, la tuberculose fait d'effrayants ravages. A Rio-de-Janeiro, la tuberculose entre pour un cinquième dans le nombre des décès. Or on admet, en général, que sur la totalité de la mortalité humaine, la proportion des morts par tuberculose n'est que de un sur sept.

A la Plata, dans l'Uruguay, au Paraguay, dans la République Argentine, le Chili et le Pérou, la tuberculose existe dans la même proportion.

En Océanie, la tuberculose sévit d'une façon désastreuse sur la race aborigène. A Taïti, aux îles Marquises, aux îles Sandwich, en Nouvelle-Calédonie, les ravages causés par le bacille de Koch sont immenses. En Nouvelle-Calédonie, la tuberculose entre pour deux cinquièmes dans la mortalité totale. Le continent australien, jusqu'à ces derniers temps, passait pour être très privilégié, au point de vue de la rareté de la tuberculose, mais les statistiques récentes démentent cette opinion, en faisant voir que les grandes villes, telles que Melbourne et Sydney, ne présentent pas à ce point de vue de différences notables avec les grandes villes européennes. La Nouvelle-Zélande, qui comprenait, il y a un siècle, une population aborigène de 400 000 Maoris, n'en compte plus aujourd'hui que 40 000 ; la tuberculose et la fièvre typhoïde ont réduit des neuf dixièmes la population néo-zélandaise. Survenant chez des populations conquises peu à peu par la race blanche, constamment refoulées dans des territoires trop étroits et déjà préparées par l'introduction néfaste de l'alcool, la tuberculose a rapidement anéanti les habitants dans les régions intertropicales dans lesquelles le climat favorise son développement. C'est la tuberculose pulmonaire qui est la forme la plus fréquente.

Dans toutes les colonies françaises, la tuberculose existe, soit chez les colons ou fonctionnaires européens, soit chez les indigènes, chez lesquels elle se répand de plus en plus. Les indigènes passent, il est vrai, la journée au grand air, mais la promiscuité, pendant la nuit, dans des logements étroits et sales, entraîne fatalement la dissémination du fléau. Cette fâcheuse progression s'observe surtout dans l'Afrique occidentale française, et en particulier au Congo, où l'influence désastreuse de l'alcoolisme se manifeste ainsi de la façon la plus nette. Au Tonkin, par contre, la maladie est rare chez les Européens et relativement peu fréquente chez les indigènes (Kermorgant).

Une autre cause de mort, peut-être plus importante que la tuberculose, parmi les peuplades indigènes des différentes parties du monde, c'est la variole. Toutes les races primitives et non encore pénétrées par la civilisation européenne sont décimées par la *variole*, maladie évitable par excellence. Ce fait a une grande importance économique, au point de vue de la main-d'œuvre indigène, qui est indispensable au développement industriel, commercial et agricole des colonies.

En Asie, la variole est fréquente dans l'Asie Mineure, en Arabie et en Perse où elle est particulièrement grave, un tiers des cas se compliquant de noma. Le Turkestan, le Thibet, les Indes anglaises sont également ravagés. Dans tous ces pays, la vaccine rencontre des obstacles nombreux et la variolisation est encore en honneur. En Indo-Chine, la variole était autrefois si fréquente que les indigènes la considéraient comme une maladie nécessaire. Dans les régions où la vaccination n'avait pas encore pénétré, elle entrait en 1898 dans une proportion de 70 p. 100 dans la mortalité générale. Ce chiffre était encore plus considérable si l'on envisageait la statistique de la mortalité infantile : on trouvait alors qu'elle causait un quart des décès d'après Jeanselme, les deux tiers suivant Simond, et même 90 p. 100 dans le Cambodge, d'après Nogué. Sur 1000 adultes vivants, 95 p. 100 environ portent actuellement les stigmates de la variole qu'ils ont contractée soit spontanément, soit à la suite d'une variolisation. L'Institut Pasteur de Saïgon a rendu à ce point de vue les plus grands services. Il a contribué à diminuer dans une large mesure la mortalité due à la variole en Extrême-Orient et en 1901 on ne constatait en Cochinchine qu'une petite épidémie avec 53 cas et 18 décès et au Tonkin quelques cas isolés en mars et juin (1). Dans les colonies hollandaises, depuis 1820, et dans les colonies anglaises, la vaccination est obligatoire.

La Chine, le Japon, le Siam sont souvent aussi ravagés par la variole. C'est la Chine qui paraît être le grand centre qui alimente les pays voisins.

En Amérique, où la variole a été importée par les Espagnols, elle sévit sur les races aborigènes, sur les Indiens ainsi que sur les nègres importés d'Afrique avant l'abolition de l'esclavage. Au Chili, au Pérou, aux Antilles, en Guyane, au Brésil, les décès par variole entrent pour une proportion imposante dans la mortalité générale.

Dans l'Amérique du Nord et en Colombie britannique, la variole a contribué, avec la tuberculose, à anéantir presque la race des Peaux-Rouges qui habitaient ces vastes territoires. Au Groenland, où elle a été importée par les Danois en 1851, la variole tue annuellement un grand nombre d'habitants.

En Océanie, Tahiti fut décimé en 1892 par la variole, qui venait d'y faire son apparition. Devant les ravages causés par le fléau, les indigènes se laissèrent vacciner. Un certain nombre d'îles de l'Océanie ont pu jusqu'à présent être épargnées par le fléau.

Dans les colonies françaises, la variole est particulièrement fréquente au Sénégal, en Guinée, à la Côte d'Ivoire, au

____

(1) Kermorgant, *Ann. d'hyg. col.*, 1903.

Dahomey, au Congo, à Mayotte, dans les établissements de l'Inde et au Laos.

La vaccination, dans la plupart de nos colonies, a diminué les cas de variole. A Madagascar, l'affection a presque complètement disparu depuis la création de l'Institut Pasteur de Tananarive et du parc vaccinogène de Diego-Suarez.

Cependant l'Afrique tout entière est encore décimée par la variole. Toutes les colonies françaises africaines sont ravagées de temps en temps par des épidémies, plus ou moins graves, décimant la population et entraînant chez les survivants de nombreux cas de cécité, comme cela s'observait en Europe avant la découverte de Jenner.

Une autre fièvre éruptive, la *rougeole*, sévit dans tous les climats ; elle est généralement bénigne, sauf dans les localités où, apparaissant pour la première fois, elle cause de grands ravages. Le fait suivant montre combien elle peut décimer une population. En 1875, un bateau anglais importa la rougeole aux îles Fidji. 40 000 habitants sur 150 000 succombèrent à l'épidémie.

La rougeole est fréquente dans les colonies françaises, à Madagascar, en Cochinchine et dans les archipels de l'Océanie, ainsi qu'aux Antilles. En Océanie, elle sévit sous forme épidémique, à des intervalles variés, et se montre d'une sévérité excessive, surtout pour les adultes.

La *scarlatine*, au contraire, est peu ou point connue sous les tropiques et, même aux Indes anglaises, on la rencontre rarement chez les enfants anglais, qui sont cependant si sensibles à cette maladie. Cependant, on l'a observée à Shang-Haï, à Java et au Congo. Elle semble inconnue au Tonkin, dans l'Annam, en Cochinchine. Elle est moins fréquente que la rougeole dans les colonies françaises.

Dans l'Amérique du Nord, la scarlatine s'observe assez souvent. Elle est plus rare et plus bénigne dans les États du Sud ; le diagnostic est très difficile à faire chez les individus de race colorée.

La *varicelle* est très fréquente dans certaines régions, notamment dans l'Ouganda. Elle s'observe assez fréquemment dans certaines colonies françaises (Pondichéry, Tonkin).

L'*influenza* s'observe sur le globe entier; c'est un type de maladie cosmopolite. Un exemple frappant en est donné par l'épidémie meurtrière de 1889-1890, dont les ravages s'étendirent d'un bout à l'autre du monde. L'armée abyssine, qui, pendant cet hiver de 1889-90, faisait campagne dans le Tigré, perdit la moitié de son effectif qui succomba à la maladie. La grippe est fréquente dans les colonies françaises, aux Antilles, sur la côte occidentale d'Afrique ainsi qu'à Madagascar, où elle a été particulièrement sévère en 1903, sur le plateau central, entraînant souvent la mort chez les Malgaches, par suite de complications pulmonaires.

L'*érysipèle* est rare en général sous les tropiques. C'est une maladie inconnue dans la Nouvelle-Guinée et aux îles Fidji.

La *diphtérie*, qui fait tant de ravages dans nos grandes villes, se rencontre peu fréquemment dans les pays chauds, et elle présente généralement un caractère bénin. Nous en avons cependant observé deux épidémies à Tananarive en 1901-1902. Les Européens la contractent plus souvent que les noirs.

Les *oreillons* présentent les mêmes caractères de fréquence que la coqueluche dans certaines régions tropicales; on les observe assez souvent dans les colonies françaises, aux Antilles, au Sénégal, à Madagascar, en Cochinchine et au Tonkin. Ils sont parfois importés de France par l'élément militaire.

La *méningite cérébro-spinale épidémique* s'observe dans les Indes anglaises, dans les Indes néerlandaises, dans la haute Égypte (à Khartoum) sur la Côte d'Or et dans les Indes Occidentales.

On rencontre peu de *maladies septiques ou pyémiques* dans les régions tropicales. Ce fait, d'après certains médecins allemands, devrait être attribué à l'action stérilisante des rayons du soleil.

Le *charbon* est très répandu dans l'Inde, dans l'Asie centrale, dans les deux Amériques et en Australie. Il peut même sévir à l'état épidémique (peste de Sibérie, 1864-1866). Il n'est pas rare à Madagascar, où on l'a observé chez les gardiens de troupeaux.

Le *tétanos* a une vaste distribution géographique. Il est très répandu dans la plupart des contrées tropicales et la race noire semble posséder une réceptivité particulière pour cette maladie. En outre, les indigènes, peu ou mal vêtus, sont exposés constamment aux blessures des membres inférieurs, et, par suite, aux inoculations directes du virus. Mais c'est surtout chez les nouveau-nés, par suite d'infections ombilicales, que se rencontre le tétanos dans les pays chauds. De même qu'aux Hébrides, à Saint-Kilda, la moitié, peut-être même les deux tiers des nouveau-nés succombaient au tétanos, qu'on appelait autrefois la *plaie de Saint-Kilda*, sur la côte occidentale d'Afrique le tétanos fait mourir un cinquième des nouveau-nés au cinquième jour. Au Sénégal, dans les Antilles françaises, à Maurice et à la Réunion, le tétanos des nouveau-nés est fréquent ; il est désigné, dans ces colonies, sous le nom de *Mâchoiran* ou *Mal Mâchoires*. Cantlie a observé à Hong-Kong que le tétanos tue 50 p. 100 des nouveau-nés.

Durant les guerres coloniales, ce terrible fléau joue un rôle important ; il achève les blessés, surtout ceux qui portent des blessures provenant d'armes à feu ou des fractures contuses. Les ravages qu'il cause tiennent à la virulence toute particulière qu'acquiert le bacille de Nicolaier dans certains pays (1), comme le Somaliland, où les indigènes empoisonnent

---

(1) Vincent a démontré qu'en maintenant des cobayes à une haute température (40°) et en leur injectant le bacille du tétanos on arrive à provoquer chez eux un tétanos généralisé très grave semblable à ce que l'on a appelé le *tétanos splanchnique*. On obtient par ce moyen une généralisation de l'infection microbienne dans le sang et dans tous les organes. D'après cet auteur, la gravité du tétanos dans les pays chauds serait due non à une virulence spéciale de l'agent infectieux, mais à la température ambiante et aux radiations solaires.

leurs zagaies ou leurs flèches en frottant la pointe avec une terre tétanigène. Les blessures de ces armes déterminent toujours un tétanos mortel à brève échéance chez ceux qui en sont frappés.

La *rage* existe dans quelques régions tropicales ; elle a nécessité la création d'Instituts Pasteur à Saïgon et à Tananarive, et 186 personnes mordues ont été traitées dans ce dernier Institut pendant la seule année 1902.

L'origine de la rage en Indo-Chine et à Madagascar est difficile à déterminer, mais elle doit être très ancienne, car il existe dans la langue du pays des vocables pour désigner l'affection. Dans les deux pays les chiens enragés sont désignés sous l'appellation de *chiens fous*.

La rage se rencontre encore à la côte occidentale d'Afrique, dans l'Inde, dans la presqu'île de Malacca, les Indes néerlandaises et l'Amérique tropicale.

MALADIES DE L'APPAREIL RESPIRATOIRE

La *pneumonie* a une distribution variable, suivant les parties du globe terrestre. De même que toutes les autres affections à pneumocoques, elle est fréquente dans la race noire. On la rencontre au Cameroun, au Congo, dans l'Ouganda.

Elle sévit avec intensité pendant la saison fraîche au Sénégal et à Madagascar, chez les indigènes, insuffisamment couverts pour supporter de brusques variations de température. On peut l'observer également en Indo-Chine. Aux Indes néerlandaises et au Japon, elle est relativement rare.

La *coqueluche*, fréquente dans certaines contrées, est rare dans d'autres. Pléhn a signalé une épidémie qui s'est étendue à toute l'Afrique occidentale allemande. Aux îles Fidji, elle fit son apparition en 1883-1884 : 3 000 indigènes y succombèrent. Elle est assez fréquente dans nos vieilles colonies françaises (Antilles, Réunion).

MALADIES DE L'APPAREIL DIGESTIF

La *dyspepsie gastro-intestinale* est très fréquente chez les Européens; elle présente à l'acclimatement un obstacle que l'on peut d'ailleurs facilement surmonter, en ne se livrant pas à des écarts de régime. Cette dyspepsie tient également à la vulnérabilité toute particulière du canal intestinal dans les pays chauds.

L'*appendicite* est observée sous tous les climats.

Les *hémorroïdes* sont très communes, surtout en Orient, où elles sont, pour ainsi dire, la règle ; on les rencontre aussi dans la plupart de nos colonies, et presque exclusivement chez les Européens. Leur formation est en relation avec la congestion et l'hypertrophie hépatiques.

Les *parasites intestinaux* sont très communs dans les pays chauds dans lesquels on rencontre, à côté d'espèces tropicales, des espèces cosmopolites telles qu'ascarides, oxyures, trichocéphales, tænias, bothriocéphales, ankylostomes. L'étude de toutes ces espèces sera faite de façon à permettre au praticien de classer un parasite quelconque, soit qu'il ait été décrit, soit qu'il constitue une espèce nouvelle.

MALADIES CONSTITUTIONNELLES

Le *rhumatisme articulaire* aigu se rencontre plus rarement dans les pays chauds que dans les pays tempérés.

La rareté du *rachitisme* chez les indigènes dans les régions nouvellement conquises dans les pays chauds est la preuve bien évidente que la malaria ne joue aucun rôle dans la production de cette maladie, comme on l'avait prétendu autrefois. Le rachitisme est au contraire assez fréquent dans nos vieilles colonies dans lesquelles on peut admettre qu'il est la conséquence de l'extension de la syphilis et de l'alcoolisme.

Le *scorbut*, qui était autrefois très fréquent à bord des

bateaux faisant de longues expéditions polaires, aussi bien qu'à bord des navires naviguant dans les mers équatoriales, se rencontre encore sur les transports qui se rendent dans l'Yémen, pour y conduire les pèlerins musulmans. On l'observe aussi à Java, aux Indes anglaises et en Cochinchine, dans certaines prisons ; il suffit de modifier le régime alimentaire des prisonniers pour voir immédiatement la maladie disparaître.

La *goutte* est très rare dans les pays chauds.

Le *diabète* est fréquent aux Indes anglaises. A Ceylan, il est plus commun chez les blancs qu'en Europe, et il s'observe encore plus souvent chez les indigènes que chez les Européens. On ignore s'il existe dans l'Afrique centrale et dans l'Amérique du Sud ; mais il est certain que sous les tropiques le diabète constitue une maladie grave. Un individu diabétique ne peut plus aujourd'hui, de par les règlements de l'État, entrer au service du Congo belge.

Le *cancer* est très rare ; il ne se rencontre guère qu'à la Martinique, aux Barbades, dans la Guyane hollandaise, à Madagascar, et encore, dans ces contrées, est-il moins commun qu'en Europe.

MALADIES DE L'APPAREIL CIRCULATOIRE

Les *maladies fonctionnelles du cœur* sont fréquentes chez les Européens qui séjournent dans les pays chauds ; on a voulu en voir la cause dans la chaleur, qui détermine une suractivité fonctionnelle du cœur. Quoi qu'il en soit, les insuffisances valvulaires s'observent souvent dans tous les pays tropicaux, même dans ceux où le rhumatisme articulaire aigu est inconnu. Il doit donc y avoir sous les tropiques d'autres causes que le rhumatisme qui occasionnent les insuffisances valvulaires.

L'*artériosclérose* et l'*anévrysme de l'aorte* sont fréquents dans certaines régions tropicales et au Japon; mais on doit remarquer que la syphilis présente dans ces mêmes pays la même fréquence que ces deux affections, et il faut peut-être voir là une relation de cause à effet.

MALADIES DU SYSTÈME NERVEUX

La première action du soleil et du climat sur les Européens, dans les pays tropicaux, est un état d'énervement amenant un manque de sommeil. A cet état peut succéder une *neurasthénie* accompagnée de céphalalgie, de douleurs en casque, d'anxiété précordiale, de palpitations et de dyspepsie. Cette neurasthénie peut elle-même aboutir à la production de *psychoses*, soit ébauchées, soit même développées.

En ce qui concerne les indigènes, on sait peu de chose sur les maladies nerveuses auxquelles ils sont sujets.

L'*aliénation mentale* est assez rare chez les noirs; toutefois, elle est plus fréquente dans les États du sud de l'Amérique du Nord, depuis l'abolition de l'esclavage.

Chez les Malais, au contraire, les maladies mentales sont nombreuses. Chez les Chinois, elles semblent rares. Chez les Japonais, elles revêtent toutes les formes des psychoses; par contre, la *paralysie générale* et le *tabes* sont rares au Japon, malgré la fréquence de la syphilis.

La relation qui existe entre la paralysie générale et le tabes d'une part, et la syphilis d'autre part, et qui est toujours observée chez les Européens, n'existe pas par contre dans les autres races. Ce même fait que nous avons signalé pour le Japon a été constaté dans beaucoup d'autres pays tropicaux : la syphilis est très fréquente au Maroc, chez les Arabes de l'Algérie, en Abyssinie, où, à Addis-Ababa, elle atteint 80 p. 100 de la population, et cependant on n'a que rarement observé dans ces pays le tabes ou la paralysie générale.

L'*hystérie* se rencontre assez fréquemment dans les pays chauds.

MALADIES VÉNÉRIENNES

Les maladies vénériennes sont très communes dans les colonies françaises, où elles occasionnent au moins la moitié des entrées dans les hôpitaux.

La *blennorragie* se rencontre dans toutes les régions, même dans les moins explorées; elle passe presque toujours à l'état chronique chez l'indigène.

La *syphilis* est, au contraire, d'importation européenne, et cette importation a été tellement complète qu'il n'existe plus que quelques rares régions où la syphilis soit inconnue : dans le Centre-Afrique, à la Nouvelle-Guinée, en Papouasie, ainsi que dans les montagnes de l'Annam et du Laos.

La syphilis prend dans certaines races des caractères un peu spéciaux, qui font que certains auteurs ont décrit une syphilis exotique. La vérole, très bénigne chez les nègres et chez les mulâtres, est en effet très grave chez tous les peuples de race orientale. En Chine et en Indo-Chine, au Japon, en Malaisie ainsi qu'à Madagascar, colonie dont la population est d'origine malaise, l'affection évolue très rapidement et le malade passe souvent très rapidement aux accidents tertiaires. Un des caractères de la syphilis exotique est la fréquence de l'accident primaire extragénital ; cette fréquence est due à l'usage du plat commun chez les indigènes, et c'est pour cette raison que de très jeunes enfants sont souvent contaminés lorsqu'ils ont été épargnés par la syphilis héréditaire.

Le chancre mou est également très commun dans les pays chauds et il y est toujours compliqué d'adénites suppurées. Les suppurations qui succèdent à ces adénites présentent, probablement en raison de l'anémie des sujets, une ténacité vraiment extraordinaire.

MALADIES DE LA PEAU

Les maladies cutanées cosmopolites les plus communes sous les tropiques sont : l'*herpès circiné* ou *trichophytie*, *tropical ringworm* des Anglais, le *pityriasis versicolor*, l'*érythrasma* et le *vitiligo*.

Le *pemphigus contagiosus* des pays chauds décrit par Manson se rapproche beaucoup du pemphigus aigu des régions tempérées.

Les *furoncles* se rencontrent fréquemment aussi sous les tropiques, ainsi que les productions *chéloïdiennes*, qui sont particulièrement fréquentes dans les races colorées.

MALADIES DES ORGANES DES SENS

La *conjonctivite purulente* et le *trachome* se rencontrent souvent dans les pays chauds. On y observe fréquemment aussi de l'*héméralopie* ou de la *nyctalopie* accompagnée d'affaiblissement de la vue. Ces derniers accidents sont dus à l'éclat particulier des rayons solaires, principalement lorsqu'ils sont réfléchis par une surface liquide ou un terrain aride ; ils sont considérablement améliorés et même souvent guéris par le port de verres colorés.

Cette longue énumération permet de constater que le médecin exerçant dans les régions tropicales rencontrera presque toutes les maladies des pays tempérés, et qu'il aura affaire en outre aux affections spéciales aux pays chauds. C'est dire les difficultés auxquelles il pourra se heurter, quand il lui faudra poser un diagnostic.

PREMIÈRE PARTIE

DIAGNOSTIC DES MALADIES TROPICALES

I. MALADIES INFECTIEUSES ET PARASITAIRES

I. DIAGNOSTIC DE L'INSOLATION ET DU COUP DE CHALEUR

L'action directe des rayons solaires détermine l'insolation ; de même, une atmosphère surchauffée, à l'abri du soleil, détermine le coup de chaleur ; les symptômes dans les deux cas sont les mêmes et peuvent revêtir des formes assez variables dans leur modalité et dans leur intensité.

Dans sa forme la plus simple, le tableau clinique de l'insolation et du coup de chaleur est le suivant : le malade est en proie à une céphalalgie intense, accompagnée souvent de vertige et de photophobie. Il éprouve de la constriction du thorax et de l'angoisse ; son visage est tantôt rouge et congestionné, tantôt pâle. La pupille est contractée, le pouls petit et rapide, la température élevée, il y a fréquemment des vomissements bilieux au début. L'intelligence est conservée pendant la première période de la maladie ; plus tard il peut survenir des accès délirants, avec hyperthermie, ou des convulsions généralisées auxquelles succède le coma. Les symptômes de l'insolation sont plus ou moins accentués suivant la gravité des cas.

Lorsque le malade peut rendre compte des accidents qu'il éprouve et des circonstances dans lesquelles ils sont survenus, le diagnostic ne présente pas de difficultés. Il n'en est pas de même si l'on se trouve sans aucun commémoratif en présence d'un malade privé de connaissance et de sentiment.

Le thermomètre pouvant donner des indications, il ne faudra jamais négliger de prendre la température.

Diagnostic différentiel. — On peut confondre l'insolation avec l'accès pernicieux à forme cérébrale, la méningite cérébro-spinale et l'ictus apoplectique.

L'accès pernicieux à forme cérébrale, sous ses différentes formes, délirante, comateuse, convulsive, peut être d'autant mieux confondu avec l'insolation, que les manifestations cérébrales des deux affections revêtent souvent des formes identiques (1).

La forme comateuse de l'accès pernicieux succède à un ictus apoplectique, s'accompagnant de la perte de la connaissance et du sentiment: la forme convulsive rappelle un accès épileptiforme. Au cas où les commémoratifs feraient défaut, la température donnera quelques indications. Elle atteint ou dépasse 41° dans le coup de chaleur, sauf dans la forme syncopale; dans l'accès pernicieux, elle se tient aux environs de 39° ou 40° et les dépasse rarement. Il faut savoir que le diagnostic différentiel est souvent très difficile, l'exposition prolongée au soleil, chez des individus surmenés et impaludés, pouvant réveiller des manifestations malariennes et même provoquer un accès pernicieux. La recherche de l'hématozoaire ne pourra trancher la question que s'il s'agit d'une insolation ou d'un coup de chaleur, non compliqués de paludisme.

Le diagnostic différentiel de l'insolation d'avec la méningite cérébro-spinale se fera moins souvent dans les pays tropicaux. où cette dernière maladie n'est pas fréquente, que dans les pays tempérés. Il y a des symptômes communs aux deux affections. Cependant, dans la méningite cérébro-spinale la céphalalgie

______

(1) La forme délirante aiguë de l'insolation était autrefois connue sous le nom de *calenture*.

est violente, se propageant à la nuque et aussi le long de la colonne vertébrale, tandis que dans l'insolation elle est surtout frontale; elle peut cependant siéger à l'occiput où elle se limite toujours.

La pupille est généralement contractée dans l'insolation, dilatée dans la méningite. Dans cette dernière affection, la température est peu élevée, contrairement à ce qu'on observe dans le coup de chaleur. Le signe de Kernig, de règle dans la méningite, et qui consiste, comme on le sait, dans l'impossibilité, pour le malade, de passer du décubitus horizontal à la position assise, les jambes restant dans l'extension, n'a pas été recherché, à notre connaissance, dans le coup de chaleur.

L'insolation se distingue de l'hémorragie cérébrale par l'absence d'hémiplégie. De plus, pendant les premières heures qui suivent la rupture vasculaire, la température reste normale, et ne s'élève à 39°, dans les cas à pronostic mauvais, que quelque temps après.

Dans le cas où le malade supposé atteint de coup de chaleur est dans le coma, le médecin devra faire le diagnostic différentiel des différents comas : coma alcoolique, etc. On se basera alors sur les renseignements fournis par le thermomètre et sur les commémoratifs, ainsi que sur l'évolution ultérieure de l'affection.

Dans la forme cardiaque ou syncopale du coup de chaleur, le diagnostic devra être fait avec l'accès pernicieux algide ou syncopal. Les accidents, dans cette forme d'insolation, sont subits : le malade tombe par terre, parfois au milieu d'une conversation; il se relève le plus souvent jusqu'à ce qu'il soit frappé par une nouvelle syncope, qui peut être prolongée, et même mortelle. Cette forme du coup de chaleur s'observe chez les individus porteurs d'une tare cardiaque. C'est une insuffisance cardiaque aiguë. Elle s'accompagne, comme l'accès algide, d'hypothermie (35°) lorsque le malade est dans le collapsus.

2. DIAGNOSTIC DE LA PESTE

S'il est une maladie dont le diagnostic doive être fait d'une façon aussi précoce, aussi rapide que possible, c'est à coup sûr la peste, à cause des conséquences immenses que peut entraîner, au point de vue social et économique, la non-constatation, dans une agglomération, d'un premier cas de peste; aussi y insisterons-nous quelque peu.

La peste débute brusquement, sans prodromes, par un grand frisson suivi d'une élévation brusque de température (39° à 41°).

Le malade est pris de vertiges, il éprouve de la lassitude et de la céphalalgie, il a la démarche d'un homme ivre, son visage a l'aspect hagard et terrifié, les conjonctives sont injectées, la respiration et le pouls sont accélérés. On observe enfin quelquefois de la constipation et des vomissements, qui peuvent être muqueux, bilieux ou même hémorragiques, semblables au vomito negro.   .

Lorsque l'état général s'aggrave, on observe de la stupeur, du coma ou du délire avec tendance des malades à se rejeter en dehors de leur lit. Dans les derniers moments, on remarque souvent une sorte de tic nerveux consistant en un hochement perpétuel de la tête, assez caractéristique.

Le foie et la rate sont augmentés de volume, et il se produit quelquefois des hémorragies intestinales ou stomacales, ou une hématurie d'origine rénale.

Le bacille de Yersin se rencontre dans les ganglions de tous les malades atteints de peste.

La maladie, dont nous venons de résumer rapidement les symptômes généraux, présente trois formes : la *forme bubonique*, la plus bénigne ; la *forme septicémique* et la *forme pneumonique*, toutes les deux beaucoup plus graves.

Forme bubonique. — Dans la forme bubonique, le bubon apparaît dès les premières heures, avec les premiers symptômes;

il est toujours très douloureux et les malades sursautent
quand on les examine par la palpation. Couchés, ils occupent
dans leur lit une position telle que la région douloureuse
soit dans le relâchement musculaire le plus complet possible.

Les bubons sont généralement uniques, mais ils peuvent
aussi être multiples ; ils sont, par ordre de fréquence, comme

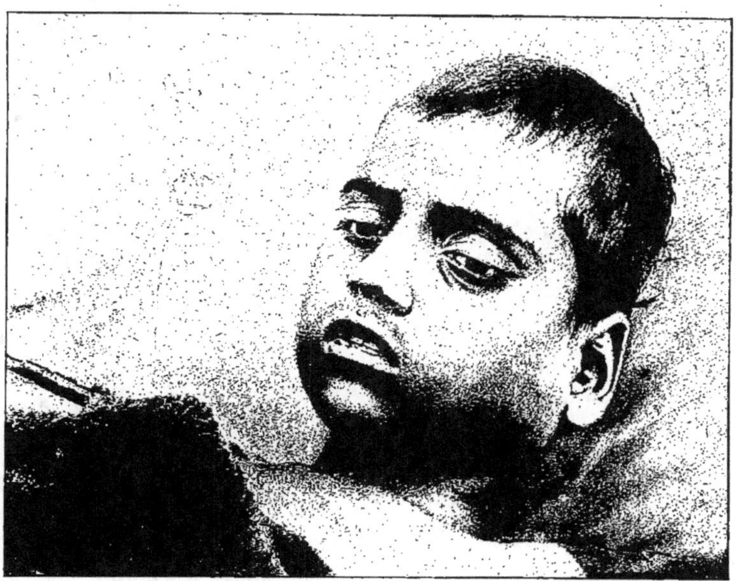

Fig. 1. — Bubon pesteux cervical chez un enfant (Collection des planches de
l'Institut Pasteur).

par ordre inverse de gravité, inguinaux ou inguino-cruraux,
axillaires et cervicaux (fig. 1), les bubons inguinaux étant les
plus fréquents et les moins graves.

Dans les cas à évolution rapide, le malade meurt avant que
l'adénite ait eu le temps de grossir ; mais, dans les cas moyens
ou bénins, le bubon peut atteindre le volume d'un œuf de
poule ; il devient alors moins douloureux. Un second ganglion peut s'infecter, et il n'est pas rare de voir plusieurs
bubons dans le même pli inguino-crural. Lorsque l'on a

affaire à un bubon inguinal, il arrive très souvent en effet que, secondairement, un ganglion crural s'infecte et que le malade présente deux ganglions en forme de bissac séparés par le ligament de Poupart.

Lorsque l'affection évolue vers la guérison, il peut y avoir résorption, mais le plus fréquemment les bubons s'abcèdent, ou plutôt subissent une sorte de nécrose. Le pus des abcès est grisâtre et le ganglion s'élimine petit à petit par sphacèle. Les suppurations sont longues et quelquefois accompagnées d'un mauvais état général et d'une cachexie se terminant fatalement, alors que le bacille de Yersin a déjà disparu.

Nous devons signaler parmi les formes buboniques de la peste les formes ambulatoires, dans lesquelles le bubon est relativement peu douloureux et la réaction générale peu intense; le malade, légèrement courbaturé, s'étend simplement sur une chaise longue. Ces cas, difficiles à différencier des adénites non pesteuses, doivent être examinés avec soin par les méthodes bactériologiques; ils se terminent ordinairement par la suppuration.

Sous cette forme, la peste, appelée *pestis mitior*, et connue depuis la plus haute antiquité, a été signalée dans ces dernières années, par Koch et par les médecins anglais, comme existant à l'état endémique dans l'Ouganda. En dehors de ces cas endémiques on observe la peste à forme ambulatoire dans toutes les épidémies, et c'est par des cas de ce genre que semble bien avoir débuté la petite épidémie de peste qui a sévi à Naples en 1901.

Dans la peste à forme bubonique, on peut quelquefois rencontrer la petite phlyctène initiale qui indique le point où le bacille a été introduit sous la peau. Cette phlyctène peut être accompagnée d'un cordon lymphatique induré conduisant jusqu'au bubon caractéristique. Simond, qui le premier a signalé cette phlyctène initiale, reconnaît qu'on la rencontre très rarement et plutôt dans les cas moyens ou bénins; dans les cas graves le bacille de Yersin, doué d'une grande viru-

lence, n'est pas arrêté au point d'inoculation par les phagocytes et il arrive directement au ganglion ou même dans le
sang. Les phlyctènes s'ulcèrent, la peau s'œdématie tout
autour et les ulcérations prennent l'aspect des charbons,
quoique toujours moins étendues.

On appelle *charbons* des lésions qui débutent par une
induration œdémateuse de la peau présentant des dimensions
variables, depuis la grandeur d'une pièce de cinq francs jusqu'à celle de la paume de la main et même plus étendue. Cette
infiltration œdémateuse est très douloureuse et sa sensibilité
peut être comparée à celle des ganglions; elle peut rétrocéder,
mais le plus souvent la peau se sphacèle, et il se produit une
escarre qui s'élimine. La réparation des tissus est alors toujours très longue.

Le charbon, quoique caractérisant ce qu'on a appelé la *peste
noire*, est une lésion des formes moyennement graves et des
formes buboniques de la peste; dans les formes rapides, en effet,
il n'y a jamais localisation cutanée des bacilles de Yersin.

Forme septicémique. — On ne rencontre dans cette forme
que les phénomènes généraux décrits plus haut; elle est très
rapidement mortelle. Elle est en conséquence assez difficile à
diagnostiquer, à cause de l'absence des bubons, et il peut être
même impossible de faire un diagnostic symptomatologique
pendant la vie; aussi, lorsque l'on aura des doutes, on devra
examiner le sang et le contenu des ganglions, qui, quoique non
augmentés de volume, contiennent toujours le bacille spécifique chez les malades atteints de peste; c'est l'examen bactériologique qui dans ces cas permettra d'établir le diagnostic.

Forme pneumonique. — La forme pneumonique évolue
comme une pneumonie simple, grave; les symptômes généraux
sont ceux qui ont été déjà décrits; il s'y ajoute une grande
anxiété respiratoire.

On trouve à la percussion une zone de matité en général
peu étendue, avec suppression à l'auscultation ou diminution
du murmure vésiculaire dans la même région.

Les crachats sont fibrineux, épais; ils ne sont pas toujours colorés, comme ceux de la pneumonie; il se produit assez souvent des hémoptysies. L'examen bactériologique des crachats, des ganglions et du sang permettra de faire le diagnostic dans tous les cas douteux.

Forme pustuleuse. — A côté de ces trois formes principales, Zabolotny a signalé en Mongolie une nouvelle forme très intéressante, caractérisée par la formation sur la peau de petites vésicules à contenu limpide, entourées d'une zone de peau rouge et dure. Au bout de vingt-quatre heures, les vésicules se troublent, puis il apparaît au centre une tache noire, entourée d'une zone rouge. Le bacille de Yersin se retrouve dans les pustules de cette forme, qui est rare et qui n'a pas été encore très bien étudiée.

On a également décrit une *forme gastro-intestinale* de peste observée pendant l'épidémie de Hong-Kong de 1896, et caractérisée par des vomissements et des selles muqueuses et sanglantes et par l'absence de bubons.

Dans d'autres cas, on a noté des hémorragies stomacales avec vomissements noirs, des entérorragies, du mélæna, des métrorragies, des hémorragies des muqueuses, des pétéchies, du purpura et même des hémorragies cutanées, et l'on a cru devoir créer pour ces cas une *forme hémorragique.*

Ces deux dernières formes de l'affection rentrent, avec une symptomatologie un peu particulière, dans le cadre de la peste à forme septicémique.

Diagnostic différentiel. — Nous avons vu que la bactériologie seule permettait, dans la plupart des cas, de diagnostiquer les formes septicémiques et les formes pneumoniques de la peste. Il nous reste à établir le diagnostic clinique différentiel de la peste à forme bubonique.

Un bubon peut être climatique, il peut être provoqué par une suppuration voisine, par la fatigue, ou bien il peut être encore pesteux.

Le diagnostic du bubon pesteux d'avec le bubon climatique est facile. Le bubon climatique est peu douloureux, son apparition n'est pas brusque comme celle du bubon pesteux, il a une marche chronique et s'observe principalement chez des sujets anémiés, lymphatiques ou scrofuleux (1).

Les adénites scrofuleuses ne pourront, pour les mêmes raisons, être confondues avec les bubons pesteux. Néanmoins, dans les cas de *pestis mitior*, le diagnostic peut être difficile, et le contrôle bactériologique indispensable.

Les bubons dus à une suppuration voisine seront facilement diagnostiqués par la constatation d'un foyer purulent, d'une plaie suppurée ou d'un érisypèle siégeant au voisinage.

Dans la plupart des adénites qui ne relèvent pas du bacille de Yersin, on ne rencontre pas, d'ailleurs, les phénomènes généraux graves qui accompagnent ordinairement l'apparition du bubon pesteux.

L'adénite de fatigue est celle qui pourrait, dans quelques cas, être le plus facilement confondue avec l'adénite pesteuse ; et il est arrivé à l'un de nous de ramasser sur la route, en pays pesteux, un indigène, porteur de lourds bagages, présentant une adénite inguinale douloureuse, avec une température élevée et un état adynamique inquiétant. Mais, dans ces cas, lorsque l'on n'a pas affaire à la peste, l'état s'améliore en vingt-quatre heures avec le repos.

On a décrit à la Réunion une maladie spéciale caractérisée par la présence d'un engorgement ganglionnaire douloureux accompagné de phénomènes généraux graves, qui a été appelée *lymphangite infectieuse* (vulgairement *crise de glandes*). Le terme de *lymphangite* est impropre en ce sens que dans cette affection on ne rencontre presque jamais le cordon induré de la lymphangite ; le terme vrai serait *adénite*. Quant

(1) Certains auteurs, s'appuyant sur les observations de Koch dans l'Ouganda, rattachent le bubon climatique à la peste sévissant sous une forme endémique particulière (J. Cantlie, *Brit. med. Journ.*, sept. 1904, p. 670).

au qualificatif d'*infectieuse* qui lui a été ajouté, il ne signifie rien au point de vue absolu, en ce sens que les adénites les plus vulgaires et les plus diverses, consécutives à des infections streptococciques, staphylococciques ou chancrelleuses, sont microbiennes et par conséquent infectieuses.

Le terme de *lymphangite infectieuse* a servi à désigner une adénite grave à tendance fatale. Le bacille de Yersin a été retrouvé, ainsi que l'on pouvait s'y attendre, dans ces adénites. Depuis la constatation de ce bacille dans les ganglions des malades atteints de lymphangite infectieuse, cette prétendue entité morbide est appelée à disparaître de la pathologie exotique.

Le diagnostic différentiel de la peste à forme bubonique d'avec le paludisme n'offre aucune difficulté. Dans la majorité des cas, les soi-disant fièvres paludéennes avec bubons, qui ont été décrites, n'étaient autres que la peste.

Nous devons enfin signaler que, dans les cas où l'on observe du vomito negro, on a pu, principalement dans les pays à fièvre jaune, hésiter entre un diagnostic de peste et de fièvre jaune. C'est ce qui est arrivé à la Havane et au Congo; dans ces conditions, surtout si l'on a affaire à une forme septicémique de la peste, le diagnostic bactériologique seul pourra nous indiquer, par la recherche du bacille de Yersin dans les ganglions et dans le sang, si l'on a affaire à de la peste. Dans le cas contraire, il faudra penser à la fièvre jaune.

Lorsqu'il s'agit de distinguer la peste à forme septicémique, ou même pneumonique, d'autres affections fébriles, le diagnostic, en l'absence de bubons, peut être plus difficile.

C'est ainsi que le typhus exanthématique a été pris parfois pour la peste et réciproquement (épidémie de Vetlianka): le début brusque, la stupeur, le délire sont des symptômes communs aux deux infections. Le diagnostic se fera par la constatation de la présence ou de l'absence de l'éruption caractéristique du typhus et l'examen du sang et de la sérosité des ganglions; cette sérosité, même dans les cas de peste septicémique dans lesquels l'engorgement ganglionnaire fait défaut, renferme toujours le bacille de Yersin.

La peste, principalement sous sa forme septicémique ou pneumonique, a été souvent méconnue, et confondue avec la fièvre récurrente. Lors de l'épidémie qui a débuté à Bombay en 1896, la peste s'est longtemps dissimulée sous le nom de *fièvre récurrente* (O. Bonneau) (1), et nous pensons que l'épidémie importée en 1804 de Calcutta à la Réunion, où elle fit de nombreuses victimes et où elle fut observée et décrite par Mac Auliffe sous le nom de *typhus à rechute*, avait une grande ressemblance avec la peste. Nous en dirons autant de cette fièvre de Bombay ou fièvre bilieuse à rechute qui tua à Maurice, d'octobre 1866 à octobre 1867, 40 097 malades sur une population de 360 000 âmes.

Il y a évidemment dans la peste une grande tendance aux rechutes dans les cas bénins ou de moyenne intensité ; néanmoins la confusion qui a pu se produire est peu compréhensible, étant donné le fait que les formes bénignes et de moyenne intensité sont presque toujours des formes buboniques facilement reconnaissables.

Depuis les travaux de ces dernières années, la confusion est devenue impossible, la peste étant mieux connue, et la découverte du bacille de Yersin permettant de faire toujours un diagnostic à l'abri de toute critique.

Les grandes épidémies de charbon ont pu faire croire à l'existence de peste. L'examen microscopique, ici encore, ne permettra aucune confusion.

En dehors des présomptions que pourra fournir l'aspect des crachats, qui, ainsi que nous l'avons vu, ne sont pas complètement semblables dans les deux infections, c'est encore le microscope qui permettra de diagnostiquer la forme pneumonique de la peste d'avec la pneumonie franche.

En résumé, dans tous les cas douteux, et ils sont nombreux, en dehors des périodes épidémiques et en dehors des cas nette-

(1) Bonneau, *Arch. de méd. nav.*, 1897, p. 207.

ment buboniques. l'examen bactériologique des bubons, des
crachats et du sang s'impose.

Diagnostic bactériologique de la peste.

Lorsqu'on soupçonne qu'un malade est atteint de peste,
on doit rechercher la confirmation du diagnostic dans l'examen
bactériologique.

Le bacille pesteux peut être décelé dans les bubons, dans
le sang, et dans les crachats, s'il s'agit de la forme pneumonique.

A. Bubons. — Pour examiner la sérosité contenue dans un bubon, on nettoiera bien la surface de la peau à l'eau de savon, à l'alcool et à l'éther, puis on fera à la partie la plus saillante de la tumeur une piqûre profonde à la lancette et on

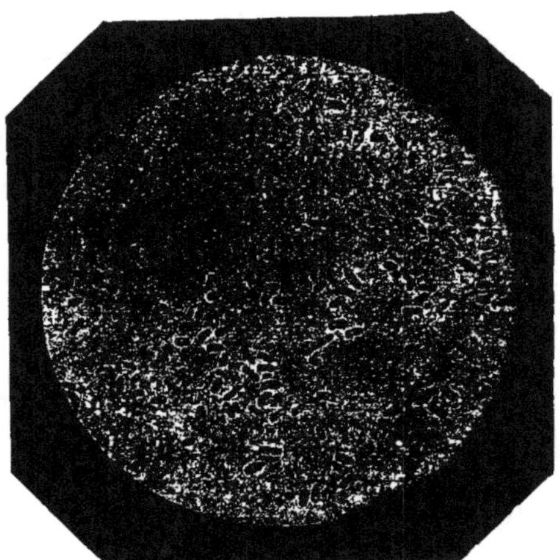

Fig. 2. — Bacille de Yersin dans la sérosité
ganglionnaire.

étendra sur une lame bien nettoyée la sérosité obtenue.
On pourra également aller la chercher à l'intérieur du bubon
par aspiration au moyen d'une seringue de Pravaz.

De nombreux auteurs ont signalé le danger que peut présenter, et que présente en effet, la piqûre d'un ganglion pesteux : en lésant ainsi cet organe de défense contre l'invasion
microbienne, on peut amener une généralisation plus rapide
de l'infection. Cependant ces pratiques, qui ne seraient pas

justifiées, si elles étaient répétées sur chaque malade au cours d'une épidémie, doivent être recommandées quand on se trouve en face d'un cas isolé, avec la nécessité de faire dans le plus bref délai un diagnostic.

La lame, chargée de sérosité ganglionnaire, est séchée rapidement, puis fixée à la flamme ou à l'alcool-éther, et colorée par la méthode suivante :

Colorer une minute avec la solution de violet d'Ehrlich préparée ainsi qu'il suit :

1° Ajouter à de l'eau distillée une certaine quantité d'huile d'aniline pure, autant que possible incolore. Agiter fortement et longtemps pour saturer.

Laisser reposer et filtrer.

2° A 80 grammes d'eau saturée d'huile d'aniline ajouter la solution suivante :

Violet de gentiane.................. 1 gramme.
Alcool absolu................. ...... 15 grammes.

Le violet d'Ehrlich ne se conservant pas longtemps, quelques auteurs préfèrent le préparer extemporanément. On mélange, au moment de s'en servir, la solution alcoolique de violet de gentiane, laquelle se conserve et peut être préparée à l'avance, à une solution saturée d'huile d'aniline que l'on fait à chaud en faisant bouillir, dans un tube à essai, l'eau et l'huile d'aniline (laisser refroidir et filtrer avant d'ajouter la solution alcoolique de violet).

Après coloration pendant une minute dans le violet, égoutter et traiter la préparation, *sans la laver*, par la solution de Gram, pendant deux minutes.

Solution de (Eau distillée.......... 300 grammes.
   Gram   } Iode................. 1 gramme.
ou de Lugol. (Iodure de potassium... 2 grammes.

Égoutter et laver la préparation à l'alcool absolu jusqu'à ce qu'elle ne cède plus de couleur à l'alcool.

Ainsi traité dans les préparations, le bacille de la peste se

Principales propriétés biologiques du bacille de la peste.

MORPHOLOGIE ET COLORATION.	GÉLATINE A 22°.	GÉLOSE A 37°.	BOUILLON A 37°.	INOCULATION.
Bacille trapu, immobile, en forme de cocco-bacille, le grand diamètre dépassant faiblement l'autre : $3\,\mu \times 2\,\mu$. Dans les milieux de culture liquides, il forme des chainettes courtes (streptobacilles). Il se colore aisément par les couleurs d'aniline. Coloration peu intense qui se fixe plus fortement sur les extrémités que sur le centre qui reste clair. Il est *décoloré par la méthode de Gram.* Il est aérobie et anaérobie.	Pousse lentement en piqûre, *sans liquéfier* le milieu, et forme le long du trait de petites colonies ou boules blanchâtres comme le streptocoque.	Colonies blanches transparentes, présentant des bords irisés lorsqu'on les examine à la lumière réfléchie. Dans les cultures anciennes et surtout dans les cultures renfermant une forte proportion de sel, le bacille pesteux présente des formes d'involution gigantesques : *vésicules, gourdes, massues,* etc.	Le milieu *reste clair.* Il se produit au fond et sur les parois du tube un dépôt de petits grumeaux que forment les bacilles amassés; quand on agite le liquide, ces amas se répandent comme des grains de sable dans l'eau (aspect analogue aux cultures du streptocoque en bouillon). Si l'on verse à la surface du bouillon, avant l'ensemencement, quelques gouttes d'huile ou de beurre fondu, les cultures se développent en voile en envoyant de la surface vers la profondeur des prolongements verticaux, qui ont la forme de stalactites (Haffkine).	L'inoculation intrapéritonéale tue la souris, le rat ou le cobaye en vingt-quatre ou quarante-huit heures par septicémie. L'inoculation sous-cutanée tue les souris en deux jours, les rats en trois, les cobayes en quatre ou cinq jours, également par septicémie. A l'autopsie on retrouve le bacille de la peste dans les ganglions, la rate, le foie, et, d'une façon moins constante, dans le sang du cœur.

L'inoculation directe de la sérosité du ganglion suspect à une souris témoin et à une souris inoculée préventivement avec un demi-centimètre cube de sérum antipesteux confirme le diagnostic. C'est, avec le séro-diagnostic (Voy., p. 241, Technique du séro-diagnostic), un des meilleurs moyens d'arriver à la certitude quand on est pressé.

colorera d'abord en violet, puis il se décolorera ; c'est ce qu'on exprime en disant qu'il se décolore par la méthode de Gram ou qu'il ne prend pas le Gram.

Afin de le voir dans les préparations, on pourra le colorer, après traitement par la méthode de Gram, avec une solution d'éosine à 1 p. 100, ou, mieux, on fera deux préparations, dont l'une sera examinée aussitôt après coloration au violet d'Ehrlich, tandis que l'autre sera traitée par la solution de Gram et l'alcool.

La sérosité des bubons sera également ensemencée dans les différents milieux et inoculée aux animaux d'expérience. On se servira de préférence de souris, qu'on inoculera sous la peau ou dans la cavité péritonéale.

B. *Sang*. — La coloration du bacille pesteux dans le sang se fera ainsi qu'il a été indiqué pour la sérosité des bubons. On recueillera aseptiquement le sang du malade (1), on l'examinera, on l'ensemencera et on l'inoculera de même.

C. *Crachats*. — Les produits d'expectoration, particulièrement lorsque les symptômes pulmonaires sont marqués, seront colorés de la même façon. On peut aussi inoculer les crachats directement dans le péritoine du cobaye.

On peut encore rechercher le bacille de la peste dans la salive et dans les urines ; mais c'est dans la sérosité des bubons et même, en l'absence de ces derniers, dans la sérosité des ganglions non augmentés de volume que l'on aura le plus de chances de le rencontrer, plutôt que dans le sang et dans les exsudats.

On trouvera dans le tableau de la page 30 les données nécessaires et suffisantes pour faire le diagnostic bactériologique de la peste.

____

(1) Voy. *Examen du sang*, p. 187.

3. DIAGNOSTIC DE LA FIÉVRE JAUNE

La fièvre jaune débute brusquement ; le malade peut avoir un frisson initial ou une légère sensation de froid, mais le plus souvent la maladie débute par une violente courbature. Presque subitement les personnes atteintes ressentent une lassitude extrême, les membres sont brisés. Il y a de la rachialgie et les malades souffrent de la région lombaire comme s'ils avaient reçu en cette région un coup violent (coup de barre). Il y a aussi de la céphalalgie et quelquefois de la photophobie ; la face est congestionnée, les yeux sont brillants et injectés.

La fièvre s'allume en même temps et la température monte à 39°,5, 40° et 41°, le maximum étant atteint dès le début, dans les vingt-quatre premières heures en général.

Cependant le pouls reste très lent, ordinairement au-dessous de 65 pulsations à la minute. Ce défaut de concordance entre le pouls et la température est un symptôme précieux pour le diagnostic.

Au bout de trois à quatre jours, on observe une rémission (2ᵉ stade). La température redescend à 36°,8-37°, le malade se sent mieux. Cette rémission, qui trompe souvent le médecin qui voit la fièvre jaune pour la première fois, dure en général quarante-huit heures, puis la température remonte et l'état général s'aggrave (3ᵉ stade).

C'est dans cette troisième phase de la maladie que se produisent principalement les phénomènes hémorragiques dans toute leur intensité.

Dès le début de la fièvre jaune, on peut observer du *délire*, soit avec excitation, soit avec dépression ; cependant les malades sont plutôt excités jusqu'à la dernière phase de la maladie. L'agitation délirante fait souvent place au coma dans les derniers instants.

Les *vomissements* se montrent d'habitude de bonne heure,

dans les vingt-quatre ou quarante-huit premières heures. Le malade vomit d'abord des mucosités ; ensuite les efforts continuent lorsque l'estomac est vide, se reproduisant à intervalles très rapprochés, nuit et jour. Ces efforts, très pénibles, fatiguent beaucoup le sujet.

Dans les formes très graves, le malade peut mourir à cette période et ne présenter jamais le vomissement caractéristique, marc de café ; dans ces cas, il y a assez souvent anurie d'emblée.

Dans les formes moins rapides, les vomissements muqueux ou bilieux commencent, dès le début, ou pendant la période de rémission thermique, à présenter de petites stries noirâtres qu'on a comparées à des ailes de mouches nageant dans un liquide plus ou moins clair.

Ces stries deviennent de plus en plus nombreuses et le vomissement devient caractéristique. Le changement se produit aussi quelquefois soudainement, par suite d'une hémorragie stomacale, qui transporte brusquement le malade en pleine période hémorragique.

Les *hémorragies* se produisent presque toujours pendant la troisième phase de la maladie. On les observe alors sur toutes les muqueuses, conjonctive, muqueuse labiale et buccale, muqueuse du tube digestif, et muqueuse utérine. La peau elle-même peut laisser filtrer de fines gouttelettes de sang, constituant de véritables sueurs sanglantes.

Dans la fièvre jaune, les *urines* sont constamment albumineuses et cela dès le début. Elles renferment souvent une si grande quantité d'albumine qu'elles se solidifient en masse sous l'action de la chaleur ou des acides.

Lorsque, dans un verre à expériences renfermant une certaine quantité d'urine de fièvre jaune, on verse doucement contre la paroi quelques gouttes d'un acide minéral fort (acide azotique), il se forme un anneau laiteux que l'on a l'habitude de considérer comme caractéristique (anneau de Vidaillet). Cet anneau peut être reproduit avec d'autres urines que celles de la fièvre jaune ; il est donc loin d'être caractéristique.

Les urines émises sont rares ; leur quantité est notablement réduite (il y a même quelquefois anurie), et elles renferment le plus souvent une proportion d'urée, inférieure à la normale, qui peut descendre jusqu'à 1^{gr},5 par litre. On peut observer de l'urémie.

La constatation de l'albuminurie sert beaucoup au diagnostic. Elle est également très importante au point de vue du pronostic. Et, à ce dernier point de vue, c'est par le dosage de l'albumine et celui de l'urée que l'on pourra le mieux se rendre compte de la marche de la maladie dans une attaque de fièvre jaune.

Les urines sont quelquefois hématuriques, par suite d'hémorragie de la vessie, ou hémoglobinuriques ; mais, quoi qu'en disent certains auteurs, ces cas sont très rares, et l'on peut observer plusieurs épidémies sans en constater un seul.

La *constipation* est de règle pendant la première période ; elle se constate dès le début et persiste généralement jusqu'à la fin de la maladie. Cependant, à la période hémorragique, il se produit souvent de la diarrhée accompagnée d'entérorragies, ou de mélæna.

L'*ictère* peut se manifester dès le début ; mais il apparait plus généralement à la fin de la deuxième période ; il manque quelquefois jusqu'aux derniers moments et peut ne se montrer qu'après la mort. Il est souvent plus intense sur les parties déclives du corps. L'ictère conjonctival de la fièvre jaune n'a pas un aspect franchement jaune, il est plutôt *orangé* ; il y a là une question de teinte qui peut donner une indication à un œil exercé.

La *rate* n'est pas hypertrophiée ; elle peut être toutefois légèrement augmentée de volume, lorsque la maladie dépasse le huitième jour.

Le *foie*, quoique congestionné, ne présente pas, à la percussion, d'augmentation de volume.

On observe souvent enfin un érythème très intense, suivi d'ulcérations et de sphacèle de la région anale, de la vulve et du scrotum. Ces symptômes, déjà observés au lazaret de Malaga en 1804, ont été également constatés, ainsi que des nécroses de la peau des membres supérieurs et de l'abdomen, par Lefort (Martinique, 1821); ils sont assez communs et il est rare que l'on n'ait pas à les noter dans une épidémie.

Anatomie pathologique. — Il est parfois de la plus grande importance de faire le diagnostic *post mortem* de la fièvre jaune. Les principales lésions que l'on peut rencontrer à l'autopsie sont les suivantes.

Il existe souvent des hémorragies multiples dans les plèvres, le péricarde, les centres nerveux et les méninges. Mais ces hémorragies peuvent manquer et c'est dans l'appareil digestif que l'on rencontre les lésions les plus constantes et les plus utiles au diagnostic. Ces lésions ne sont d'ailleurs pas absolument caractéristiques de la fièvre jaune ; quelques-unes d'entre elles se rencontrent aussi dans l'ictère grave et l'empoisonnement par le phosphore.

L'estomac, l'œsophage et une partie de l'intestin grêle, dans les cas où le vomissement hémorragique ne s'est pas produit, sont recouverts d'un enduit glaireux très épais, couleur gris de plomb, semblable à un enduit saburral. Au-dessous de cet enduit, la muqueuse est rouge, tuméfiée et prête à s'ulcérer.

Lorsque l'autopsie est faite sur un sujet qui a présenté du vomito negro, l'estomac, l'œsophage et une partie de l'intestin grêle sont remplis de la matière noire caractéristique, que l'on a comparée à du marc de café en suspension dans de l'eau. La muqueuse est à nu, rouge, tuméfiée, ulcérée en larges plaques, principalement au niveau de la petite courbure de l'estomac et du cardia.

Le *foie* présente une *dégénérescence graisseuse*, généralement très intense, comparable à celle que l'on observe dans l'ictère grave et l'empoisonnement par le phosphore, et qui produit cet aspect si caractéristique que l'on a appelé couleur *feuille-morte, cuir neuf, chamois*.

Le myocarde et les reins ont également subi la dégénérescence graisseuse.

On ne connaît pas l'agent infectieux de la fièvre jaune ; on sait simplement qu'il traverse les filtres Berkefeld et Chamberland marque F, et rentre dans la catégorie des *microbes invisibles*.

Diagnostic différentiel. — Il sera plus ou moins difficile suivant que l'on est au début ou au cours d'une épidémie.

Avant l'apparition du vomissement caractéristique, surtout s'il y a ictère précoce, la fièvre jaune pourra être confondue avec l'ictère grave.

Dans l'ictère grave, l'albuminurie, lorsqu'on la constate, est moins précoce et moins marquée que dans la fièvre jaune ; mais la teinte ictérique y est, par contre, toujours plus intense. Le défaut de concordance entre la température et le pouls, l'aspect vultueux du visage, l'excitation du début et les rachialgies de la fièvre jaune manquent dans l'ictère grave.

On a l'habitude de faire le diagnostic différentiel de la fièvre jaune et de la fièvre hémoglobinurique, quoique, à notre avis, ces deux affections puissent difficilement être confondues l'une avec l'autre ; elles ont cependant quelques symptômes communs, entre autres l'ictère.

La fièvre bilieuse hémoglobinurique est en effet caractérisée par une apparition précoce d'ictère et d'hémoglobinurie. Or, nous savons que l'ictère est en général tardif dans la fièvre jaune et que l'hémoglobinurie est un symptôme presque exceptionnel dans cette dernière affection.

Dans la fièvre jaune, on remarque plutôt de la surexcitation, avec tendance au délire ; dans la fièvre bilieuse hémoglobinurique, c'est l'asthénie avec tendance au coma qui domine.

Dans la fièvre bilieuse hémoglobinurique, il y a le plus souvent augmentation des dimensions du foie et de la rate ; dans la fièvre jaune, la rate et le foie restent normaux.

Ces mêmes caractères différentiels séparent la fièvre jaune
de l'accès pernicieux à forme bilieuse, qui est également une
fièvre à tendance asthénique. Dans l'accès pernicieux à
forme bilieuse, l'albuminurie est rare et peu marquée et
l'ictère est précoce, tandis que dans la fièvre jaune l'albuminurie est intense dès le début et l'ictère tardif. Enfin les
urines, dans l'accès pernicieux à forme bilieuse, contiennent
toujours des pigments biliaires en grande quantité, tandis que
les urines de la fièvre jaune n'en contiennent que très rarement et donnent la réaction de l'ictère hémaphéique (coloration rouge-acajou par l'acide nitrique).

Dans la période hémorragique, la fièvre jaune peut être
confondue avec des formes hémorragiques d'autres maladies
infectieuses. Le vomissement marc de café a même été
signalé dans plusieurs d'entre elles (1). Ces complications
arrivent en général, dans les maladies infectieuses autres que
la fièvre jaune, alors que le diagnostic a déjà pu être établi
sur d'autres symptômes; elles y sont tardives. Pourtant, dans
certaines formes septicémiques de peste sans engorgement
ganglionnaire, le diagnostic pourra devenir extrêmement
difficile; on aura alors recours au diagnostic bactériologique
et à la recherche du bacille de Yersin.

On a signalé à la Guadeloupe une affection spéciale à la
seconde enfance (2 à 12 ans), caractérisée principalement par
des vomissements ayant l'aspect du vomito negro, de l'albuminurie et de l'hypertrophie de la rate.

Cette affection présente ceci de particulier qu'elle est très
sujette à des récidives; contrairement à ce qui se passe dans
la fièvre jaune, le pouls serait rapide et la température relativement peu élevée. C'est une maladie familiale, les enfants de
parents ayant été atteints étant particulièrement prédisposés.

Les récidives, qui se reproduisent fréquemment, d'après les
auteurs qui ont étudié cette affection, et quelquefois régu-

(1) En particulier dans l'appendicite toxique s'accompagnant d'ictère (vomito
negro appendiculaire) (Dieulafoy).

lièrement tous les ans, à la même époque, pendant plusieurs années, empêchent d'identifier à la fièvre jaune certains de ces cas qui relèveraient peut-être du paludisme. Cependant, lorsqu'on n'aura pas affaire à une récidive parfaitement démontrée, on devra rechercher avec soin tous les symptômes de la fièvre jaune, maladie endémique dans les Antilles. Il y aura également un grand intérêt à rechercher, tout à fait au début, l'hématozoaire du paludisme (1).

4. DIAGNOSTIC DU CHOLÉRA ASIATIQUE

La diarrhée et les vomissements riziformes, les crampes, la cyanose, la voix cassée et l'anurie, le faciès spécial au cholérique constituent un ensemble de symptômes assez caractéristiques pour que le diagnostic du choléra, au cours d'une épidémie, ne présente pas de difficultés.

Le faciès des cholériques algides est caractéristique :

Les malades, anéantis, épuisés, restent couchés sur le dos, les membres étendus, immobiles. L'œil, enfoncé dans l'orbite par suite de l'affaissement du coussin cellulo-graisseux, n'est qu'incomplètement recouvert par les paupières, dont l'orbiculaire est paralysé (Graefe). Des taches noirâtres, d'un bleu sale, apparaissent à la surface de la sclérotique, à moins que l'œil atteint de kératite ne prenne un aspect rouge et congestionné.

« La cyanose des paupières dessine profondément le contour osseux de l'orbite ; le nez est effilé, les saillies cartilagineuses apparaissent à travers la peau desséchée. Les lèvres sont amincies, violettes, bleuâtres, collées sur les dents ou entr'ouvertes. Tous ces symptômes, joints à une pâleur livide ou à une teinte bistrée, noirâtre, donnent aux traits de ce tableau une apparence aussi caractérisée qu'effrayante, et lorsque, par les progrès du mal, la conjonctive congestionnée, puru-

---

(1) L'un de nous a présenté, le 23 mars 1904, à la Société de médecine tropicale, un enfant originaire de la Guadeloupe qui avait présenté à plusieurs reprises cette fièvre à vomissements noirs.

lente, la cornée plissée, desséchée comme sur un cadavre, ont fait perdre au regard toute son expression, quand cet œil flétri, enfoncé dans l'orbite, apparaît entre des paupières à demi entr'ouvertes, il est permis de dire que la mort frappe d'avance les malades de son empreinte. » (Laveran.)

Diagnostic différentiel. — Au début d'une épidémie, ou lorsque les cas sont sporadiques, le diagnostic du choléra peut présenter de grandes difficultés. Alors l'examen bactériologique des selles (Voy. p. 41) s'impose immédiatement dans tout cas suspect.

Différents empoisonnements aigus par le tartre stibié, par l'arsenic simulent d'assez près le choléra asiatique pour qu'on ait pu leur donner les dénominations de *choléra arsenical* et de *choléra stibié*. Dans l'arsenicisme suraigu, il y a des vomissements aqueux et une diarrhée aqueuse, décolorée ; la soif est ardente, le pouls est petit, filiforme. Il y a des crampes très violentes. Le visage, d'abord très pâle, devient violacé et cyanotique.

En temps d'épidémie, l'empoisonnement par l'arsenic serait facilement confondu avec le choléra asiatique, et la confusion s'est déjà produite. La saveur métallique du poison, la sensation de brûlure dans la bouche, de picotement dans la gorge, permettront de déceler l'intoxication.

L'empoisonnement par le tartre stibié donne lieu comme le choléra à de la diarrhée et à des vomissements, avec crampes dans les membres, refroidissement de la peau, sueurs visqueuses, pouls filiforme dans les cas graves, avec suppression de l'urine, yeux enfoncés dans l'orbite, voix cassée. Mais il existe en plus dans cette intoxication une sensation de chaleur brûlante dans la gorge, s'étendant tout le long de l'œsophage jusqu'à l'estomac.

L'empoisonnement par les champignons donne lieu à des selles riziformes, semblables en tous points à celles du choléra. Les matières rendues sont incolores et sans odeur, et constituées par un liquide aqueux. dans lequel flottent de petites particules blanchâtres. semblables à des grains de riz. Cette diarrhée riziforme. les vomissements, le refroidissement. le pouls à peine perceptible peuvent prêter à une confusion. En dehors de toute épidémie, les commémoratifs. les symptômes nerveux. constants dans tout empoisonnement par les champignons : le myosis, l'amblyopie, parfois le strabisme. la paralysie de l'accommodation élucideront la cause des phénomènes cholériformes.

L'empoisonnement par les aliments avariés, frais ou conservés. qu'il s'agisse de viande ou de salaisons, de poissons ou de mollusques. donne lieu à des symptômes gastro-intestinaux prenant parfois les allures de la fièvre typhoïde, de la dysenterie ou du choléra asiatique. Le diagnostic. dans certains cas. peut être fort difficile.

Il faut savoir. d'ailleurs. que dans les cas d'empoisonnement par les moules ou les huîtres il peut y avoir une véritable infection cholérique, due à l'absorption d'eau de mer contenant le bacille virgule. Les commémoratifs rendront service dans ces cas, qui peuvent n'être pas isolés et s'observer en même temps sur plusieurs personnes dans la même famille.

Dans les pays chauds, c'est l'accès pernicieux cholériforme qui pourra le plus donner lieu à une confusion avec le choléra.

Pendant le stade de froid ou le stade de chaleur d'un accès de fièvre intermittente. il peut se produire des accidents cholériformes : vomissements avec diarrhée séreuse, abondante, mais n'offrant jamais les caractères, l'aspect riziforme des selles du choléra vrai.

L'accès pernicieux cholériforme débute sans troubles intestinaux préalables ; il est précédé de fièvre ou débute au milieu d'un accès ; l'algidité dure dix à douze heures, jamais un jour entier. Dans le choléra qui débute par des vomissements, de la diarrhée et des crampes, on n'observe jamais de mouvement fébrile au début: l'algidité dure un à deux jours. Les phénomènes nerveux dits *cholériques,* crampes.

cyanose, sont plus marqués dans le choléra que dans l'accès pernicieux. Les vomissements restent constamment bilieux et verdâtres dans l'accès pernicieux, ils deviennent riziformes (décoction de riz) dans le choléra. Les selles de l'accès pernicieux sont séreuses et peuvent être teintées de sang. La réaction dans le choléra se fait par le retour à la chaleur. Dans l'accès pernicieux, la réaction débute également par la chaleur, mais cette chaleur est suivie immédiatement d'une transpiration profuse, d'une crise sudorale qui n'existe pas dans le choléra.

Le diagnostic devient plus compliqué quand le paludisme et le choléra sont tous deux endémiques dans le même pays. Dans l'accès pernicieux cholériforme, ainsi que nous l'avons vu, il n'y a pas de diarrhée riziforme. De plus le malade est un paludéen plus ou moins avéré. (Il est exceptionnel que l'accès pernicieux soit la première manifestation du paludisme.) Enfin la quinine, impuissante dans le choléra, pourra triompher de l'accès pernicieux cholériforme. L'examen du sang, si la présence de l'hématozoaire y est constatée, pourra aussi aider au diagnostic.

Quand il s'agit des races de couleur, des noirs en particulier, la présomption est en faveur du choléra, étant donnée leur moindre réceptivité vis-à-vis du paludisme.

Corre a signalé, comme cause de diarrhée, l'ingestion de certaines graines appartenant à la famille des euphorbiacées (*Sablier, Hura crepitans, Médicinier, Jatropha curcas, Jatropha multifida*). Ces graines, mangées avec préméditation pour obtenir une entrée à l'hôpital, donnent lieu à des phénomènes cholériformes parfois très inquiétants. L'examen des selles permet de reconnaître des fragments de cellules végétales des graines absorbées.

Diagnostic bactériologique du choléra.

Le choléra, comme le tétanos et la diphtérie, est une maladie dite *bactérienne toxique*, dans laquelle les symptômes morbides et la mort sont causés par un poison sécrété en un point de l'organisme par le microbe pathogène, sans qu'il y ait généralisation sanguine. Le bacille du choléra n'existe, chez le malade, que dans l'intestin, surtout dans l'intestin grêle, et par conséquent dans les selles.

Dans les selles d'un individu suspect de choléra, on prélève avec le fil de platine les particules riziformes, c'est-à-dire ces petits flocons blanchâtres qui flottent en suspension dans le liquide séreux, incolore des selles. On les ensemence dans de l'eau peptonée et salée à 1 p. 100 (sel marin 1 gramme, peptone 1 gramme, eau 100) placée dans un récipient tel que la plus grande partie possible du liquide se trouve en contact avec l'air (cristallisoir ou boîte de Petri). Le récipient, une fois ensemencé, est placé dans l'étuve à 37°.

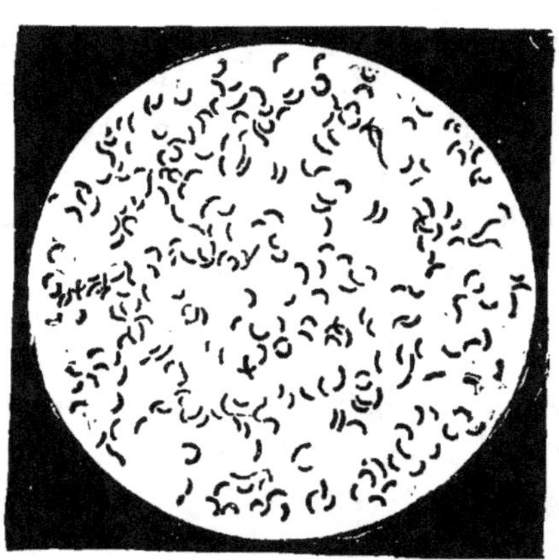

Fig. 3. — Vibrion cholérique.

Metchnikoff ajoute 2 grammes de gélatine à l'eau peptonée salée :

```
Peptone....................................    1 gramme.
Sel marin..................................    1    —
Gélatine ..................................    2 grammes.
Eau .......................................  100    —
```

Au bout de quelques heures, si l'on a affaire à un cas de choléra, il s'est déjà formé à la surface de l'eau peptonée un voile constitué presque exclusivement, comme on peut s'en assurer à l'aide du microscope, de bacilles virgules.

On prélève alors, avec l'anse de platine, un fragment de ce voile, on ensemence un second récipient analogue contenant de l'eau peptonée, et on le met à l'étuve à 37°. Le voile qui se forme à nouveau est ensemencé encore dans l'eau peptonée, et l'on procède de même jusqu'à ce qu'on ait une culture pure de bacilles cholériques.

On peut également ensemencer directement les selles sur gélose, en employant le procédé suivant dû à Metchnikoff.

On fait une plaque de Petri, en y coulant un tube de gélose préalablement liquéfié et fondu au bain-marie. Quand la gélose a fait prise, on touche, avec le tampon de coton qui bouchait le tube, les selles suspectes, puis on en tamponne toute la surface de la plaque, disséminant ainsi les microbes sur toute son étendue. La plaque est portée à l'étuve à 37° et, déjà après huit à douze heures, on peut voir de petites colonies rondes, translucides et un peu opalines, que l'examen microscopique montrera composées de vibrions cholériques. Pour étaler les particules suspectes sur une plaque de gélose, on emploiera encore avec avantage une baguette de verre, coudée à angle droit, enduite légèrement, à l'aide du fil de platine, de traces des selles suspectes, et promenée à la surface de la gélose.

On s'assure de la véritable nature du bacille isolé par la recherche de la réaction du rouge du choléra. En versant dans une culture mise à l'étuve à 37° depuis vingt-quatre heures ou, mieux, depuis deux ou trois jours, culture faite dans le bouillon ou l'eau peptonée, quelques gouttes d'un acide minéral pur (sulfurique ou chlorhydrique), on voit le milieu se colorer de suite en rose violet (réaction de l'indol nitreux).

De plus, on identifiera le bacille par les cultures sur plaques de gélatine et sur les autres milieux usuels, enfin par la constatation du phénomène de Pfeiffer, transformation granuleuse des vibrions en présence du sérum ou dans le péritoine d'animaux immunisés.

On pourra, enfin, pratiquer des injections intrapéritonéales de la culture isolée à des cobayes.

MORPHOLOGIE ET COLORATION.	GÉLATINE A 22°.	GÉLOSE A 37°.	POMME DE TERRE A 37°.	BOUILLON A 37°.	EAU PEPTONÉE A 37°. Milieu de choix.	INOCULATIONS.
Petits bacilles recourbés en virgule, de 2 à 7 μ de long, extrêmement mobiles; il y a un cil à l'extrémité de chaque vibrion. Lorsque la culture a été faite depuis un certain temps, on y trouve des filaments spiralés. Dans les cultures très anciennes se voient des formes d'involution (grosses sphères, éléments cocciformes, irréguliers). Ils se colorent par les couleurs d'aniline et sont *décolorés par la méthode de Gram*. Anaérobie facultatif.	En piqûre il se forme un trait grisâtre. La gélatine commence à se *liquéfier* au bout de vingt-quatre heures et sa surface se déprime en *cupule*. Au bout de quarante-huit h. la cupule de liquéfaction figure une *bulle d'air* au-dessus du trait de piqûre (aspect caractéristique). La liquéfaction est complète au bout de quatre jours. Sur les plaques, l'aspect de bulles d'air se retrouve également. Les colonies forment des points blanchâtres.	Enduit épais grisâtre.	Mince couche brunâtre.	*Est troublé* et se recouvre d'un *voile* blanchâtre formé entièrement de bacilles, et dû au besoin d'oxygène qu'ont ces bactéries. Après trois ou quatre jours et souvent déjà après vingt-quatre heures de séjour à l'étuve, réaction du rouge du choléra.	Dans l'eau peptonée à 1 p. 100 avec 1 p. 100 de sel marin, le bacille cholérique se développe très rapidement et forme déjà un voile au bout de quelques heures. Ce milieu est le plus favorable pour isoler le bacille cholérique.	L'injection intrapéritonéale de cultures virulentes de bacilles cholériques détermine rapidement la mort du cobaye par septicémie.

Recherche du vibrion cholérique dans l'eau. — On prend un litre d'eau suspecte, on y ajoute 1 p. 100 de peptone et 1 p. 100 de chlorure de sodium. On place la solution ainsi faite dans un cristallisoir à 37°. Au bout de sept heures, on prélève un fragment du voile formé à la surface et l'on procède alors aux ensemencements successifs en eau peptonée salée, comme il vient d'être dit plus haut.

Le tableau ci-contre résume brièvement les principales propriétés biologiques du bacille virgule.

5. DIAGNOSTIC DU TYPHUS EXANTHÉMATIQUE

Avant l'apparition de l'éruption, dit Murchison, le diagnostic du typhus exanthématique est toujours incertain. C'est principalement lorsqu'il s'agit de cas isolés, ou de cas observés au début d'une épidémie, que ce diagnostic est chose délicate.

Les symptômes généraux rappellent surtout ceux de la fièvre typhoïde, et l'exanthème assez particulier du typhus le rapproche, jusqu'à un certain point, des fièvres éruptives.

L'absence de tout critérium, bactériologique ou clinique, rend le diagnostic du typhus particulièrement délicat dans certains cas. Il faudra se rappeler (Netter) que le médecin peut tirer un grand parti des éléments suivants :

Existence de cas transmis au personnel médical (médecins, infirmiers, etc.).

Condition sociale des premiers malades (vagabonds, miséreux, prisonniers).

Prédominance de la maladie dans la saison froide.

Age souvent avancé des malades.

Lorsqu'on entendra parler de coïncidence de cas de fièvre typhoïde et de rougeole, on pourra songer à la possibilité du typhus.

Diagnostic différentiel. — La fièvre typhoïde, au début, avant que la séro-réaction de Widal puisse être constatée, est difficile à différencier du typhus exanthématique. Ce sont, en effet, les mêmes symptômes généraux; mais le début du typhus est moins insidieux, la température monte plus brusquement, atteint d'emblée 40° ou 40°,5 et se maintient ainsi, sans rémission notable, pendant cinq à six jours. Le typhus peut se compliquer de diarrhée, quoique la constipation soit la règle. On rencontre également la diarrhée ou la constipation dans la fièvre typhoïde. Cependant l'éruption fait rarement défaut dans le typhus; aussi le seul fait de ne constater encore aucune éruption le cinquième ou le sixième jour de la maladie est-il de nature à indiquer qu'il ne s'agit pas de typhus (Murchison). Dans presque tous les cas, la recherche du bacille d'Eberth dans le sang et surtout la séro-réaction feront aisément différencier les deux affections.

Dans la fièvre récurrente ou typhus récurrent on trouvera, dans le sang et pendant les accès fébriles seulement, le spirille d'Obermeier.

Au point de vue clinique, la rate est toujours volumineuse, sensible à la percussion, et le foie augmenté de volume dans la fièvre récurrente; dans le typhus, le foie et la rate peuvent ne pas être augmentés de volume; s'ils le sont, c'est dans de moindres proportions. Il n'y a pas d'éruption, ou seulement une roséole, qui est inconstante dans la fièvre récurrente; les phénomènes bilieux, l'ictère fréquents dans cette affection sont au contraire très rares dans le typhus exanthématique.

La rémittente palustre, connue aussi sous le nom de *fièvre rémittente à forme typhoïde*, se distinguera du typhus exanthématique par l'examen du sang. Le diagnostic n'est à faire que dans les pays où le paludisme et le typhus sont endémiques. Les deux affections ne s'observent en général pas dans les mêmes saisons. Le typhus est plus commun en hiver et au printemps; la fièvre rémittente à la fin de l'été et en automne. Les courbes de la température, dans les deux affections, sont notablement différentes. Il y a rarement de véritables rémissions dans le typhus, mais une brusque défervescence vers le treizième ou le quatorzième jour. L'éruption manque dans la rémittente palustre. Enfin la quinine n'a aucune action sur la marche de la température dans le typhus.

L'éruption, dans le typhus, a souvent fait confondre cette affection avec la rougeole, surtout chez les enfants. Dans les deux maladies l'exanthème apparaît vers le quatrième jour. Mais les symptômes de catarrhe (coryza, éternuements, larmoiement) manquent dans le typhus. L'éruption est marquée à la face dans la rougeole; au contraire, la face est le plus souvent respectée dans le typhus. La température s'abaisse dans la rougeole au moment où apparaît l'exanthème; dans le typhus, le début de l'éruption ne coïncide pas avec la chute de la température. Enfin, dans la rougeole, le foie et la rate sont normaux.

La grippe peut donner lieu à une éruption simulant celle du typhus; son apparition est en général plus précoce. Il existe en outre, dans l'influenza, des manifestations catarrhales plus marquées en général; le début est aussi plus rapide. Cependant la confusion a été souvent faite au commencement des épidémies.

La méningite a été aussi confondue avec le typhus. Le délire du typhus simule souvent l'inflammation méningo-encéphalique; mais, dans cette dernière affection, il y a de la photophobie et de l'horreur du bruit, tandis que dans le typhus les sens sont émoussés et la surdité habituelle. L'expression du visage chez le méningitique est anxieuse, exprime la douleur ou l'angoisse, ou bien la colère et le défi; dans le typhus, la stupeur et la pâleur sont la règle (Murchison).

La raideur de la nuque est habituelle dans la méningite. On y observera le signe de Kernig.

La pneumonie du sommet, dans laquelle l'absence de signes locaux est si fréquente, s'accompagne souvent de phénomènes typhoïdes qui peuvent la faire confondre avec le typhus. La sécheresse de la langue, la dyspnée, parfois la présence d'herpès labial ou la rougeur de la pommette feront faire le diagnostic de pneumonie.

La fièvre tachetée (*Spotted fever*) des montagnes Rocheuses présente avec le typhus exanthématique de si grandes ressemblances, à la contagiosité près, qu'on pourrait croire à l'identité des deux affections. Dans le typhus, les phénomènes nerveux, délire, stupeur, sont plus marqués et l'éruption se fait au début, sur la poitrine et sur le ventre, et non aux poignets et aux chevilles. Enfin le typhus sévit généralement pendant l'hiver.

6. DIAGNOSTIC DE LA FIÈVRE RÉCURRENTE

La fièvre récurrente (*typhus récurrent, relapsing fever, febris recurrens*) est une maladie infectieuse que l'on observe au nord de l'Afrique, en Algérie, en Égypte, et caractérisée par un type fébrile spécial, par des accès durant en moyenne de cinq à sept jours, suivis d'une période apyrétique de durée égale, puis d'un nouvel accès simulant à peu près exactement le premier.

Cette maladie débute par des frissons, des vomissements, de la céphalalgie et des douleurs violentes occupant le tronc, les membres et la tête; puis survient la fièvre, avec accélération du pouls (170). Il n'y a le plus souvent ni diarrhée ni exanthème, mais souvent de l'ictère, avec augmentation de volume du foie et de la rate.

Le sang des malades renferme au cours des accès un spirille mobile, découvert par Obermeier et qui porte le nom de *spirille d'Obermeier*.

Le diagnostic de la fièvre récurrente ne présente de difficultés qu'au début. Plus tard, la défervescence par crise, l'apyrexie, suivie à peu près constamment d'une rechute, l'existence fréquente de l'ictère rendent le diagnostic relativement aisé. La constatation dans le sang, au moment des accès, du spirille d'Obermeier est pathognomonique (Voy. plus loin, page 50).

Diagnostic différentiel. — Le début brusque avec douleurs violentes, la fièvre, la congestion du foie et de la rate peuvent faire penser à l'embarras gastrique fébrile, à la grippe, à la fièvre typhoïde, au typhus exanthématique, à la fièvre jaune ou, quand il y a de l'ictère, à un accès bilieux palustre. On a même parfois confondu le typhus récurrent avec la peste.

Le typhus exanthématique se distingue de la fièvre récurrente en ce que son début est moins brusque. Il n'y a pas de frisson violent, il n'y a pas non plus de douleurs aussi vives. La stupeur propre aux typhiques et l'éruption ne se montrent pas dans la fièvre à rechute ; les taches rosées sont exceptionnelles. Par contre, les vomissements et la jaunisse, fréquents dans la fièvre récurrente, manquent dans le typhus. Plus tard, la marche paroxystique de la maladie, différant de la marche continue du typhus, rend le diagnostic différentiel aisé.

Il en est de même pour la fièvre typhoïde, qui, par ses symptômes généraux, peut au début en imposer pour le typhus récurrent. Le fait qu'il existe ou non de la diarrhée n'est pas un signe différentiel. La fièvre typhoïde peut évoluer sans diarrhée; c'est même sous cette forme que nous l'avons le plus souvent observée dans les pays chauds. Dans la fièvre récurrente, la diarrhée n'est pas constante, mais elle peut se rencontrer (Roux). On aura enfin le séro-diagnostic et l'examen du sang comme moyens de différenciation entre ces deux maladies infectieuses.

La rémittente palustre, dans sa forme bilieuse, présente quelques symptômes communs avec la fièvre récurrente. Tels sont le début brusque, les hémorragies, l'ictère et la rémission. Mais celle-ci n'est jamais si complète dans la rémittente palustre, et l'accès fébrile n'y est pas de si longue durée que dans le typhus récurrent. L'état bilieux, vomissements bilieux et ictère, est plus marqué dans la rémittente palustre.

On a longtemps considéré comme identiques la fièvre jaune et la fièvre récurrente. L'ictère, constant dans le typhus amaril, ne l'est pas dans la fièvre récurrente. Les vomissements noirs

Maladies tropicales.   4

sont rares dans cette dernière affection et l'albuminurie que l'on observe dès le début de la fièvre jaune manque dans la fièvre récurrente. Enfin la marche de la température des deux infections est complètement différente. Il n'en est pas moins vrai que souvent une fièvre jaune d'intensité moyenne a pu être confondue avec la fièvre récurrente accompagnée d'ictère, et *vice versa*.

Diagnostic bactériologique de la fièvre récurrente.

Les spirilles spécifiques (spirilles d'Obermeier) ne se rencontrent dans le sang que pendant les périodes fébriles.

On peut les examiner à l'état frais dans une goutte de sang placée entre lame et lamelle. Pour les colorer on étale une goutte de sang sur une lame (1), on sèche rapidement et on fixe à l'alcool absolu dix à quinze minutes, puis on colore avec la solution de violet aniliné d'Ehrlich (la même qui sert pour la coloration par la méthode de Gram) ou par la méthode de Laveran (2).

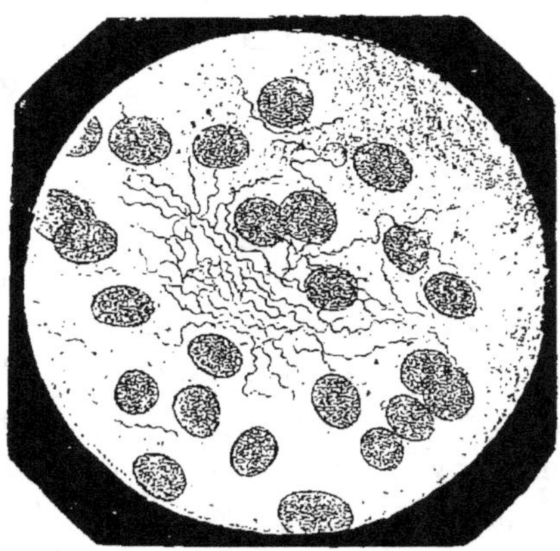

Fig. 4. — Spirille d'Obermeier dans le sang, d'après Thoinot et Masselin.

On peut également, avant la coloration, dissoudre l'hémoglobine des hématies, ainsi qu'il est indiqué page 193, afin de rendre les spirilles plus visibles.

Ces spirilles (fig. 4) constituent de longs filaments ondulés

(1) Voy. *Examen du sang*, page 193.
(2) Voy. page 200.

à 8 ou 10 courbures. Ils sont très fins. Leur longueur varie de 6 à 40 ou même à 150 μ. Leur épaisseur est de 0,1 μ à 0,3 μ. Leurs extrémités sont effilées et munies d'une paire de cils.

A l'état vivant, ils présentent des mouvements très rapides de progression, d'ondulation et de rotation sur eux-mêmes, qu'entretient l'eau salée, mais que détruit la présence d'une trace de glycérine.

Si l'on inocule des singes avec du sang de malades atteints de fièvre récurrente et en période d'accès fébrile, on retrouve le spirille d'Obermeier dans le sang de ces singes, qui ont d'ailleurs un accès fébrile typique.

7. DIAGNOSTIC DE LA FIÈVRE DE MALTE

La fièvre de Malte (fièvre méditerranéenne) est une affection fébrile, déterminée par un microcoque (*Micrococcus melitensis*) qui se trouve dans la rate et non dans le sang périphérique des malades. Elle est caractérisée par une série d'accès de fièvre suivis de rémissions, par l'augmentation du volume de la rate, par un pseudo-rhumatisme, des sueurs profuses et, comme complication fréquente, des épididymites et des névralgies.

La distribution géographique de cette maladie est probablement beaucoup plus étendue qu'on ne le croit.

Diagnostic différentiel. — Sa grande similitude clinique avec la fièvre typhoïde l'a fait vraisemblablement méconnaître dans bon nombre de cas. Le début, s'annonçant par de la lassitude, des malaises, des maux de tête, par la perte de l'appétit, est de tous points semblable à celui de la dothiénenthérie. Aussi sera-t-il bien souvent difficile d'éviter une erreur de diagnostic, jusqu'à ce que le séro-diagnostic soit venu donner un résultat positif ou négatif.

4.

L'absence de taches rosées lenticulaires et la diarrhée sont à noter. Plus tard, la marche caractéristique de la température (fièvre ondulante), les sueurs, l'apparition de douleurs articulaires feront penser à la fièvre de Malte. Il en est de même des orchites, des névralgies et de l'amélioration de l'état général du malade pendant les rémissions.

La fièvre récurrente se distinguera de la fièvre de Malte par l'ascension soudaine de la température et sa chute également brusque, la durée relativement courte des accès, l'absence de pseudo-rhumatisme et d'orchites.

Dans la typhobacillose ou tuberculose aiguë à forme typhoïde, existe le même début insidieux, caractérisé par un malaise général, de la perte d'appétit, de l'insomnie avec quelques petits frissons passagers. La fièvre au début est peu élevée, continue, ou rémittente, atteignant 38°,5 ou 39°,5. La rate est également augmentée de volume. Mais dans la typhobacillose la dyspnée domine la scène. La toux s'observe le plus souvent, tenace et pénible, souvent par quintes. L'amaigrissement du malade est rapide et précoce.

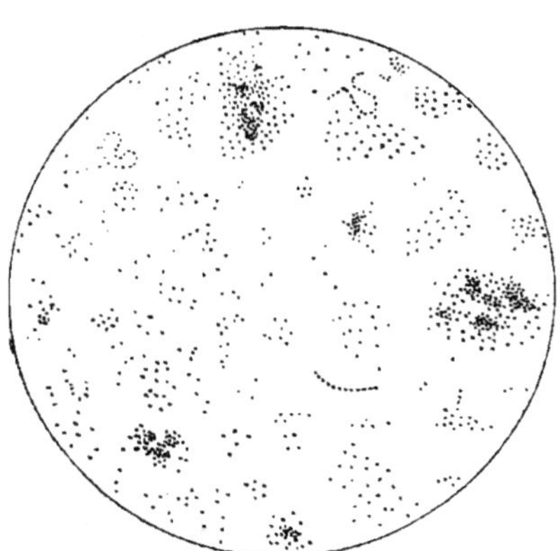

Fig. 5. — *Micrococcus melitensis* (culture sur gélose) grossi 1200 fois.

L'abcès du foie, avec son début insidieux, peut laisser le diagnostic en suspens. En effet, le foie est souvent augmenté de volume dans la fièvre de Malte. La marche de la température, avec ses ondulations caractéristiques et surtout l'apparition des complications spéciales à cette dernière affection, parfois sa longue durée avec ses rémissions plus ou moins régulières, la feront reconnaître.

La bronchopneumonie et la bronchite capillaire sont des complications fréquentes de la fièvre de Malte, qu'on pourrait confondre avec une pneumonie (Hughes).

La fièvre méditerranéenne peut être encore prise pour d'autres affections tropicales, dans lesquelles la marche de la température affecte une forme rémittente, et avec certaines formes de paludisme en particulier. Dans ce dernier cas, l'examen microscopique du sang et la constatation de l'efficacité ou de la non-efficacité de la quinine lèveraient les doutes.

Mais c'est surtout par le séro-diagnostic que l'on arrive à différencier la fièvre de Malte des autres affections fébriles qui peuvent la simuler.

Le sang des malades atteints de fièvre de Malte agglutine les cultures de *Micrococcus melitensis* dès le cinquième jour de la maladie. Il conserve cette propriété pendant trois ans. On trouvera les détails de la technique du séro-diagnostic de la fièvre de Malte page 242.

Diagnostic bactériologique de la fièvre de Malte

(*Micrococcus melitensis*).

Le diagnostic bactériologique de la fièvre de Malte se fait par l'examen du sang retiré par ponction de la rate. L'agent infectieux s'y montre sous forme de petits microcoques ronds ou légèrement ovalaires souvent disposés par deux ou quelquefois par quatre éléments. Ils sont doués d'une faible motilité et ont le plus souvent un seul cil (rarement de deux à quatre). D'après Carbone (1), le *Micrococcus melitensis* est pathogène par injection intraveineuse chez le lapin, et par injection intrapéritonéale chez les cobayes qui meurent en 12 à 30 jours ; il occasionne chez les cobayes une vaginalite purulente bilatérale avec tuméfaction notable

(1) Carbone, *Archive di Scienze mediche*, 2ᵉ fasc., p. 273, 1904.

des testicules : la sérosité péritonéale ne renferme pas de bacilles, tandis que le foie, la rate, la moelle osseuse et le pus de la vaginale, ensemencés, donnent lieu à un développement abondant du *Micrococcus melitensis* sur gélose. Voici un tableau résumant brièvement les principales propriétés du *Micrococcus melitensis.*

MORPHOLOGIE ET COLORATION.	BOUILLON A 37°.	GÉLATINE A 22°.	GÉLOSE A 37°. — Milieu de choix.	INOCULATIONS.
Éléments ronds ou un peu ovalaires, ayant 1/3µ de diamètre, souvent en chaînettes courtes de deux ou quatre éléments, un œil, rarement deux ou quatre. Se colorent bien par toutes les couleurs basiques d'aniline. *Se décolorent par le Gram.*	Pousse très mal.	Pousse très mal, la température optima étant 37°. *Ne liquéfie pas.*	Ensemencé en surface, il donne des colonies brillantes du diamètre d'un plomb n° 4, à contours mats. Par transparence, le centre apparaît jaunâtre et la périphérie blanc bleuâtre. A la lumière réfléchie, les colonies sont d'un blanc laiteux.	Les inoculations à l'homme ont reproduit la fièvre de Malte. Les singes inoculés ont une fièvre analogue à la fièvre ondulante. Les lapins et les cobayes inoculés dans le cerveau et dans le péritoine se montrent sensibles. Le sérum des malades ayant eu la fièvre de Malte et celui des singes inoculés *agglutinent le Micrococcus melitensis.*

8. DIAGNOSTIC DE LA DENGUE

La dengue est une maladie infectieuse, épidémique, contagieuse, caractérisée par de la fièvre, des douleurs articulaires et musculaires très intenses, et par une éruption polymorphe.

La dengue évolue d'une façon cyclique en quatre périodes. Il y a d'abord une période de début avec fièvre, rash initial,

suivie d'une rémission plus ou moins longue (2ᵉ période).
Une deuxième éruption, plus marquée que la première, constitue la troisième période, à laquelle font suite la desquamation
et la convalescence.

La multiplicité des symptômes de la dengue lui a fait donner
un très grand nombre de dénominations différentes ; c'est
dire qu'elle peut être confondue avec un très grand nombre
d'affections.

Le diagnostic de la dengue est particulièrement difficile au
début d'une épidémie, ainsi que cela s'observe pour d'autres
maladies infectieuses épidémiques, en particulier pour la fièvre
jaune. Plus tard, lorsque l'épidémie s'est étendue, l'observation d'un grand nombre de cas similaires, portant le cachet,
la signature de la maladie, facilitera beaucoup le diagnostic.
Quoi qu'il en soit, la dengue offre un certain nombre de
caractères communs à d'autres maladies, d'avec lesquelles il
est important de la différencier.

Diagnostic différentiel. — Les douleurs articulaires peuvent
la faire confondre assez aisément avec le rhumatisme articulaire aigu. Mais la tuméfaction des jointures, constante dans
le rhumatisme, manque souvent dans la dengue, tandis que
le rash, constant dans la dengue, manque dans le rhumatisme.
Le caractère épidémique des arthralgies de la dengue consti-
tuera un bon signe de diagnostic. Les myalgies, avec douleurs
provoquées par les mouvements volontaires, tandis que les
mouvements passifs sont indolents, sont un autre signe qui
est assez caractéristique dans la dengue. La chute de la température n'est jamais aussi rapide dans le rhumatisme articulaire
aigu que dans la dengue.

L'éruption polymorphe de la dengue peut également tromper. On l'a confondue avec l'érythème solaire (l'erreur ne
peut être de longue durée) et avec l'urticaire. Plus facile
est la confusion avec l'éruption scarlatineuse. Il est arrivé
parfois, même au cours d'une épidémie, que le diagnostic

reste en suspens. L'éruption est identique dans certains cas, et un rhumatisme scarlatineux, intercurrent, peut encore ajouter aux difficultés du diagnostic. Mais, dans la dengue, la fièvre et l'exanthème durent plus longtemps. Les douleurs articulaires, d'autre part, dans la scarlatine, sont postérieures et non contemporaines ou antérieures à l'éruption. Dans la dengue, l'angine et l'albuminurie sont rares.

Dans la rougeole, comme dans la dengue, il y a du larmoiement, de l'injection des yeux : mais il y a du catarrhe bronchique dans la rougeole et des douleurs musculaires et articulaires dans la dengue.

La forme papuleuse de la dengue peut en imposer pour la variole ; la céphalalgie, la rachialgie, les vomissements sont des symptômes communs à ces deux maladies. L'attente pourra seule, en permettant d'observer la marche de la maladie, lever les doutes. C'est également l'évolution des symptômes qui fera éliminer l'hypothèse d'érythème noueux et d'érisypèle de la face.

Les symptômes du début de la fièvre jaune existent également dans la dengue. Même céphalalgie frontale et sous-orbitaire et, souvent, même rachialgie (coup de barre), même hyperesthésie avec douleur exquise des globes oculaires. La prostration est plus rapide dans la dengue. L'albuminurie ordinairement précoce et plus tard les vomissements noirs de la fièvre jaune permettront de faire le diagnostic.

La grippe et la dengue ont été souvent confondues ensemble, surtout lorsque la première de ces deux maladies s'accompagne d'éruption, ou, comme cela s'est vu, lorsqu'une épidémie de grippe succède à une épidémie de dengue. Le catarrhe des voies aériennes, qui manque dans la dengue, la constatation du bacille de Pfeiffer dans les crachats, permettront d'identifier la grippe.

Il y a des douleurs névralgiques dans la grippe, et jamais de douleurs nettement localisées aux articulations comme dans la dengue.

L'acrodynie, cette maladie rare, probablement d'origine alimentaire, observée entre autres en Turquie, en Perse, au Mexique, peut être confondue avec la dengue. Elle peut, elle aussi, être épidémique. Elle est caractérisée par un exanthème et des douleurs brûlantes localisés surtout aux pieds et aux mains, accompagnés de gonflement. L'éruption est érythémateuse, d'un rouge foncé. Les troubles digestifs (vomissement, diarrhée) que l'on observe aussi au début de cette affection manquent dans la dengue. Enfin l'acrodynie évolue sans fièvre.

9. DIAGNOSTIC DE LA VERRUGA

La verruga est une maladie infectieuse, évoluant comme les fièvres éruptives en plusieurs périodes : invasion, éruption et régression, et dans laquelle l'éruption est constituée par des tumeurs verruqueuses siégeant à la surface de la peau, quelquefois sur les muqueuses, et même dans les viscères.

La localisation de la verruga dans certains territoires des Andes péruviennes est un élément très important pour le diagnostic. Cette maladie n'occupe en effet que trois départements du Pérou : une étroite zone du département de la Libertad, le département de Mucacho et celui de Lima. C'est une affection à distribution géographique extrêmement limitée; la provenance des cas suspects sera donc d'un précieux appui pour reconnaître cette affection, soit qu'il s'agisse de la forme rapide (fièvre de Carrion, fièvre de Oroya) ou de la forme ordinaire avec éruptions. « Au Pérou, dit Odriozola, on doit établir un principe clinique invariable, qui est le suivant : quand on se trouve en présence d'un cas présentant des symptômes vagues, quelques douleurs disséminées et une fièvre forte ou légère accompagnée de faiblesse et d'une anémie relativement rapide, on doit toujours rechercher quelle est la provenance du malade, et si, de cette enquête, il résulte que le malade a été peu de temps

auparavant dans un endroit où règne la maladie de Carrion,
il faut penser avant tout à l'éruption de verrugas. »

Diagnostic différentiel. — 1° *Forme aiguë rapide.* —
Dans la fièvre de Carrion, on a affaire à un fébricitant devenu
rapidement anémique, ayant de la céphalalgie ou du vertige,
avec un état gastrique plus ou moins prononcé et même du
subictère, avec de la sensibilité du foie et de la rate, qui sont
un peu augmentés de volume.

Les ganglions sont hypertrophiés. Cet engorgement des ganglions de la nuque, des régions sus et sous-claviculaires, du cou,
des aines, de l'aisselle est d'une grande valeur diagnostique
d'après les médecins péruviens. La langue est pâle, étalée,
exsangue.

On peut penser à une des nombreuses manifestations du
paludisme. En dehors de l'examen microscopique du sang,
il faut se baser sur les caractères différentiels suivants. La
rate est bien plus augmentée de volume dans le paludisme,
dans lequel on n'observe jamais par contre d'engorgement
ganglionnaire. Enfin la quinine n'a aucune action sur la fièvre
dans la maladie de Carrion.

On a confondu la fièvre de Carrion avec l'hépatite aiguë.
Le foie peut, en effet, être gros et douloureux dans la verruga
aiguë, et, lorsque ce symptôme s'accompagne de fièvre à type
rémittent et d'un état gastrique plus ou moins prononcé, on
peut penser à une inflammation aiguë du foie. On se rappellera que les vertiges, résultats de l'anémie rapide, et l'hypertrophie ganglionnaire généralisée n'existent pas dans l'hépatite.

L'intensité de l'ictère et la constatation de symptômes
généraux graves dans la verruga aiguë ont pu faire penser
à l'ictère grave. La pyohémie, la tuberculose miliaire aiguë
peuvent également donner lieu à des confusions.

Les douleurs articulaires de la verruga l'ont fait confondre
avec le rhumatisme articulaire aigu ou subaigu. Mais la

tuméfaction et la rougeur des articulations sont tout à fait exceptionnelles dans la verruga.

Dans le rhumatisme musculaire, il n'y a pas d'hypertrophie du foie ni de la rate.

2° *Verruga accompagnée d'éruptions.* — Les éruptions peuvent être internes ; le diagnostic est alors très difficile, étant donnée la diversité des symptômes auxquels peut donner naissance une tumeur verruqueuse, apparaissant dans les fosses nasales, dans le poumon, dans l'intestin. C'est l'éruption cutanée qui permettra de faire un diagnostic exact.

Cette éruption elle-même, étant donnée la provenance des malades, ne saurait donner lieu à de grandes difficultés de diagnostic. Ni le bouton de Biskra, ni le mycosis fongoïde ne peuvent être confondus avec la verruga. On n'observe dans ces deux dermatoses ni fièvre, ni anémie rapide, ni douleurs articulaires, précédant l'exanthème et disparaissant aussitôt l'éruption déclarée.

Les tumeurs du mycosis fongoïde et les grosses verrues mulaires ont une certaine analogie, mais leur début n'est pas le même. Les verrugas mulaires débutent soit par de petits boutons de miliaire rouge apparaissant sur des pétéchies, soit par de fines vésicules semblables aux sudamina, soit par de petites élévations d'un blanc mat, d'aspect corné. Elles sont plus ou moins rouges, quelquefois vineuses. Dans le mycosis fongoïde, l'hypertrophie ganglionnaire ne cesse de progresser depuis le début jusqu'au développement complet de la tumeur. Dans la verruga, sauf dans la forme aiguë, ainsi que nous l'avons dit plus haut, l'engorgement ganglionnaire est peu marqué. Il cesse dans tous les cas avec l'éruption. Les tumeurs de mycosis fongoïde n'apparaissent pas simultanément sous forme d'éruption.

Le pian ou yaws a été confondu également avec la verruga. Il existe aussi dans le pian des phénomènes généraux, mouvements fébriles, malaises, douleurs articulaires et ostéocopes et des adénopathies. Le bouton de pian débute par des macules prurigineuses, irrégulières, disséminées sur tout le corps, auxquelles succède une sorte de petit furoncle. A son développement complet, c'est une demi-sphère de 1 ou 2 centimètres de diamètre, recouverte d'une croûte adhérente. Il ne s'observe jamais sur les muqueuses et respecte les viscères, contrairement à ce qu'on observe dans la verruga. L'éruption de verruga se porte de préférence au visage et sur les membres, du côté des muscles extenseurs; le dos, les régions lombaires et génito-anales sont le siège de prédilection du pian.

Une verruga ulcérée a pu être confondue avec un épithélioma.

10. DIAGNOSTIC DU PONOS

Le ponos est une maladie de l'enfance, spéciale à deux îles de l'archipel grec : Spezzia et Hydra, où elle paraît être endémique. Elle se diagnostique d'après trois caractères principaux :

Une fièvre continue ou rémittente, prenant ensuite les caractères de la fièvre hectique;

Une anémie progressive ;

Des hémorragies.

La rate est augmentée de volume et douloureuse (*ponos*, douleur).

Débutant brusquement chez un enfant en pleine santé, caractérisé par une anémie rapide et des hémorragies, surtout gingivales, le ponos s'accompagne d'œdèmes à la face et aux membres et peut se compliquer de diarrhée, de dysenterie et parfois de gangrène des extrémités.

Diagnostic différentiel. — La symptomatologie du ponos (fièvre et mégalosplénie) a pu faire penser au paludisme. L'anémie rapide, intense, rappelle la tuberculose ou la leucémie. Les examens microscopiques répétés, négatifs, de Cornil montrent que le ponos est une maladie spéciale (1).

____

(1) Il serait intéressant de rechercher le parasite de Donovan dans la rate et le sang des malades atteints de cette affection qui présente quelques points de ressemblance avec le kala-azar ou splénomégalie à *Piroplasma Donovani*.

Il ne s'agit pas non plus de scorbut, car le ponos sévit sur les familles riches aussi bien que sur les familles pauvres. L'alimentation ne peut donc être mise en question.

La distribution géographique limitée de cette curieuse affection rend, jusqu'à présent, le diagnostic facile.

II. DIAGNOSTIC DE LA FIÈVRE JAPONAISE DE RIVIÈRE

La fièvre japonaise de rivière est une maladie infectieuse, cyclique, ayant une gravité toute particulière, et endémique dans certains districts du Japon.

Les symptômes sont les suivants : formation d'une ou de plusieurs escarres cutanées suivies d'ulcérations, avec fièvre, éruption généralisée, bronchite et conjonctivite.

Il y a, au début, de la céphalalgie, du gonflement des ganglions de l'aine, de l'aisselle ou du cou. Ces adénites sont déterminées par une, deux ou trois petites escarres rondes, de 2 à 4 millimètres de diamètre, qui siègent au niveau du territoire lymphatique correspondant à ces ganglions. Il n'y a pas de cordon lymphatique enflammé intermédiaire. Le thermomètre monte à 40° ou 41°. Le sixième ou septième jour survient un exanthème papuleux de la face, confluent aux joues, qui s'étend aux avant-bras, aux jambes et au tronc en prenant les caractères d'une éruption lichénoïde. Une conjonctivite et une bronchite intense, avec toux incessante, accompagnent et suivent l'éruption.

L'escarre tombe vers la deuxième semaine et laisse à sa place un ulcère qui, dans les cas favorables, guérit en même temps que les ganglions diminuent de volume.

D'autres fois, une escarre plus considérable ne donne lieu qu'à des symptômes généraux peu marqués.

Le diagnostic de cette curieuse affection ne présente pas de difficultés, étant donnés les caractères bien tranchés et nets de ses symptômes. On ne l'observe d'ailleurs qu'au voisinage de deux rivières de la côte occidentale de l'île de Nippon, la Shinanogawa et l'Omonagawa, qui est un de ses affluents.

12. DIAGNOSTIC DE LA FIÈVRE NASHA

La fièvre nasha est une maladie infectieuse, fébrile, de nature indéterminée, que l'on rencontre aux Indes, en particulier au Bengale. Elle porte aussi le nom de *fièvre nakra*, au nord-ouest de l'Inde.

Elle est caractérisée par un accès fébrile intense, précédé de frisson, et par de la congestion de la muqueuse nasale, qui, tantôt dans une narine, tantôt dans les deux, est rouge et gonflée. Il n'y a jamais d'abcès. Souvent l'affection est indolore.

La fièvre s'accompagne de douleurs violentes dans la nuque et les épaules. La céphalalgie frontale est constante. Il y a du myosis.

Un exanthème, formé de petites taches rosées, et des symptômes de bronchite accompagnent la fièvre qui dure de trois à cinq jours en moyenne. L'hyperthermie peut être accompagnée, mais peu fréquemment, de phénomènes nerveux graves (délire, convulsions, coma). La mort ne s'observe que très rarement. Il se produit souvent des récidives, après une ou deux semaines et même un mois.

La distribution géographique limitée et ce signe si particulier, le gonflement de la muqueuse nasale, s'accompagnant de fièvre et de phénomènes généraux, rendent le diagnostic facile. On observe surtout la fièvre nasha d'avril à août.

13. DIAGNOSTIC DE LA FIÈVRE HYPERPYRÉTIQUE

La fièvre hyperpyrétique est une forme particulière de fièvre signalée par les médecins anglais sur la côte occidentale d'Afrique (Côte d'Or), où elle sévit pendant la saison sèche, qui a été confondue avec le paludisme.

Le diagnostic de cette affection, observée rarement jusqu'à présent, se fera surtout par l'étude de la courbe de la température. Il y a une légère ascension, suivie de sueurs et d'une période d'apyrexie, puis une nouvelle ascension très brusque atteignant 40°. Le thermomètre reste à 40° pendant deux, trois et quatre semaines, sans la plus légère rémission. La peau est sèche. L'état général se maintient relativement bon et les facultés du malade sont conservées. Il n'y a pas de constipation, le foie et la rate sont normaux, l'urine normale et abondante.

Le sang ne semble contenir aucun parasite. Il coagule instantanément, dès la sortie des vaisseaux. Il y a une légère leucocytose.

14. DIAGNOSTIC DU BÉRIBÉRI

Sauf dans certains cas particuliers, le diagnostic du béribéri ne présente pas de très grandes difficultés. Le béribéri est, il est vrai, une affection à symptômes multiples, variables suivant leur intensité et leurs combinaisons et suivant les formes de la maladie. Mais ce n'est qu'au début des épidémies qu'il peut y avoir quelques difficultés à reconnaître l'affection.

On peut distinguer quatre formes dans le béribéri (Scheube) :
La forme hydropique ;
La forme sèche ou atrophique (elle est souvent associée à la première ; on a alors la forme mixte) ;
La forme aiguë, pernicieuse, ou forme cardiaque (forme foudroyante) ;
La forme fruste, ou incomplète.

Forme hydropique. — Dans la forme hydropique type, l'œdème, qui débute souvent par les malléoles, envahit rapi dement les membres inférieurs et la totalité du corps. La face est épaisse, bouffie, les lèvres sont cyanosées ; on observe de l'anasarque. Les cavités séreuses (plèvres, péricarde, péritoine, arachnoïde) sont, comme le tissu cellulaire sous-cutané, le siège d'un épanchement, en général peu abondant. Le malade peut à peine marcher, gêné par l'anasarque, par

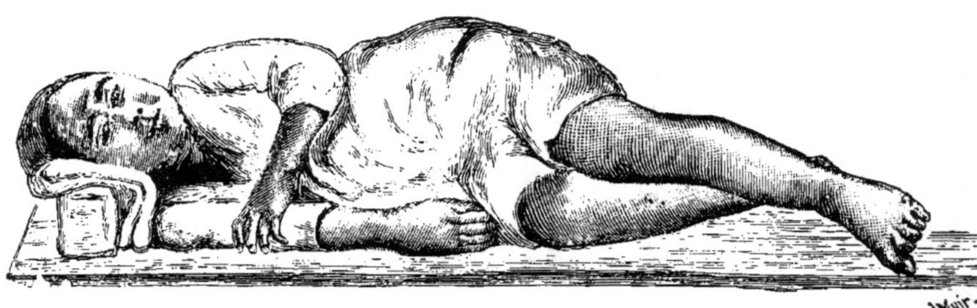

Fig. 6. — Béribéri (forme hydropique), d'après Bentley.

l'oppression et fréquemment aussi par suite d'un certain degré de parésie. On constate souvent de la dilatation du cœur et un souffle à l'auscultation.

L'œdème dans d'autres cas peut être limité à différentes parties du corps, affectant un segment de membre, ou siégeant par places, sous forme d'élevures indolentes de la largeur de la main. D'autres fois, il est à peine marqué, et ne se constate que le long de la colonne vertébrale, au sacrum en particulier (Malcomson).

Cet œdème est extrêmement mobile ; c'est un de ses caractères les plus frappants. En une nuit, en un jour un individu complètement déformé par l'anasarque peut reprendre sa forme et son habitus normal.

Diagnostic différentiel. — Cette forme hydropique du béribéri peut être confondue, en dehors des épidémies, avec toutes les maladies aiguës ou chroniques où il existe un obstacle au cours du sang, en particulier avec les maladies des reins et les maladies du cœur. Dans les cas d'anasarque

en particulier, on peut penser à une néphrite aiguë, d'autant
mieux que l'urine, dans le béribéri, est rare et foncée. Mais
sa densité est normale, il n'existe ni hématies ni cylindres,
et l'analyse chimique n'y montre pas d'albumine.

Les maladies du cœur, les lésions valvulaires arrivées à un
degré où elles ne sont plus compensées, où le malade commence à entrer en état d'hyposystolie ou d'asystolie, peuvent
être confondues, par un observateur superficiel, avec le béribéri, d'autant mieux que cette dernière affection s'accompagne
presque constamment, à un moment donné, de troubles cardiaques. La connaissance du milieu où vit le malade, les conditions étiologiques et surtout la marche de la maladie, l'apparition de symptômes relevant du béribéri sec permettront
d'éviter la confusion.

Le rhumatisme articulaire aigu est relativement rare sous
les tropiques; le gonflement, la douleur et la rougeur des
jointures qu'on y observe ne rappellent que de loin l'œdème,
souvent étendu à la totalité du membre, et la parésie que
l'on observe dans le béribéri. Chez les indigènes, dont on ne
parle pas la langue, et qui font comprendre qu'ils ont mal aux
jambes, il faut éviter de prendre pour des douleurs rhumatismales l'hyperesthésie des muscles du mollet (Manson).

L'hydropisie épidémique, que bon nombre de médecins, aux
Indes, ont identifiée avec le béribéri, est, pour Mac Leod, une
maladie distincte. Elle simule surtout les cas de béribéri dans
lesquels l'œdème est le symptôme prédominant, et dans
lesquels les phénomènes nerveux sont à peine marqués
(Manson).

Nous reproduisons ci-après un tableau, emprunté à Corre,
et où les principaux caractères différentiels des deux maladies
sont exposés conformément aux opinions des auteurs qui
veulent faire des deux affections deux entités morbides différentes.

Maladie de Maurice (hydropisie épidémique), d'après Pellereau.

Béribéri.	Maladie de Maurice.
Attaque les Européens aussi bien que les Indiens.	N'a atteint aucun Européen, et à peine quelques individus de la race jaune ou de couleur. Est restée confinée à la classe indienne.
Pas de fièvre, pas de vomissements, pas de diarrhée au début.	Fièvre plus ou moins forte au début, avec frisson initial, vomissements et diarrhée : trois phénomènes constants.
L'œdème commence toujours aux extrémités inférieures, ne reste jamais limité aux genoux, presque toujours envahit le reste du corps.	L'œdème ne commence pas toujours aux extrémités inférieures. Il a débuté par les extrémités supérieures et le plus souvent, aux membres inférieurs, il n'a pas dépassé les genoux.
Douleur épigastrique intense.	Le plus souvent absente ou, lorsqu'elle existait, à un moindre degré que dans la fièvre intermittente.
Dyspnée considérable ; orthopnée.	Dyspnée d'effort constante, souvent orthopnée.
Pas d'éruption (1). Abaissement de la température de la peau.	Exanthème, érythémateux à la face, rubéolique aux membres et sur le tronc.
Engourdissement. Troubles de la motilité et de la sensibilité.	Peu d'engourdissement. Douleurs aiguës des muscles, des os et des articulations. Troubles de la motilité observés dans deux cas seulement.
Épanchement constant de sérosité dans les cavités splanchniques.	Rare.
Diminution des urines, jamais d'albumine.	Aucune diminution des urines, quelquefois de l'albumine.
Rate normale.	Rate quelquefois augmentée de volume.

Forme sèche. — La forme sèche du béribéri est caractérisée le plus souvent par une paraplégie plus ou moins complète, avec atrophie des extenseurs, et par des troubles sensitifs consistant en anesthésie ou paresthésie de la face

(1) On a cependant noté, dans certaines épidémies de béribéri, des érythèmes, des éruptions rubéoliformes ou scarlatiniformes, se manifestant par places au visage, au tronc et aux membres sous forme de taches disparaissant sous la pression du doigt.

antérieure des jambes, des cuisses et du dos du pied. Les muscles du membre inférieur sont mous et flasques. Le tableau symptomatique est celui d'une polynévrite infectieuse ou toxique, polynévrite alcoolique ou diabétique.

Les principaux caractères généraux qui distinguent les polynévrites, de quelque nature qu'elles soient, des affections d'origine centrale, cérébrale ou médullaire, sont la symétrie des troubles paralytiques et des lésions atrophiques, la prédominance des troubles moteurs et l'absence de troubles sphinctériens. Nous n'insisterons donc pas sur le diagnostic différentiel de ces affections avec d'autres névrites (tabes, etc.).

Ces caractères communs aux polynévrites se retrouvent dans la polynévrite béribérique. C'est dire que le diagnostic différentiel peut être, dans beaucoup de cas, difficile.

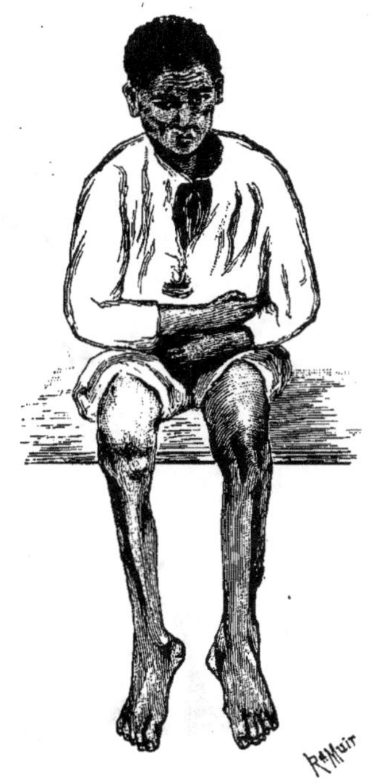

Fig. 7. — Béribéri (forme sèche), d'après Bentley.

Diagnostic différentiel. — Le béribéri pourra être surtout confondu avec la polynévrite alcoolique. Cette dernière affection est fréquente aux colonies, où elle reçoit souvent la dénomination de *polynévrite paludéenne*.

Dans les deux cas, même début par une sensation de faiblesse et d'engourdissement dans les membres inférieurs avec jambes douloureuses à la pression, fléchissement des genoux, mêmes phénomènes de parésie ou de paralysie portant sur les mêmes groupes de muscles (extenseurs du membre infé-

rieur le plus souvent) avec pseudo-tabes et steppage, abolition ou diminution des réflexes, diminution de la contractilité
électrique, et réaction de dégénérescence.

Dans la paralysie ascendante aiguë, où il peut y avoir de la

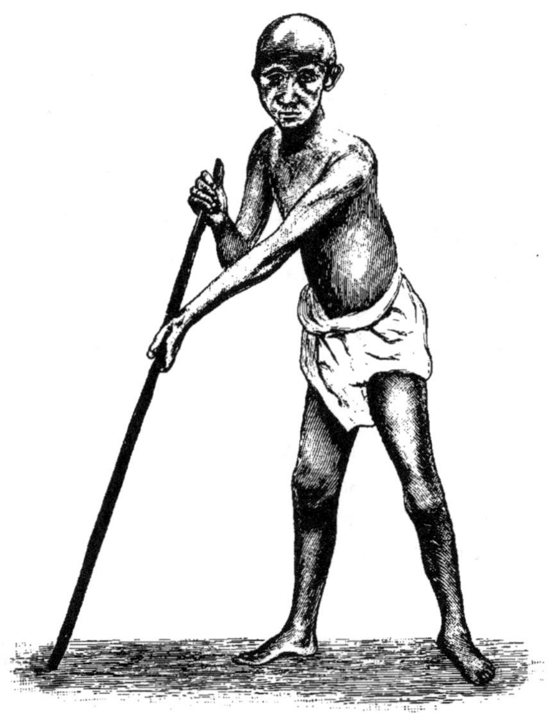

Fig. 8. — Béribéri (forme sèche), d'après Bentley.

dyspnée, rappelant l'oppression, la sensation de stricture du
diaphragme du béribéri, la mort survient rapidement par
paralysie du cœur et des muscles servant à la respiration et
à la déglutition.

Dans certains cas de béribéri, la marche de la paralysie
peut être également rapide et faire hésiter, si l'on est privé
de renseignements étiologiques. Mais les œdèmes et les
troubles cardiaques, qui se montrent toujours à un moment

donné au cours du béribéri, l'évolution de la maladie avec
ses rémissions survenant brusquement, ne permettront pas
de tomber dans l'erreur.

Le myxœdème et le béribéri, pour certains auteurs, présenteraient de l'analogie. Cette analogie est toute superficielle.
Dans le myxœdème, l'œdème est dur ; il y a chute des cheveux et des poils. Le malade est hébété et présente un facies
caractéristique crétinoïde ; dans le béribéri, le système pileux
n'est pas altéré, il n'y a pas de facies spécial, l'œdème enfin
est mou, tandis que dans le myxœdème l'infiltration du tissu
cellulaire sous-cutané rappelle plutôt la polysarcie que l'anasarque.

Le lathyrisme avec sa démarche spasmodique, l'exagération du réflexe rotulien, l'intégrité des muscles des membres
supérieurs, ne saurait être confondu avec le béribéri.

Forme aiguë. — La forme aiguë, cardiaque, du béribéri
rappelle exactement dans certains cas le tableau de l'asystolie
aiguë. Le malade est cyanosé, en proie à une dyspnée intense,
avec angoisse précordiale et battement des jugulaires ; la
face est violette, les yeux sont hors de l'orbite, le pouls est
petit, irrégulier, rapide, et les extrémités sont glacées. Il y a
de l'œdème du poumon.

Les commémoratifs, la connaissance de l'épidémie de béribéri feront rapporter à cette affection le syndrome de l'insuffisance cardiaque aiguë, qui se termine souvent par la mort, en
peu de temps.

Forme fruste. — Quant à la forme fruste ou incomplète,
décrite par Scheube, et qui débute insidieusement par du
catarrhe des voies respiratoires, ou par de la diarrhée, il faudra
attendre, pour la diagnostiquer, que les symptômes propres
au béribéri, œdème, palpitations, fatigue rapide et faiblesse
des jambes, aient apparu et remplacé les signes de catarrhe.

La coexistence fréquente du béribéri et d'autres maladies,

de la fièvre typhoïde et du scorbut en particulier, coexistence assez commune pour que certains médecins aient voulu voir plus qu'une analogie entre ces différentes affections, compliquera dans certains cas le diagnostic.

14. DIAGNOSTIC DE L'HYDROPISIE ÉPIDÉMIQUE

L'hydropisie épidémique est une maladie contagieuse, épidémique, évoluant généralement en trois ou six semaines. Elle est caractérisée par de l'anasarque, survenant parfois subitement, mais pouvant être aussi précédée par de la diarrhée, des vomissements, accompagnés de rash et de fièvre à type rémittent. Il existe une anémie marquée.

La mort survient le plus ordinairement par suite d'œdème pulmonaire ou de complications cardiaques. D'après Mac Leod, il s'agit là, non d'une forme de béribéri, comme l'ont prétendu certains auteurs, mais d'une véritable entité morbide.

Nous renvoyons le lecteur page 66 pour le diagnostic différentiel d'avec le béribéri.

15. DIAGNOSTIC DU KALA-AZAR OU SPLÉNOMÉGALIE A PIROPLASMA DONOVANI

Cette affection a été étudiée principalement par les médecins anglais dans l'Inde, mais il est très probable qu'elle a une distribution géographique très étendue (1). Elle est due à la présence dans la rate, exceptionnellement dans le sang, des individus atteints d'un parasite étudié par Leishmann, Donovan, Laveran et Mesnil.

(1) Elle a été signalée récemment par Cathoire en Tunisie, par Llewellyn Phillips au Caire, par Castellani à Ceylan, par Reeve à Omdurmann, par Marchand et Ledingham chez un soldat revenant de Chine.

D'après Manson et Low, on peut considérer deux formes de cette affection :

Dans la première, forme subaiguë, la maladie ressemble beaucoup au paludisme; on observe des accès de fièvre à forme récurrente avec température très élevée. Ces accès sont rebelles à la quinine et arrivent en quelques mois à produire une cachexie intense.

L'accès de fièvre est quotidien ; il se montre dans l'après-midi, précédé de frissons et suivi de sueurs profuses. Le lendemain de l'accès, pendant la matinée, la température tombe souvent au-dessous de la normale pour remonter dans l'après-midi. La fièvre peut être aussi continue ou rémittente.

On remarque quelquefois des périodes de plusieurs semaines d'apyrexie ; d'autres fois la maladie est continue. En même temps la rate augmente de volume et l'anémie devient de plus en plus intense à ce point que le malade atteint présente des membres squelettiques contrastant avec un abdomen volumineux distendu par une rate énorme (fig. 9).

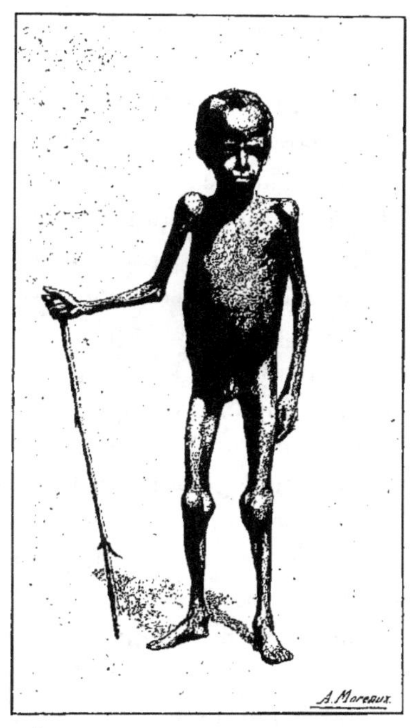

Fig. 9. — Kala-azar, d'après Bentley.

La durée de la maladie est de quelques mois ; la mort se produit par cachexie, apoplexie, diarrhée, ou bien le malade est enlevé par une affection intercurrente.

Dans la seconde forme, forme chronique, le début ressemble toujours au paludisme, mais la fièvre est moins forte que dans la forme subaiguë, l'hypertrophie de la rate et l'anémie sont moins marquées. Les périodes de rémission sont plus fréquentes et la durée de la maladie est plus considérable.

Dans les deux formes, la peau est généralement hyperpigmentée, comme celle des cachectiques paludéens.

Diagnostic différentiel. — Le diagnostic différentiel du kala-azar d'avec la malaria est évidemment très délicat et, jusqu'à l'année dernière, un grand nombre d'auteurs rattachaient cette affection au paludisme.

Les recherches des médecins anglais démontrent que lorsque l'on se trouve en présence d'accès à type quotidien, non influencés par la quinine et amenant, beaucoup plus rapidement que la malaria, de l'hypertrophie de la rate et une anémie intense, et que, d'autre part, on ne retrouve pas de parasites dans le sang périphérique, il peut être nécessaire d'aller rechercher l'agent infectieux dans la rate par ponction de cet organe. La constatation du *Piroplasma Donorani* permettra de faire un diagnostic à l'abri de toute contestation.

On devra néanmoins s'assurer auparavant par des recherches minutieuses que le *P. Donorani* ne se trouve pas dans le sang périphérique, car, quoiqu'il y soit rare, il y a été retrouvé quelquefois pendant la période fébrile par Donovan (Laveran et Mesnil). Dans ce cas la ponction de la rate devient inutile. On peut aussi trouver le parasite dans les produits de raclage des ulcères cutanés qu'on observe souvent dans cette maladie.

16. DIAGNOSTIC DE LA FIÈVRE DES MONTAGNES ROCHEUSES (SPOTTED FEVER).

La fièvre tachetée des montagnes Rocheuses est une affection décrite depuis peu de temps et spéciale à cinq États de l'Amérique du Nord. Elle est surtout fréquente dans les États de Montana et d'Idaho. On l'observe moins souvent dans les États de Nevada, de Wyonning et d'Oregon.

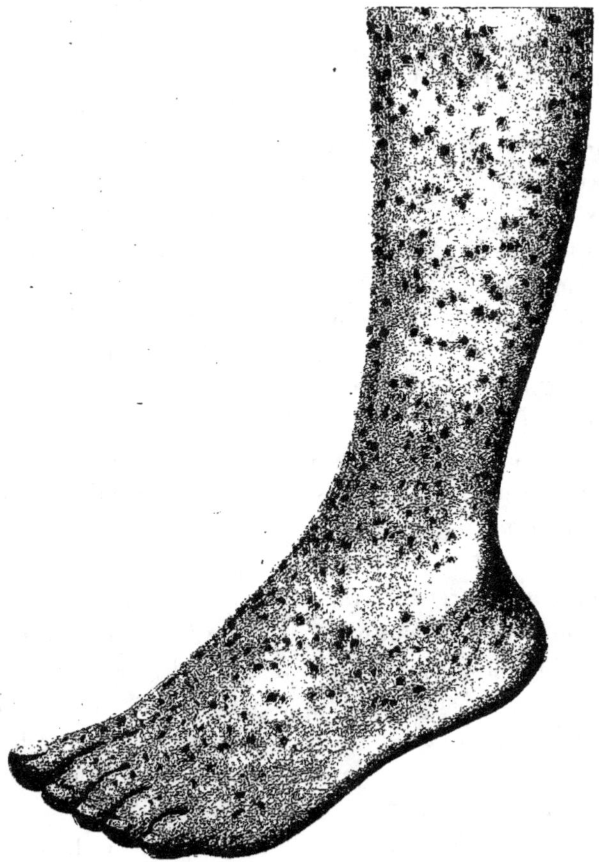

Fig. 10. — Fièvre des montagnes Rocheuses, éruption pétéchiale, d'après Anderson.

C'est une maladie saisonnière, sévissant surtout au printemps et au début de l'été. Elle est caractérisée par de la fièvre, une éruption pétéchiale, siégeant d'abord aux poignets et aux chevilles, formée de macules d'un rouge vif, allant de la dimension d'une pointe d'épingle à celle d'un pois. Au début, ces taches s'effacent par la pression pour réapparaître presque aussitôt, mais elles deviennent permanentes malgré la pression du sixième au dixième jour. Dans les cas favorables, vers le quatorzième jour, elles perdent leur caractère pétéchial et disparaissent lentement.

La desquamation survient pendant la convalescence et s'étend à tout le corps. Dans les cas graves, il peut y avoir gangrène, soit de la peau de la verge ou du scrotum, soit des doigts ou des orteils. On peut observer également, dans les cas se terminant par la mort, de l'œdème précoce de la face et des membres

La distribution géographique de cette maladie limite les difficultés du diagnostic. On ne l'observe qu'aux altitudes de 1000 à 1200 mètres dans les montagnes Rocheuses. Dans les localités infectées, l'ensemble des symptômes qui viennent d'être rapidement résumés ne permettra pas de tomber dans l'erreur. La piqûre des tiques semblerait être, d'après les médecins américains (1), le mode de contage.

Diagnostic différentiel. — L'éruption pétéchiale pourrait faire confondre la spotted fever avec le typhus exanthématique, affection qui présente de très grands caractères de similitude avec elle, si bien qu'on pourrait croire à l'identité des deux maladies, si l'on ne pouvait se baser, pour les différencier, sur l'absence de toute contagiosité directe dans la fièvre des montagnes Rocheuses.

De plus, dans le typhus, l'éruption se fait au début, sur la poitrine et sur le ventre, et ce n'est pas spécialement au printemps, époque à laquelle se montre la fièvre tachetée, mais surtout en hiver, qu'apparaissent les épidémies de typhus. Les symptômes nerveux sont plus marqués dans cette dernière maladie.

(1) Anderson, *Hygienic Laboratory*, bulletin n° 14. Washington, 1903.

Le purpura rhumatismal (péliose rhumatismale) sera différencié de la spotted fever par les manifestations articulaires.

Dans la dengue, l'éruption n'est pas pétéchiale, il y a du gonflement des articulations avec douleurs marquées. La courbe de la température, la rémission caractéristique ne s'observent pas dans la spotted fever.

Il y a parfois des rash dans la méningite cérébro-spinale épidémique. Les symptômes propres à cette affection la différencieront facilement.

Enfin la fièvre typhoïde présente des caractères cliniques ressemblant beaucoup à ceux de la fièvre des montagnes Rocheuses. Au début, mêmes phénomènes, malaise général, frissons, douleurs vagues, langue saburrale, rouge sur les bords et à la pointe. Mais on ne constate dans la fièvre typhoïde rien de semblable à l'éruption caractéristique de la fièvre tachetée. La réaction de Widal, la constatation de bacilles typhiques dans le sang trancheront d'ailleurs le diagnostic.

17. DIAGNOSTIC DE LA TRYPANOSOMIASE HUMAINE

A. *Fièvre à trypanosomes* (*Forde-Dutton*). — Cette affection, dont on ne connaît encore qu'un petit nombre de cas signalés par Forde, Dutton, Brumpt et Manson, a été rencontrée à la côte occidentale d'Afrique, en Gambie et au Congo.

Elle débute par une sensation de fatigue générale et de courbature principalement accusée aux jambes.

Le malade présente ensuite des accès de fièvre irrégulière, avec température jamais très élevée, durant de un à quatre jours avec quelquefois des rémissions matinales. La quinine n'a aucune influence sur ces accès.

Les périodes d'apyrexie qui les séparent sont de deux à cinq jours ; la température peut, pendant ces périodes, descendre au-dessous de la normale.

En même temps que la fièvre s'établit, on observe une congestion très intense de la face ; les conjonctives ne sont qu'exceptionnellement injectées ; mais on observe tout autour des yeux un œdème caractéristique infiltrant les paupières et les régions commissurales. Cet œdème est surtout très intense le matin au réveil.

La rate est hypertrophiée et douloureuse. Enfin, même en dehors des périodes fébriles, le pouls est fréquent, 90 pulsations à la minute, et la respiration accélérée, sans qu'aucune lésion puisse expliquer ces symptômes.

Forde et Dutton ont trouvé dans le sang du premier malade qu'ils ont examiné un trypanosome, qu'ils ont appelé *Trypanosoma gambiense*. Le parasite ne se rencontre dans le sang que pendant les accès fébriles.

Depuis, Manson a pu suivre, à Londres, une malade venant de Gambie et atteinte de la même affection. Cette malade est morte après avoir présenté tous les symptômes de la maladie du sommeil, ce qui confirme l'opinion déjà émise par Bruce que le parasite de Forde-Dutton et celui de Castellani sont identiques et que la maladie du sommeil n'est qu'une forme particulière de la trypanosomiase humaine caractérisée par le passage du trypanosome dans le liquide céphalo-rachidien.

Nabarro et Laveran viennent d'apporter une nouvelle preuve de l'identité des deux affections, en établissant que les singes guéris d'une infection provoquée par l'inoculation du trypanosome de Forde-Dutton possèdent l'immunité vis-à-vis de celui de la maladie du sommeil.

Diagnostic différentiel. — La fièvre à trypanosomes se distinguera de la fièvre paludéenne par son irrégularité, les œdèmes péri-oculaires caractéristiques et l'inefficacité de la quinine. Elle ne semble pas avoir les mêmes localisations géographiques que le kala-azar, mais elle s'en différencierait facilement par les œdèmes des paupières. La recherche du trypanosome dans le sang des malades pendant les périodes fébriles sera toujours indiquée quand on aura affaire à des fièvres de type irrégulier, avec œdème palpébral et douleur splénique.

Cet examen devra d'ailleurs être fait méthodiquement dans les pays chauds sur tous les fébricitants, et c'est une pratique qui deviendra tous les jours plus indispensable.

B. *Maladie du sommeil*. — La maladie du sommeil com-

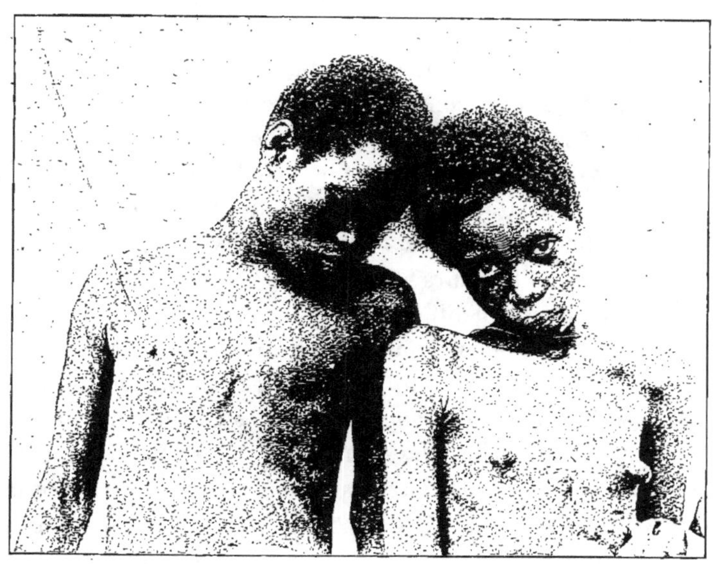

Fig. 11. — Maladie du sommeil. (Cliché Brumpt.)

prend l'ensemble des symptômes qui caractérisent la dernière période de l'infection de l'homme par le trypanosome.

Cette infection, qui débute, comme nous l'avons vu, par de la fièvre, des éruptions et des œdèmes passagers, se termine au bout d'un temps quelquefois très long par des phénomènes de somnolence d'abord peu accusés, qui s'accentuent de plus en plus. Dans les dernières périodes de la maladie, les malades ne sortent pas de leur torpeur, ils deviennent gâteux, paralytiques ou sont atteints de contractures. Ils meurent dans le coma, à moins qu'ils ne soient enlevés par une pneumonie ou toute autre affection intercurrente.

Le symptôme principal, et qui constitue toute la maladie pendant la plus grande partie de sa durée, est le sommeil; cette léthargie semblable en tous points au sommeil naturel est précédée de bâillements, d'étirements; c'est la persistance morbide de cet état somnolent qui attire surtout l'attention du médecin.

Un autre symptôme non moins important est l'engorgement des ganglions cervicaux. Cette adénopathie est en général précoce, elle semble marquer le début des phénomènes cérébraux dans la trypanosomiase humaine et les indigènes eux-mêmes lui attribuent une grande importance.

Le diagnostic est en général facile. Il se borne dans la plupart des cas à la constatation de la coexistence de l'état de somnolence et d'adénites cervicales. La maladie avait jusqu'à l'année dernière presque toujours été observée chez les noirs, sauf un ou deux cas, relatés d'ailleurs d'une façon vague et imprécise, et concernant des missionnaires qui auraient guéri. Le fait que vient de publier Manson, joint à d'autres cas, récemment constatés, de maladie du sommeil chez les Européens, prouve cependant que ces derniers sont susceptibles de contracter, eux aussi, l'affection. On cite également quelques rares observations de métis et de mulâtres ayant été atteints. Le diagnostic ne se pose donc plus uniquement en présence de sujets appartenant à la race noire.

Diagnostic différentiel. — A la dernière période, si l'on se trouve, sans commémoratifs, en face d'un individu gâteux, atteint de paralysies ou de contractures, on peut aisément tomber dans l'erreur.

En dehors de ce cas particulier et difficile, on pourrait confondre la maladie du sommeil avec le *sommeil hystérique*: mais, dans le sommeil hystérique, il est impossible de tirer les patients de leur torpeur, ce qui n'est pas le cas pour la maladie du sommeil, sauf tout à fait à la dernière période. Le sommeil hystérique est, de plus, presque toujours précédé des symptômes prémonitoires des attaques hystériques.

La *nona* est une forme curieuse de grippe, caractérisée par un sommeil prolongé, durant une quinzaine de jours et accompagné de vertiges et de faiblesse musculaire. Elle n'a été observée qu'en Europe (Tubingue, 1718 ; Mantoue, 1889-1890).

Dans certaines formes de *méningite cérébro-spinale*, de longs accès de sommeil ont été observés au cours de la maladie pendant la convalescence.

Le *nélavan* n'est autre que la maladie du sommeil. *Nélavan* veut dire « sommeil » en dialecte ouolof.

Au début de la *lèpre*, les malades sont parfois pris d'envies de dormir irrésistibles. La somnolence est quelquefois aussi marquée que dans la maladie du sommeil, à ce point que certains auteurs avaient pensé à identifier les deux affections. La recherche des signes propres à la lèpre, en dehors de cette somnolence, permettra de ne pas tomber dans l'erreur.

On observe encore des accès de sommeil au cours de certaines maladies telles que le diabète, les dyspepsies, et à la période terminale du cancer et de la tuberculose.

Dans tous les cas, la ponction lombaire, avec centrifugation du liquide céphalo-rachidien et constatation des trypanosomes, peut être d'ores et déjà considérée comme le véritable critérium du diagnostic de la maladie du sommeil. L'hypertrophie des ganglions cervicaux coexistant avec un état de somnolence très marqué suffira néanmoins presque toujours pour établir la nature de l'affection dans les pays où elle est endémique.

18. DIAGNOSTIC DU PALUDISME

De toutes les maladies des pays chauds, il n'en est pas dont le diagnostic soit plus important et souvent plus difficile que celui du paludisme, tant est grande sa fréquence, tant sont nombreuses et variées les formes cliniques qu'il peut revêtir.

Nous allons donner un résumé rapide des différentes formes cliniques du paludisme avant de passer au diagnostic.

Afin de classer les différents symptômes du paludisme, on les a groupés et rapportés à divers types dont les démarcations n'ont rien d'absolu et qui se succèdent ou même peuvent empiéter les uns sur les autres.

Cependant, si dans beaucoup de cas on ne retrouve pas, dans le paludisme, l'accès à forme typique tel qu'il est décrit classiquement, une bonne classification comprenant les types que l'on observe le plus souvent, plus ou moins modifiés, sera indispensable pour mettre un peu d'ordre dans l'étude des symptômes multiples du paludisme.

Presque tous les auteurs ont adopté la division indiquée par Laveran et ont décrit les formes suivantes :

Fièvre intermittente ;

Fièvre continue ;

Accès pernicieux ;

Accès à forme larvée ;

Anémie et cachexie paludéennes.

Laveran ne classe pas à part la fièvre rémittente paludéenne ; il en fait une fièvre continue, remarquant très judicieusement que la fièvre typhoïde, quoique à forme rémittente, n'a jamais été séparée des fièvres à forme continue.

Fièvre intermittente. — La fièvre intermittente a été divisée en trois types bien distincts : fièvre tierce, fièvre quarte et fièvre quotidienne.

Dans la fièvre tierce, l'accès revient tous les deux jours ; dans la fièvre quarte, il revient tous les trois jours ; dans la fièvre quotidienne, il revient tous les jours.

A côté de ces types à intermittence régulière et bien déterminée, il convient de signaler d'autres types plus ou moins irréguliers, marquant tous les degrés de passage entre la fièvre continue et la fièvre intermittente, ou semblant résulter du redoublement d'un accès à intermittence régulière.

La tierce maligne des auteurs anglais, allemands et italiens, qu'il faut bien se garder de confondre avec une véritable tierce, est une forme de l'estivo-automnale des Italiens et de la tropicale de Koch, que nous rattacherons aux formes quotidiennes ou irrégulières; elle est caractérisée par deux jours de fièvre continue, suivis d'une défervescence à la fin du deuxième jour. C'est une forme intermédiaire entre la continue et la quotidienne et on doit même à notre avis la considérer comme une quotidienne dans laquelle il manque une défervescence sur deux.

Il y a également confusion entre la quotidienne et la tierce au sujet de la forme que certains auteurs ont appelée la *double tierce* (1).

La double quotidienne est caractérisée par l'existence dans les vingt-quatre heures de deux accès séparés par une défervescence complète; elle peut être considérée comme une forme intermédiaire entre la continue et la quotidienne.

On a décrit également d'autres formes d'accès intermittents, telles que : double quarte, quintane, sextane, septimane, etc., et même mensuelle. Ces accès sont dus d'après Laveran à l'interruption, soit naturelle, soit occasionnée par quelques doses de quinine, de l'intermittence normale.

La fièvre tierce et la fièvre quarte se rencontrent plutôt dans les régions tempérées et dans la zone prétropicale. La fièvre sous la forme quotidienne ou irrégulière est la plus fréquente dans la zone tropicale.

S'agit-il là de maladies distinctes causées par des parasites différents, ainsi que la plupart des auteurs étrangers semblent vouloir l'admettre à l'heure actuelle? Nous ne le pensons pas. En effet, il n'est pas rare de voir les différents types se transformer l'un dans l'autre, et cela principalement lorsque les malades passent d'une zone dans l'autre.

C'est ainsi que Manson fait remarquer que, tandis que dans les hôpitaux coloniaux on observe surtout des fièvres quoti-

(1) Les corps en croissant caractéristiques de la fièvre quotidienne se retrouvent dans ces pseudo-tierces (tierce maligne et double tierce).

diennes, irrégulières ou continues, les quartes et les tierces se rencontrent fréquemment dans les hôpitaux anglais, où les mêmes malades coloniaux sont soignés à leur retour en Europe.

De même Laveran rapporte une observation du Dr Catrin, dans laquelle un malade rapatrié de Madagascar présenta des accès d'abord quotidiens, puis des accès tierces et des accès quartes.

Dans la fièvre intermittente, l'accès débute par de la céphalalgie et de la rachialgie, la langue est saburrale, et il existe le plus souvent de l'embarras gastrique. Après l'apparition de ces symptômes, on observe successivement les trois stades de l'accès paludéen classique : frisson, chaleur et sueurs. Ces trois stades se retrouvent assez régulièrement dans les accès à forme tierce et à forme quarte.

Le frisson manque souvent dans les accès à forme quotidienne et dans les fièvres tropicales à forme irrégulière.

Les enfants, d'après J. Simon, présentent, au-dessous de deux ans, exclusivement la forme quotidienne ou biquotidienne. Chez eux le stade de frisson est très court, mais très intense, caractérisé par de la pâleur ou par un état cyanotique des extrémités. L'accès peut même être constitué uniquement par ce stade de refroidissement, accompagné ou suivi de malaises et quelquefois de convulsions; cependant, dans la plupart des cas, on observe à la suite le stade de chaleur, qui dure en général de deux à trois heures. On devra faire bien attention à ce fait, c'est que souvent chez l'enfant la fièvre est de forme biquotidienne ; il ne faudra pas prendre, à la suite de la constatation d'une température élevée le matin et d'une température élevée le soir, une biquotidienne pour une fièvre continue.

Il peut arriver aussi que la période hyperthermique ne soit précédée, chez l'enfant, par aucun frisson. Enfin, le stade diaphorétique est beaucoup moins marqué en général que chez l'adulte, et l'on observe seulement une légère moiteur de la peau. L'accès intermittent est en somme accompagné d'une réaction moins apparente chez l'enfant que chez l'adulte, et il est plus particulièrement difficile à déceler au-dessous de six ans (Laveran).

Les premiers accès du paludisme sont rarement accompagnés de douleur dans la région splénique et d'hypertrophie de la rate; mais, au fur et à mesure que les accès se reproduisent, cette hypertrophie s'accentue et la douleur apparaît dans l'hypocondre gauche.

Entre les fièvres intermittentes et la fièvre continue, nous trouvons, ainsi que nous l'avons vu, tous les degrés de transition, fièvre quotidienne ou irrégulière, biquotidienne et rémittente. La rémittente paludéenne est, nous le répétons avec Laveran, une continue ; elle en a les symptômes, et se caractérise par une rémission quotidienne n'arrivant pas à la défervescence complète.

Fièvre continue. — La fièvre continue est souvent une fièvre de première invasion. Elle marque en quelque sorte l'introduction dans l'organisme de l'*Hæmamœba*, qui pourra plus tard manifester sa présence par des accès intermittents.

Elle débute brusquement, sans frisson initial très caractéristique, par une température élevée, accompagnée de céphalalgie, de rachialgie et d'embarras gastrique, avec état saburral de la langue. On peut observer des épistaxis, de l'insomnie et même du délire.

La rate est généralement peu augmentée de volume, la continue étant le plus souvent une fièvre d'infection récente. Mais elle est quelquefois légèrement douloureuse à la pression.

Lorsque les symptômes généraux s'aggravent et qu'il s'y ajoute un état typhoïde ou bilieux, la continue devient un accès pernicieux, à forme typhoïde ou bilieuse.

Accès pernicieux. — Ils se produisent toujours chez des malades impaludés depuis un certain temps et surtout chez les cachectiques, à l'exception cependant de l'accès à forme typhoïde. qui est le plus souvent un accès de première invasion.

On distingue :

L'accès à forme typhoïde, caractérisé par de la stupeur, de l'adynamie, la présence de fuliginosités sur les lèvres, de la constipation ou de la diarrhée.

L'accès à forme délirante, caractérisé par du délire bruyant avec mouvements impulsifs ; les malades peuvent se jeter par les fenêtres, ou se jeter à la mer. Nous avons vu le cas se produire en mer Rouge chez un soldat d'infanterie coloniale, rapatrié et atteint depuis quelques jours d'accès quotidiens.

L'accès délirant, lorsqu'il doit être fatal, aboutit au coma.

L'accès comateux peut succéder à l'accès délirant ou à l'accès à forme typhoïde, mais le coma peut aussi s'établir d'emblée au cours d'un accès intermittent.

L'accès algide est souvent précédé d'un stade hyperthermique, mais ce stade peut aussi, d'après certains auteurs, manquer complètement. Il est caractérisé par le refroidissement et l'état cyanotique des extrémités, la décoloration des muqueuses, la présence d'une sueur visqueuse recouvrant tout le tégument, et la petitesse du pouls.

L'accès diaphorétique est caractérisé par une exagération du stade de sueur qui succède à l'hyperthermie. Ce stade de sueur, au lieu de marquer la fin de l'accès et d'être accompagné d'une sensation de bien-être, est, dans l'accès diaphorétique, accompagné de refroidissement des extrémités, d'algidité et de petitesse du pouls.

L'accès cholérique est caractérisé par des selles abondantes séro-sanguinolentes, vineuses, mélangées de mucosités grisàtres ou spumeuses, mais ces selles ne deviennent jamais riziformes. On observe assez fréquemment des crampes, de l'algidité et des sueurs visqueuses.

L'accès bilieux est une des formes les plus fréquentes des accès pernicieux ; il est accompagné de vomissements bilieux, d'ictère et de constipation ou de diarrhée bilieuse. Les urines renferment des pigments biliaires. C'est une des formes les plus bénignes des accès dits *pernicieux*.

On a également décrit comme accès pernicieux des accès *gastralgiques*, *cardialgiques* et *dyspnéiques*, caractérisés par des crises douloureuses ou dyspnéiques, sans lésions organiques apparentes.

L'*accès convulsif* est fréquent chez l'enfant ; chez l'adulte, il est rare et prend plutôt le caractère épileptiforme. Laveran, Maurel, Raynaud en ont observé quelques cas, et nous-mêmes avons pu en observer un cas au Soudan pendant la campagne de 1892.

Fièvre bilieuse hémoglobinurique. — L'accès bilieux hémoglobinurique est une des formes les plus communes de l'accès pernicieux dans la zone intertropicale. On a longtemps discuté sur la nature paludéenne de cet accès ; il paraît bien établi, à l'heure actuelle, que l'accès bilieux hémoglobinurique est une manifestation du paludisme. On retrouve en effet d'une façon presque constante l'*Hœmamœba* dans le sang des malades qui en sont atteints (Voy. *Technique de l'examen du sang*), et, d'autre part, l'hémoglobinurie paludéenne se distingue facilement de l'hémoglobinurie quinique, ainsi que nous le verrons plus loin.

L'accès bilieux hémoglobinurique est caractérisé par de la fièvre, de l'ictère, des vomissements bilieux et des urines colorées en rouge ou en rouge brun ; il débute par de l'anorexie, une céphalalgie et une rachialgie très violentes et par une température très élevée dès le début (39°-40°). L'ictère est constant et toujours précoce, la peau a une teinte jaune ou plutôt terreuse, les conjonctives sont également jaunes.

Il se produit dès le début des vomissements bilieux, presque incessants.

Il peut y avoir de la diarrhée bilieuse, mais la constipation est le plus souvent la règle.

Les urines prennent une teinte caractéristique, qu'on a comparée au vin de Malaga ou au bitter.

Dans les cas graves, on observe un état typhoïde, caractérisé par de la stupeur, de l'adynamie; il peut y avoir des fuliginosités sur les lèvres. L'anurie est fréquente.

Fièvres larvées. — On a rattaché sous ce nom au paludisme un certain nombre d'affections qui n'ont rien de paludéen, car en pays palustre on a une tendance à tout rapporter à la fièvre intermittente ; néanmoins, certaines névralgies non accompagnées d'hyperthermie, se reproduisant à intervalles réguliers et influencées par la quinine, sont réellement des manifestations paludéennes. Nous avons remarqué que, quoique justiciables de la quinine, ces formes étaient tout particulièrement tenaces.

Des hémorragies variées et présentant le caractère intermittent ont été également rattachées au paludisme, ainsi que des éruptions diverses et des troubles dans les fonctions de la respiration et de la digestion.

Certains troubles cardiaques, qui ont été signalés par un petit nombre d'auteurs, se montrent fréquemment sur les plateaux de Madagascar comme une forme larvée du paludisme. Ils se manifestent chez presque tous les arrivants qui subissent l'imprégnation paludéenne et disparaissent par l'usage de la quinine. On a remarqué d'autre part que les maladies de cœur sont fréquentes chez les indigènes malgaches, et la dépression atmosphérique sur ces plateaux, dont l'altitude varie de 1 400 à 2 000 mètres, est probablement une des causes importantes des localisations cardiaques des symptômes paludéens dans les hautes régions de Madagascar.

Cachexie paludéenne. — C'est la résultante des accès répétés. Elle est caractérisée par l'anémie, l'hypertrophie de la rate et du foie, la teinte cireuse ou foncée de la peau. On observe quelquefois dans cette cachexie des épistaxis, des œdèmes et même de l'anasarque.

Les accès paludéens, chez les cachectiques, sont généralement peu bruyants : le frisson manque généralement, l'hyperthermie est quelquefois à peine appréciable et la période de sueur peut également faire défaut. Mais les accès pernicieux sont fréquents chez ces malades, qui peuvent même succomber brusquement à la suite d'une syncope. Ils meurent souvent aussi de pneumonie.

Chez les enfants atteints de cachexie palustre, on observe fréquemment une diarrhée tenace que, par suite de l'apyrexie qui est presque constante, on prend pour de la dysenterie. Cette diarrhée palustre guérit avec la quinine ou les préparations de quinquina, alors que toutes les médications antidysentériques ont échoué. La tuméfaction de la rate, qui ne manque jamais dans ce cas, donne de précieuses indications.

Tels sont, rapidement résumés, les signes et les formes du paludisme.

Il existe trois éléments principaux pour reconnaître l'existence du paludisme. Ce sont : la recherche de l'hématozoaire, l'hypertrophie de la rate et l'action de la quinine.

La fréquence des maladies paludéennes dans les pays chauds est cause que bon nombre de praticiens sont disposés à voir le paludisme partout et à considérer la quinine comme le médicament héroïque en toute circonstance. Il est donc nécessaire, pour tout médecin exerçant sous les tropiques, de connaître à fond la technique de la recherche de l'hématozoaire, qui, dans un très grand nombre de cas, fera faire le diagnostic. Nous renvoyons à ce sujet le lecteur au chapitre *Sang*.

En dehors de cette recherche on aura recours aux commémoratifs, dont un certain nombre présentent le plus haut intérêt. On aura soin, en premier lieu, de s'informer avec soin de la provenance du malade, afin de savoir s'il provient d'une localité notoirement paludéenne (1), s'il y a séjourné ou s'il l'a

(1) Le médecin, dans les pays chauds, aura le plus grand intérêt à déterminer avec soin le degré d'infection de chaque localité, ou index endémique du paludisme, par l'examen du sang d'un certain nombre d'enfants au-dessous de

simplement traversée et s'il y a été exposé à la contagion, en particulier pendant la nuit et pendant la mauvaise saison (saison des pluies coïncidant avec le moment de la pullulation des anophèles).

La profession du malade peut également indiquer si ce dernier est soumis à des causes de contagion fréquentes, ou si des occasions accidentelles l'ont exposé à être contagionné. Les sorties après le coucher du soleil et les services de nuit en plein air favorisent l'inoculation du paludisme par les moustiques.

Les antécédents morbides personnels indiqueront si l'on a affaire à une rechute ou à une affection chronique autre que le paludisme, déjà traitée autrefois chez le même malade.

Le facies est souvent plus ou moins terreux chez les paludéens qui ont eu déjà un grand nombre d'accès. Cette teinte est surtout marquée chez les cachectiques. Elle se rencontre, il est vrai, dans d'autres affections à caractère cachectisant, telles que le kala-azar et même dans la dysenterie chronique ; elle ne peut être considérée comme symptomatique que lorsqu'elle est accompagnée d'autres symptômes caractéristiques, ou de la constatation de l'hématozoaire ou du pigment mélanique dans le sang.

En ce qui concerne la splénomégalie, c'est un excellent signe de diagnostic et elle devra toujours être recherchée chez les malades dans les pays chauds. Cependant, nous devons signaler que la rate est très peu augmentée de volume lors des accès de première invasion et que son hypertrophie n'est réellement prononcée que chez des paludéens déjà anciens et à plus forte raison chez les cachectiques ; en outre, il existe de la splénomégalie dans d'autres affections et en particulier dans le kala-azar. La rate du kala-azar est très semblable

---

trois ans. Ces enfants, ne présentant le plus souvent que des symptômes malariques mal définis et n'étant pas en général soumis à la médication quinique, indiquent d'une façon très exacte, par l'examen de leur sang, l'état d'infection d'une localité.

à la rate paludéenne et ne peut en être différenciée ; il faut recourir à d'autres signes pour le diagnostic.

Dans les maladies infectieuses, fièvre typhoïde, typhus, dengue, fièvre de Malte, etc., l'hypertrophie de la rate est beaucoup moins marquée que dans le paludisme chronique. De plus, les rates infectieuses, lorsqu'elles sont augmentées de volume, sont en général ramollies et diffluentes, et n'offrent pas à la palpation la résistance des rates ligneuses du paludisme.

Dans certains cas de cirrhose du foie et dans la leucémie splénique, la rate peut, au contraire, atteindre le volume et la consistance de la rate paludéenne.

Diagnostic différentiel. — On peut confondre les différentes formes du paludisme que nous avons étudiées avec diverses affections.

Les accès à forme nettement périodique, tierce, quarte, ne peuvent qu'exceptionnellement être confondus avec d'autres manifestations fébriles.

Les accès quotidiens sont d'un diagnostic plus difficile. Ils peuvent être confondus avec des cas atypiques de fièvre typhoïde ou de fièvre de Malte. Dans ces deux affections, on observe quelquefois, en effet, une défervescence matinale complète et la fièvre peut y affecter le type intermittent au lieu du type rémittent. Laveran rapporte qu'il a observé fréquemment des fièvres typhoïdes de ce genre. Le diagnostic de ces formes de fièvre de Malte et de fièvre typhoïde d'avec le paludisme se fera par la constatation de l'action de la quinine, par celle de la présence ou de l'absence de l'hématozoaire ou de l'hyperleucocytose mononucléaire (1) avec prédominance des grands mononucléaires chargés de pigment malarique, par la constatation de la présence ou de l'absence des taches

(1) D'après Ross, la formule leucocytaire permettrait, en l'absence d'hématozoaires, dans les cas où le malade a pris de la quinine, de faire le diagnostic de paludisme. (Voy. *Signes tirés de l'examen du sang*.)

rosées lenticulaires et d'une séro-réaction positive ou négative vis-à-vis du bacille d'Eberth.

La fièvre de Malte se différenciera par les mêmes moyens de diagnostic, et la séro-réaction sera essayée, dans les cas douteux, avec le *Micrococcus melitensis*, concurremment avec le bacille d'Eberth.

Dans la tuberculose pulmonaire, la pyohémie et l'abcès du foie, on observe fréquemment une légère élévation de température vespérale, la température pouvant retomber à la normale pendant le reste de la journée. Il n'est pas rare de voir des tuberculeux se plaindre d'accès quotidiens qu'ils rapportent au paludisme. L'hyperthermie de la pyohémie, et surtout celle de l'abcès du foie, peuvent affecter une intermittence assez régulière, quoique, en général, les accès soient plutôt irréguliers.

Dans ces affections, on n'observe pas d'hypertrophie de la rate. L'absence de ce symptôme, ainsi que celle des hématozoaires dans le sang, et la constatation de l'inefficacité de la quinine permettront de faire le diagnostic.

Les accès paludéens à forme irrégulière, qu'ils soient dus à l'avortement d'accès intermédiaires ou à l'administration de doses de quinine, peuvent être confondus avec de la fièvre due à des suppurations et en particulier, comme nous venons de le voir, à la pyohémie ou à l'abcès du foie. La fièvre qui accompagne les coliques hépatiques, la fièvre de l'endocardite ulcéreuse et celle de l'infection urinaire ont également un type irrégulier, et peuvent dans certains cas être confondues avec des manifestations paludéennes. Il en est de même de la filariose, dans laquelle on observe des accès fébriles à forme irrégulière.

Et ce seront toujours les trois moyens de diagnostic indiqués plus haut qui nous serviront à faire le diagnostic : constatation de l'état de la rate, qui n'est pas hypertrophiée dans la colique hépatique, la pyohémie, l'abcès du foie, l'endocardite ulcéreuse, l'infection urinaire ou la filariose ; action de la quinine ; présence ou absence de l'hématozoaire dans le sang.

En présence d'accès fébriles irréguliers, non influencés par la quinine, on recherchera si l'on n'a pas affaire à l'une de ces fièvres nouvellement décrites et causées par les parasites récemment découverts : *Piroplasma Donovani* et *trypanosome de Forde-Dutton*. Les affections causées par ces parasites ont d'ailleurs été longtemps confondues avec le paludisme. La constatation de l'action de la quinine et l'examen du sang pourront permettre de faire un diagnostic certain dans ces cas, dans lesquels on rencontre (en particulier dans le kala-azar ou splénomégalie à *P. Donovani*) une hypertrophie de la rate très marquée.

Les *accès à forme continue* pourront être confondus avec presque toutes les pyrexies infectieuses à leur début, mais plus particulièrement avec la fièvre typhoïde. Le diagnostic s'établira dans cette forme, de même que dans le cas d'*accès pernicieux à forme typhoïde*, par les moyens indiqués plus haut à propos des accès intermittents.

Certains auteurs désignent sous le nom de *fièvre typhomalarienne* une fièvre typhoïde ordinaire survenant chez des individus déjà infectés par l'*Hœmamœba malariæ*. Dans la typho-malarienne, ce sont presque toujours les symptômes de la fièvre typhoïde qui dominent la scène.

La typho-malarienne n'est pas une entité morbide, c'est une infection double, dont le diagnostic, très difficile dans certains cas, se fera par les moyens que nous venons d'indiquer pour les deux maladies, paludisme et fièvre typhoïde.

Pour faire le diagnostic du paludisme d'avec la fièvre récurrente, les spirilles seront recherchés dans le sang pendant la période fébrile ; on constatera la présence ou l'absence de l'*Hœmamœba* ; la forme particulière de la courbe donnera aussi, dans la fièvre récurrente, d'utiles renseignements.

Dans le typhus et la spotted-fever, les éruptions caractéristiques permettent de faire facilement le diagnostic. D'après Wilson et Anderson, les hautes doses de quinine (6 grammes en vingt-quatre heures) auraient une action très marquée sur l'évolution de la spotted-fever; l'action de ce médicament ne pourrait donc pas servir à faire le diagnostic, si l'éruption n'était pas toujours caractéristique.

Pendant une épidémie de choléra, ou dans une région où le choléra est endémique, l'*accès cholériforme* sera souvent difficilement distingué d'une atteinte de choléra; néanmoins, on n'observe jamais de selles riziformes dans l'accès cholériforme, dans lequel la quinine a, par contre, une action très nette.

Fièvre bilieuse hémoglobinurique. — L'accès bilieux hémoglobinurique a été et est encore tellement bien confondu avec l'hémoglobinurie quinique, que certains auteurs, avec Koch, n'admettent pas l'étiologie paludéenne de la bilieuse hémoglobinurique.

Pour nous, qui avons vu l'accès paludéen hémoglobinurique et l'hémoglobinurie toxique de la quinine, non seulement il nous semble difficile de ne pas admettre qu'il y a là deux manifestations morbides, mais encore il nous semble difficile de les confondre.

L'hémoglobinurie quinique est un phénomène toxique qui n'est pas accompagné du cortège symptomatique alarmant que présente l'hémoglobinurie infectieuse du paludisme.

La céphalalgie et la rachialgie sont beaucoup plus intenses dans la maladie infectieuse que dans la maladie toxique, dans laquelle on ne rencontre jamais la stupeur, l'adynamie et les phénomènes typhoïdes qui accompagnent l'accès bilieux hémoglobinurique. On observe enfin toujours dans ce dernier une température très élevée, tandis que l'hyperthermie de l'intoxication quinique, dans les cas que nous avons rencontrés, ne dépassait jamais 38°,5-39°.

Les commémoratifs indiqueront si le malade avait l'habitude de faire un usage immodéré de la quinine et s'il est particulièrement sensible à ce médicament. La percussion de la rate indiquera enfin, comme les commémoratifs, si l'on a affaire à un ancien paludéen. Quant au diagnostic différentiel d'avec la fièvre jaune, il a été traité page 35.

Les *accès gastralgiques, cardialgiques, délirants, diaphorétiques, bilieux et comateux* sont toujours accompagnés de fièvre ; ils surviennent chez des paludéens, souvent au cours d'un accès dont la venue aura même souvent pu être prévue ; leur diagnostic est assez facile et, en tout cas, l'hypersplénie que l'on rencontre le plus fréquemment, les commémoratifs et la constatation de la présence de l'*Hæmamœba* dans le sang permettront de se rendre compte si l'on a affaire à un paludéen. En cas d'impossibilité d'examen bactériologique, c'est l'influence de la quinine qui corroborera le diagnostic et permettra de rattacher d'une façon indiscutable au paludisme les symptômes gastralgiques, cardialgiques, délirants, diaphorétiques, bilieux ou comateux.

En ce qui concerne l'*accès cholériforme*, l'*accès algide*, l'*accès convulsif*, ces accès sont très souvent précédés d'une période hyperthermique qui doit faire penser au paludisme. Lorsque cette période manque, le diagnostic devient plus difficile ; l'examen de la rate permettra souvent alors de constater de l'hypersplénie, et l'examen du sang deviendra, comme dans tous les cas douteux, le procédé de diagnostic le plus sûr. L'action de la quinine pourra encore vérifier d'une façon rétrospective un diagnostic, lorsque l'examen du sang n'aura pu être fait.

Dans les formes larvées du paludisme, c'est presque toujours le caractère intermittent des symptômes qui attire l'attention et fait penser au paludisme, principalement en ce qui regarde les névralgies et les hémorragies. En ce qui concerne les troubles cardiaques, l'intermittence est moins marquée, et le médecin n'est amené à penser au paludisme que par élimination des autres causes étiologiques, à moins qu'un accès intercurrent ne vienne lui indiquer la véritable nature des symptômes observés.

L'état de la rate, l'examen du sang et l'action de la quinine permettent presque toujours de faire le diagnostic dans tous les cas de fièvre larvée.

La *cachexie paludéenne* peut être confondue avec d'autres affections à allure cachectisante, kala-azar, dysenterie. En ce qui concerne le kala-azar, la splénomégalie existant dans les deux cas, il est à peu près impossible de faire un diagnostic en dehors de l'étude du sang et de ses parasites.

Cependant la fièvre irrégulière que l'on observe dans le kala-azar n'est pas influencée par la quinine. Mais, malgré ce caractère, des cliniciens expérimentés ont, jusqu'à la découverte du *Piroplasma Donovani*, confondu le kala-azar avec le paludisme.

La cachexie dysentérique sera facilement différenciée de la cachexie paludéenne par l'étude des commémoratifs ; cependant, il est des cas où il peut se produire une hésitation, soit que les deux affections se trouvent superposées, soit que l'on ait affaire à une cachexie caractérisée par de la diarrhée. Dans ces conditions, la splénomégalie, qui est toujours très marquée dans la cachexie palustre et en particulier dans cette forme diarrhéique, donnera de précieuses indications. L'examen du sang devra toujours être fait à plusieurs reprises, si cela est nécessaire, et la quinine administrée. Son action, en l'absence de toute possibilité d'examen du sang, jugera la question.

19. DIAGNOSTIC DE LA BILHARZIOSE

La bilharziose (*hématurie d'Égypte, hématurie endémique*) est une maladie causée par un ver trématode, sanguicole, que l'on rencontre dans les veines abdominales, vésicales et hémorroïdales et qui a été nommé *Bilharzia hæmatobia* ou *Schistosomum hæmatobium*. Les œufs de ce parasite, grâce à la pointe en forme d'éperon dont ils sont munis, sortent des vaisseaux où ils ont été pondus, et, cheminant au travers des tissus, ils viennent tomber, après effraction des parois, dans les cavités viscérales, déterminant des hémorragies, soit dans la vessie, soit, moins fréquemment, dans le gros intestin, et dans quelques cas dans les deux à la fois. La constatation, au microscope, de la présence de ces œufs dans les urines sanglantes ou dans les selles sanguinolentes, permet de diagnostiquer sûrement cette affection parasitaire (fig. 12).

Il y a donc, au point de vue du diagnostic, deux modalités différentes à examiner, correspondant aux deux types cliniques de la maladie : la bilharziose urinaire et la bilharziose intestinale. Parfois les deux types évoluent simultanément chez le même individu. Le diagnostic, assez facile dans les pays où l'affection est endémique, présente quelques difficultés dans les régions où l'on a affaire à des cas erratiques ou à des cas d'importation. Les commémoratifs joueront alors un rôle important.

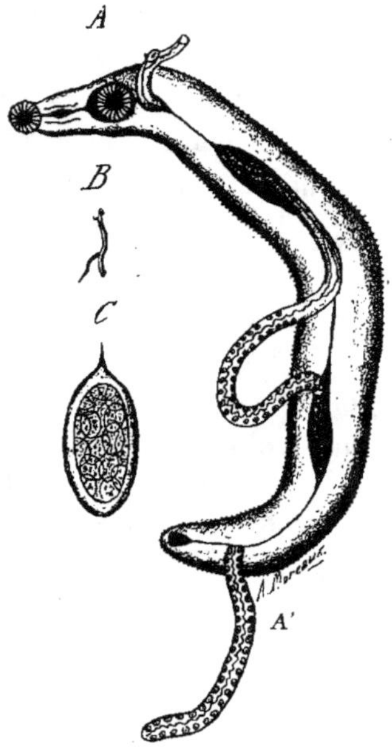

Fig. 12. — *Bilharzia Hæmatobia.*

A, mâle, contenant dans son canal gynécophore la femelle A' ; B, le parasite (grandeur naturelle) ; C, œuf.

Diagnostic différentiel. —
A. *Bilharziose urinaire*. —

C'est l'examen microscopique, ainsi que nous venons de le dire, qui constitue le véritable critérium diagnostique. L'urine se présente le plus souvent avec les caractères suivants : elle est plus ou moins colorée en rouge ou en rose, et contient des flocons muco-sanguinolents. Au moment de l'émission de l'urine, dit Sonsino, on constate assez souvent de petits flocons muqueux ou de petits grumeaux ou filaments pelotonnés, qui se déposent au fond du récipient par décantation.

C'est dans ces flocons, souvent colorés en rouge par le sang, qu'il faut rechercher avec soin les œufs du parasite. Dans un verre à pied, ils viennent se réunir au fond, en sédiments plus ou moins abondants. Le reste de l'urine est normal.

L'examen microscopique permettra de distinguer des globules sanguins, des cellules épithéliales, et des œufs de *Bilharzia*, avec des cristaux d'acide urique, d'urate d'ammoniaque, d'oxalate de chaux et de phosphate de chaux tribasique.

Les œufs peuvent être rendus en quantités innombrables.

L'hématurie de la bilharziose urinaire est d'abord intermittente dans les cas légers; elle devient constante dans la suite. Ce sont les dernières gouttes de la miction qui sont seulement teintées de sang.

Les hématuries traumatiques par *calcul vésical*, survenant souvent chez des individus en pleine santé, à la suite d'une marche prolongée, d'une promenade à cheval ou en voiture, seront la cause d'erreur la plus commune à éviter. En l'absence des œufs de *Bilharzia* dans ces urines (Voy. *Urine*), l'exploration de la vessie au moyen d'un cathéter permettra de faire le diagnostic. Encore faut-il savoir que dans la bilharziose urinaire il se forme souvent, dans l'épaisseur de la muqueuse vésicale, des concrétions dures qui pourraient être prises pour des calculs urinaires et qui, par le choc de la sonde, donnent la même sensation. Il peut même, dans les cas graves, se former de véritables calculs bilharziens dans la vessie, sous l'influence du catarrhe vésical déterminé à la longue par les œufs du parasite. Dans ces cas, c'est l'examen microscopique seul qui pourra trancher la question.

On ne confondra pas l'urine laiteuse rosée ou rouge de l'hématochylurie avec l'hématurie bilharzienne. Il peut arriver que l'urine, dans les cas de bilharziose, soit alcaline, ait une apparence trouble laiteuse, due à du pus ou à des phosphates. L'examen microscopique fera faire le diagnostic. De plus, en chauffant l'urine après l'avoir additionnée d'acide acétique, elle deviendra limpide, lorsque son apparence trouble sera due à la présence de phosphates.

Les hématuries des tumeurs du rein et de la vessie (tuberculose vésicale, tuberculose et cancer du rein) sont souvent séparées par de longs intervalles. La présence du bacille tuberculeux, la recherche du ballottement rénal et du varicocèle symptomatique du cancer du rein feront faire le diagnostic.

Quant aux hématuries liées aux inflammations dans les cystites aiguës ou chroniques, les symptômes propres aux cystites : douleur, ténesme, attireront l'attention. Il faut savoir toutefois que, dans les cas de cystite tuberculeuse, on observe souvent aussi des hématuries passagères non douloureuses (Guyon). Dans ce dernier cas, la recherche du bacille de Koch, après centrifugation des urines, donnera des résultats positifs.

B. *Bilharziose intestinale.* — Lorsque le parasite se tient dans les veines mésaraïques, on rencontre des lésions qui portent surtout sur la fin du gros intestin et principalement sur le rectum, dont la muqueuse est parfois hérissée de productions polypiformes, qui renferment les œufs du parasite.

Il existe, dans ce cas, des symptômes pouvant rappeler d'assez près ceux de la dysenterie (fausses dysenteries de Brault). Ils ne sont cependant ni aussi nets, ni aussi marqués, et, au début, ils ressemblent plutôt à ceux des hémorroïdes. Comme dans la dysenterie, les selles contiennent du mucus, puis du mucus et du sang ; mais les douleurs et les épreintes sont moins fréquentes ou peuvent même faire défaut. Les selles sont aussi bien moins abondantes. Le symptôme commun aux deux affections qui peut le plus facilement induire en erreur consiste en la présence de sang dans les selles, qui sont liquides et diarrhéiques, lorsque les œufs du parasite sont éliminés au travers de la muqueuse intestinale.

Cependant, dans la bilharziose intestinale, on peut sentir, par le toucher rectal, de petites élevures molles, sortes de

Maladies tropicales.   7

villosités polypiformes qu'il faut prendre garde de ne pas confondre avec des hémorroïdes internes.

C'est avec la dysenterie chronique, bien plus qu'avec la dysenterie aiguë, qu'on peut confondre la bilharziose intesti nale. Ce seront souvent les signes vésicaux (hématuries) qui mettront sur la voie du diagnostic, en même temps que l'examen des selles viendra trancher la question. Les œufs du parasite se trouvent à l'état de véritables paquets dans les selles.

Les éjaculations sanglantes peuvent contenir également des œufs de *Bilharzia* quand les parois des vésicules sémi- nales sont prises. La présence de ces œufs permettra de faire le diagnostic d'avec la tuberculose des vésicules séminales, également caractérisée par des éjaculations sanglantes.

Chez la femme, des écoulements sanguinolents et contenant des œufs de *Bilharzia* indiquent que la muqueuse du vagin est infiltrée d'œufs.

On a signalé des palpitations cardiaques, dans la bilhar- ziose, pendant l'expulsion des urines chargées de gros caillots.

20. DIAGNOSTIC DES MANIFESTATIONS DE LA FILARIOSE DU SANG

La filaire nocturne peut ne manifester sa présence par aucun signe extérieur. Mais, comme elle apporte des obstacles à la circulation de la lymphe, elle produit une dilatation du canal thoracique et des lymphatiques que l'on ne trouve, dans cer- tains cas, que fortuitement à l'autopsie. Au contraire, dans d'autres cas, suivant que le système lymphatique de telle ou telle région est dilaté, on observe des symptômes variés (héma- tochylurie, adéno-lymphocèle, lympho-scrotum, éléphantiasis des Arabes), suivant que les lymphatiques du rein, des gan- glions inguinaux, du scrotum ou de la peau sont atteints. Ces

différentes manifestations de la filariose se trouvent parfois
réunies chez le même malade. Elles sont tellement connexes
que l'ablation d'un lympho-scrotum, par exemple, peut

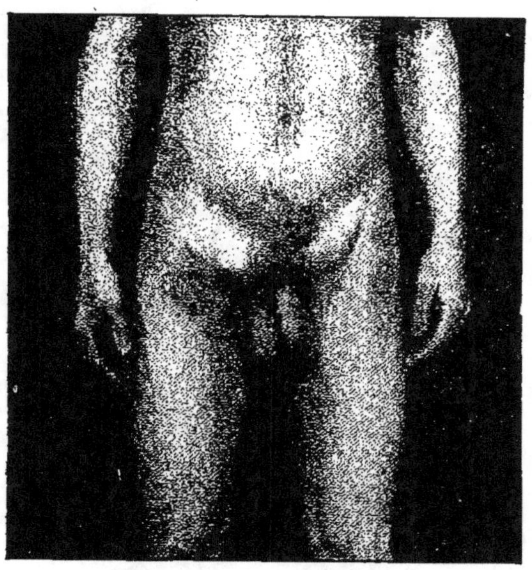

Fig. 13. — Adéno-lymphocèle et chylocèle, d'après Johnson-Smith.

entraîner l'apparition de la chylurie ou de l'éléphantiasis du
membre inférieur (Manson).

Varices lymphatiques. — Adéno-lymphocèle. — On
désigne sous le nom d'*adéno-lymphocèle* des tumeurs ganglionnaires indolores, siégeant au pli de l'aine, débutant
d'une façon insidieuse et amenant à la longue une sensation
de tension et de gêne. Les ganglions inguinaux ou cruraux,
tuméfiés et ramollis, ont un volume variable qui peut atteindre,
dans les cas extrêmes, celui du poing. La consistance de ces
tumeurs, qui sont vaguement lobulées, est pâteuse. Les gan
glions sont mobiles sous la peau, mais adhèrent aux plans
aponévrotiques sous-jacents.

La ponction de ces tumeurs détermine un écoulement abondant d'une lymphe qui se coagule rapidement, et qui contient souvent des filaires embryonnaires. Les adéno-lymphocèles peuvent se transformer à la longue en tumeurs éléphantiasiques dures et quelquefois pédiculées.

Diagnostic différentiel. — C'est surtout avec les hernies qu'on peut confondre l'adéno-lymphocèle. Les hernies intes-

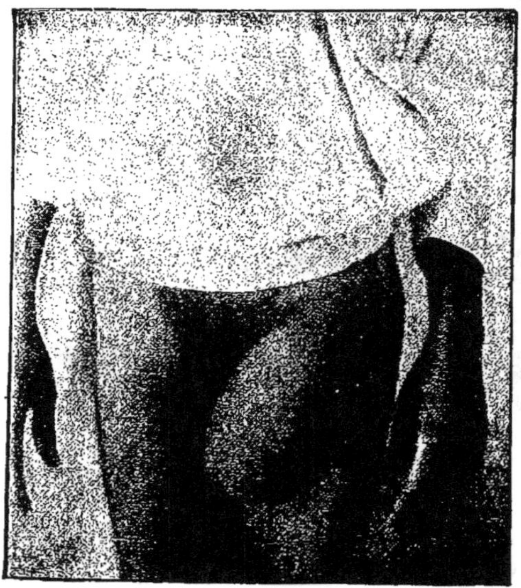
Fig. 14. — Adéno-lymphocèle pédiculée, d'après Daniels.

tinales donnent un son tympanique à la percussion. La toux, les efforts les font saillir et la réduction par le taxis dans l'anse intestinale herniée est accompagnée de gargouillement.

Tous ces signes font défaut dans l'adéno-lymphocèle, qui, d'autre part, est réduite de volume par la station horizontale et qui s'accroît dans la station verticale. On observe en outre souvent d'autres signes de stase lymphatique chez les individus porteurs d'adéno-lymphocèle. L'écoulement de lymphe, sur-

venant soit par rupture spontanée d'une varice lymphatique,
soit à la suite d'un abcès lymphatique, ce qui est rare, soit
après ponction, est pathognomonique. La présence des filaires
dans ce liquide confirme le diagnostic.

Moty a indiqué les signes suivants, qui permettent de distinguer l'adéno-lym-
phocèle de la hernie
épiploïque : « La her-
nie épiploïque forme
une masse plus régu-
lière, son pédicule est
plus dur que celui des
varices lymphatiques.
En cas de hernie, le
testicule est générale-
ment un peu atrophié,
tandis que son volume
augmente dans la fila-
riose scrotale. Enfin et
surtout, il y a, dans cette
dernière affection, des
lésions multiples ».

Lympho scrotum. —
Dans le lympho-scro-
tum, la stase lympha-
tique porte sur les

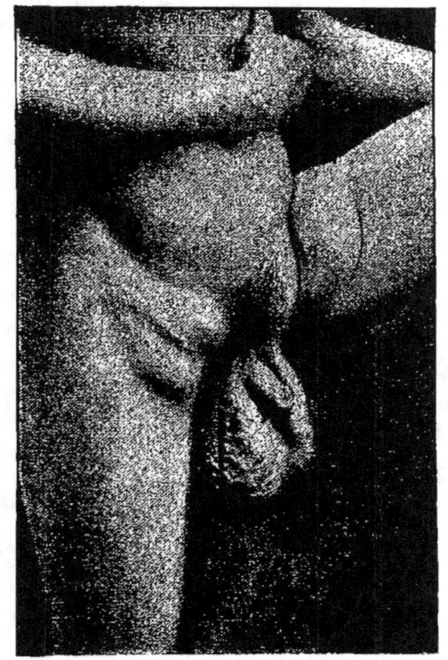

Fig. 15. — Lympho-scrotum et adéno-lymphocèle, d'après Rennie.

lymphatiques superficiels. Le scrotum est plus ou moins
hypertrophié; la peau, distendue, reste lisse, mais elle est
parsemée de dilatations ampullaires. Elle est souvent le siège
d'un suintement ou même d'un véritable écoulement de lymphe
(lymphorrhée) assez abondant pour mouiller les vêtements du
malade.

L'aspect du scrotum est tellement caractéristique que le
diagnostic ne souffre pas de difficulté.

Chylurie. — Pour le diagnostic de la chylurie, voy. p. 391.

Épanchements chyleux dans les cavités séreuses. — Il peut y avoir des épanchements chyleux dans le péritoine, la plèvre (ascite chyleuse, chylothorax) (1), et dans la tunique vaginale (chylocèle, hydrocèle chyleuse). Dans cette dernière manifestation, la tumeur, fluctuante, ne laisse pas passer la lumière. La ponction ramène un liquide lactescent, généralement très riche en filaires. C'est la ponction qui permettra, dans tous ces cas d'épanchements séreux, de faire le diagnostic.

21. DIAGNOSTIC DE L'ÉLÉPHANTIASIS DES ARABES

Cette affection est très répandue dans toute la zone tropicale, qu'elle dépasse un peu au nord et au sud, et s'étend du 30ᵉ degré de latitude nord jusqu'au 35ᵉ degré de latitude sud. Elle est caractérisée à la période d'état par un épaississement considérable de la peau des membres et des organes génitaux, amenant une déformation considérable.

Elle atteint plus fréquemment les races colorées et siège principalement aux extrémités inférieures, sur les organes génitaux externes, vulve, scrotum et pénis, dans les aines ou les aisselles (adéno-lymphocèles), plus rarement à la mamelle et au bras.

La maladie débute par une poussée fébrile (*fièvre éléphantiasique, filarial fever*), durant laquelle on observe de l'érisypèle ou de la lymphangite avec induration des lymphatiques et œdèmes. Ces symptômes diminuent d'intensité, mais ne disparaissent pas complètement et il reste un certain empâtement de la région envahie. Après plusieurs poussées qui peuvent se succéder, à quelques semaines ou quelques mois d'intervalle, la région est considérablement augmentée de volume et œdématiée.

____

(1) L'ascite chyleuse et surtout le chylothorax sont très rares.

Sous la peau distendue le tissu conjonctif est criblé de varices lymphatiques et parcouru par des vaisseaux dilatés; la moindre piqûre de la peau amène un écoulement lymphatique qui peut être très abondant et atteindre plusieurs litres.

Plus tard l'œdème devient dur, la peau et le tissu conjonctif deviennent scléreux, c'est le dernier stade de l'éléphantiasis.

Les régions atteintes sont alors devenues énormes, boursouflées et mamelonnées (fig. 16).

On observe souvent, au cours de la maladie, des abcès profonds et douloureux, ou des abcès superficiels dans lesquels on peut retrouver des embryons de filaires.

Les ganglions, sont toujours augmentés de volume.

Des épanchements dans les séreuses, péritoine,

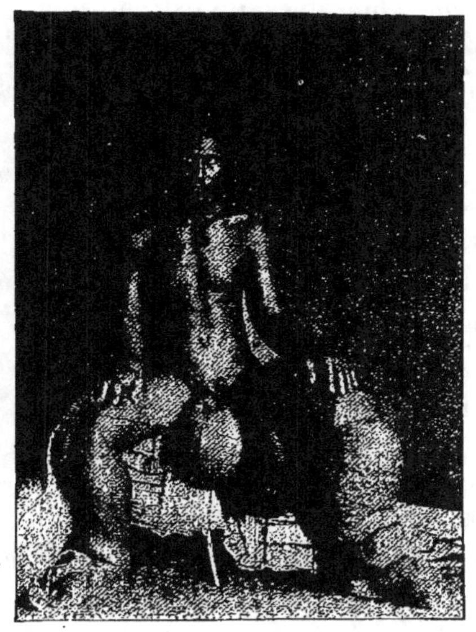

Fig. 16. — Éléphantiasis des Arabes, d'après Turner.

plèvres, tunique vaginale (*ascite et pleurésie chyleuses, chylocèle*), peuvent se produire. On observe fréquemment aussi de la chylurie. Ce dernier symptôme succède quelquefois à l'ablation des tumeurs éléphantiasiques du scrotum.

Les poussées inflammatoires du début s'espacent avec le temps et finissent même par disparaître sans que les lésions cessent de s'accroître; quelquefois même ces poussées ne se montrent pas du tout (*éléphantiasis à forme froide*).

On a émis l'hypothèse que l'éléphantiasis était une manifestation filarienne. D'après Manson, on rencontre plus rarement les embryons de filaire dans le sang des indigènes atteints d'éléphantiasis que dans le sang de ceux qui n'en sont pas atteints. La recherche du parasite dans le sang ne constitue donc pas un moyen de diagnostic. D'après Le Dantec, on retrouve ces embryons seulement dans le sang recueilli au niveau des parties atteintes. Cet auteur admet que dans certains cas les lésions seraient provoquées par des inflammations récidivantes dues à un streptocoque spécial. Ce streptocoque, réinoculé à plusieurs reprises sur l'oreille d'un lapin, aurait produit chez cet animal des lésions éléphantiasiques typiques.

Diagnostic différentiel. — Le diagnostic de l'éléphantiasis des Arabes à la période d'état, avec ses déformations caractéristiques, ne présente pas de grandes difficultés. En ce qui concerne plus particulièrement les lésions des membres inférieurs, il pourra être confondu avec des lésions syphilitiques gommeuses, ou avec des lésions tuberculeuses, ou lépreuses (éléphantiasis des Grecs).

Dans la syphilis on ne retrouve ni accès fébriles paroxystiques, ni poussées érysipélateuses, et, dans le doute, le traitement d'épreuve tranchera la question.

En ce qui concerne la tuberculose et la lèpre, les lésions à forme éléphantiasique, qui ne sont jamais aussi étendues que dans l'éléphantiasis des Arabes, sont parsemées de petits tubercules; de plus, la constatation des troubles de la sensibilité, et la présence du bacille de Hansen dans les lésions lépreuses d'une part; la constatation du bacille de Koch et l'inoculation au cobaye dans les lésions tuberculeuses, d'autre part, permettront de faire le diagnostic.

Le pied de Madura peut également présenter une forme rappelant l'éléphantiasis; on recherchera les trajets fistuleux caractéristiques, en tunnels, de cette affection et les grains renfermant le mycélium pathogène.

Les ulcères phagédéniques peuvent aussi être entourés d'une zone inflammatoire très étendue simulant des lésions éléphantiasiques, et peuvent même après guérison laisser une zone d'induration et d'hypertrophie assez étendue. La constatation de l'ulcère ou d'une cicatrice ainsi que les commémoratifs permettront d'établir le diagnostic.

Nous devons ajouter que toutes ces lésions, accompagnées de symptômés éléphantiasiques et pouvant être confondues avec l'éléphantiasis des Arabes, siègent en général autour du pied et des malléoles et n'ont pas de tendance à envahir les parties supérieures de la jambe et de la cuisse.

22. DIAGNOSTIC DES FILARIOSES DU TISSU CONJONCTIF

1° **Filaria Medinensis. Ver de Guinée. Dragonneau.** — La filaire de Médine se rencontre dans l'Inde, le Turkestan, l'Arabie et dans toute l'Afrique tropicale ; en Amérique, elle a été importée à la Guyane et au Brésil.

Le parasite vit à l'état adulte dans le tissu conjonctif de l'homme ; d'après quelques auteurs, on pourrait le rencontrer aussi chez quelques animaux (cheval, chien, bœuf).

La femelle seule est connue d'une façon certaine ; c'est un ver blanc jaunâtre, comparable à la chanterelle d'un violon, de 50 à 80 centimètres de long et de $0^{mm},5$ à $1^{mm},7$ de diamètre ; l'extrémité céphalique ou écusson est bordée par six papilles, au centre desquelles se trouve la bouche. L'extrémité caudale est moussée et recourbée en crochet.

D'après Charles, le mâle est beaucoup plus petit ; il meurt et se résorbe dans le tissu conjonctif après la fécondation.

Arrivé à maturité, le parasite femelle se dirige vers les extrémités inférieures, au niveau desquelles il traverse la peau en venant former à sa surface une vésicule. La vésicule se rompt et, au milieu du petit ulcère qui lui succède, on aperçoit un trou en général assez gros pour qu'on puisse y introduire l'extrémité d'un stylet.

Il est à peine besoin d'insister sur la facilité du diagnostic de la dracunculose, lorsque la présence du parasite a été constatée. Au début de l'affection, il n'en est parfois pas de même. Lorsque le ver siège dans les parties profondes, il détermine de l'œdème, de l'empâtement, indice de formation d'une collection profonde qui deviendra fistuleuse, et dont il est malaisé de discerner la cause au début. Lorsque le parasite est superficiel, l'erreur est moins facile à commettre. On a vu cependant prendre pour une veine ou un lymphatique enflammés une filaire siégeant sous la peau de la verge.

Le prurit est le premier symptôme; il s'observe au point où le ver va apparaître. La région s'empâte, il survient une sorte de furoncle plus ou moins douloureux; à son sommet apparaît une phlyctène, qui se rompt bientôt, laissant à nu, au fond d'un cratère, un point blanchâtre, ou aussi une sorte de ficelle blanche pelotonnée. Parfois on voit la tête du ver au fond du cratère.

L'épreuve de l'eau (consistant à asperger d'eau froide l'orifice du cratère) détermine l'écoulement d'un liquide blanc qui se répand, et qui contient d'innombrables microfilaires embryonnaires, ou bien on voit une membrane d'un gris blanc, transparent, se gonfler et prolaber à l'orifice du cratère. C'est l'utérus du ver, qui parfois se rompt et arrose les alentours de l'orifice d'un liquide très riche en microfilaires (fig. 17).

Le corps du parasite femelle arrivé à maturité est en effet presque complètement occupé par un utérus bourré d'embryons.

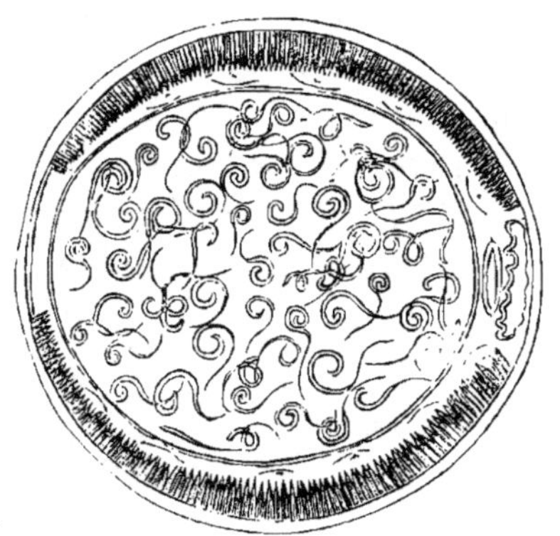

Fig. 17. — Utérus de la filaire de Médine bourré de microfilaires, d'après Leuckart.

Tant que cet utérus n'aura pas vidé son contenu, ce qui demande quinze à vingt jours, le ver résiste à l'extraction; au contraire, lorsque le parasite a rempli ses fonctions, il se résorbe ou se laisse attirer au dehors.

Il est d'autre part dangereux de vouloir extraire de force la filaire de Médine, sa rupture pouvant amener des accidents d'infection locale, des abcès ou des phlegmons; aussi les indigènes ont-ils l'habitude de l'enrouler sur un petit morceau

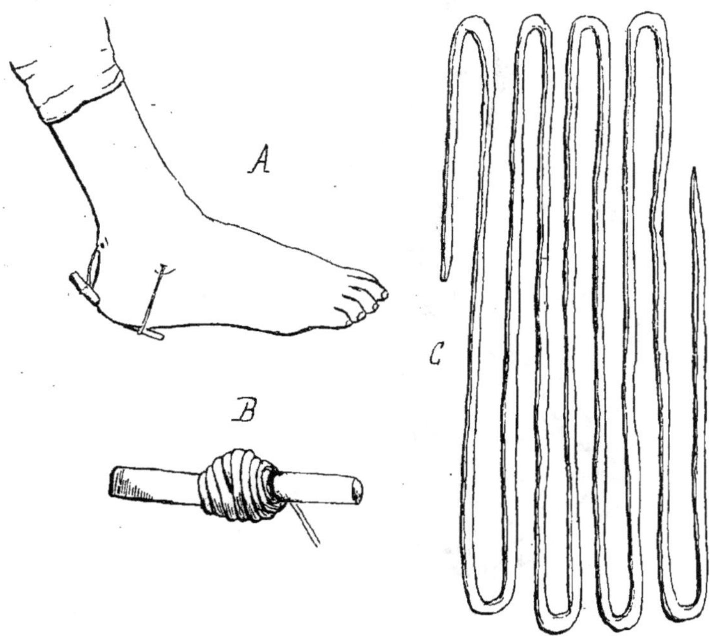

Fig. 18. — A, B, modes indigènes d'extirpation de la filaire de Médine; C, filaire, grandeur naturelle.

de bois et d'en extraire chaque jour la partie arrivée à maturité (fig. 18).

Tout ceci est tellement caractéristique que le diagnostic ne souffre aucune difficulté. Les lymphangites, les œdèmes, les accidents phlegmoneux et même gangreneux, résultats d'infections secondaires consécutives à la rupture de la filaire seront, de même, aisément rapportés à leur cause.

2° **Filaria loa.** — La filaria loa est un nématode parasite adulte. Le mâle a 25 à 30 millimètres de long sur $0^{mm},3$ de large ; la femelle 30 à 40 millimètres de long sur 0^{mm},5 de large. Chez le mâle, la queue est recourbée et présente deux spicules inégales. L'anus est subterminal et entouré de cinq larges papilles, dans les deux sexes (fig. 19).

La filaria loa est un parasite du tissu cellulaire sous-cutané, dont le siège le plus apparent est la conjonctive oculaire. Elle

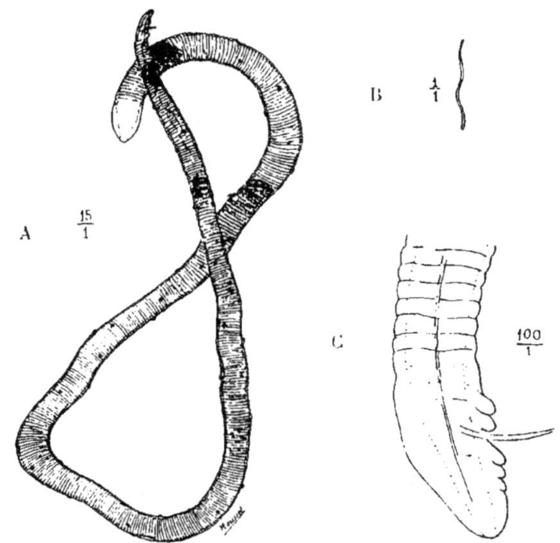

Fig. 19. — A, filaria loa mâle, grossie 15 fois ; B, la même, grandeur naturelle ; C, extrémité postérieure du mâle, grossie 100 fois.

s'y montre sous forme d'un très petit fil blanc, mobile, serpentant sous la conjonctive ou pelotonné en boule. Elle passe quelquefois d'un œil à l'autre.

Elle fait aussi des incursions plus ou moins longues dans le tissu cellulaire sous-cutané des autres régions du corps, en déterminant du prurit ou des œdèmes plus ou moins douloureux. Ces œdèmes erratiques (*Calabar swellings*) siègent soit au niveau des masses musculaires, soit au niveau des grandes ou des petites articulations, où ils déterminent de la raideur, du gonflement et une douleur sourde plus ou moins accentuée.

Ils peuvent précéder la constatation de la filaire dans l'œil. Le ver peut cheminer dans l'épaisseur du derme et arriver jusque sous l'épiderme ; il apparaît alors comme un petit fil blanc sous un morceau de papier à cigarette. Il serpente plus ou moins vite, et s'enfonce après un laps de temps variable (jusqu'à vingt minutes) dans la profondeur des tissus, pour ne reparaître parfois que quelques mois après. Lorsqu'il siège profondément, il ne manifeste sa présence que par des œdèmes.

Le diagnostic ne comporte aucune difficulté, une fois que le parasite a été vu soit sous la conjonctive, soit sous l'épiderme.

Filaria volvulus. — Ces nématodes, dont les mâles mesurent 60 à 70 centimètres de long et les femelles environ la moitié, ont été trouvés enroulés dans des tumeurs cutanées, entourés d'un liquide contenant des embryons.

Par suite de leur rareté, les conditions dans lesquelles on les rencontre chez l'homme sont encore mal déterminées et le diagnostic des tumeurs qui les renferment ne pourra se faire que par la détermination du parasite, après extraction.

23. DIAGNOSTIC DE LA DYSENTERIE

La dysenterie est une maladie infectieuse, à localisation intestinale, caractérisée au point de vue anatomique par des lésions ulcéreuses du gros intestin, cliniquement par des coliques, des épreintes et des selles fréquentes et douloureuses. L'aspect de ces selles muqueuses, muco-sanguinolentes ou sanglantes a été comparé à du *frai de grenouille*, à des *framboises écrasées*, à des *raclures de boyaux* ou à de la *lavure de chair*.

La dysenterie peut être aiguë ou chronique.

Le diagnostic de la dysenterie aiguë ne présente pas de grandes difficultés. Les caractères des selles dysentériques, leur fréquence, les épreintes, le ténesme constituent un ensemble de symptômes bien marqués et ne pouvant pas donner lieu à une confusion.

Diagnostic différentiel. — Les selles sanguinolentes, accompagnées de ténesme et d'expulsion de mucosités, que l'on rencontre dans les cas d'hémorroïdes internes nécessiteront parfois une exploration; la constatation du bourrelet hémorroïdal lèvera tous les doutes. L'examen du rectum permettra également de faire le diagnostic en cas de polype rectal, chez les enfants.

L'hémorragie intestinale est un accident assez commun dans les régions équatoriales (Dutroulau). « Elle débute brusquement par des selles fréquentes, assez abondantes, entièrement composées de sang noir et liquide dès le début, sans ténesme, accompagnées d'anxiété plutôt que de coliques, de vertiges, de syncope et de petitesse du pouls. » D'après Corre, elle serait due à l'action de parasites, de vers intestinaux. En tout cas, la marche de la maladie et la guérison obtenue au moyen de vermifuges ou par des injections froides astringentes ou acides suffisent pour montrer qu'il ne s'agit pas de dysenterie.

L'accès pernicieux dysentériforme présente une grande analogie avec la dysenterie. Les selles, succédant à un frisson et à des coliques très vives presque toujours accompagnées d'hyperthermie, sont extrêmement abondantes dès le début. Ce sont d'abord des matières contenues dans l'intestin, puis un liquide sanguinolent très muqueux, ressemblant à de la lavure de chair, fétide d'abord, inodore ensuite. Les évacuations se succèdent rapidement dans les deux ou trois premières heures, elles sont colorées en rouge plus ou moins intense. Cette coloration va en diminuant à mesure qu'elles se succèdent; quelquefois le ténesme apparaît après les cinq ou six premières heures.

Dans cette forme d'accès pernicieux, qui est contestée par certains auteurs, les selles peuvent être mélangées à du

mucus et à du sang, comme dans la dysenterie aiguë.
On en observe jusqu'à vingt par jour, et, dans les cas
graves, encore bien davantage. Il y a des épreintes, des
douleurs violentes le long du côlon, surtout vers la région
ombilicale. Ces signes augmenteraient, d'après certains
auteurs, pendant les accès de fièvre qui sont du type quotidien, tierce ou quarte, et cesseraient pendant la période
apyrétique. Cela n'est pas constant. — Sous l'influence de la
médication, opium et quinine, le flux intestinal est remplacé
par des sueurs abondantes et l'accès est terminé (Daullé).

L'élévation de la température (on sait que la dysenterie
aiguë est le plus souvent apyrétique) montrera qu'il s'agit
bien d'un accès paludéen dysentérique. Il est possible, d'ailleurs, comme le pensent beaucoup de médecins, que souvent
les symptômes observés soient dus à une association de la
dysenterie et du paludisme. C'est à l'examen microscopique à
trancher cette question. La constatation de l'*Entamœba histolytica* ou du bacille de Chantemesse-Shiga dans les selles
apporterait un élément décisif au problème.

La dysenterie chronique peut être confondue avec des états
morbides assez variés : avec la diarrhée de Cochinchine ou
diarrhée chronique des pays chauds, dont il n'est pas toujours
facile, quand le malade est cachectique, de la distinguer.
Cependant la dysenterie chronique a toujours débuté par
une période aiguë dans laquelle les commémoratifs permettront de retrouver les épreintes et le ténesme qui n'existent
pas dans la diarrhée chronique. L'heure matinale à laquelle
se produisent les selles dans cette dernière affection, l'état
du foie, diminué dans la diarrhée chronique, généralement
normal dans la dysenterie, les caractères des selles, la présence d'aphtes dans la bouche ou sur la langue, fourniront
de bons éléments de diagnostic.

La bilharziose, à forme intestinale, rentre dans le cadre des
fausses dysenteries ; les selles y simulent à s'y tromper celles

de la dysenterie. L'examen microscopique des matières fécales, la présence des œufs de *Bilharzia*, et d'autre part la concomitance, chez le malade, d'hématuries permettront de faire le diagnostic.

Le cancer de l'S iliaque s'accompagne parfois de diarrhée sanguinolente à l'aspect lavure de chair. Les obstructions succédant aux débâcles, l'empâtement de la fosse iliaque gauche ou la constatation d'une tumeur lèveront toute difficulté.

L'ingestion, volontaire ou non, de certaines graines dans les régions intertropicales peut déterminer des diarrhées très intenses rappelant les symptômes de la dysenterie. Ces graines sont fréquemment absorbées dans un but de simulation, pour obtenir une admission à l'hôpital. Les injections sous-cutanées de sels mercuriques sont utilisées également par les forçats dans le même but.

Diagnostic bactériologique de la dysenterie.

La dysenterie peut être amibienne ou bacillaire (1). La technique microscopique diffère dans les deux cas.

A. **Dysenterie amibienne**. — Nous indiquerons plus loin (page 333) comment il faut procéder pour recueillir les matières fécales suspectes.

Lorsque les selles contiennent des amibes, ces amibes se montrent à l'examen microscopique sous l'aspect suivant. Ce sont des corps mesurant 12 à 30 µ, irrégulièrement circulaires, visqueux et grossièrement granuleux ; ils portent un ou plusieurs prolongements larges, mousses, arrondis, se formant et disparaissant rapidement, donnant ainsi au corpuscule, qui à l'état de repos est plus ou moins rond, une forme ovalaire, piriforme ou irrégulière. Les prolongements qui modifient ainsi la forme des amibes constituent les pseudopodes.

____

(1) Il existe également des dysenteries mixtes (amibiennes et bacillaires).

Ces protozoaires parasites présentent à leur intérieur un noyau arrondi, vésiculeux, nucléolé, incolore, et quelquefois plusieurs vacuoles (de 2 à 10), de dimensions variables, irrégulières. Craig et Jürgens considèrent ces vacuoles comme indiquant la dégénérescence des amibes.

Le protoplasma des amibes de la dysenterie se divise très nettement en endoplasme et en ectoplasme (1). Ce dernier est très réfringent (fig. 20).

Lorsqu'il se forme des pseudopodes, on voit apparaître en un point quelconque du corpuscule une saillie légèrement arrondie, transparente, hyaline, nettement délimitée d'avec le reste du protoplasma granuleux ; cette saillie se rétracte bientôt. D'autres fois, au contraire, elle augmente et finit par constituer un prolongement digitiforme, dont la longueur peut atteindre et même dépasser celle du corps de l'amibe qui se rétracte en même temps sur un autre point. Il se produit ainsi des mouvements de reptation (2).

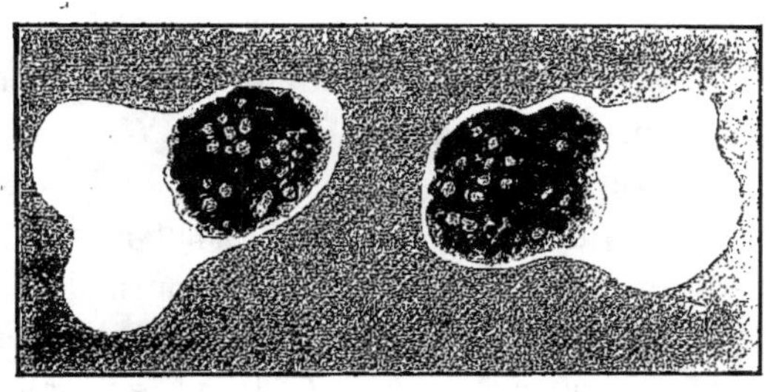

Fig. 20. — Amibes dysentériques vues dans les selles fraîches. L'endoplasme est bourré de globules rouges et de débris cellulaires (Vérick, Obj. 8, Oc. 3), d'après Dopter.

Souvent aussi l'endoplasme se répand brusquement dans le pseudopode et le remplit de plus en plus. La forme de

(1) On désigne sous le nom d'*endoplasme* la portion centrale du protoplasma. Cette partie est toujours un peu granuleuse et renferme le noyau. Elle se distingue plus ou moins nettement de la partie périphérique du protoplasma, qui ne renferme pas de granulations, qui a un aspect plus réfringent et que l'on désigne sous le nom d'*ectoplasme*.

(2) Pour bien se rendre compte des mouvements amiboïdes, il est bon d'examiner au microscope et de dessiner plusieurs fois la même amibe, à des intervalles de une à deux minutes par exemple ; on se rend par ce moyen parfaitement compte des changements de forme du parasite.

Maladies tropicales.   8

l'amibe change ainsi complètement, et devient très irrégulière, s'il y a plusieurs prolongements.

Les pseudopodes se forment et disparaissent avec rapidité, beaucoup plus vite que les prolongements amiboïdes des leucocytes. Leurs extrémités sont toujours mousses et arrondies, jamais pointues ni filiformes. Les amibes perdent assez rapidement leur mobilité et deviennent alors méconnaissables. Il est donc important de les rechercher avant le refroidissement des selles, que certains auteurs conseillent même de recueillir dans un vase chauffé. Cependant Vincent a constaté que les amibes de la dysenterie restaient mobiles dix à trente minutes et même quelquefois une heure à la température du laboratoire.

Il existe dans l'intestin, à l'état normal et pathologique, une grande quantité d'amibes d'espèces différentes, dont la plus commune est l'*Amœba coli*. D'après Schaudinn, qui a récemment publié un travail très complet sur l'amibe pathogène de la dysenterie, l'*A. coli* de Lœsch n'a aucune action spécifique dans la dysenterie. C'est une variété d'amibe voisine, vue par Jürgens, à laquelle il donne, en raison de son action désorganisante sur les tissus, le nom d'*Entamœba histolytica*, qui est pathogène dans cette affection. Elle a un mode de développement si différent de celui de l'*A. coli* qu'il y a lieu, d'après lui, d'en faire deux espèces différentes.

L'endoplasme de cette amibe, granuleux, d'aspect vitreux, filant et visqueux, est nettement différencié de l'ectoplasme; il contient un noyau excentrique vésiculeux, difficile à distinguer, mais rendu plus net par l'addition d'acide acétique. Il y a parfois un nucléole.

Le noyau ne devient net que lorsque le parasite est sur le point de mourir. Cette amibe conserve sa mobilité pendant plusieurs heures. Dans des tubes capillaires, elle vit jusqu'à deux jours. On peut la retrouver même dans les selles moulées, à condition de diluer ces dernières dans l'eau salée physiologique.

Eau 1000
Sel marin 7

L'*Ent. histolytica* se rencontre seulement dans la dysenterie tropicale. L'*Entamœba coli* (Lœsch), très répandue, vit dans l'intestin normal. Les deux variétés peuvent donc se rencontrer sur le même malade. Dans les selles de différents individus, Schaudinn a trouvé 260 fois l'*Ent. coli*, non pathogène, sur 385 échantillons.

Par contre, l'*Ent. histolytica* n'a été vue par Schaudinn que dans 12 cas de dysenterie tropicale. Elle est pathogène pour le chat (1).

Caractères différentiels de l'Entamœba coli et de l'Entamœba histolytica. — Dans l'*Ent. coli*, l'ectoplasme est faiblement réfringent, peu distinct; par suite de leurs grandes dimensions, les formes kystiques s'observent facilement. Au contraire, l'amibe dysentérique possède un ectoplasme très net et plus réfringent que l'endoplasme. Cette amibe peut, grâce à sa viscosité, s'insinuer entre les cellules épithéliales ou les fibres de la couche musculaire, ce que l'amibe non pathogène ne peut faire par suite de la mollesse de ses pseudopodes.

Le noyau de l'*Ent. histolytica* est excentrique, mal différencié de l'endoplasme, homogène, peu réfringent; les formes kystiques du parasite sont difficiles à observer, par suite de leurs faibles dimensions (3 à 7 µ).

On choisira pour l'examen microscopique les portions muco-sanguinolentes ou muqueuses des selles. Quand les selles sont solides, on les délaiera dans de l'eau physiologique. On emploiera le procédé de la gouttelette suspendue, ou de la goutte épaisse, pour éviter toute compression et toute dessiccation. De minuscules boulettes de cire, mises aux quatre coins de la lamelle couvre-objet, et que l'on peut aplatir plus ou moins pour rapprocher cette lamelle de la lame, permettent d'obtenir une préparation de l'épaisseur que l'on veut; mais

---

(1) D'après Jürgens, l'*Entamœba histolytica* injectée dans le rectum du chat provoque des phénomènes dysentériformes, tandis que le bacille dysentérique injecté dans les mêmes conditions est inoffensif. Au contraire, l'inoculation sous-cutanée au lapin du bacille de Shiga provoque chez cet animal une dysenterie typique (Dopter).

on peut aussi recouvrir simplement la goutte à examiner d'une lamelle, en ayant soin de ne pas écraser les amibes.

On trouve parfois des cristaux de Charcot-Leyden dans les selles de la dysenterie amibienne (Kartulis).

Tout récemment, Lesage (1) a réussi à cultiver ces amibes. Il prélève du mucus en recherchant dans chaque prise les amibes vivantes. Ce mucus chargé d'amibes est ensemencé sur de la gélose simple (en tubes inclinés ou en boîtes de Petri) bien lavée à l'eau pendant huit jours et stérilisée. La culture se fait à 18°-25°. Elle réussit environ une fois sur quatre. On peut encore ensemencer, de la même façon, du mucus desséché à 18°-25° pendant quelques jours le long des parois d'un verre à pied stérilisé, contenant un peu d'eau.

La dysenterie amibienne est plus fréquente dans les pays intertropicaux, mais elle peut néanmoins s'observer dans tous les climats. Elle est caractérisée cliniquement par sa durée relativement longue, avec tendance à la chronicité, la fréquence des abcès du foie, la mortalité relativement moindre, ou tout au moins à échéance plus longue. Elle est endémique, mais peut être aussi sporadique ou épidémique.

B. *Dysenterie bacillaire.* — La dysenterie bacillaire se caractérise, au point de vue anatomique, par de la nécrose de coagulation de la muqueuse intestinale. Celle-ci est infiltrée de nombreux bacilles, qui font défaut dans la sous-muqueuse épaissie (Flexner).

L'affection est caractérisée cliniquement par son évolution rapide et par la grande rareté des abcès du foie, même dans les pays chauds.

La technique du diagnostic bactériologique de la dysenterie bacillaire repose sur l'emploi d'une gélose spéciale, *gélose lactosée tournesolée : gélose de Wurtz*, que l'un de nous a indiquée il y a douze ans et qui est le point de départ d'un certain nombre de méthodes plus ou moins perfectionnées

(1) Lesage, *Ann. de l'Institut Pasteur*, 1905, p. 116.

permettant de séparer, dans les selles, le *Bacterium coli*, le bacille d'Eberth et le bacille de la dysenterie.

Nous décrirons celle de ces méthodes qui est la plus simple à suivre, et qui est connue sous le nom de *méthode de Drigalski et Conradi*.

Formule de la gélose de Drigalski pour le diagnostic précoce de la fièvre typhoïde et de la dysenterie bacillaire :

    1° Eau 2 000
       Viande 1 000

On met à l'autoclave, une heure à 115° (1).
On filtre et l'on ajoute :

    2° Peptone Witte...................... 20 grammes.
       Nutrose............................ 20   —
       Sel marin.......................... 10   —

On met à l'autoclave une heure à 115°. On filtre et l'on ajoute :

       Gélose............................. 60 grammes.

On met à l'autoclave une heure à 115°, puis on ajoute 300 centimètres cubes de teinture de tournesol du commerce.

On met à l'autoclave dix minutes à 100°. Il ne faut pas dépasser la température de 100°, sans quoi il y aurait décoloration de la teinture de tournesol.

On ajoute : lactose, 30 grammes, et on chauffe un quart d'heure à 100°, puis 6 centimètres cubes d'une solution de soude au dixième et 1 centimètre cube d'une solution au millième de Krystal violet. On filtre sur papier Chardin, et on

(1) Les bactériologistes allemands remplacent actuellement de façon courante la macération de viande par le bouillon Liebig en solution à 10 p. 1000. La formule est alors :

    Eau............................... 2 000 centimètres cubes.
    Bouillon Liebig..................... 20   —
    Peptone Witte...................... 20 grammes.
    Nutrose............................ 20   —
    Sel marin.......................... 10   —

répartit la masse violette dans des tubes à essai ou dans des fioles de 200 grammes. On stérilise pour la dernière fois, quinze minutes à 115°.

La nutrose et le Krystal violet servent à entraver le développement des saprophytes.

On emploie ce milieu solide, coloré, dans des boîtes de Petri, où on le coule après liquéfaction préalable. Un perfectionnement récemment introduit dans cette technique consiste en l'emploi de très grandes boîtes de Petri, ayant 20 centimètres de diamètre. Elles exigent plus de gélose, 200 grammes environ, mais, précisément pour cette raison, elles ne se dessèchent pas sur les bords (1).

A leur défaut, on pourra employer les boîtes de Petri ordinaires. Il ne faut pas oublier avant l'ensemencement

(1) La formule suivante, due à Endo, est substituée actuellement en Allemagne à celle de Drigalski pour la recherche du bacille typhique. Elle pourrait s'appliquer également au bacille de la dysenterie :

Gélose de **Endo.**

Viande de bœuf hachée.	500
Eau.	1 000
Sucre de lait *pur*.	10
Solution saturée de fuchsine.	5C³
Solution de sulfite de soude à 10 p. 100.	25
Soude caustique à 10 p. 100.	10
Agar.	30
Sel marin.	5
Peptone.	10

On porte longtemps à l'ébullition la viande, l'eau, la peptone, l'agar et le sel. On filtre, on neutralise, et on ajoute ensuite la solution à 10 p. 100 de soude afin d'alcaliniser, puis le lactose et la fuchsine, enfin le sulfite de soude. Le milieu, d'abord rouge, se décolore quand la gélose fait prise. On met en tubes préalablement stérilisés et on stérilise une demi-heure à 100°.

La solution de sulfite de soude doit être faite extemporanément.

Les tubes remplis doivent être tenus à l'abri de la lumière.

On les verse au moment de s'en servir dans des boîtes de Petri qu'on laisse découvertes un quart d'heure dans un endroit à l'abri des poussières de l'air. Elles doivent être transparentes et incolores. On ensemence à la baguette de verre. Les colonies du groupe colibacille sont colorées en rouge. Les colonies des espèces microbiennes qui ne dédoublent pas le lactose restent incolores.

d'essuyer, avec du papier buvard ou avec un tampon d'ouate stérilisés, l'eau de condensation abondante qui se dépose en gouttelettes sur le couvercle du cristallisoir, et qui empêcherait l'examen systématique de la plaque.

La plaque une fois solide et bien visible par transparence, il s'agit de pratiquer l'ensemencement.

Pour cela, on emploie une baguette de verre ordinaire, du calibre de celles qui portent les fils de platine, et recourbée à une de ses extrémités à angle droit, sur une longueur de 4 à 5 centimètres environ ; après l'avoir stérilisée à la flamme, et l'avoir bien laissée refroidir, on enduit avec le fil de platine la partie recourbée avec les matières suspectes, en ayant soin d'en mettre aussi peu que possible, et l'on promène à la manière d'un pinceau cette partie recourbée de la baguette de verre sur la plaque de gélose.

On met à l'étuve à 37° et déjà au bout de douze heures on pourra faire un diagnostic différentiel ; les colonies de bacille d'Eberth et celles du bacille de la dysenterie restent bleues ; celles du *Bacterium coli* deviennent rouges, par dédoublement du lactose et formation d'acide lactique.

Le bacille de la dysenterie, décrit par Chantemesse et Widal en 1888 et différencié en 1897-1898 par Shiga, avec les moyens perfectionnés dont on disposait alors, est un bâtonnet court, arrondi aux extrémités, à mouvements lents, ressemblant beaucoup au bacille d'Eberth par sa forme et donnant aussi des formes d'involution.

Il n'a pas de spores, et se décolore par le Gram. Il ne liquéfie pas la gélatine. Sur ce milieu, il donne des colonies à contours nets, jaunâtres, finement granuleux, d'aspect folié. Les colonies superficielles et les colonies développées dans la profondeur ont sensiblement le même aspect. Au bout de quelques jours, la partie centrale devient plus foncée, la partie périphérique restant claire.

Sur gélose, il forme au bout de vingt-quatre heures des

FORME.	BOUILLON.	GÉLATINE.	GÉLOSE.	POMME DE TERRE.	PRINCIPALES PROPRIETES BIOLOGIQUES.	INOCULATION AUX ANIMAUX.
Petits bâtonnets à extrémités arrondies, très analogues aux espèces colibacillaires ; le plus souvent isolés, rarement couplés. *Leurs mouvements sont faibles,* n'imprimant au bâtonnet que de légers changements de place. Les cils terminaux n'ont été colorés qu'une fois par Shiga.	*Trouble uniforme, sans voile. Pas de réaction d'indol.*	*Ne liquéfie pas.* En piqûre, strie blanchâtre le long de la piqûre. Sur plaque à 10 p. 100, les colonies superficielles ont souvent la forme de feuilles de vigne (Shiga). Elles ont généralement des bords irréguliers. Les colonies profondes sont jaune brunâtre, arrondies, punctiformes, finement granuleuses.	Il se développe moins bien sur gélose inclinée que les espèces colibacillaires. Colonies petites et minces, rondes, blanchâtres, humides à l'éclairage direct, un peu translucides et bleuâtres par transparence. Au bout de deux jours ces colonies sont formées d'une zone centrale foncée et d'une zone périphérique plus claire, à contour net. Par ensemencement en strie, on obtient un enduit grisâtre à bords parallèles, tandis que le bacille typhique donne une strie triangulaire, s'effilant vers le haut du tube, s'élargissant vers le fond.	Suivant la pomme de terre employée, le développement du bacille est variable, tantôt invisible, tantôt très faible, formant un enduit duveté blanchâtre ou brunâtre. Pomme de terre acide, enduit invisible. Pomme de terre alcaline, enduit brunâtre exactement comme pour le bacille typhique.	Température optima, 37°. Se colore bien par toutes les couleurs basiques d'aniline. *Il se décolore par le Gram. Il ne fait pas fermenter le lactose.* Anaérobie facultatif. *Agglutine à un taux élevé avec le sérum des malades.*	L'injection sous-cutanée du bacille et de ses toxines au lapin, au chien, au porc, provoque des lésions et des symptômes dysentériformes typiques (Vaillard et Dopter).

colonies arrondies, humides, bleuâtres par transparence, prenant ensuite des formes irrégulières.

Sur pomme de terre, il forme un enduit peu visible, sec, blanc, devenant brun rougeâtre au bout de quelques semaines.

Il ne coagule pas le lait, ne donne pas d'indol, ne rougit pas la gélose lactosée tournesolée.

Le bacille dysentérique est agglutiné par le sérum des dysentériques. Inoculé sous la peau du lapin, il provoque chez cet animal une dysenterie typique.

On trouvera page 120 un tableau résumant brièvement les principales propriétés biologiques du bacille de la dysenterie épidémique ou bacillaire.

On trouve le bacille dysentérique dès la fin du premier septénaire à l'état presque pur, dans les selles muco-sanguinolentes fraîches. Il faut éviter de le rechercher après une purgation, qui favorise le développement des saprophytes de l'intestin (*B. coli* principalement). Dès le début de la maladie, il est difficile de l'isoler des selles. Il en est de même pendant la convalescence, alors que les selles sont redevenues molles et jaunâtres.

On a isolé des selles dysentériques d'autres bacilles que celui que nous venons de décrire. Quoique la spécificité d'un certain nombre d'entre eux soit encore très contestée, et bien que l'on pense que certains autres se rapprochent beaucoup du bacille de Chantemesse-Shiga, nous donnons ci-après un tableau comparatif des principales propriétés de bacilles, tableau qui est emprunté en partie à la thèse de Mlle Broïdo.

Tableau comparé des caractères distinctifs des bacilles dysentériques.

Bacilles de	Chantemesse et Widal.	Shiga.	Flexner.	Kruse.	Korn.	Ogata.	Celli.	Roger.	Lesage.	Metin.
Forme.	Bacille ventru.	Bâtonnet.	Bâtonnet mince.	Bacille ventru.	Bâtonnet.	Bacille.	Bâtonnet.	Bac. fusiforme.	Coccobacille.	Cocco-bacille.
Dimension.	1-3 µ	Court.	Celle du coli-bacille.	Épais.	Court.	Court et fin.	Court.	3-4 µ	1-2 µ	Celle du bacille de la peste.
Mobilité.	Mobilité très faible.	Mobilité très faible.	Mobilité modérée.	Immobile.	Mobilité légère.	Très mobile.	Mobile.	Mobile.	Mobilité légère en pirouette.	Immobile.
Cils.	Vus par Vaillard et Dopter.	»	Existent.	»	»	»	»	»	»	N'en présente pas.
Plaques de gélatine.	Non liquéfiées; tache claire, puis deux cercles concentriques.	Pas liquéfiées; colonies superficielles en feuilles de vigne sur gélatine à 10° [illegible].	Pas liquéfiées.	Pas liquéfiées; colonies superficielles en feuilles de vigne.	Liquéfiées; mêmes colonies à la surface et dans la profondeur.	Liquéfiées.	»	Non liquéfiées, mais avec bulles de gaz.	Non liquéfiées.	Non liquéfiées.
Pommes de terre.	Culture jaunâtre, sèche, peu abondante.	Enduit peu apparent jaune blanc.	Culture saillante jaunâtre.	Jaunâtre.	Enduit épais, jaune brun.	»	»	»	Nulle.	Nulle.
Indol.	Pas formé.	Pas formé.	Parfois.	»	»	»	»	Odeur putride.	Pas formé.	Pas formé.
Réaction de Gram.	Négative.	Négative.	Négative.	Négative.	Négative.	Positive.	»	Négative.	Négative.	Négative.
Lait.	Pas coagulé.	Pas coagulé.	Pas coagulé.	Pas coagulé.	Séparé en deux couches.	»	Coagulation faible et tardive.	Coagulé.	Pas coagulé.	Pas coagulé.
Bouillon glucosé carbonaté.	Pas de fermentation.	Pas de fermentation.	Fermentation légère.	Pas de fermentation.	Pas de fermentation.	»	Pas de fermentation.	Fermentation.	»	Pas de fermentation.
Spores.	Point.	Point.	»	»	Point.	»	»	»	»	Point.
Expérimentation.	Positive, agglutiné par le sérum des malades.	Positive, mais agglutiné par le sérum des malades.	Positive, agglutiné par le sérum des malades.	Négative, mais agglutiné par le sérum des malades.	Négative.	Positive.	Lésions spéciales.	Positive, agglutiné par le sérum des malades.	Positive, agglutiné par le sérum des malades.	Lésions spéciales.
»	(Action d'une toxine, Vaillard et Dopter).	»	»	Pas de toxines.	»	»	Toxine hypothermisante.	Toxine.	»	»

24. DIAGNOSTIC DES ABCÈS DU FOIE

Le diagnostic des abcès du foie est en général difficile. Il est quelquefois facilité par la position de l'abcès, par les commémoratifs (séjour dans les pays à dysenterie), par la connaissance d'une dysenterie antérieure, ou existant encore au moment où l'on examine le malade. Quant au diagnostic de siège, de nombre, de volume, il est hérissé de difficultés, que Bertrand a bien indiquées, en disant « qu'il est cent fois plus difficile de trouver un abcès du foie que de l'ouvrir ».

Les signes qui doivent plus particulièrement attirer l'attention sont : la douleur avec ses diverses irradiations : douleur de l'épaule droite, pouvant gagner le bras et la main, parfois s'irradiant vers la région claviculaire et le cou. La « douleur en bretelle » de Bertrand et Fontan s'étend sans interruption du foie à la clavicule.

Cette douleur de l'épaule droite n'est pas spéciale à l'abcès du foie, loin de là. Elle s'observe dans la lithiase biliaire, l'entéro-colite des pays chauds, les tumeurs du foie, les abcès sous-phréniques, les pleurésies sous-diaphragmatiques et aussi dans la congestion du foie.

La dyspnée, une toux sèche et quinteuse, le hoquet, les nausées et les vomissements bilieux, de la constipation opiniâtre alternant avec la diarrhée sont des signes à rechercher dans l'abcès du foie. L'ictère y est peu fréquent. Quant aux signes physiques, ils montrent, mais pas toujours, que le foie est augmenté de volume.

A l'inspection, on pourra observer une voussure, quelquefois l'élargissement des espaces intercostaux des septième et huitième côtes, parfois de l'œdème de la paroi.

. La palpation et la percussion délimiteront l'augmentation de volume de la glande. Dans les cas d'abcès arrivés à la surface du foie, on peut observer de la fluctuation. La main ou l'oreille appliquée sur la paroi perçoit parfois une sensation de crépitation fine, analogue au craquement de la neige gelée sous le pied.

Mais, dans bon nombre de cas, l'examen physique ne donne rien. Rien n'attire même l'attention du médecin sur le foie, sauf une tuméfaction diffuse, telle qu'on l'observe dans beaucoup de maladies infectieuses, dans la fièvre typhoïde, l'embarras gastrique fébrile, la grippe, la tuberculose aiguë même. Il peut arriver qu'une dysenterie évoluant fasse passer l'abcès inaperçu. Il peut même n'y avoir aucun symptôme, ainsi qu'on en a rapporté des cas; la mort subite, par ouverture de l'abcès dans le péricarde, le péritoine ou dans les voies aériennes, étant le premier et le seul symptôme révélateur de l'abcès.

Si la tuméfaction est surtout accentuée du côté du thorax, les affections avec lesquelles on pourra confondre l'abcès du foie sont celles du poumon et de la plèvre.

On a souvent pris pour une pleurésie diaphragmatique une pneumonie ou pour un abcès du lobe inférieur du poumon droit un abcès de la région postéro-supérieure du foie. En général, dans les pays chauds ou chez les malades rapatriés, toutes les fois que l'on constatera par la percussion et par l'auscultation de la submatité, avec voussure du gril costal, de la congestion de la base du poumon droit, en arrière, avec affaiblissement du murmure respiratoire et souffle, il faudra penser à l'abcès du foie, surtout si ces symptômes sont accompagnés ou ont été précédés de dysenterie ou de rectite. Dans les pays chauds, on a tendance à prendre l'affection thoracique pour une hépatite. C'est l'inverse dans les hôpitaux métropolitains. Le tableau suivant, emprunté à Corre, donne les éléments principaux de la différenciation.

ABCÈS DU FOIE.	PLEURÉSIE AVEC ÉPANCHEMENT.	PNEUMONIE DE LA BASE.
Frissons irréguliers au début.		Un frisson intense au début.
Fièvre rémittente ou continue.		Fièvre intense à cycle défini.
Toux sèche.		»
Déformation thoracique.		Déformation thoracique à peine appréciable ou nulle.
		»
Prédominante ou limitée à la région du foie.	Plus généralisée et s'étendant au côté droit de la poitrine.	
Matité invariable quelle que soit l'attitude.	Matité souvent variable avec l'attitude.	Matité fixe, répondant à la portion inférieure du poumon.
Diminution du bruit respiratoire.	Diminution ou disparition du bruit respiratoire, souffle.	Souffles et râles caractéristiques.
Douleur localisée à l'hypocondre.	Douleur répondant le plus souvent à la région mammaire.	Douleur ordinairement localisée au niveau ou un peu en dehors du mamelon.
Avec irradiation sympathique à l'épaule droite.	Susceptible de s'étendre à tout le côté de la poitrine. Sans irradiation sympathique à l'épaule, excepté dans le cas de pleurésie diaphragmatique.	Susceptible de s'étendre à tout le côté de la poitrine. Sans irradiation sympathique à l'épaule.
Décubitus dorsal ou opposé au côté du lobe affecté.	Décubitus dorsal ou répondant au côté malade, après disparition des premiers symptômes d'acuité.	

Les symptômes thoraciques, résultant de l'ouverture d'un abcès du foie dans les bronches, symptômes consistant en expectoration purulente accompagnée de fièvre, amaigrissement et cachexie, peuvent faire croire à la tuberculose pulmonaire. L'analyse bactériologique des crachats permettra d'éviter facilement cette erreur. Lorsqu'il existe une collection purulente dans la cage thoracique, et qu'on y a enfoncé le trocart, avant même que le pus ne s'écoule, on peut savoir si l'abcès ponctionné est sus ou sous-diaphragmatique, par les mouvements que la respiration communique au trocart.

Si l'inspiration fait relever l'orifice extérieur du trocart, c'est qu'il est dans un organe sous-jacent au diaphragme. Il est immobile dans le cas contraire, c'est-à-dire s'il est dans la plèvre. De même, l'inspiration provoquera un écoulement plus abondant du pus dans le cas de collection sous-phrénique. Pendant l'expiration le liquide coule moins fort ou l'écoulement s'arrête. Exception est faite à cette règle lorsque l'abcès du foie est ouvert dans les bronches.

Au lieu de se développer vers le thorax, l'abcès du foie peut se développer vers la région abdominale. Les abcès et phlegmons de la paroi abdominale du grand droit ont été souvent pris, surtout chez des dysentériques, pour des suppurations intra-hépatiques (Broca, Segond, Schwartz). Ils donnent lieu à de la sensibilité locale, à des troubles de la fonction hépatique, à de la diarrhée, comme s'il s'agissait d'un abcès du foie. Un kyste hydatique suppuré, une cholécystite calculeuse suppurée, peuvent également en imposer pour un abcès du foie. Mais les accidents de lithiase, qui ont précédé ou qui coexistent avec la cholécystite, et le siège spécial de la douleur dans cette dernière affection feront éviter l'erreur.

Enfin, lorsque l'abcès du foie se développe du côté de la région lombaire, il pourra être pris pour un abcès du rein, pour un phlegmon périnéphrétique, ou même pour de l'hydronéphrose ou de la pyonéphrose.

La marche de la température dans l'abcès du foie n'a rien de caractéristique. Tantôt la suppuration s'annonce par de violents accès de fièvre, tantôt par des petits frissons répétés. D'autres fois, le début est absolument insidieux. Le type de la fièvre peut être intermittent, rémittent ou continu (1).

____

(1) L'examen hématologique pourra donner des renseignements utiles. On trouvera, comme dans toutes les suppurations, une polynucléose marquée.

Siège de l'abcès. — Le diagnostic du siège de la collection purulente est, dans bien des cas, hérissé de difficultés, et ce n'est qu'après des ponctions répétées que l'on tombe sur la poche de l'abcès. Ce n'est que lorsque, par son volume, il a déterminé une voussure manifeste qu'on peut le ponctionner à coup sûr ; on passe souvent à côté d'abcès qui existent manifestement, et cela même après laparotomie.

Dans 80 des cas sur 100 l'abcès du foie siège au lobe droit (Corre).

C'est l'abcès de la face convexe, qui donne les symptômes les plus nets. Il est accompagné généralement d'une douleur vive, superficielle. La douleur d'épaule est presque constante ; la respiration est pénible, gênée par la douleur. L'ictère est très rare. La percussion permet de constater une augmentation de la matité hépatique en dessous et en dessus de ses limites ordinaires. Le décubitus latéral droit est impossible ; le malade est ordinairement couché sur le dos.

La douleur est moins intense dans l'abcès de la face concave. Son siège est sur un point du rebord des fausses côtes, de l'épigastre à l'hypocondre. La gêne de la respiration est moins forte que dans l'abcès de la face convexe ; la douleur n'est réveillée que par de fortes inspirations. L'ictère est assez fréquent, mais non constant. Le décubitus latéral gauche est impossible ; le malade est couché sur le dos.

L'abcès central tient le milieu entre les deux. C'est celui dont le diagnostic est le plus délicat. Il peut rester absolument latent. D'après Dutroulau, l'ictère est plus fréquent et les troubles de l'estomac sont plus marqués. « La douleur est souvent vague, profonde, difficile à atteindre par la pression, accompagnée pourtant de gêne de respiration et assez souvent de douleur d'épaule. »

Nombre des abcès. — Le diagnostic du nombre des abcès est important au point de vue du pronostic et du traitement ; mais il est extrêmement difficile, peut-être plus encore que le diagnostic du siège.

Chez les dysentériques, on doit songer à la multiplicité des abcès. S'il y a des bosselures en divers points du foie, cela est une présomption d'abcès multiples.

Les symptômes d'hecticité continuant à se manifester après l'ouverture et le drainage d'une collection purulente intra-hépatique, sont une preuve qu'il existe d'autres poches purulentes dans le foie.

Le volume du foie abcédé indiquera le volume de l'abcès lui-même. Ce sont les abcès du lobe droit qui sont de beaucoup les plus fréquents et les plus volumineux.

25. DIAGNOSTIC DE LA CONGESTION DU FOIE (FOIE TROPICAL)

La congestion du foie débute par un état de malaise général avec mal de tête, langue saburrale, urines chargées et colorées, selles pâles ou diarrhée pâle, aqueuse. Il y a dans l'hypocondre droit une sensation de tension, de réplétion, ou même de douleur spontanée, et s'exagérant à la pression. On constate que le foie est augmenté de volume. La symptomatologie se borne à ces manifestations dans les cas légers. Dans les cas plus graves, cas d'hépatite proprement dite, non suppurée, on observe de la fièvre, la douleur est plus vive, elle est accompagnée d'irradiations du côté de l'épaule. Le malade est couché sur le côté droit, respirant le moins possible pour ne pas comprimer son foie.

Diagnostic différentiel. — Tous ces symptômes s'observent également dans l'abcès du foie, dans lequel, il est vrai, on peut constater, en plus, des frottements péritonéaux ou pleuraux. La palpation et l'auscultation donneront donc, dans certains cas, de précieux indices. Il n'en est pas moins certain que le diagnostic différentiel entre la congestion et l'abcès du foie est extrêmement difficile dans quelques cas, et que la ponction exploratrice rendra les plus grands services.

Il arrive souvent que les ponctions, faites pour évacuer une collection purulente dont l'existence paraît avérée, ne laissent écouler que du sang, et cependant tous les signes d'une collection intra-hépatique existent. Cela peut tenir à l'absence d'un abcès, ou aussi à ce que la ponction n'a pas atteint le foyer.

La congestion du foie s'observe au début de l'acclimatement, à la suite d'écarts de régime. Elle accompagne la dysenterie, les fièvres paludéennes. Le diagnostic de la cause se fera par les anamnestiques et par la recherche de l'hématozoaire, en cas de paludisme.

26. DIAGNOSTIC DE LA DISTOMATOSE HÉPATIQUE

La distomatose du foie est une maladie que l'on observe aux Indes, en Chine, au Tonkin et au Japon. Elle est causée par la présence, dans le foie, de l'*Opistorchis sinensis* (*Distomum sinense*) ou de l'*Opistorchis conjonctus*.

Elle s'annonce par une exagération morbide de l'appétit et par de la congestion du foie. Ce viscère augmente considérablement de volume, devient dur comme un foie cirrhotique, et plus ou moins douloureux à la pression. La rate est également augmentée de volume. L'état général est conservé. La diarrhée peut exister dès le début de la maladie, mais elle est irrégulière. Les selles contiennent souvent du sang et, signe caractéristique, les œufs du parasite. Quand apparaissent l'ascite et l'œdème des jambes, la cachexie ne tarde pas à terminer la maladie.

Un gros foie, avec ictère intermittent, rate augmentée de volume et diarrhée, observé dans le territoire géographique indiqué plus haut (on n'a jamais encore constaté l'affection ailleurs), devra faire penser à la distomatose hépatique.

Le diagnostic se fait d'une façon certaine par la constatation, au microscope, des œufs du parasite dans les selles. Ils y existent en grande quantité, mais sont difficiles à voir, à cause de leur petitesse et de leur transparence. La description de ces parasites et de leurs œufs est faite page 368, fig. 81.

27. DIAGNOSTIC DE LA DIARRHÉE DE COCHINCHINE

Syn. : *Sprue. — Spruw. — Tropischen aphten.*

La diarrhée de Cochinchine, *diarrhée chronique des pays chauds* (1), débute d'une façon banale, par une diarrhée vulgaire, séreuse, séro-muqueuse ou bilieuse, survenant à la suite d'une fatigue, d'un refroidissement ou d'un écart de régime. Il y a quatre, cinq ou six selles par jour, accompagnées de légères coliques, ou indolores. Elles surviennent surtout le soir et le matin. L'état général reste pendant quelque temps satisfaisant ; mais, si le malade ne guérit pas, après une ou plusieurs phases d'exacerbation et de rémission la diarrhée passe à l'état chronique. Il survient alors un affaiblissement graduel et un amaigrissement progressif, accompagnés d'une anémie marquée, et le malade ne tarde pas, sous l'influence des progrès envahissants de l'affection, à tomber dans un état de cachexie spécial, assez semblable à celui de la dysenterie chronique.

Diagnostic différentiel. — Le diagnostic de la diarrhée chronique des pays chauds ne présente rien de difficile en lui-même, sauf en ce qui concerne sa différenciation d'avec la dysenterie *chronique*. L'identité de ces deux affections, admise par Bertrand et Fontan, ne rencontre plus aujourd'hui beaucoup de partisans.

Il existe en effet, dans la diarrhée des pays chauds, en dehors des différences dans les lésions anatomiques, bien mises en évidence par Kelsch et Kiener, des symptômes qui ne se retrouvent pas dans la dysenterie. Ce sont les sym-

(1) Les auteurs anglais décrivent sous le nom de *diarrhée des collines* (*Hill diarrhœa*) une forme de diarrhée matinale survenant chez les Européens qui quittent les régions chaudes de plaines pour aller habiter les hauteurs. C'est une forme de la diarrhée chronique des pays chauds.

ptômes buccaux et linguaux consistant en petites *ulcérations aphteuses,* siégeant sur la muqueuse linguale ou de chaque côté du frein de la langue, ou à la face interne des joues (*ulcère molaire de Crombie*) au niveau des deux dernières molaires. Ces aphtes, pour les auteurs allemands, jouent un rôle si important dans la symptomatologie de la diarrhée chronique des pays chauds, qu'ils désignent cette maladie sous le nom de : *aphtes tropicaux* (1).

D'autre part, les caractères des selles sont différents. Vert jaune, comparées à un bouillon aux herbes, à la purée de pois, à la soupe aux pois, à de l'eau crayeuse, à de la panade avec de l'eau spumeuse à la surface, les selles de la diarrhée de Cochinchine sont presque toujours boursouflées par des gaz. Elles surviennent la nuit ou le matin; souvent il y a une selle impérieuse le matin : c'est la selle dite *réveille-matin,* qui oblige le malade à sauter à bas du lit.

La dysenterie chronique succède à la dysenterie aiguë, et les ulcérations intestinales qui l'accompagnent provoquent une douleur, que l'on peut réveiller par la palpation de la fosse iliaque gauche. Il y a, dans la dysenterie chronique, des crises pendant lesquelles les selles reprennent d'une façon plus nette le cachet dysentérique. Enfin, l'état général reste souvent plus longtemps meilleur dans la dysenterie chronique que dans la diarrhée chronique. Dans les deux cas l'anémie extrême, le teint terreux, d'une couleur spéciale, d'un jaune sale, comparé à la couleur de la *patate,* les yeux excavés, les battements cardiaques affaiblis, le pouls filiforme, impriment au sujet exténué un facies caractéristique.

Le foie est atrophié, comme les autres organes, dans la diarrhée de Cochinchine. Il est normal, parfois aussi diminué de volume dans la dysenterie chronique.

La coexistence, chez le même sujet, de la dysenterie et de

(1) Il y a un contraste frappant à ce sujet entre les descriptions des auteurs étrangers et des auteurs français, qui ne mentionnent ces ulcérations de la bouche que comme un symptôme tout à fait secondaire.

la diarrhée chronique, donne lieu à ce qu'on a appelé la *diarrhée dysentérique*, qui frappe à la fois le gros intestin et l'intestin grêle.

Les aphtes ont pu être confondus avec les différentes stomatites (catarrhale, mercurielle, aphteuse). Les ulcérations de la muqueuse linguale ou buccale ressemblent parfois aussi à s'y méprendre à des plaques muqueuses. On ne saurait trop mettre en garde les médecins qui exercent aux colonies contre une semblable confusion ; les ulcères de Crombie ou aphtes tropicaux que l'on retrouve dans l'entéro-colite des pays chauds pouvant être traités comme des accidents syphilitiques, au grand détriment du malade, débilité par la diarrhée, et dont les voies digestives sont mal préparées à l'action du traitement spécifique. Dans les pays chauds, on devra donc être très prudent quand il s'agira de faire un diagnostic de syphilis basé seulement sur des accidents buccaux ; en dehors d'une certitude acquise par les commémoratifs ou par la présence d'autres accidents concomitants, on devra réserver son diagnostic.

Les Malais, chiqueurs de bétel, sont sujets à une stomatite particulière, facile à différencier des aphtes de la diarrhée de Cochinchine (Scheube). La salive et la muqueuse buccale sont en effet colorées en rouge vif chez les chiqueurs de bétel.

28. DIAGNOSTIC DE L'ENTÉRO-COLITE DES PAYS CHAUDS

En dehors de la diarrhée de Cochinchine, il existe, dans les pays chauds, une autre affection caractérisée également par des troubles intestinaux, et dans laquelle on observe des aphtes buccaux ou linguaux. C'est la forme de *sprue*, avec constipation, qui a été signalée par Manson, et dont nous avons eu l'occasion d'observer de nombreux cas. En dehors des manifestations buccales, qui n'ont jamais été observées dans les pays tempérés, cette affection présente des analogies nombreuses avec l'entéro-colite muco-membraneuse, aussi proposons-nous de l'appeler *entéro-colite des pays chauds*. Elle peut s'observer chez des individus qui n'ont jamais été atteints de diarrhée ni de dysenterie.

C'est une affection que nous avons souvent observée chez les Européens en Afrique, aussi bien sur la côte occidentale que sur la côte orientale, et sur laquelle nous désirons attirer l'attention.

Elle peut être de très longue durée et présente des manifestations cliniques peu apparentes. Elle fait suite, en général, à une maladie infectieuse, et le paludisme peut être dans bien des cas incriminé comme cause déterminante. Chez les enfants les fièvres éruptives sont souvent la cause d'entérocolites, et chez eux le régime hydrique absolu est le meilleur moyen d'éviter cette suite grave des affections éruptives.

Le premier symptôme qui se manifeste est généralement une congestion du canal intestinal en entier, ainsi que des glandes annexes, avec très souvent fièvre continue. Le plus souvent cet état est dans les pays chauds rapporté au paludisme (1).

L'entéro-colite des pays chauds avec constipation semble bien toujours succéder à une infection.

Après la période fébrile, le malade semble se remettre ; c'est alors qu'apparaissent les premiers symptômes intestinaux. Le malade est atteint d'une constipation opiniâtre, souvent coupée par des débâcles diarrhéiques plus ou moins abondantes. Au cours de ces débâcles il y a fréquemment rejet de matières pseudo-membraneuses, ce qui a fait souvent donner à l'entéro-colite le nom d'*entérite croupale*.

D'autres fois les selles ne sont pas homogènes, et, la constipation étant habituelle chez le malade, la première partie des selles est dure et la dernière portion pâteuse ou plus ou

(1) Se trouve-t-on dans ce cas en présence de l'élément malarien, et l'entérocolite dans les pays chauds est-elle, dans certains cas, une conséquence de la malaria ? Nous croyons, pour notre part, que la chose est possible. Nous avons vu plus haut que le paludisme provoque souvent, particulièrement chez les enfants, des phénomènes intestinaux sous forme de diarrhées et de pseudo-dysenteries très tenaces et justiciables de la quinine.

moins liquide, ressemblant à une crème que l'on aurait versée sur la première partie plus solide des fèces.

Mais ce sont là les phénomènes du début; plus tard les selles deviennent uniformément dures, composées de scybales, la constipation est telle que le malade ne va plus à la selle qu'au moyen de lavages intestinaux, et l'on voit apparaître des hémorroïdes.

En même temps se montrent des désordres digestifs, le malade se plaint de digestions difficiles, de somnolence après les repas, de ballonnement; la plupart du temps il présente un point douloureux sous-costal, qu'il faut bien se garder, lorsqu'il siège à droite, de prendre pour un point hépatique. Cette confusion est d'autant plus facile qu'il y a souvent irradiation douloureuse à l'épaule droite.

La douleur sous-costale est due à la rétention des gaz dans l'anse que forment le côlon ascendant et le côlon transverse. On peut se rendre compte par la palpation chez les malades chez lesquels elle existe que le cæcum se vide mal, qu'il est dilaté par des gaz et renferme souvent des scybales.

Le point douloureux sous-costal disparaît subitement, quelquefois à la suite d'un changement de position, d'autres fois il disparaît à droite pour reparaître à gauche. La douleur est quelquefois tellement vive, qu'elle oblige le malade à garder certaines positions ou certaines attitudes, tant que les gaz n'ont pas trouvé une issue.

Les phénomènes gastriques se manifestent en même temps par des renvois gazeux, et l'on observe du pyrosis après les repas.

Le foie participe au processus morbide, sans manifestations extérieures bien sensibles. Il semble se rétracter et subir la dégénérescence atrophique. *Les malades atteints d'entéro-colite ne sont jamais porteurs de gros foie* (1), la sécrétion

---

(1) D'après Gaide, la congestion du foie serait assez fréquente dans l'entéro-colite en Indo-Chine; les observations de cet auteur portent surtout sur des cas observés à leur début, pendant la période de congestion; il en est tout autrement pendant la période chronique de la maladie.

biliaire est chez eux ralentie et quelquefois même, momentanément, presque complètement abolie, et la couleur des selles peut varier chez le même malade, avec l'intensité du flux biliaire. L'insuffisance constante de ce flux biliaire dans l'entéro-colite est en grande partie la cause des fermentations intestinales ; cependant les auteurs ne sont pas d'accord au point de vue de l'étiologie de l'affection : certains pensent que ce sont les troubles hépatiques qui jouent le rôle principal, d'autres pensent que les troubles intestinaux prédominent. Il y a tout lieu de croire que, quelle que soit l'origine de l'affection, les lésions sont liées les unes aux autres et forment un cercle fermé, duquel le médecin ne peut que très difficilement faire sortir son malade. Le foie ne déverse plus dans l'intestin la bile nécessaire pour empêcher les toxines, provenant de fermentations anormales, de se former, et ces toxines viennent elles-mêmes intoxiquer le foie et aggraver l'insuffisance hépatique.

Chez les malades atteints d'entéro-colite, la langue est toujours propre et luisante, les sujets atteints ne présentent jamais une langue saburrale, il semble que la réaction symptomatique de l'embarras gastrique soit chez eux complètement abolie, mais, par contre, on trouve, et cela *spécialement* dans les pays chauds, ces aphtes tropicaux qui existent également dans la diarrhée chronique. Nous avons vu que Manson décrit la diarrhée de Cochinchine et ce que nous appelons *entéro-colite* sous le même nom de *sprue*, l'entéro-colite étant une *sprue* avec constipation.

En dehors des lésions et des troubles fonctionnels du canal intestinal, il existe dans l'entéro-colite d'autres symptômes très utiles à connaître pour le médecin.

Le teint devient plus ou moins terreux, l'amaigrissement peut s'observer, mais il n'est pas constant. Les malades se plaignent, en général, de lassitude, de difficulté du travail ; la perte de la mémoire est très marquée, sans pourtant que l'intelligence des sujets atteints baisse sensiblement.

A ces troubles se joignent des désordres psychiques : les malades deviennent irritables, agressifs, misanthropes, et c'est probablement à l'entéro-colite, fréquemment insoupçonnée d'ailleurs, que l'on doit attribuer les psychoses que l'on a désignées sous le nom de *colonite* ou de *soudanite*.

L'asthénie nerveuse domine souvent à ce point la scène qu'en présence d'une simple constipation, jointe à des phénomènes neurasthéniques assez marqués, le médecin rapporte l'état intestinal à l'état nerveux. Peut-on dire d'une façon absolue qu'il faille admettre le contraire ?

La vérité est que, pour les centres nerveux comme pour le foie, il y a intoxication des cellules par les produits d'une digestion anormale, et le résultat de cette intoxication se traduit par un trouble dans les fonctions viscérales du système nerveux, trouble qui aggrave la situation et augmente les sécrétions toxiques.

Aussi, chaque fois que l'on a affaire dans les pays chauds à un malade présentant des troubles d'asthénie nerveuse, devra-t-on toujours s'informer de l'état de son intestin et ne pas se contenter, ce que l'on a trop de propension à faire, de lui prescrire quelques doses de bromure.

Diagnostic différentiel. — L'entéro-colite sera difficilement confondue avec une autre affection : les alternatives de diarrhée et de constipation ou la constipation absolue, le rejet de membranes diphtéroïdes, les aphtes buccaux et les symptômes nerveux et psychiques suffiront dans la majorité des cas à faire le diagnostic. Il importe néanmoins de ne pas prendre pour des douleurs d'origine hépatique les douleurs sous-costales, lorsqu'elles siègent à droite. L'examen du foie permettra dans l'entéro-colite de se rendre compte que la glande hépatique n'est pas hypertrophiée et que la douleur est purement intestinale; le caractère erratique de cette douleur sera un argument de plus en faveur de son origine intestinale.

On aura soin aussi de ne pas confondre les aphtes buccaux

avec des accidents syphilitiques, et enfin de ne pas se laisser
entraîner à traiter les malades atteints d'entéro-colite comme
des neurasthéniques ; il faut, en effet, surtout éviter de méconnaître cette affection, qui, n'obligeant pas le malade à interrompre ses occupations, passe si souvent inaperçue.

29. DIAGNOSTIC DE LA RECTITE ÉPIDÉMIQUE GANGRENEUSE

Syn. : *Caribi* (Guyane anglaise), *El bicho* ou *El becho*
(Venezuela).

La rectite épidémique gangreneuse est une maladie grave
sévissant chez les enfants, dans les pays situés au nord de
l'Amérique du Sud, Guyane, Venezuela. Les symptômes sont
ceux d'une dysenterie gangreneuse limitée au rectum et à
l'anus, remontant rarement plus haut.

Elle débute par du prurit anal, suivi d'envies fréquentes de
défécation, puis de diarrhée muco-purulente, striée de sang.
Le liquide des selles, extrêmement fétide, est parfois d'une
couleur vert-pré brillant. La muqueuse rectale ne tarde pas à
prolaber et se gangrène rapidement. La mort survient dans
la majorité des cas. Les symptômes localisés au rectum et à
l'anus, la distribution géographique limitée de l'affection et
l'âge des malades rendent le diagnostic aisé.

30. DIAGNOSTIC DE L'EKIRI DYSENTÉRIFORME ÉPIDÉMIQUE DU JAPON

Cette affection atteint presque exclusivement les enfants.
On la rencontre très rarement après treize ans, dans un
centième des cas à peine.

Elle débute par une fièvre violente qui peut atteindre 41°. Les
selles, dysentériformes, sont peu fréquentes, mais contiennent

quelquefois un peu de sang. Elles sont émises sans épreintes.

On observe fréquemment, dans les derniers moments, des convulsions et du coma.

La maladie est souvent très rapide, la mort pouvant arriver en dix ou vingt-quatre heures (1). La mortalité, qui était autrefois de 50 p. 100, s'est abaissée à 30 p. 100.

Un médecin japonais, Ito, a isolé des selles un bacille pathogène pour la poule, le lapin et le cobaye. Ce bacille ne prend pas le Gram. Il est très mobile, ne liquéfie pas la gélatine, fait fermenter le glucose, mais ne coagule pas le lait : il est agglutiné par le sang des malades.

Diagnostic différentiel. — Cette affection se distingue de la dysenterie par la température élevée, l'absence de ténesme douloureux et une marche très rapide.

Elle se distingue également du typhus abdominal par sa spécialisation aux enfants et sa gravité chez eux. En effet, la fièvre typhoïde est plutôt bénigne chez ces derniers.

Enfin, en cas de doute, le sérum des malades atteints d'Ekiri n'agglutine ni le bacille d'Eberth ni celui de la dysenterie ; d'après Ito, il agglutinerait le bacille d'Ito.

31. DIAGNOSTIC DE L'ANKYLOSTOMIASE

Syn. : *Uncinariose.* — *Anémie des mineurs.* — *Chlorose d'Égypte.* — *Cachexie aqueuse, mal-cœur, mal d'estomac des nègres (Antilles).* — *Tuntun de Colombie.* — *Opilaçao et cançaço du Brésil.*

Cette affection est causée par la présence dans l'intestin d'un ver nématode, l'*Ankylostomum duodenale* ou *Uncinaria*

____

(1) Il nous a été donné d'observer à Tananarive deux cas mortels d'une affection analogue, qui se sont produits chez deux enfants indigènes appartenant à la même famille et habitant la même maison. Le caractère contagieux de l'affection nous a paru assez net pour que nous fissions immédiatement désinfecter la maison.

duodenalis. On la rencontre dans les zones tempérées, où elle sévit presque exclusivement dans certains corps de métiers (*mineurs, briquetiers*). Elle est tellement commune dans les pays chauds qu'il est indispensable d'en rappeler les principaux traits (1).

Elle débute par des troubles dyspeptiques, une sensation de gêne ou de douleur à l'épigastre accompagnée d'augmentation ou de perte d'appétit ou quelquefois de perversion du goût (*géophagie*). On observe de la constipation, de l'irrégularité dans les selles. Ces dernières contiennent rarement du sang ou des mucosités; on y retrouve des cristaux de Charcot-Leyden. Il y a souvent aussi un léger état fébrile avec température peu élevée; quelquefois, au contraire, il y a légère hypothermie.

A mesure que la maladie progresse se manifestent les signes d'une anémie à marche rapide caractérisée chez les blancs par une teinte particulière, jaune et livide, des téguments. On ne remarque ni amaigrissement, ni diminution de poids, mais il se produit des œdèmes. On observe des étourdissements, des troubles des organes des sens et de l'affaiblissement intellectuel. Dans certains cas, on peut percevoir des souffles artériels.

Le nombre des hématies peut être réduit à moins de un million par millimètre cube; le taux hémoglobinique ne varie pas, il y a de l'éosinophilie. La maladie peut être très rapide (quelques mois), ou durer plusieurs années; c'est la constatation, au microscope, de la présence du parasite dans les selles qui permettra de faire le diagnostic (Voy. page 346).

Diagnostic différentiel. — On devra, dans les pays chauds, chaque fois que l'on se trouve en présence d'une anémie à

(1) On a attribué la cause de la rareté de l'ankylostomiase en Europe, en dehors des mines, à la température qui serait insuffisante pour faire éclore les œufs du parasite. — Ces œufs demanderaient pour se développer une température d'au moins 18°, condition qui se trouve constamment réalisée dans les mines et dans les pays chauds.

marche rapide, non imputable au paludisme ou à d'autres cachexies endémiques, penser à l'ankylostomiase. Et même, en présence d'infections sanguines, on devra, d'une façon systématique, examiner les selles de tous les anémiques, car l'ankylostomiase, surtout fréquente chez les indigènes, coexiste la plupart du temps chez eux avec d'autres affections, que l'on a souvent attribuées par erreur à la présence de l'uncinaire dans l'intestin. C'est ce qui s'est passé en particulier pour le kala-azar.

La constatation d'une éosinophilie, au cours d'un examen du sang, devra toujours faire penser à l'uncinariose ou à un autre parasite du genre nématode.

32. DIAGNOSTIC DE LA DISTOMATOSE PULMONAIRE

La distomatose pulmonaire est une maladie qui s'observe au Japon, en Corée et à Formose. On en a observé un cas dans l'Amérique du Nord. Elle est due à la présence, dans le poumon, du *Distomum Ringeri* ou *Paragonimus Wester-manni*, dont on retrouve les œufs dans les crachats.

Le principal accident de la distomatose pulmonaire est l'hémoptysie (*hémoptysie endémique*). Les malades rendent une petite quantité de crachats rouges, mélange de salive et de matière rouillée semblable à celle des crachats de pneumonie. D'autres fois, l'hémoptysie peut être plus abondante et composée de sang pur. Les hémoptysies peuvent succéder à un accès de toux, à un effort quelconque. Elles peuvent être continues, mais apparaissent le plus souvent par intervalles, et peuvent durer plusieurs années. L'auscultation ne fait percevoir aucun signe morbide. L'état général reste bon.

Le diagnostic de la distomatose pulmonaire n'offre pas de difficultés. L'affection ne s'observe que chez l'homme adolescent ou adulte, exceptionnellement chez la femme. On ne peut guère la confondre qu'avec la tuberculose, mais l'absence de réaction générale et de phénomènes stéthoscopiques ne laisse pas de place au doute. Le signe pathognomonique de l'affection est la présence des œufs du distome dans les crachats (Voy. page 307, fig. 69).

33. DIAGNOSTIC DE LA LÈPRE

On a l'habitude de distinguer deux formes de lèpre : l'une, que l'on a appelée *lèpre tuberculeuse* ou *phymatode*, qui se distingue par la production de tubercules cutanés ; l'autre que l'on désigne sous le nom de *lèpre nerveuse*, dans laquelle on ne rencontre que des macules, des troubles sensitifs ou des lésions tropho-neurotiques, amenant, sans formation de tubercules, la chute des doigts ou des orteils (*forme mutilante*).

La forme tuberculeuse et la forme nerveuse de la lèpre coexistent chez de nombreux malades qui présentent une *forme mixte*.

Le diagnostic de la lèpre, au début, est extrêmement difficile, surtout chez les races de couleur. Les dermatologistes sont d'ailleurs loin d'être d'accord sur les débuts de cette affection. Les premiers signes d'infection peuvent être constitués par des taches, des lépromes, une rougeur particulière autour des yeux et des joues (Baelz), l'épaississement de la pituitaire et l'obstruction des méats nasaux, ou de l'anesthésie.

Il faut savoir que la lèpre peut débuter par une tache isolée, n'ayant aucun caractère spécifique, à l'exception de l'anesthésie qui existe à son niveau. Cette anesthésie et la constatation bioscopique du bacille de la lèpre sont pathognomoniques.

Au début de la maladie, on remarque néanmoins très fréquemment un certain nombre de symptômes généraux communs à la lèpre nerveuse et à la lèpre phymatode : ce sont un affaiblissement graduel, des courbatures et souvent une tendance invincible au sommeil (le malade peut s'endormir à table ou au milieu de ses occupations). On observe fréquemment aussi une sensation de froid généralisée ou localisée aux extrémités, avec fourmillements, des troubles dans les fonctions sudorales (sueurs profuses ou suppression de la sueur dans une région du corps), des troubles digestifs, des accès de fièvre à type irrégulier et des névralgies très douloureuses. On remarque souvent enfin un coryza chronique, avec alternatives de sécheresse et d'hypersécrétion de la muqueuse nasale, et fréquentes épistaxis. Ce dernier symptôme a une grande importance, car déjà au début de la lèpre on peut observer des rhinites précoces, dans lesquelles l'examen bactériologique du mucus nasal permettra de retrouver le bacille de Hansen (pour la technique, voy. page 149).

On peut très souvent aussi observer, à cette période de la lèpre, des pharyngites, des laryngites et même des stomatites avec production d'ulcérations dans lesquelles on retrouve fréquemment le bacille de Hansen.

Après les symptômes prodromiques, il peut survenir dans l'une comme dans l'autre forme une poussée de taches dont les premières, généralement érythémateuses et souvent accompagnées de fièvre, peuvent simuler un érisypèle.

Ces taches sont dans la grande majorité des cas anesthésiques, mais elles sont aussi quelquefois hyperesthésiques; elles disparaissent ou sont remplacées plus ou moins rapidement par des taches blanches (fig. 21) (*lèpre blanche*) ou par des taches pigmentées. L'anesthésie est la règle au niveau de ces taches blanches ou pigmentées; cependant il existe quelquefois des taches au niveau desquelles la sensibilité n'est pas altérée, de même que l'on observe de l'anesthésie dans des régions cutanées d'aspect normal.

Les poils tombent au niveau des macules, ainsi que sur toutes les parties malades de la peau des lépreux, et, lorsque les lésions siègent à la face, la chute de la barbe et des sourcils donne à la figure un aspect caractéristique que Zambaco-Pacha et quelques autres léprologues ont comparé à celui de la face glabre d'un eunuque.

On observe souvent aussi, soit au niveau des macules, soit
sur des zones anesthésiques, soit même dans des territoires
cutanés semblant indemnes, des phlyctènes plus ou moins
étendues. Ces phlyctènes peuvent, par leur rupture, amener

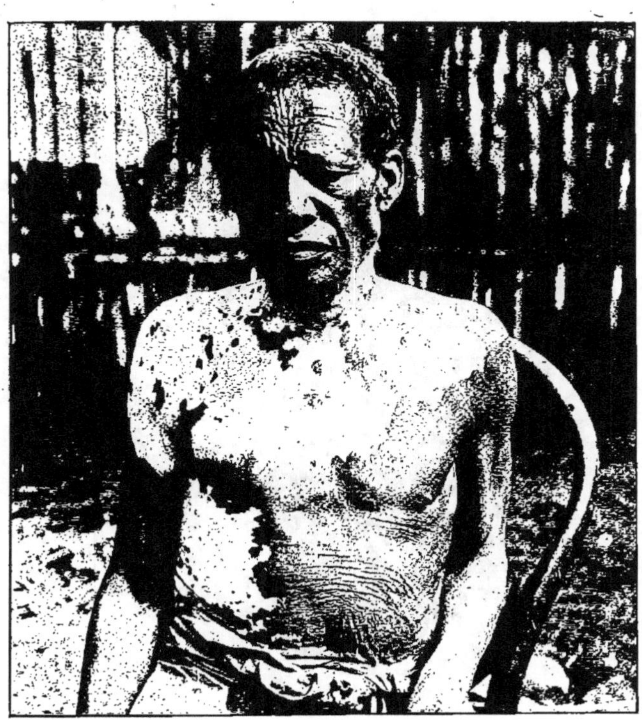

Fig. 21. — Lèpre maculeuse chez un Abyssin.

la formation d'assez grandes plaies, et certains léprologues
font de cette lèpre ulcéreuse une troisième forme qu'ils
appellent *lèpre lazarine*.

Lèpre tuberculeuse. — A la suite des phénomènes prodromiques on voit, chez les lépreux qui évoluent vers la forme
phymatode, se produire de petits tubercules cutanés de la
grosseur d'un grain de plomb, et dont les dimensions augmentent lentement. D'autres fois il se produit une infiltration

dure en nappe avec légère surélévation de la peau. Ces tubercules distincts, ou en nappe diffuse, succèdent presque toujours *in situ* à des macules érythémateuses, et quelquefois on les rencontre sur des taches pigmentées ou dépigmentées.

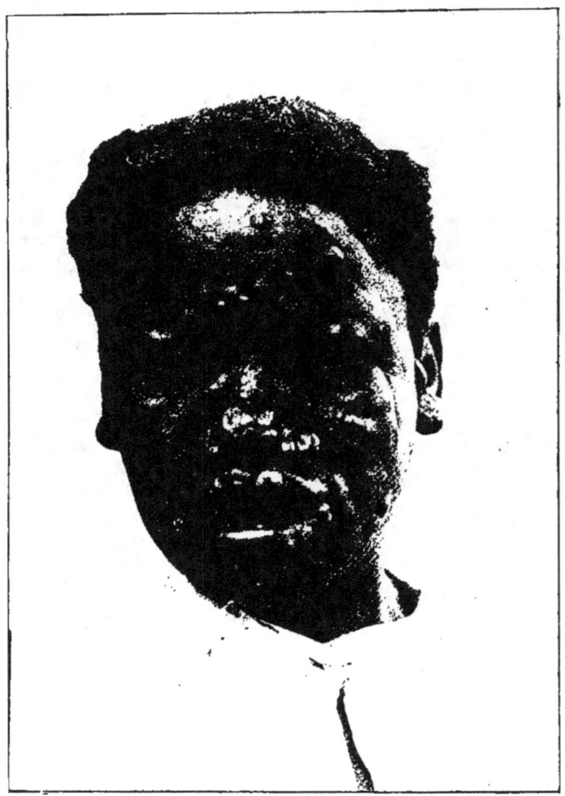

Fig. 22. — Lèpre léonine.

Les tubercules siègent de préférence à la face, à laquelle ils peuvent donner par leur confluence *l'aspect léonin* (fig. 22), ou aux membres, principalement aux extrémités, où ils produisent des amputations ou encore des déformations (*éléphantiasis des Grecs, botte lépreuse*).

Mais on peut les rencontrer aussi sur toute la surface du

corps, sur la muqueuse buccale, linguale et pharyngée, et même à l'autopsie dans les organes splanchniques.

Les ganglions lymphatiques, à la racine des membres atteints, deviennent volumineux et il s'y produit des adénites indolentes, qui suppurent rarement.

Les régions envahies par les tubercules sont, en général, anesthésiques. Sur les membres l'anesthésie diminue, avec les lésions tuberculeuses, de l'extrémité vers le centre; en sorte qu'une anesthésie, complète au niveau du pied ou au niveau de la main, diminue à mesure qu'on remonte vers le coude et le genou, la sensibilité pouvant rester normale au-dessus.

Les tubercules peuvent également siéger sur les conjonctives et y former des pannus envahissants. L'iritis est fréquente.

Dans la lèpre phymatode, les rhinites du début, ou les rhinites survenues secondairement au cours de l'invasion des tubercules, évoluent rapidement pour aboutir à l'effondrement de la cloison et à une lésion dont l'aspect est tout à fait analogue à celui du nez en lorgnette ou en coup de hache des syphilitiques. Le nez en lorgnette est, au contraire, exceptionnel dans la lèpre nerveuse, quoique, dans cette dernière forme, on puisse retrouver quelquefois le bacille de Hansen dans le mucus nasal.

Lèpre nerveuse. — La lèpre nerveuse peut rester limitée à des macules ou à des zones anesthésiques, toujours symétriques; mais le plus souvent il se produit de l'atrophie musculaire, amenant la formation d'une griffe et une déformation plus ou moins complète de la main. Les muscles fléchisseurs sont les premiers atteints, puis viennent les extenseurs et les interosseux. Les muscles du bras peuvent également participer au processus amyotrophique. Les mêmes atrophies s'observent, quoique plus rarement, aux membres inférieurs.

D'autres fois, il se produit des panaris indolores, amenant la chute d'une ou plusieurs phalanges ou des maux perforants occasionnant la perte d'un ou plusieurs orteils.

Maladies tropicales.   10

Enfin les doigts et les orteils peuvent disparaître par un processus très curieux dans lequel des phalanges peuvent être complètement résorbées après ramollissement de la phalange osseuse.

Toutes ces lésions des extrémités sont accompagnées d'anesthésie; elles succèdent à une période de névralgies très douloureuses des plexus brachial et crural.

C'est en effet l'hyperesthésie douloureuse qui ouvre la scène. Au bout de quelques mois, la névrite douloureuse disparaît pour faire place à une anesthésie progressive, signe d'une dégénérescence complète du tronc nerveux correspondant à la région insensible. C'est alors le début des accidents graves d'atrophie et de mutilation des extrémités.

Dans les régions où les nerfs sont accessibles à la palpation, on peut constater que les troncs nerveux sont augmentés de volume par épaississement cylindrique ou moniliforme. L'épaississement cylindrique ou moniliforme du cubital dans la gouttière olécranienne est un symptôme très important pour le diagnostic de la lèpre; on devra toujours rechercher également (nous ne saurions trop insister sur ce point) l'anesthésie et la symétrie des lésions.

Les lésions oculaires de la lèpre tropho-neurotique sont caractérisées par de l'atrophie des paupières et de la lagophtalmie. Les paupières ne le recouvrant plus, le globe oculaire est exposé à tous les traumatismes; il est insuffisamment humecté par la sécrétion lacrymale qui s'écoule le long des joues, et il s'ensuit des lésions qui aboutissent à la perforation de la cornée et à la panophtalmie.

La lèpre est une affection incurable : elle peut subir de longues rémissions, principalement dans la forme nerveuse, et l'on a constaté que certaines lèpres mutilantes pouvaient s'arrêter après la chute complète de toutes les phalanges. La lèpre tuberculeuse, elle-même, peut subir une sorte de régression, et les tubercules cutanés peuvent se résorber même sur de très grandes étendues : mais ces résorptions sont souvent d'un fàcheux pronostic : elles sont en effet presque toujours suivies d'accès fébriles, d'anorexie et de désordres qui semblent indiquer l'envahissement des organes splanchniques.

La durée de la lèpre tuberculeuse est de huit à douze ans ; la lèpre nerveuse peut se prolonger au delà de vingt ans.

Diagnostic différentiel. — Toutes les affections cutanées se distingueront facilement de la lèpre par suite de la constatation, dans ces affections, de l'absence d'anesthésie. Le vitiligo est la maladie cutanée qui peut le plus facilement être confondue avec la lèpre blanche à cause des taches achromatiques que l'on y rencontre, mais la sensibilité est toujours normale au niveau de ces taches.

Le lupus tuberculeux se distinguera également par l'absence d'insensibilité ; de plus, les lésions cutanées tuberculeuses renferment de très rares microbes, alors que les néoplasmes lépreux en renferment des quantités innombrables. Une exploration attentive de la sensibilité et un examen bactériologique, pratiqué au moyen de la biopsie, suffiront pour faire un diagnostic.

On désigne sous le nom de *Uta*, au Pérou, en Bolivie et dans la République de l'Équateur, une affection présentant quelques analogies avec le lupus tuberculeux. Cette dermatose paraît relever d'entités morbides différentes. On pense que certains de ces cas peuvent être rapportés à la tuberculose ; il serait intéressant de savoir si d'autres cas ne peuvent être rapportés à la lèpre.

La sclérodermie circonscrite ou morphée simule à ce point les taches achromatiques de la lèpre, que Zambaco-Pacha l'a rattachée à cette dernière affection. Les dermatologistes de l'hôpital Saint-Louis l'en différencient par l'absence d'anesthésie et l'apparence plissée des macules blanches, indiquant dans la morphée une véritable sclérose.

Quant à la syringomyélie, il sera quelquefois très difficile de la distinguer de la lèpre. On a donné comme signe distinctif l'absence d'épaississement du cubital; mais ce signe peut également manquer dans des lèpres très authentiques.

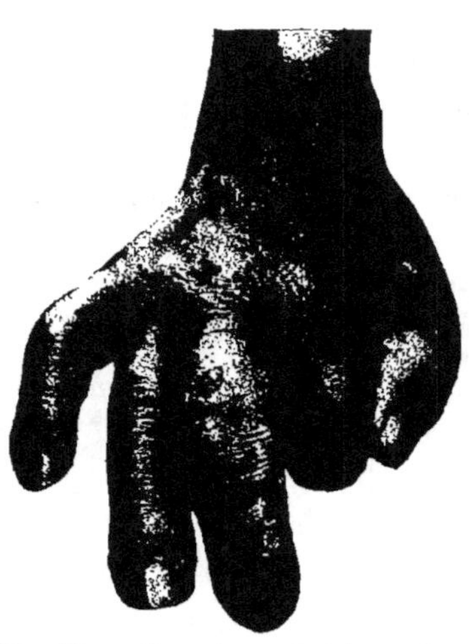

Fig. 23. — Panaris analgésique chez un lépreux malgache présentant une rhinite à bacilles de Hansen.

Pour ce qui est de la maladie de Morvan, il est également très difficile de la détacher de la lèpre. Un des principaux signes de diagnostic est la non-symétrie des lésions ; mais on rencontre dans les régions lépreuses de véritables panaris analgésiques, ayant enlevé un ou plusieurs doigts d'une seule main, chez des individus reconnus lépreux par l'examen bactériologique.

Jeanselme déclare n'avoir jamais rencontré le panaris analgésique en Indo-Chine ; nous en avons observé un cas à Madagascar, chez un lépreux présentant une rhinite à bacilles de Hansen (fig. 23).

L'aïnhum est également fréquent chez les lépreux (fig. 24). Ce syndrome, dont on a eu peut-être tort de faire une entité morbide, peut-il avoir une autre cause morbifique que la lèpre? C'est ce que l'on ne saurait dire

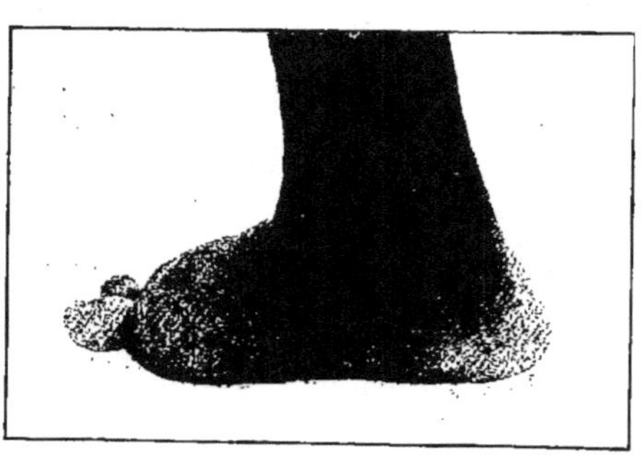

Fig. 24. — Aïnhum lépreux observé chez un Malgache atteint de rhinite à bacilles de Hansen.

actuellement. L'aïnhum lépreux est rarement limité à un seul orteil; plusieurs orteils sont atteints simultanément ou

successivement. Le sillon aïnhumoïde lépreux peut également se montrer sur les doigts (fig. 25). L'aïnhum lépreux enfin est commun à la race blanche et à la race
noire.

Dans l'entité morbide aïnhum, au contraire, la lésion semble
plutôt limitée au petit
orteil, et ne s'observer
que dans la race noire.
Ce sont là évidemment,
en l'absence de signes
indubitables de lèpre,
des signes de diagnostic
bien peu certains ;
aussi, Zambaco-Pacha
a-t-il rattaché l'aïnhum
à la lèpre.

Pour cet auteur, l'as-
phyxie symétrique des
extrémités serait égale-
ment une forme fruste
de lèpre, et il y a évi-
demment des lésions
lépreuses qui ressem-
blent à s'y méprendre à
la maladie de Raynaud.

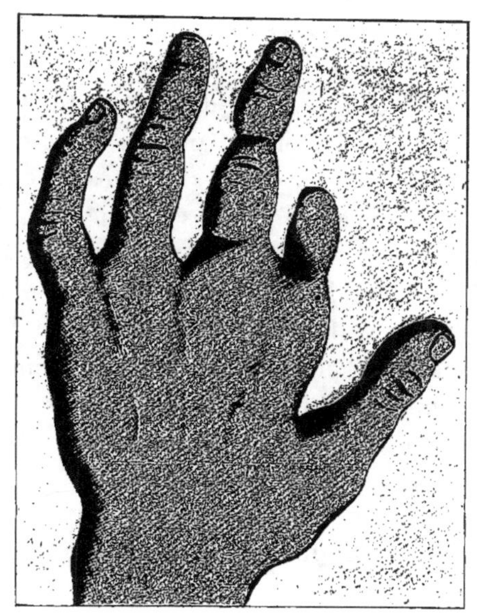

Fig. 25. — Lésions aïnhumoïdes de la main,
d'après Zambaco-Pacha.

En ce qui concerne ces dernières affections que l'on pourrait appeler *para-lépreuses*, syringomyélie, maladie de Morvan, aïnhum, maladie de Raynaud, nous pensons que, lorsque
les lésions que l'on y constate sont accompagnées de symptômes indubitablement lépreux, on doit les considérer comme
étant de nature lépreuse.

Mais ces diagnostics différentiels seront exceptionnels. Le
diagnostic que l'on aura le plus fréquemment à établir sera
celui de la lèpre d'avec la syphilis. Les deux affections ont été
confondues pendant tout le moyen âge, et il n'est pas rare de

rencontrer, même encore de nos jours, un syphilitique interné par erreur dans une léproserie.

Ici encore l'anesthésie sera d'une grande importance pour le diagnostic. On se souviendra que l'alopécie lépreuse, contrairement à l'alopécie syphilitique, ne porte jamais sur le cuir chevelu (1). Les rhinites sont assez semblables dans les deux affections ; elles se terminent par l'affaissement de la cloison, et l'aspect en lorgnette du nez du malade est dans les deux cas le même, mais dans les rhinites lépreuses, arrivées à cette période, on retrouvera toujours le bacille de Hansen. On doit ajouter que les rhinites avec destruction de la cloison et les alopécies lépreuses se rencontrent presque toujours tardivement et sont accompagnées d'autres symptômes qui mettent facilement le clinicien sur la voie. Ce sont ces symptômes généraux, bien caractéristiques de la lèpre, et la recherche du bacille spécifique qui permettront encore de distinguer des lésions syphilitiques les lésions buccales, oculaires (iritis) ou cutanées de la lèpre.

Diagnostic bactériologique de la lèpre.

A la première période, dans les formes tuberculeuses et même maculo-anesthésiques de la lèpre, on peut, dans certains cas, déceler assez facilement le bacille spécifique à l'aide d'un simple frottis fait sur une lame à l'aide d'un tampon de coton chargé de mucus nasal ; parfois aussi la salive, les larmes et les autres sécrétions ou excrétions en contiennent. Par la biopsie, on peut arriver également à un diagnostic précoce dans les macules initiales; les coupes de ces macules anesthésiques permettent presque toujours de mettre en évidence le bacille de la lèpre. Les frottis de la face profonde de

(1) Chez les très nombreux lépreux qu'il a examinés, Zambaco-Pacha n'a jamais rencontré qu'une fois des lésions lépreuses du cuir chevelu ; encore s'agissait-il dans ce cas d'un individu précédemment atteint de calvitie.

la macule enlevée en contiennent souvent aussi ; mais il vaut mieux broyer la partie excisée dans un verre conique avec 2 à 3 gouttes d'eau au moyen d'un agitateur dont une extrémité a été dépolie à la meule ou au papier d'émeri. L'émulsion obtenue est étalée sur une lame, fixée et colorée comme il est indiqué pour le mucus nasal.

Le pus des tubercules ouverts, le sang recueilli au niveau d'une piqûre faite dans un léprome contiennent presque toujours le bacille de Hansen. On peut le trouver aussi dans la sérosité d'un vésicatoire placé sur un léprome ou une tache achromatique ou pigmentée (méthode de diagnostic de Kalindero).

Les bacilles de la lèpre sont de petits bacilles fins, mesurant en moyenne de 4 à 5 μ de longueur et de moins de 1 μ de large ; ils sont droits ou légèrement courbés. Dans les bacilles colorés, on observe assez souvent des vacuoles semblables à celles que présente le bacille de Koch. Par leur forme, leur dimension et leur aspect, les bacilles de Hansen rappellent beaucoup le bacille tuberculeux. Ils s'en distinguent par les caractères suivants :

1° On les trouve dans les tissus malades en quantités considérables, agminés, en épis (buissons lépreux) ; mais on peut, principalement au niveau des macules, les rencontrer à l'état isolé dans la couche sous-papillaire du derme ;

2° Dans les lésions lépreuses anciennes, on voit souvent d'énormes cellules vasculaires (cellules lépreuses) bourrées de bacilles ;

3° Autour des bacilles il ne se fait pas de caséification ;

4° Le bacille lépreux ne cultive pas sur les milieux habituels ;

5° L'inoculation aux animaux reste négative.

Nous insisterons en particulier sur la recherche du bacille lépreux dans le mucus nasal, recherche qui peut rendre les plus grands services dans les cas douteux.

Examen du mucus nasal. — Très souvent, en effet, des malades, présentant des lésions douteuses, et suspects de

10.

lèpre, portent dans leurs fosses nasales le bacille spécifique de Hansen, et il est beaucoup plus facile de le retrouver là, que de faire des biopsies et des coupes de peau. L'examen du mucus nasal devra toujours être pratiqué chez les malades suspects de lèpre. Le bacille de la lèpre a été retrouvé dans les fosses nasales des lépreux dans 83 p. 100 des cas par Sticker, dans la même proportion par Jeanselme, dans 35 p. 100 des cas par Lie et dans 39 p. 100 des cas par Thiroux. D'après ce dernier auteur on le rencontre dans 90,32 p. 100 des cas de lèpre tuberculeuse et dans 15,94 p. 100 des cas seulement de lèpre à forme nerveuse.

La recherche en est très facile. On recueille un peu de mucus nasal sur un tampon de ouate, autant que possible stérilisée, emmanché au bout d'un stylet ou d'un petit morceau de bois. On charge une ou plusieurs lames avec ce mucus, on sèche, on fixe à l'alcool-éther et l'on colore par le procédé suivant :

Colorer avec la fuchsine phéniquée de Ziehl :

Fuchsine......................	1 gramme.
Acide phénique cristallisé..........	5 grammes.
Alcool absolu	10 cent. cubes.
Eau distillée....................	100 —

Chauffer le colorant sur la préparation jusqu'à apparition de vapeurs.

Décolorer en trempant *rapidement*, soit dans l'eau bouillante, soit dans l'acide sulfurique, l'acide azotique, l'acide chlorhydrique ou l'acide acétique à 1/3, ou dans une solution de chlorhydrate d'aniline à 2 p. 100.

Laver ensuite à l'eau, puis à l'alcool absolu jusqu'à ce que le décolorant n'enlève plus de couleur.

Sécher et colorer le fond et les autres microbes avec une solution hydro-alcoolique de bleu de méthylène ou, mieux, de vert de malachite :

Vert de malachite................	1 gramme.
Alcool absolu...................	10 cent. cubes.
Eau distillée.......	90 —

Les bacilles de Hansen restent colorés en rouge sur le fond
vert. Ils sont reconnaissables à leur arrangement en paquets
de cigares et à leur présence dans les cellules dites *cellules
lépreuses (leprazellen)* qui en sont quelquefois presque complètement remplies.

On peut, quand l'examen des fosses nasales n'a rien donné,

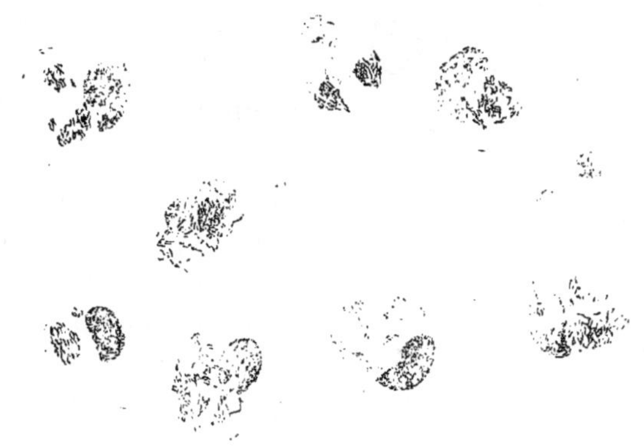

Fig. 26. — Bacille de Hansen dans le mucus nasal, d'après Dom Sauton.

faire prendre au malade suspect 5 à 6 grammes d'iodure de
potassium, et il arrive souvent que, par ce procédé, l'inflam
mation provoquée de la muqueuse des fosses nasales permette
de retrouver le bacille de Hansen qui n'avait pu être
décelé. L'iodure de potassium doit être administré au moins
vingt-quatre heures avant l'examen.

34. DIAGNOSTIC DE L'AÏNHUM

Cette maladie débute par la formation à la base d'un orteil,
généralement du petit orteil, d'un sillon dans lequel il se
forme une bride circulaire de tissu cutané, sclérosé, qui étrangle

petit à petit l'orteil. La partie distale de l'orteil gonfle et prend l'aspect d'une petite cerise ; il n'y a ni douleur ni nécrose.

L'os de la phalange se résorbe et l'orteil finit par être amputé, comme par une ligature élastique.

L'aïnhum se rencontre principalement dans les races colorées : il siège aux pieds et s'attaque de préférence au petit orteil. Cependant on connaît des cas de lésions aïnhumoïdes multiples des orteils et même des doigts, de même que l'on a rencontré quelques cas d'aïnhum dans la race blanche.

De Brun a observé chez un Syrien des lésions aïnhumoïdes multiples des orteils et des doigts. Zambaco-Pacha, qui a revu le malade, déclare qu'il s'agissait dans ce cas de lésions lépreuses.

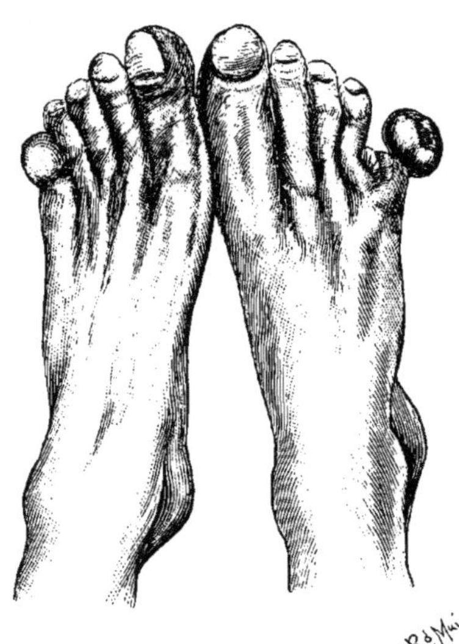

Fig. 27. — Aïnhum (Manson).

En ce qui nous concerne, à côté des très nombreux cas d'aïnhum, localisé uniquement au petit orteil, qu'il nous a été donné d'observer au Soudan français et à Madagascar, nous avons rencontré dans cette dernière colonie un malade présentant des lésions aïnhumoïdes multiples des orteils, la main ou griffe caractéristique de la lèpre, et des bacilles de Hansen dans ses fosses nasales (1).

Diagnostic différentiel. — Il n'y a pas, à proprement parler, à faire un diagnostic différentiel de l'aïnhum, dont les

____

(1) Thiroux, *Ann. d'hyg. et de méd. col.*, 1903, p. 562.

lésions si caractéristiques ne peuvent être confondues avec d'autres lésions.

Nous ferons remarquer, d'autre part, qu'à l'heure actuelle il devient tous les jours plus difficile d'en faire une entité morbide bien déterminée ; car on ne peut guère admettre qu'une entité morbide définie devienne un simple symptôme au cours d'une autre affection. Or, il est bien prouvé actuellement que les lésions aïnhumoïdes relèvent dans certains cas de la lèpre.

En attendant que ces lésions aient pu dans tous les cas être déterminées comme symptomatiques d'une même affection, il sera prudent, particulièrement dans les pays où sévit la lèpre (et l'aïnhum ne se rencontre guère que dans ces pays), de rechercher les stigmates de cette dernière affection chez les malades atteints d'aïnhum. En leur absence, les lésions aïnhumoïdes que présentent les malades pourront provisoirement être considérées comme constituant une entité morbide.

35. DIAGNOSTIC DU PIAN

Syn. : *Yaws. — Frambœsia.*

Cette affection s'étend à toute la zone intertropicale.

Elle débute par une fièvre irrégulière, de l'anorexie, de la céphalée vespérale, des douleurs articulaires et ostéocopes. Des macules claires et prurigineuses se montrent en différents points du corps et il se produit de l'hyperkératose palmaire et plantaire.

Le bouton de pian apparaît alors ; il reste quelquefois longtemps unique (maman pian), puis il se produit de nouvelles poussées avec réaction fébrile et douleurs ostéocopes.

L'élément pianique se montre sous la forme d'un furoncle, dont la partie centrale après ulcération se mettrait à proliférer et à émettre des prolongements papillomateux, qui donnent à cet élément la forme d'un fruit : figue entr'ouverte ou framboise (*frambœsia*).

Les lésions peuvent être multiples et prendre une apparence circinée, soit par suite d'une disposition circulaire des divers éléments pianiques, soit par extension périphérique d'un seul élément et cicatrisation centrale.

Elles se rencontrent sur toute la surface du corps, mais plus particulièrement autour des orifices naturels.

Elles ne siègent jamais sur les muqueuses.

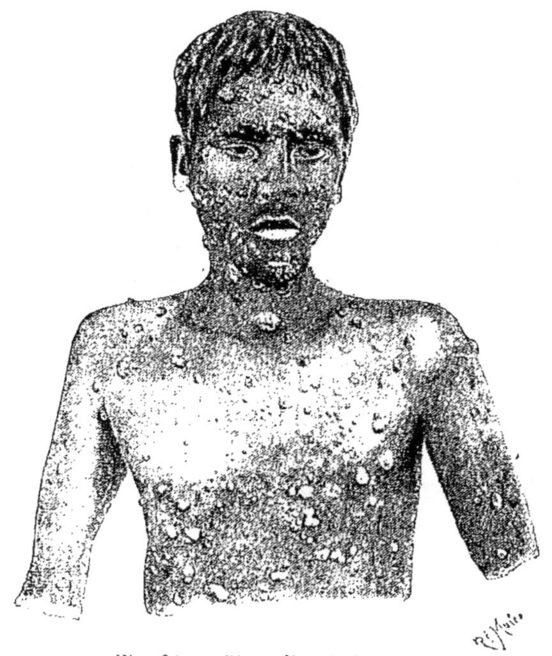

Fig. 28. — Pian. d'après Manson.

Leur développement autour des ongles occasionne du périonyxis.

A la paume des mains et à la plante des pieds, la présence de l'hyperkératose rend le développement des papillomes tellement douloureux, que l'on est souvent obligé d'abraser une partie de la couche cornée qui le recouvre, pour permettre à l'élément pianique de se développer.

Il y a adénopathie, primitivement correspondante à des éléments pianiques isolés ; plus tard l'engorgement ganglionnaire est généralisé.

L'éruption pianique dure environ six semaines ; elle est suivie d'achromie ou d'hyperchromie tégumentaires. Il peut aussi se produire plusieurs poussées successives, précédées de réaction générale.

Une première atteinte de pian semble conférer l'immunité, et les indigènes favorisent souvent le développement de l'affection chez leurs enfants.

Diagnostic différentiel. — Le pian a de nombreux points de ressemblance avec la syphilis : douleurs ostéocopes, céphalée, action thérapeutique très active du mercure et de l'iodure de potassium. Il s'en différencie par les caractères suivants : dans le pian on n'observe pas d'accident initial semblable au chancre, et les muqueuses sont toujours respectées ; l'élément pianique serait, d'après certains auteurs, réinoculable sur le malade. Enfin une atteinte de pian n'empêcherait pas de contracter la syphilis (1).

Le pian se différenciera facilement du bouton d'Orient qui ne présente pas de symptômes initiaux caractéristiques.

Il se distinguera également de la verruga, qui envahit les muqueuses et présente une tendance hémorragique que l'on ne rencontre jamais dans le pian.

36. DIAGNOSTIC DU BOUTON D'ORIENT

*Bouton d'Alep, de Damas, de Jéricho, de Delhi,
de Biskra, Bouton Gabonais.*

La maladie débute par une petite tache rouge qui devient noduleuse en son centre.

(1) L'existence de ces signes de diagnostic est contestée par Hutchinson et par Scheube, qui admettent l'identité du pian et de la syphilis (*Venerische Krankheiten den Warmen Länder*. Leipzig, 1902, p. 51).

Le nodule s'élargit et s'ulcère. Il sécrète alors un liquide séro-purulent ; ce liquide se concrète en croûtes jaunâtres ou noirâtres qui recouvrent le bouton.

Le malade, tourmenté par le prurit qui accompagne toujours

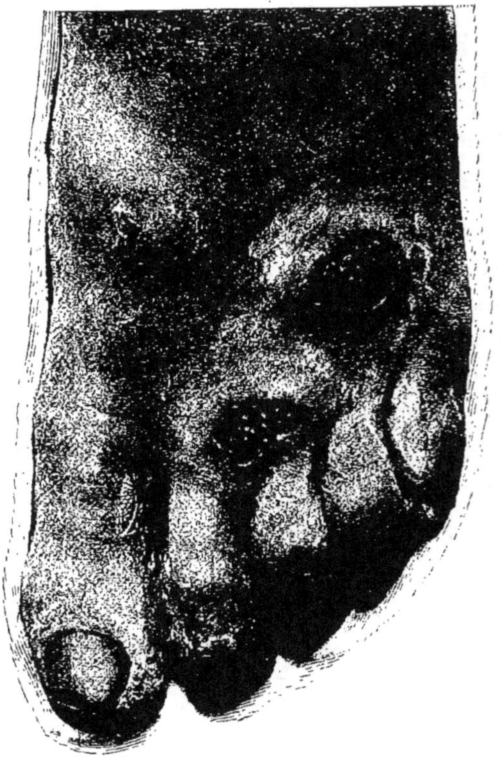

Fig. 29. — Bouton d'Orient (Musée de l'hôpital Saint-Louis, n° 1569), d'après Vidal.

la lésion, arrache souvent la croûte qui la recouvre ; le liquide sécrété se concrète et forme une nouvelle croûte.

L'ulcération s'étend par sa périphérie et, en outre, il arrive très souvent que de petits nodules secondaires naissent au-tour de la lésion primaire, qu'ils viennent agrandir en s'ulcé-rant à leur tour.

Les bords de l'ulcère sont verticaux, taillés à pic ; ils sont infiltrés à leur base de granulations blanchâtres, dures et indolores.

Les boutons sont généralement peu nombreux sur le même individu ; le plus souvent il n'y en a qu'un ; on peut en rencontrer trois, quatre et jusqu'à douze. Weber signale un cas dans lequel il en a constaté quarante-trois.

L'évolution des granulomes dure environ une année, d'où le nom de *bouton d'un an* qui leur a été donné.

Ils siègent d'habitude sur les parties découvertes, à la face, aux mains, aux pieds, aux bras et aux jambes. En Orient ils sont surtout fréquents à la face. En Algérie on les rencontre plutôt sur les membres. Une première atteinte conférant l'immunité, les Orientaux ont assez souvent pratiqué l'inoculation du bouton d'Orient afin d'éviter les cicatrices sur la face. Les cicatrices que laisse le bouton d'Orient sont achromiques ou pigmentées, déprimées, et elles renferment des brides cicatricielles rétractiles souvent rayonnantes, qui les plissent légèrement.

Diagnostic différentiel. — Le bouton d'Orient se confondra difficilement avec une autre lésion cutanée. Le papillome du pian peut jusqu'à un certain point lui être comparé, mais on ne retrouve pas dans le bouton d'Orient les phénomènes généraux qui précèdent l'éruption pianique et, d'un autre côté, les papillomes du pian existent habituellement en très grand nombre, alors que, presque toujours, les boutons d'Orient sont ou uniques ou peu nombreux.

Le diagnostic d'avec certaines tuberculoses cutanées pourra être assez délicat. On s'appuiera pour le diagnostic sur les caractères suivants : 1° le bouton d'Orient est accompagné de prurit, les tuberculoses cutanées ne sont jamais prurigineuses ; 2° le bouton d'Orient montre souvent à sa périphérie des nodules secondaires venant se confondre avec l'ulcération primaire, alors qu'on ne retrouve rien de semblable dans les tuberculoses cutanées.

Le bouton d'Orient pourra toujours être facilement différencié d'une lésion lépreuse par la constatation sur le malade de l'absence de troubles sensitifs.

En dehors des symptômes cliniques, on devra enfin, chaque fois que l'on pourra le faire, rechercher, dans les cellules qui constituent le granulome, le protozoaire parasite décrit par Wright, dont la présence vérifiera le diagnostic (Voy. p. 472).

37. DIAGNOSTIC DU GRANULOME ULCÉREUX DES PARTIES GÉNITALES

Cette affection se rencontre à la Guyane, dans les Antilles, et probablement dans l'Inde, la Chine et tout l'Extrême-Orient. Elle siège, comme l'indique son nom, sur les parties génitales, dans les plis inguinaux, sur le périnée et dans le sillon interfessier.

Maitland l'a aussi observée autour de la bouche.

Elle est contagieuse et se greffe souvent sur une

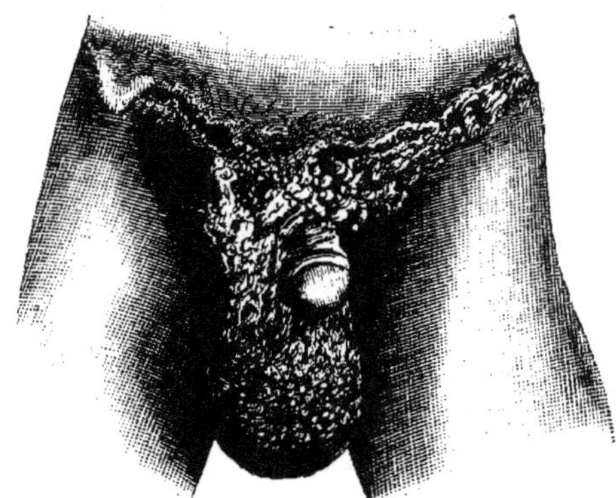

Fig. 30. — Granulome ulcéreux des parties génitales (Manson).

plaie chancreuse ou sur un bubon suppuré. Elle débute par l'apparition d'une petite tumeur qui s'ulcère et fait place à une masse rosée et granuleuse. Cet ulcère granuleux laisse suinter un liquide d'odeur nauséabonde; il se recouvre quelquefois de croûtes.

Il s'étend par sa périphérie, et c'est là que l'on retrouve les granulations, qui disparaissent du centre.

Cette dernière partie de l'ulcère se déprime et se creuse en profondeur.

- Il n'y a pas de réaction ganglionnaire.

- La cicatrisation se produit rarement sans intervention ; les cicatrices sont minces, pigmentées ou dépigmentées, et renferment souvent des tractus rétractiles.

Diagnostic différentiel. — Le granulome ulcéreux des parties génitales se distingue des lésions syphilitiques par l'absence de réaction ganglionnaire, par l'inefficacité du traitement mercuriel, enfin par les commémoratifs.

Ses localisations et l'absence du bacille de Koch permettent, d'après Manson, de faire le diagnostic d'avec des lésions lupiques, auxquelles il ressemble le plus. Par contre, d'après Le Dantec, ces granulomes ne seraient autres que des manifestations lupiques, et leur inoculation provoquerait la tuberculose chez le cobaye.

38. DIAGNOSTIC DE L'ULCÈRE PHAGÉDÉNIQUE DES PAYS CHAUDS

(Ulcère de Mozambique, Ulcère de l'Yemen,
Ulcère annamite, etc.).

L'ulcère phagédénique des pays chauds débute par une phlyctène plus ou moins étendue, à contenu séro-sanguinolent. La rupture de cette phlyctène met à nu un ulcère recouvert d'une membrane grisâtre et laissant suinter un liquide infect. Le centre de l'ulcère devient sanieux et la membrane grise disparaît, sauf sur les bords, qui sont indurés et tuméfiés, principalement chez les malades qui ne sont pas mis au repos.

L'ulcère gagne en largeur par sa périphérie ; il gagne aussi en profondeur, attaquant les aponévroses, les muscles, les tendons et même les articulations. Il peut se produire des fusées purulentes et de la septicémie. L'ulcère phagédénique des pays chauds semble contagieux et est considéré comme tel par un grand nombre de praticiens. Il siège de préférence aux jambes et aux pieds, mais on peut le rencontrer aussi aux membres supérieurs : mains, poignet, avant-bras.

Il est toujours difficile à guérir. Il l'est d'autant plus que le malade est plus anémié, et l'on est quelquefois obligé de rapatrier les malades qui en sont atteints et qui sont incurables

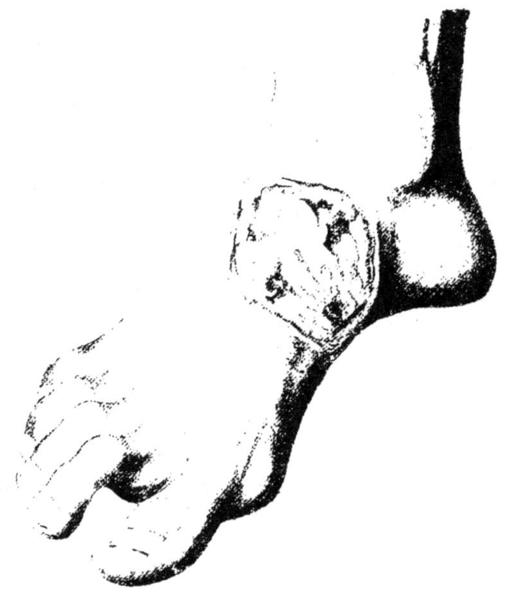

Fig. 31. — Ulcère phagédénique des pays chauds.

dans les pays chauds. L'intoxication opiacée, chez les fumeurs d'opium, est également une cause fréquente de phagédénisme et d'atonie dans les processus de réparation.

Les cicatrices qui succèdent à ces ulcères sont souvent rétractiles ; elles peuvent occasionner des difformités ou des raideurs articulaires. Souvent aussi elles sont très minces et s'ulcèrent facilement, ce qui amène fréquemment des récidives.

Diagnostic différentiel. — Le diagnostic de l'ulcère phagédénique d'avec les ulcères lépreux sera fait facilement par la constatation, dans les cas d'ulcères phagédéniques, de l'absence de troubles de la sensibilité et par l'absence des bacilles de Hansen, dont on constate souvent la présence dans les ulcères lépreux.

Le diagnostic d'avec l'ulcère variqueux sera facile, grâce aux commémoratifs et à l'absence de varices chez le malade.

La distinction d'avec les ulcères syphilitiques sera souvent bien plus difficile. De l'avis d'un grand nombre d'auteurs, particulièrement en ce qui concerne les indigènes, un grand nombre des ulcères phagédéniques relèvent de la médication hydrargyrique ou iodurée, et, dans les cas douteux, en l'absence de tous commémoratifs, on devra toujours essayer de l'action spécifique du mercure.

Le diagnostic d'avec les ulcères paludéens, signalés par Kelsch et Kiener et quelques autres auteurs, sera d'autant plus difficile que presque tous les cliniciens sont unanimes à déclarer que les ulcères phagédéniques se développent surtout chez les cachectiques, et que quelques-uns, comme Cross, en font une simple manifestation paludéenne et l'appellent *Malarial ulcer*. Aussi, dans bien des cas, aura-t-on avantage à essayer de l'action spécifique de la quinine.

L'entité ulcère phagédénique des pays chauds sera-t-elle un jour démembrée et disparaîtra-t-elle pour être rattachée en partie à la syphilis et en partie au paludisme, de même que le bouton d'Orient semble pour certains auteurs pouvoir, dans un avenir assez rapproché, être rattaché définitivement au kala-azar? Il est en tout cas logique de penser actuellement que la chose est possible.

39. DIAGNOSTIC DU PEMPHIGUS CONTAGIOSUS

On décrit sous ce nom une affection qui a été observée en Extrême-Orient et en Amérique.

Cette affection, contagieuse et inoculable, débute par de

petites taches rouges, qui se recouvrent de bulles pemphi-
goïdes à contenu d'abord clair.

La sérosité se trouble légèrement dans la suite, la bulle se
rompt et l'épiderme se répare généralement aussitôt ; cependant, il peut se produire un peu de suppuration après rupture
de la phlyctène.

L'éruption est le plus souvent généralisée chez les enfants,
qui contractent l'affection dans les écoles. Chez les adultes,
elle est plutôt cantonnée aux replis cutanés, principalement
aux aisselles et à la région crurale.

Diagnostic différentiel. — Les bulles du pemphigus contagiosus, n'étant accompagnées d'aucune réaction locale ou
générale, se différencieront facilement de lésions dues à
d'autres affections.

Les phlyctènes lépreuses sont précédées de phénomènes
généraux qui ne peuvent passer inaperçus ; elles sont accompagnées d'anesthésie.

Les phlyctènes qui précèdent l'ulcère phagédénique renferment d'habitude un liquide séro-sanguinolent ; elles font
place à un ulcère à fond grisâtre caractéristique.

Les vésicules de l'herpès labial sont plus petites que les
larges vésicules du pemphigus contagiosus.

40. DIAGNOSTIC DES CARATÉS (PINTA)

Les caratés sont des mycoses cutanées que l'on observe
dans toute l'Amérique centrale.

Ces mycoses, dues à la végétation, sur la surface de la peau,
de mycéliums chromogènes de différentes espèces, débutent
par des taches grisâtres ou érythémateuses, accompagnées de
prurit. Il y a tendance à la coalescence et à l'extension ; en
même temps, les taches se foncent et acquièrent petit à petit

et au bout d'un temps assez long, deux à trois ans, leur teinte caractéristique.

On distingue sept variétés de caratés : blanc, violet, bleu, rouge, violet noir, noir encre de Chine, et jaune. Plusieurs de ces variétés peuvent coexister chez le même individu.

La mycose peut envahir tout le corps ; elle débute ou siège de préférence autour des articulations ou dans les régions exposées au frottement ; elle peut se rencontrer sur les muqueuses.

La régression des placards chromatiques est suivie d'achromie cutanée, sauf dans la variété rouge.

La maladie évolue sans réaction générale.

On remarque de l'hyperkératose palmaire et plantaire, avec production de fissures douloureuses.

Le caraté rouge seul se rencontre chez les individus de race blanche ; les autres sont spéciaux aux races colorées.

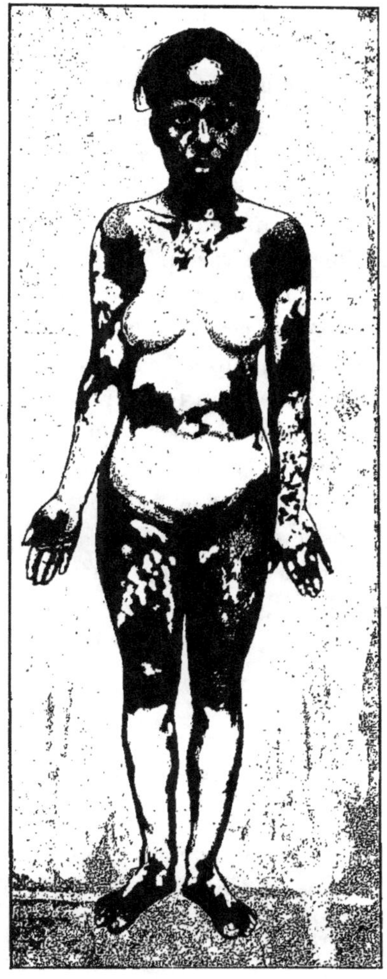

Fig. 32. — Caraté, d'après Scheube.

Diagnostic différentiel. — Les pigmentations et les dépigmentations des caratés peuvent, en l'absence de lésions chromatiques, être prises pour des lésions lépreuses ; l'absence de

troubles de sensibilité permettra, dans une région où l'affection
est endémique, de faire facilement le diagnostic. On devra
également toujours pratiquer l'examen bactériologique, qui
démontrera si l'on a affaire à une mycose ou à la lèpre.

Cet examen bactériologique rendra les plus grands services
pour le diagnostic des variétés blanches ou des achromies
régressives des caratés d'avec le vitiligo, et d'avec d'autres
achromies fréquentes dans les races colorées, et non encore
complètement déterminées. Ce diagnostic est d'autant plus
difficile que la variété blanche des caratés, comme le vitiligo,
n'est jamais prurigineuse; cependant, les taches de caratés
s'observent principalement autour des articulations et dans
les régions exposées aux chocs et aux frottements, et le siège
des lésions pourra fournir un bon signe de diagnostic.

Les plaques achromiques qui précèdent le pian sont
consécutives à des symptômes généraux qui ne peuvent
passer inaperçus et permettent de faire immédiatement le
diagnostic d'avec les caratés.

Enfin, la disposition particulière des squames d'un élément de tokelau, que l'on a très heureusement comparé à
une cocarde, distinguera les lésions des caratés de celles
du tokelau.

41. DIAGNOSTIC DU TOKELAU (TINEA IMBRICATA)

Cette affection cutanée sévit dans l'Extrême-Orient; on la
rencontre en Chine, en Indo-Chine, en Malaisie et dans les
îles du Pacifique jusqu'à Tahiti.

C'est une maladie apyrétique, une simple mycose cutanée.
Elle débute par une petite tache brunâtre, qui s'étend et se
couvre de squames; les squames sont implantées par la base
à la périphérie, la partie libre tournée vers le centre du
cercle qu'elles forment.

La base est bordée d'un liséré rouge ou sanguinolent; le

cercle s'élargit et il se forme en son centre une nouvelle
tache, puis un nouveau cercle.

A la suite du deuxième cercle, on en voit naître un troi-

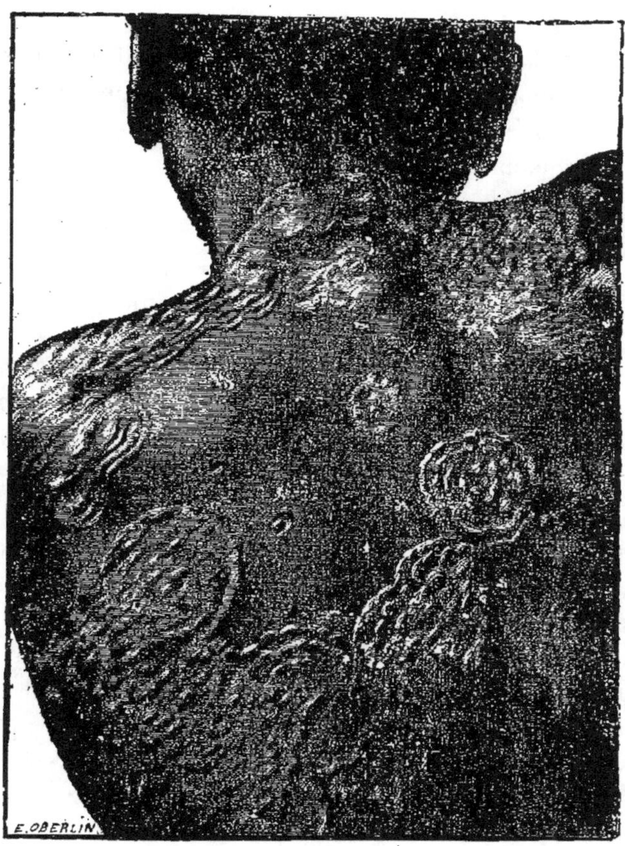

Fig. 33. — Tokelau, d'après Bonnafy.

sième, et ainsi de suite : c'est ce qu'on appelle un *système de
tokelau.* Dans ces systèmes, les écailles sont disposées à la
manière des tuiles d'un toit, d'où le nom de *tinea imbricata*
(teigne imbriquée) que Manson a donné à l'affection.

Les cercles peuvent s'entrecouper et donner lieu à des dessins variés. La surface sous-jacente est dépigmentée.

Le tokelau peut envahir tout le corps ; il y a hyperkératose palmaire et plantaire, et les ongles sont infiltrés, squameux et soulevés par des couches mycéliennes sous-jacentes. Les lésions du tokelau sont accompagnées d'un prurit très intense. Lorsque les squames tombent, elles laissent à leur place des plaques achromiques ou hyperchromiques.

Dans les squames, on retrouve un mycélium aspergillaire (*Aspergillus lepidophyton* Tribondeau).

L'affection ne semble pas guérir naturellement. L'acide chrysophanique semble donner de très bons résultats, et Jeanselme a conseillé son emploi sous forme de traumaticine.

Diagnostic différentiel. — Le tokelau peut être difficilement confondu avec d'autres dermatoses, par suite des caractères bien tranchés qu'il présente. L'ichtyose, qui pourrait lui ressembler, est une affection congénitale et non contagieuse. L'herpès circiné ne présente pas de squames aussi développées, ni d'anneaux concentriques aussi nombreux et aussi réguliers. Les squames des caratés n'ont pas non plus les mêmes dispositions régulières.

Et, dans tous les cas, l'examen bactériologique des squames et la mise en évidence du mycélium cloisonné à éléments cuboïdes, et surtout des fructifications aspergillaires, telles que les ont vues Tribondeau, Jeanselme et Wehmer (Voy. *Signes tirés de l'examen de la peau*), permettront de faire le diagnostic.

42. DIAGNOSTIC DU CRAW-CRAW

On désigne sous ce nom, à la côte occidentale d'Afrique, toutes les dermatites qui sévissent sur les indigènes et qui ont pour principal caractère un prurit intense.

Cependant, O'Neil a décrit une forme de dermatite caractérisée par une éruption papuleuse, suivie de l'apparition de vésicules, puis de pustules. Dans le liquide de ces pustules, il aurait retrouvé une filaire ressemblant à la *Filaria nocturna*, et qu'il considère comme l'agent de la maladie appelée *craw-craw*. Ainsi que l'ont fait remarquer quelques auteurs, les filaires du sang sont communes dans ces régions, et il est possible que O'Neil ait introduit par mégarde quelques-unes de ces filaires en faisant saigner les pustules sur lesquelles il recueillait le liquide qu'il a examiné. Le *craw-craw* ne semble pas constituer actuellement une entité morbide bien établie.

43. DIAGNOSTIC DU PIED DE MADURA (MYCÉTOME)

Le pied de Madura est une affection caractérisée par l'envahissement du pied, plus rarement d'une autre partie du corps (jambes), par un parasite végétal appelé *Streptothrix*. Ce parasite détruit tous les tissus du pied, qui sont remplacés par un tissu fongoïde, et donne lieu à un gonflement et à une déformation caractéristiques.

L'affection siège presque toujours au pied, le plus souvent au pied droit. Elle débute par une petite tumeur intradermique, de la grosseur d'une noisette. Cette tumeur s'abcède et donne issue à un pus mélangé d'un liquide huileux dans lequel nagent des granulations jaunes, rouges ou noires ; de nouveaux abcès se forment tout autour et dans la profondeur. Il s'établit ainsi des sinus communiquant entre eux par des trajets fistuleux, qui laissent suinter un liquide sirupeux mélangé de granulations et qui sont souvent bourrés eux-mêmes de ces granulations.

Le tissu cellulaire sous-cutané, les muscles, le tissu osseux sont envahis ; les os sont ramollis. Le pied est tuméfié, énorme ; il semble doublé par une énorme semelle sur la face plantaire qui, de concave, devient convexe.

L'ablation de la tumeur arrête quelquefois pour quelque
temps la marche de la maladie ; mais, à moins d'amputation,
il est rare que l'intervention chirurgicale soit suffisamment

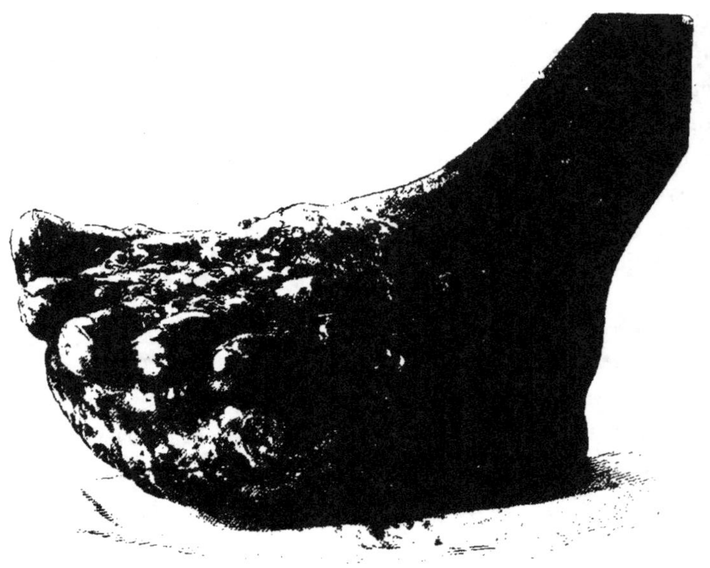

Fig. 34. — Pied de Madura, d'après Jeanselme (cliché Fontoynont).

radicale, au moment où le médecin est consulté, pour qu'elle
ne se reproduise pas.

Diagnostic différentiel. — Le diagnostic du pied de Madura
ne présente pas de grandes difficultés ; il sera facilement établi
par la constatation des trajets fistuleux, constituant de véritables tunnels bourrés de grains jaunes, noirs ou rouges. En
effet, ni dans l'éléphantiasis des Arabes, ni dans les lésions
lépreuses des extrémités inférieures qui ont été désignées sous
le nom d'*éléphantiasis des Grecs*, on ne rencontre de lésions
ayant ces caractères. Les tumeurs blanches, la tuberculose
des articulations donnent lieu à un gonflement et à une déformation considérable accompagnée d'écoulement de pus et de

formation de trajets fistuleux. Le pus de ces fistules sera aisément différencié du pus des fistules du pied de Madura par l'examen bactériologique.

Enfin, l'actinomycose, qui est occasionnée par un Streptothrix très voisin du *Streptothrix Maduræ*, rétrocède

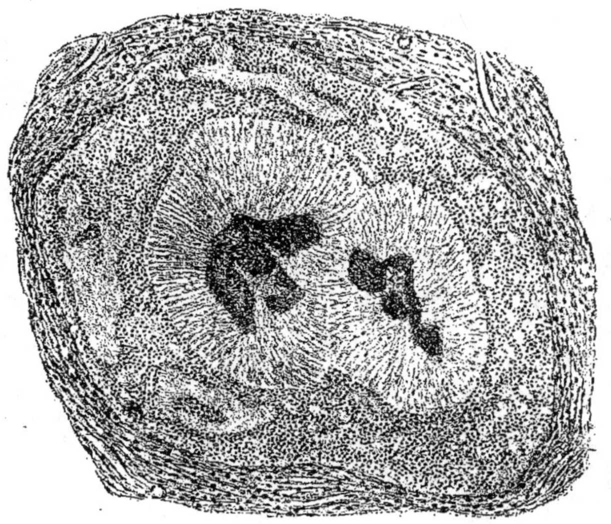

Fig. 35. — Coupe d'un grain jaune dans le pied de Madura
(d'après Scheube).

sous l'influence de l'iodure de potassium, qui est sans influence sur l'évolution des parasites des mycétomes ; d'autre part, les tumeurs actinomycosiques se rencontrent presque toujours à la face.

Diagnostic bactériologique du pied de Madura.

D'après la couleur des grains que l'on rencontre dans le pus ou dans les trajets fistuleux, on distingue trois sortes de mycétomes :

1° *La variété à grains jaunes*. — Dans cette variété, les grains ne dépassent pas la grosseur de la tête d'une épingle; ils sont d'une couleur jaune clair.

Lorsqu'on les examine au microscope, on les trouve composés en leur centre d'un fin réseau feutré. A la périphérie, les filaments mycéliens ne sont pas renflés en massue et ils prennent une disposition radiée.

Le parasite, étudié par Vincent, se développe sur les infusions végétales et la pomme de terre (Voy. le tableau, p. 174).

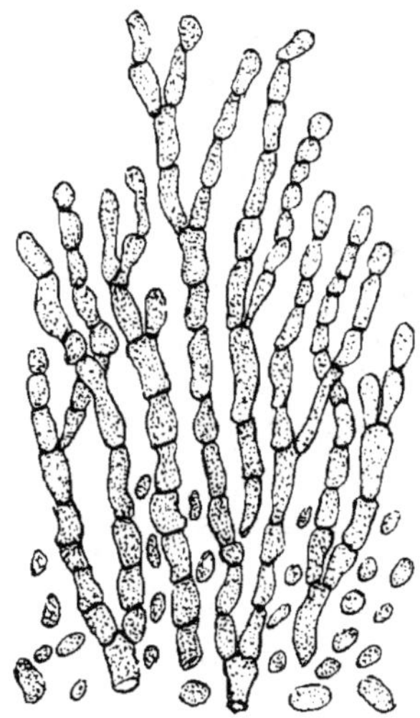

Fig. 36. — *Streptothrix mycetomi* (d'après Laveran).

2° *Variété à grains noirs*. — Dans la variété à grains noirs, les grains ont été comparés à des grains de poudre de chasse, mais ils sont souvent très gros et beaucoup plus semblables à des grains de poudre de mine; on les rencontre en grand nombre dans les trajets fistuleux et dans les tissus.

Ils sont composés d'un mycélium cloisonné, ramifié, beaucoup plus large que dans la variété précédente, et il est évident que l'on a affaire à une espèce mycélienne différente.

Le parasite a été dénommé *Streptothrix mycetomi* (Laveran, 1902).

Jusqu'à présent la culture n'en a pas été obtenue d'une façon certaine.

3° *Variété à grains rouges*. — La variété à grains rouges n'a pas encore été étudiée au point de vue parasitaire.

Pour mettre en évidence le mycélium dans les granulations jaunes ou noires, il faut en faire des coupes après inclusion.

On peut aussi obtenir des préparations, beaucoup moins bonnes, en écrasant les grains entre deux lames. Pour la coloration, le meilleur procédé est le suivant :

1° Colorer la coupe ou le frottis préalablement fixé à l'alcool absolu ; trente minutes à une heure dans la solution d'hématéine (Voy. p. 195) ;

2° Décolorer à l'alcool chlorhydrique (ajouter une douzaine de gouttes d'acide chlorhydrique dans 30 grammes d'alcool).

Suivre la décoloration sous le microscope avec un objectif à sec ;

3° Lorsque le fond est décoloré et que le mycélium seul reste coloré en violet, plonger la préparation dans l'alcool ammoniacal (une douzaine de gouttes d'ammoniaque dans 30 grammes d'alcool) ;

4° Laver et colorer le fond avec une solution d'éosine à 1/1000 ;

5° Laver ;

6° Déshydrater à l'alcool, passer au xylol et monter dans le baume s'il y a lieu.

Nous donnons ci-après un tableau résumant les principales propriétés biologiques du *Streptothrix Maduræ*.

MORPHOLOGIE ET COLORATION.	GÉLATINE À 22°.	GÉLOSE GLYCÉRINÉE À 37°.	INFUSION VÉGÉTALE. — MILIEU DE CHOIX, 37°.	BOUILLON À 37°.	POMME DE TERRE À 37°.	INOCULATIONS.
Longs filaments mycéliens ramifiés et rayonnés de 1 à 1,5 μ de large, ne se renflant pas en massue à leur extrémité libre. Leurs amas forment les grains de 1 à 2 μ qu'on observe dans le pus. Dans les cultures, ces filaments sont notablement plus minces. Ils se colorent aisément par les couleurs basiques et *ne se décolorent pas par le Gram*. Aérobies.	Pousse très maigrement *sans liquéfier*.	Colonies saillantes blanches devenant roses et même carminées à la longue. Elles se plissent en vieillissant.	Dans une infusion de foin ou de paille additionnée d'une trace d'acide citrique ou tartrique, apparaissent au bout de quelques jours de petits flocons plus ou moins sphériques qui se déposent au fond du vase où ils prennent, après vingt ou trente jours, la grosseur d'un pois. Le milieu ne se trouble pas, mais d'acide devient alcalin.	Aspect identique au précédent, mais les cultures sont très chétives. Il pousse mieux dans le lait qu'il *ne coagule pas*.	Végétations irrégulières et mamelonnées, devenant roses à la longue et se recouvrant parfois d'une efflorescence blanchâtre.	Les animaux sont restés jusqu'ici *réfractaires* aux inoculations.

Scheube a indiqué dans le tableau suivant les éléments du diagnostic bactériologique différentiel entre l'*Actinomyces bovis* (*Discomyces bovis*) et le *Streptothrix Maduræ* (*Discomyces Maduræ*).

CULTURES.	DISCOMYCES MADURÆ.	DISCOMYCES BOVIS.
Bouillon...........	Pousse peu abondamment.	Pousse abondamment.
Bouillon de foin stérilisé ou de paille...	Milieu de choix. Culture rapide et abondante.	Ne pousse pas.
Gélatine...........	Développement très faible. Ne liquéfie pas.	Liquéfie.
Gélatine au foin.....	Pousse vite. Culture rose ou rosée à la surface.	Faible développement. Culture blanche.
Gélatine glycérinée..	Colonies blanches, puis roses ou rouges, ombiliquées.	Colonies blanches, puis grises.
Carotte, chou, rave..	Pousse.	Ne pousse pas.
Œuf...............	Ne pousse pas.	Pousse.
Cultures dans le vide.	Ne pousse pas.	Pousse.
Inoculations aux animaux...........	Néant.	Inoculable aux lapins, aux cochons d'Inde et aux veaux (1).

44. DIAGNOSTIC DU GOUNDOU (ANAKRE)

Cette maladie, que l'on rencontre sur la côte occidentale d'Afrique, se manifeste dès les premières années de l'enfance, par des excroissances osseuses qui se développent d'une façon symétrique sur les os propres du nez et sur le maxillaire supérieur. Rarement, on en observe une seule d'un seul côté.

Ces excroissances grossissent peu à peu; elles peuvent atteindre le volume d'un œuf de poule chez l'adulte, celui

(1) Ces résultats expérimentaux d'Israël et Ponfick n'ont pu être reproduits.

d'un œuf d'autruche chez le vieillard, d'après Maclaud. Lorsqu'elles atteignent ces dimensions, elles arrivent à masquer complètement les orbites ; il peut même se produire une atrophie complète du globe oculaire par compression. La peau reste mobile sur ces tumeurs, qui sont de nature purement osseuse. Quelquefois les excroissances viennent obstruer le canal nasal.

Le début de la maladie est souvent caractérisé par des

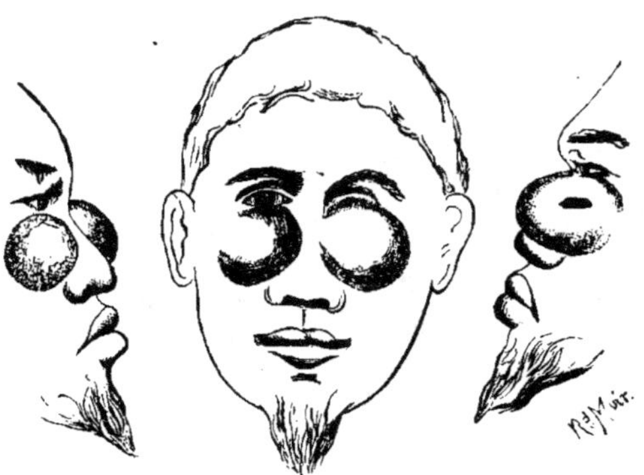

Fig. 37. — Goundou. d'après Maclaud.

épistaxis ou des sécrétions nasales muco-purulentes, quelquefois mélangées de sang. Souvent aussi on remarque à cette même période des céphalalgies intenses, qui disparaissent au bout de six mois ou d'un an (1).

Le diagnostic de cette curieuse affection si caractéristique ne présente aucune difficulté.

---

(1) Le goundou présente des analogies avec une maladie commune chez les animaux, dans les régions tempérées comme sous les tropiques, et dans laquelle on observe les mêmes lésions osseuses localisées aux os propres du nez. Cette affection, que l'on appelle *maladie du renflement* ou *cachexie osseuse* chez le porc, *ostéoporose* ou *ostéomalacie* chez le cheval, et que nous avons pu fréquemment observer sur les chevaux à Madagascar, vient d'être reconnue contagieuse par M. Moussu, professeur à l'École vétérinaire d'Alfort.

II. — EMPOISONNEMENTS

I. DIAGNOSTIC DU LATHYRISME

Le lathyrisme est un empoisonnement alimentaire causé par l'ingestion des graines de différentes variétés de *Lathyrus* : *Lathyrus cicera* ou *Lathyrus sativus* (gesse ou jarosse ; en kabyle, *djelber*). En ce qui concerne les pays haudsc, c'est surtout en Kabylie qu'on l'a observé, sous forme épidémique.

L'affection est caractérisée, au point de vue clinique, par un tabes spasmodique chez l'homme et par du cornage paralytique chez les animaux. Elle débute par de la gêne de la marche, de la trémulation des jambes, par des troubles de la sensibilité (hyperesthésie, puis anesthésie), des fourmillements, des irradiations douloureuses dans les membres ou par des douleurs en ceinture.

A la période d'état, le lathyrisme donne au malade une démarche caractéristique ; les jambes raides et tendues, en extension forcée, se meuvent tout d'une pièce autour de la hanche. Il y a des contractures, les amyotrophies sont rares et tardives et les réflexes sont exagérés. Les membres supérieurs restent indemnes.

Le diagnostic du lathyrisme est facilité par les circonstances dans lesquelles il se produit et par sa distribution géographique limitée. C'est surtout avec le béribéri sec, qui, comme on le sait, donne lieu à des troubles du système nerveux périphérique, qu'on pourrait le confondre. On se basera sur les caractères différentiels suivants :

Dans le béribéri, la paraplégie est flasque, il y a paralysie des extenseurs, diminution ou abolition des réflexes, et en particulier du réflexe patellaire. On n'y observe pas de contractures.

Dans le lathyrisme, les réflexes sont exagérés ; la démarche est spasmodique ; il existe une trémulation musculaire, survenant à l'occasion des mouvements volontaires, ou que l'on peut provoquer en frappant les muscles avec la main. Il n'y a ni œdèmes, ni troubles cardiaques, symptômes qui ne font presque jamais défaut, même dans la forme sèche du béribéri.

La paralysie spinale syphilitique présente un tableau clinique qui est presque calqué sur celui du lathyrisme ; elle en sera différenciée par le caractère d'épidémicité de cette dernière affection et aussi par la constatation d'antécédents syphilitiques chez les malades.

La pellagre, au début seulement, pourrait être confondue avec le lathyrisme (Voy. p. 181).

2. DIAGNOSTIC DE L'EMPOISONNEMENT PAR LA FARINE DE MANIOC

La racine du manioc, plante de la famille des Euphorbiacées, donne une fécule très blanche, qui joue un rôle considérable dans l'alimentation des noirs de l'Afrique et de l'Amérique du Sud. Au temps de l'esclavage, la farine de manioc servait presque exclusivement à la nourriture des esclaves. Cette fécule est inoffensive : il n'en est pas de même de la racine râpée et consommée avec une certaine partie du suc de la racine. Ce suc est vénéneux et doit sa toxicité à l'acide cyanhydrique. Au xviiie siècle, ces propriétés du suc de manioc ont été démontrées par Fermin, qui fit avaler à un empoisonneur indigène 35 gouttes des premières parties de la distillation de 50 livres de jus de manioc. La mort survint au bout de six minutes, après des évacuations répétées et des convulsions. Il est arrivé souvent, en exploration, d'observer de ces accidents chez les porteurs affamés, mangeant de la racine de manioc râpée, après une cuisson insuffisante. Une céphalalgie intense gravative est le premier symptôme. Tout peut se borner là. Lorsque la terminaison est fatale, il y a

salivation, nausées, sensation de défaillance, respiration difficile, refroidissement des extrémités, puis coma suivi de
mort. Il peut y avoir des convulsions.

Le diagnostic se fera facilement par les commémoratifs.

3. DIAGNOSTIC DE L'ATRIPLICISME

Les feuilles d'arroche, consommées en Chine à l'état cru,
déterminent, d'après Matignon, chez ceux qui en font usage,
un œdème intense, débutant par les mains et les avant-bras,
siégeant aussi à la face, en particulier aux paupières. Cet
œdème s'accompagne d'ecchymoses et de phlyctènes, d'abcès
et d'ulcérations, plus rarement de gangrène des phalanges.
Il y a en même temps des troubles de la motilité et de la sensibilité, en particulier de l'anesthésie des extrémités du pouce
et de l'index et des douleurs très vives.

Le diagnostic se fera aisément par les commémoratifs. On
pourrait confondre l'atriplicisme avec la maladie de Raynaud
et l'érythromélalgie.

Dans la maladie de Raynaud, comme dans l'atriplicisme,
les douleurs ne sont pas exacerbées par l'exposition au soleil,
ainsi qu'on l'observe dans la pellagre ; c'est au contraire
le froid qui les fait reparaître ; mais dans la gangrène
symétrique des extrémités il y a asphyxie locale, les
troubles de la sensibilité sont plus marqués que dans l'atriplicisme et les orteils sont seuls affectés.

Dans l'érythromélalgie, les doigts et la main sont d'un
rouge vif ; cette rougeur ne dépasse pas le poignet ; les
autres troubles trophiques que l'on observe dans l'atriplicisme font défaut.

4. DIAGNOSTIC DE LA PELLAGRE

La pellagre n'est pas seulement endémique en Europe. On
l'observe, quoi qu'on en ait dit, en Asie, en Afrique et en

Amérique : en Égypte, à Alger, sur les bords de la mer Noire et au Mexique, partout où l'on consomme en plus ou moins grande quantité du maïs. On peut donc l'observer dans les régions intertropicales, où son diagnostic pourra se poser.

Elle débute ordinairement au printemps, par un érythème prurigineux, donnant une sensation de brûlure du dos des mains ou des pieds au niveau des parties exposées au soleil et suivi d'une desquamation qui dure tout l'été. Surviennent ensuite des troubles gastro-intestinaux, perte de l'appétit, ou dégoût des aliments, soif insatiable. La diarrhée est fréquente ; elle est parfois sanguinolente. Les troubles de l'appareil digestif sont accompagnés de désordres nerveux, céphalalyse, vertiges, bourdonnements d'oreille.

Après trois ou quatre mois commence le second stade, caractérisé par des symptômes cérébro-spinaux graves. Le tableau clinique est celui de la paralysie spasmodique : exagération des réflexes, contractures, clonus du pied. Les paresthésies et les névralgies ne sont pas rares. La vue est fréquemment touchée (amblyopie, héméralopie, diplopie, mouches volantes, photophobie). Le goût est perverti : tout ce que le malade goûte lui paraît salé.

Mais ce sont surtout des troubles psychiques que l'on observe le plus régulièrement, à la fin de la maladie confirmée. La mélancolie, la manie, la folie circulaire s'entremêlent et constituent le tableau symptomatique de la folie pellagreuse.

Assez souvent la pellagre revêt une forme spéciale, particulière, pyrétique, qui est le typhus pellagreux. Les facultés intellectuelles sont atteintes, il y a de l'agitation, du délire ; on observe de la rigidité des muscles et même de lantr coacture, les mouvements volontaires sont accompagnés de trelembments ; la parole est scandée, tremblante ; les réflexes sont exagérés ; la fièvre oscille entre 38°,5 et 40". Le typhus pellagreux dure une à deux semaines et se termine le plus souvent par la mort. Il y a dans ces cas un amaigrissement très rapide, production d'escarres, et de l'incontinence des réservoirs.

Cette forme de pellagre, qui ressemble au typhus ou plutôt à la fièvre typhoïde, a été confondue avec ces maladies infectieuses. On l'en différenciera par la marche atypique de la température, et la diminution de volume de la rate.

En dehors du typhus pellagreux, la pellagre peut être confondue avec l'ergotisme convulsif, qui est quelquefois accompagné d'éruptions vésiculeuses ou pustuleuses suivies de desquamation, de diarrhée, de boulimie et d'accidents nerveux allant jusqu'au délire furieux, avec convulsions généralisées.

Il y a dans l'ergotisme convulsif un *fourmillement* (maladie du fourmillement, *Kriebelkrankheit*), qui manque dans la pellagre, ou du moins y est exceptionnel.

Le lathyrisme ne saurait être confondu avec la pellagre, sauf peut-être au début des accidents du lathyrisme, mais ces accidents sont limités aux troubles du mouvement et de la sensibilité ; et on n'observe ni exanthème, ni troubles psychiques dans le lathyrisme.

Dans l'acrodynie, la rougeur, moins intense que dans la pellagre, est limitée aux extrémités; elle est accompagnée d'œdème et de douleurs ; l'anesthésie qu'on observe par la suite est exceptionnelle dans la pellagre.

Les commémoratifs, le fait que le maïs sert à l'alimentation, aideront considérablement à faire le diagnostic différentiel.

5. POISSONS VÉNÉNEUX A L'ÉTAT FRAIS

Dans les mers des tropiques et principalement dans les mers des Antilles, il existe un certain nombre d'espèces de poissons dont la chair, même à l'état frais, entraîne des accidents d'empoisonnement. Le diagnostic de ces empoisonnements, en présence des commémoratifs, n'offre aucune difficulté. Rappelons simplement que le tableau symptomatique rappelle de très près celui de l'intoxication par les champi-

gnons : vomissements, diarrhée, petitesse du pouls, hypo
thermie.

Aux Antilles, la fausse carangue, la sphyrène et diverses
espèces de la famille des labroïdes, les perroquets de mer,
ont une chair vénéneuse ; des accidents, quelquefois mortels,
ont été observés à la suite de l'ingestion de leur chair, même
lorsque le poisson était mangé immédiatement, au sortir de
l'eau. La putréfaction, qui est si rapide dans les climats tropicaux, ne peut donc pas être mise en cause.

La sardine dorée, qui habite également la mer des Antilles,
devient dangereuse à l'époque du frai. On croit que sa chair
est toxique d'après les parages qu'elle fréquente et suivant son
genre de nourriture. A la Martinique on la mange, tandis qu'à
la Guadeloupe et à Saint-Domingue elle est considérée comme
malsaine. Il en est de même de la sardine du Sénégal, qui peut
à certains moments donner lieu à des accidents assez graves.

En Océanie la melette (*Meletta venenosa*), peu différente
du genre de la sardine, a donné lieu à plusieurs empoisonnements à bord des stationnaires de la Nouvelle-Calédonie. Les
melettes grillées sont toxiques ; bouillies, elles sont inoffen-
sives ; les Canaques jettent l'eau qui a servi à faire bouillir le
poisson et qui est chargée d'un principe toxique.

Le *Sesticicus mambo*, qui habite également le Pacifique,
peut occasionner des accidents : vomissements, coliques,
diarrhée fétide, avec grande faiblesse des jambes, rendant la
marche et la station debout très difficiles. D'après Dormay, on
observe toujours de la rougeur de la langue.

Les phénomènes d'intoxication portent principalement sur
l'appareil digestif : sensation de chaleur de la région stomacale, vomissements, diarrhée ou constipation consécutive. Il
y a constamment de la dilatation des pupilles et parfois des
troubles de la vue. Des symptômes qui ne manquent presque
jamais sont des douleurs articulaires assez vives. La dysurie,
des désirs vénériens, la congestion utérine qu'on observe
montrent que les organes génito-urinaires sont également

touchés. Du côté de la peau, on constate, soit du prurit, soit de l'érythème suivi ou non d'exfoliation épidermique.

D'après Bouchardat, un morceau du foie de ces poissons vénéneux, porté sur les lèvres, y déterminerait une sensation d'âcreté, suivie de cuisson. Lorsque l'on fait ingérer à des animaux domestiques (1) des morceaux du foie ou de la chair de ces poissons vénéneux, ces animaux présentent les mêmes symptômes d'empoisonnement que l'homme.

6. DIAGNOSTIC DE L'EMPOISONNEMENT PAR LES SERPENTS ET LES INSECTES VENIMEUX

Le diagnostic de l'empoisonnement par piqûre de serpents ou d'insectes venimeux ne présente, en général, pas de difficultés. Il est fondé sur les commémoratifs, fournis par le malade ou par ceux qui l'amènent au médecin, ainsi que sur la constatation des traces des morsures ou des piqûres. Celles-ci sont le plus souvent visibles à l'œil nu, sous forme de petits trous, peu saignants, souvent même exsangues, entourés ou non d'une zone d'œdème et d'une auréole violacée, qui peut s'étendre à une partie plus ou moins considérable du corps.

Les parties atteintes sont le siège d'une hypothermie locale prononcée (30°), d'une sensation d'engourdissement superficiel, progressif, et d'une sensation de tension douloureuse profonde. Parfois la loupe est nécessaire pour constater que le malade a été mordu ou piqué. Les symptômes généraux bulbaires consistent en troubles respiratoires, dyspnée plus ou moins intense, en troubles thermiques et cardiaques (hypothermie, arythmie, syncopes) et en vomissements alimentaires ou bilieux. Le rein est également touché (hématurie, anurie), ainsi que le foie (ictère, diarrhée bilieuse).

(1) L'expérimentation sur les animaux, par ingestion, peut s'appliquer également aux champignons dont on soupçonne la toxicité, ainsi que nous avons pu nous en rendre compte à Madagascar.

Il est cependant des cas dans lesquels le diagnostic peut être très difficile, en l'absence de tout renseignement, ainsi que l'un de nous a eu l'occasion de le constater chez un enfant trouvé sans connaissance, quelques instants après qu'on l'avait quitté. Un examen attentif révéla l'existence de deux morsures, sans œdème local.

C'est seulement dans les cas où il y a des symptômes bulbaires, délire, coma, etc., qui empêchent le blessé de fournir des renseignements, que le diagnostic sera difficile.

Parmi les espèces de serpents les plus redoutables se rencontrent : en Extrême-Orient, le cobra copel (*Naja tripudians*) sur la côte occidentale d'Afrique, le trigonocéphale (*Bothrops*), la vipère cornia et le naja noir (*Naja Haje*). Ce dernier serpent, appelé aussi *serpent cracheur*, a la réputation de pouvoir lancer à une certaine distance une dizaine de gouttes d'un liquide auquel on a attribué des propriétés toxiques ; d'après Maclaud, le liquide ainsi projeté serait une sorte de salive inoffensive et très différente du venin très dangereux de l'animal. Le *Bothrops* se retrouve aux Antilles (Martinique); il n'y a pas de serpents à la Guadeloupe.

A côté des serpents terrestres, on rencontre, sur les côtes des régions intertropicales de l'océan Indien et du Pacifique, des serpents de mer (*Hydrophidicus*, *Pelamys bicolor*, *Hydrophis cyanocincta*, *Hydrophis chloris*, *Hydrophis nigracincta*, *Hydrophis nigra*) dont la morsure est souvent mortelle. Canta au Japon, Fayrer dans l'Inde et Forné en Calédonie ont rapporté des cas de morsures suivies d'issue fatale. Les symptômes observés sont semblables à ceux de l'envenimation ordinaire.

Des expériences sur les animaux ont prouvé la réalité du caractère venimeux de ces serpents. En Calédonie, un chien et des rats que l'on a fait mordre à la langue par des serpents de mer sont morts en cinq minutes (Kermorgant).

DEUXIÈME PARTIE

SÉMÉIOLOGIE DES MALADIES TROPICALES

CHAPITRE I

EXAMEN DU SANG

TECHNIQUE GÉNÉRALE

Examen du sang pendant la vie. — On peut recueillir le sang sur le vivant de plusieurs façons :

A. Par piqûre du doigt ;

B. Par aspiration du sang dans une veine de l'avant-bras ;

C. Par application de ventouses scarifiées.

A. *Piqûre du doigt.* — La *piqûre du doigt* est un procédé extrêmement simple, que l'on doit employer systématiquement, lorsque la pureté absolue du sang n'est pas indispensable, comme c'est le cas pour le séro-diagnostic et dans la plupart des recherches ayant pour but de déceler un parasite d'origine animale, par exemple l'hématozoaire du paludisme. Au point de vue des recherches bactériologiques et des ensemencements, ce procédé expose à un certain nombre de causes d'erreur et il doit, dans ce cas, céder le pas au procédé qui consiste à aspirer le sang dans une veine au moyen d'une seringue, car la peau est difficile à aseptiser d'une façon absolue. En effet, il peut rester dans certains cas, malgré la minutie des précautions antiseptiques, à l'orifice des glandes cutanées, des germes qui pourraient être enfoncés par la lancette jusqu'aux premiers capillaires qu'elle rencontrerait, germes qui seraient ramenés sur la goutte de sang que l'on a recueillie, et qui fausseraient ainsi les résultats de la recherche.

On se servira de préférence, comme instrument piquant, d'un vaccinostyle. La piqûre de cet instrument est moins douloureuse et plus efficace au point de vue du rendement, c'est-à-dire de l'écoulement du sang, que celle d'une aiguille. En outre, elle expose moins à un mélange de lymphe et de sang.

Pour se procurer le sang à examiner, on commence par nettoyer le doigt du malade avec un peu d'eau de savon, puis de sublimé; on l'essuie ensuite soigneusement et on le sèche parfaitement, afin de ne pas diluer le sang obtenu. On évitera de nettoyer le doigt à l'éther ou à l'alcool, ce qui, d'après certains auteurs, peut modifier le taux leucocytaire ; on évitera de même de congestionner la main en la laissant pendre un certain temps avant de piquer le doigt.

Ces précautions prises, on pique avec le vaccinostyle, de préférence d'un coup sec (afin d'éviter les mouvements des malades pusillanimes et de ne pas être obligé d'y revenir), non pas la pulpe digitale, comme l'indiquent de nombreux auteurs, mais la partie latérale de l'extrémité du doigt située contre le rebord de l'ongle. La pulpe digitale, en effet, saigne moins facilement que cette région, largement irriguée par les artères collatérales, et il arrive souvent que la piqûre de cette pulpe digitale ne permette qu'avec beaucoup de peine d'obtenir une très petite goutte de sang.

Il ne faut pas oublier que la première gouttelette de sang qui sort ne doit pas être utilisée pour la recherche des hématozoaires ou la numération des globules. On l'essuie et, par pression du doigt, on fait sourdre une deuxième goutte.

B. *Aspiration du sang d'une veine de l'avant-bras.* — Au point de vue bactériologique, ce procédé a l'avantage d'être plus sûr que le précédent, car il permet d'éviter les causes d'erreur. Il donne, en plus, des quantités de sang beaucoup plus grandes, et le sang ne contenant, en général, qu'un petit nombre de germes difficiles à mettre en évidence, cet avantage est considérable ; de plus, la prise ne se fait pas au contact de l'air et la peau fine de l'avant-bras est bien plus facile à désinfecter que la pulpe du doigt. Voici comment il faut opérer.

Le bras du malade est serré au-dessus du coude par une bande, comme dans l'opération de la saignée. Il ne faut pas trop serrer, car alors la veine que l'on veut piquer roule sous la pointe de l'aiguille et se dérobe. On peut faire contracter le poing des malades pour rendre les veines plus saillantes. La peau de la région est soigneusement désinfectée. On pique alors dans la veine avec une seringue stérilisable, préalablement bouillie (1), la pointe de l'aiguille dirigée vers l'épaule, dans le sens du courant veineux, de façon à enfiler en quelque sorte le vaisseau et à y introduire l'aiguille comme dans un manchon. Après avoir fait relâcher la bande qui serre le bras par un aide, on aspire le sang dans la seringue. Celle-ci remplie, on retire l'aiguille de la veine, on referme le point de la piqûre avec un peu de collodion et on applique par-dessus un petit tampon de coton, sur lequel on fait une légère compression pour empêcher la formation d'une petite varice.

Chez les blancs, cette façon d'opérer n'offre pas de difficultés.

(1) Afin de ne pas abîmer les seringues et leurs aiguilles et, d'une façon générale, les instruments en acier ou en nickel, on a l'habitude de les faire bouillir dans de l'eau distillée, contenant en dissolution une certaine quantité de borate de soude (0,50 à 1 p. 100). Les instruments peuvent être conservés pendant des mois dans une telle solution sans s'oxyder ni se détériorer.

Chez les noirs, il est parfois difficile de voir nettement la veine à piquer, à cause de la coloration de la peau qui, de plus, est dure à percer. Il faut, chez eux, piquer un peu plus perpendiculairement à la peau que chez les blancs, chez lesquels la piqûre doit être plus tangentielle. On préconise généralement, pour l'aspiration du sang, le choix de la veine de la saignée au pli du coude. Notre pratique personnelle nous a démontré que les veines les plus commodes, tant pour l'aspiration du sang que pour les injections intraveineuses, sont les veines de la partie antérieure de l'avant-bras, qui reposent sur des aponévroses résistantes, sont entourées d'une quantité bien moins grande de tissu cellulaire que les veines du pli du coude et sont toujours bien visibles et facilement accessibles, aussi bien chez les noirs que chez les blancs.

C. *Ventouses scarifiées*. — Les ventouses scarifiées sont un moyen commode d'obtenir des quantités assez considérables de sang, quand l'asepsie n'est pas nécessaire.

TECHNIQUE DE L'EXAMEN DES GLOBULES

Cet examen peut être fait aux quatre points de vue suivants :

1° Numération des hématies ;

2° Mensuration de la quantité d'hémoglobine contenue dans le sang ;

3° Numération des leucocytes ;

4° Recherche des parasites.

Technique de la numération des hématies. — On a l'habitude de rapporter la numération des globules rouges du sang à 1 millimètre cube. Le sang normal renferme 5 000 000 de globules par millimètre cube.

Le sang obtenu par piqûre du doigt doit être dilué pour être examiné, car le nombre des globules serait trop grand pour que ces derniers puissent être facilement comptés.

Pour obtenir une dilution convenable, on peut se servir du

mélangeur de Potain. Cet instrument, qui est contenu dans la boîte de l'hématimètre de Malassez, est composé d'une pipette capillaire, portant une ampoule d'une contenance de 100 millimètres cubes. Le tube capillaire, de son extrémité à l'ampoule, contient 1 millimètre cube; il est divisé en 1/2 et 1/4. Cette pipette est munie, à son extrémité supérieure, d'un tube de caoutchouc servant à l'aspiration.

On aspire sur la peau même du sujet la goutte de sang obtenu, jusqu'à ce qu'elle vienne affleurer à la division sous-ampullaire; on a ainsi 1 millimètre cube de sang. Pour le diluer, on aspire dans la même pipette une *solution de sulfate de soude à 5 ou 6 p. 100*, jusqu'à ce que le mélange vienne affleurer la division marquée au-dessus de l'ampoule, et l'on secoue le tube, maintenu par ses deux extrémités entre le pouce et l'index, de façon que la petite perle de verre, qui se trouve dans l'ampoule, mélange bien convenablement sang et liquide de dilution. On a ainsi une dilution sanguine à 1 p. 100; en ne prenant que 1/2 millimètre cube de sang, on aurait de même une dilution à 1/200, etc.

Une goutte de cette dilution est alors portée sur la lame graduée de l'hématimètre de Malassez.

Cet instrument se compose d'une lame de métal nickelé, percée en son centre d'une fenêtre ronde, fermée par une petite lame de cristal. Cette lame de cristal, qui est établie exactement au niveau de la lame métallique, est entourée d'une petite rigole circulaire et porte à sa face supérieure des divisions quadrillées, limitant des espaces de 1/4 de millimètre de long sur 1/5 de millimètre de large, ce qui leur donne 1/20 de millimètre carré.

Sur la lame métallique, trois petites vis dépassent d'une quantité exactement réglée à 1/5 de millimètre; enfin un petit appareil compresseur sert à appliquer exactement sur la tête des trois vis une lamelle, qui doit être d'une certaine épaisseur pour être parfaitement plane et suffisamment résistante.

Une goutte de sang dilué est donc portée sur la lame de

cristal graduée et la lamelle, avec son compresseur, appliquée
par-dessus. On introduit entre cette dernière et la lame métallique une goutte d'eau afin d'empêcher l'évaporation; cette
goutte d'eau, arrêtée par la gouttière, n'ira pas fausser le titre
connu de la solution de sang.

Il ne reste plus qu'à porter l'appareil sous un microscope et
à compter le nombre de globules contenus dans un des carrés.
On peut, pour plus d'exactitude, en compter plusieurs et
prendre la moyenne.

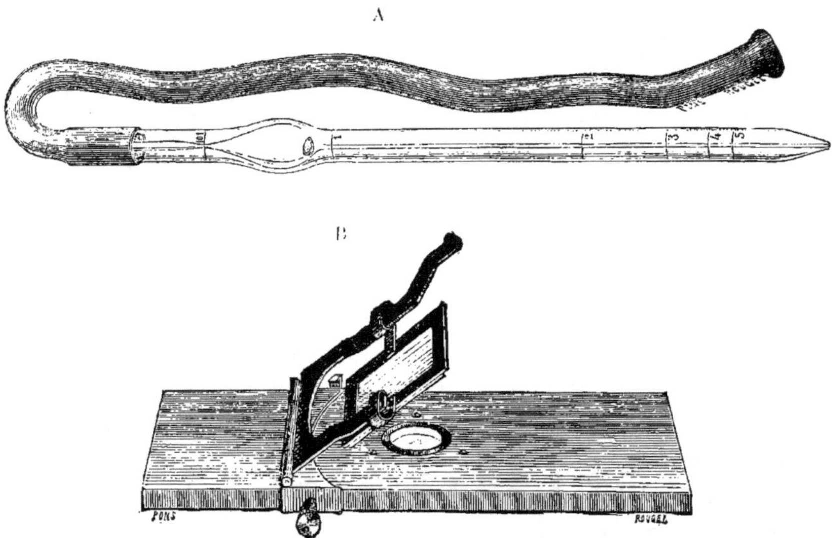

Fig. 38. — A. mélangeur de Potain ; B. hématimètre de Malassez.

Le nombre de globules est celui que contient un cube de
1/20 de millimètre de base sur 1/5 de millimètre de hauteur,
soit dans un cube de 1/100 de millimètre. Si la dilution a été
faite à 1/100, ce sera donc le nombre de globules contenus
dans 1/10 000 de millimètre cube et, pour avoir le nombre de
globules contenus dans 1 millimètre cube, il suffira de multiplier le chiffre des globules trouvés dans un carré par 10 000,
ou d'ajouter quatre zéros à sa droite.

Malassez a remplacé son hématimètre, auquel on reprochait
d'offrir des variations assez considérables, par suite de l'oxy-
dation des vis réglant l'épaisseur de la couche de sang, par une
lame d'un millimètre d'épaisseur, dans l'intérieur de laquelle
est percé un tube capillaire, parfaitement calibré, dans lequel
des longueurs données représentent des volumes déterminés.
Une graduation, inscrite sur l'instrument, indique la fraction
de millimètre cube représentée par les espaces dans lesquels
on compte les globules contenus dans la dilution préparée
comme pour l'appareil précédent. Il ne reste plus qu'à multiplier le nombre des globules trouvés par le chiffre inscrit sur
l'instrument et par le taux de la dilution.

Hémoglobinimétrie. — Le nombre des hématies a une
certaine importance dans le diagnostic; mais, à côté de ce
facteur, il en est un autre, non moins important : c'est la
qualité de ces hématies et, en particulier, leur teneur en
hémoglobine. Pour mesurer cette teneur, on se sert de l'hématoscope de Hénocque.

L'hématoscope de Hénocque est basé sur le principe suivant:
les raies d'absorption de l'hémoglobine varient de netteté avec
l'épaisseur et la concentration de la solution. L'appareil est
composé de deux lames, réunies à une extrémité et séparées à
l'extrémité opposée par un espace de 300 μ. Une goutte de
sang, introduite dans l'appareil, est regardée au moyen du
spectroscope sous différentes épaisseurs, jusqu'à ce que l'on
arrive au maximum de netteté des bandes d'absorption; la
graduation inscrite sur l'appareil et les tables qui l'accompagnent donnent, en poids, le titre de l'hémoglobine contenue dans le sang.

L'appareil de Hénocque comprend un petit spectroscope
de poche qui permet d'examiner le sang au lit du malade; sa
lame hématoscopique permet même de déterminer, plus simplement encore, le taux hémoglobinique d'un sang donné. En
effet, l'auteur a ajouté à son appareil une plaque en métal
émaillé blanc, sur laquelle est tracée en noir une échelle dont

le dernier trait, lisible par transparence lorsqu'on applique au-dessus la lame hématoscopique, donne la quantité pour 100 d'hémoglobine contenue dans 1 millimètre cube du sang examiné (diaphanométrie).

L'hématoscope de Hénocque est l'appareil le plus simple, surtout s'il est employé avec l'échelle diaphanométrique, et nous ne saurions trop en recommander l'emploi en séméiologie.

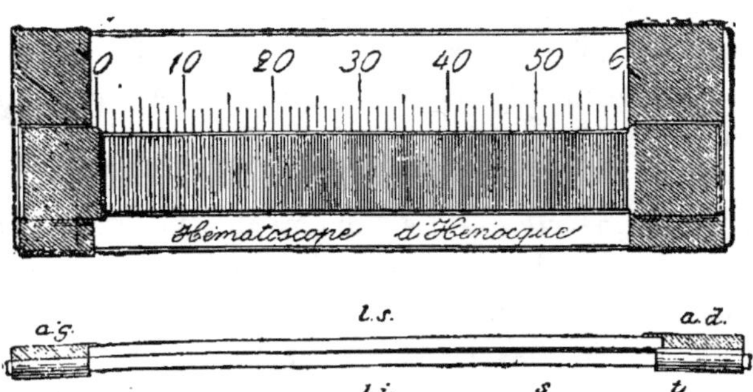

Fig. 39. — Hématoscope d'Hénocque.

D'après Hénocque, le taux normal de l'hémoglobine contenue dans le sang étant de 13 à 14 p. 100, les différentes anémies sont représentées par les taux suivants :

De 11,5 à 11 p. 100......... Début d'anémie.
De 10,5 à 9 — .... Anémie confirmée.
De 8,5 à 7 — .... — intense.
De 6,5 à 4,5 — .... — grave.
De 4 à 3 — .... — extrème ou cachectique.

Leucocytes. — *Numération.* — *Formules leucocytaires.* — Comme dans les maladies de nos climats, la numération des leucocytes et les formules leucocytaires peuvent fournir dans certaines maladies tropicales des éléments importants de diagnostic.

Pour faire la numération des leucocytes dans le sang, on dilue une petite quantité de sang à 1 p. 100, par exemple, dans un liquide qui a la propriété de dissoudre les hématies, tout en colorant les noyaux des globules blancs.

Acide acétique...................... 0,50
Eau distillée........................ 100
Bleu de méthylène..... .... traces.

et l'on opère la numération dans l'un des hématimètres précédemment décrits, comme pour les hématies ; les leucocytes étant bien moins nombreux, il faudra les compter dans un nombre plus grand de carrés (50 à 100). Pour la même raison, on peut avoir intérêt à employer une dilution moins étendue, que chacun peut faire varier à sa guise et selon l'instrument dont on se sert.

Nombre normal des globules blancs chez l'adulte, par millimètre cube de sang.

D'après Engel......	6 000 à 10 000	D'après Malassez ...	3 700 à 6 000
— Samuel....	14 000	— Duféric	4 500
— Welcker ...	12 000	— Grancher...	3 000 à 6 000
— Moleschott.	12 000 à 14 000	— Sénator....	6 000 (moy.)
— Thoma et		— Reinecke...	7 300
Lyon.....	6 700 à 10 500		

On compte également qu'à l'état normal il y a un leucocyte pour 750 hématies.

Lorsque le nombre des globules blancs est au-dessous de la normale, on dit qu'il y a *leucopénie*; s'il est au-dessus, il y a au contraire *leucocytose*.

Nous rappellerons brièvement qu'il existe dans le sang normal trois espèces de leucocytes :

1° Les *lymphocytes* à noyau globuleux, non déchiqueté, se colorant fortement, ayant un protoplasma sans affinité colorante spéciale, réduit à une bande très étroite et à peine visible. Leur dimension, comparable à celle d'une hématie, est de 6,5 µ à 9 µ.

2° Les *mononucléaires* ayant le même aspect, mais beaucoup plus grands, 15 à 20 µ dans le sang, jusqu'à 30 µ dans le tissu conjonctif ; leur protoplasme, qui est beaucoup plus étendu que celui des lymphocytes, n'a pas d'affinités colorantes spéciales, quoique légèrement basophile.

3° Les *polynucléaires*, qui constituent la majorité des cellules blanches, ont un noyau découpé, anfractueux, semblant quelquefois séparé en deux ou plusieurs masses, lesquelles sont toujours en réalité reliées l'une à l'autre, par un filament de chromatine.

Leur protoplasma renferme des granulations qui ont des affinités spéciales pour différents colorants et, selon que ces granulations retiennent les couleurs acides, basiques ou neutres, on divise les polynucléaires en éosinophiles, neutrophiles, basophiles ou Mastzellen.

Les granulations acidophiles des polynucléaires éosinophiles sont beaucoup plus grosses que les granulations des neutrophiles et forment de véritables amas de gros grains autour du noyau, tandis que les granulations neutrophiles forment un semis très fin, dont la coloration donne un aspect presque uniforme au protoplasma.

A côté de ces éléments normaux du sang, on rencontre dans quelques cas des éléments anormaux ; ce sont des myélocytes, éléments de la moelle osseuse, qui dans certaines affections graves passent dans le sang (leucémie myélogène, variole grave). Ce sont de grands leucocytes de 10 à 25 μ. à noyau monolobé, volumineux, vésiculeux, non déchiqueté, se colorant plus faiblement que le noyau des leucocytes normaux et à protoplasma possédant des granulations, soit neutrophiles, soit acidophiles.

Pour distinguer les différents globules blancs, on se procure du sang par piqûre du doigt, du lobule de l'oreille ou de l'orteil chez les enfants. On applique une lame bien nettoyée, lavée soigneusement à l'alcool et passée à la flamme, sur la seconde goutte obtenue et, avec la tranche d'une carte de visite ou d'une lame rodée (1), on l'étale rapidement en

(1) Il est facile de roder soi-même une lame en usant un des petits côtés sur une pierre plate et dure avec un peu d'eau. La goutte de sang étant posée sur

couche la plus mince possible. La mince pellicule ainsi déposée doit sécher presque instantanément.

On fixe alors la préparation à l'alcool absolu, cinq à dix minutes, et on la traite, soit par le mélange éosine-bleu-Borrel de Laveran, soit par la méthode de Nocard, soit par l'éosine et l'hématéine.

Les deux premières méthodes sont plus spéciales à la recherche des parasites ; nous ne décrirons ici que la coloration à l'hématéine-éosine.

Après fixation à l'alcool absolu, on fait agir cinq à dix minutes l'hématéine ainsi préparée :

Solution A. { Hématéine............ 1 gramme.
{ Alcool à 95°............ 100 grammes.

Solution B. { Alun................. 50 grammes.
{ Eau distillée bouillante. 1000 —

Faire dissoudre.

Mêlez les deux solutions à chaud en versant très lentement la solution alcoolique dans la solution d'alun, laissez reposer, filtrez.

Cette solution doit être préparée quelques jours à l'avance, car elle demande à être un peu vieillie.

Après avoir fait agir l'hématéine, vingt à trente minutes, on lave et on fait agir une solution d'éosine à 1 p. 100 pendant cinq minutes environ.

Par les procédés ci-dessus, on obtient une différenciation des granulations basophiles et éosinophiles, mais les granulations neutrophiles, ne trouvant pas, dans ce mélange, de colorant neutre, se colorent à l'éosine, ce qui a fait dire à quelques auteurs (Kantack, Hardy, Dominici) qu'il n'existait pas de granulations neutrophiles et à Marino que les polynucléaires

la lame, on met l'extrémité rodée de la seconde lame en contact avec la gouttelette de sang, de façon que celle-ci s'étale sur toute la largeur de la lame, et l'on passe une seule fois d'un mouvement régulier la seconde lame d'un bout à l'autre de la première. Une bonne préparation de sang demande une main exercée.

se divisaient simplement en polynucléaires à grosses granulations et en polynucléaires à petites granulations.

Pour obtenir la coloration neutre des granulations neutrophiles, il faut employer le mélange triacide d'Ehrlich. On commence par fixer le sang par la chaleur à 120°-130°, pendant dix à douze heures (pratiquement, une heure est suffisante), puis on fait agir pendant dix minutes le triacide d'Ehrlich formé par le mélange des deux solutions suivantes :

Solution saturée d'orange G (1)......	13 cent. cubes.
— — de fuchsine acide...	6 —
Eau distillée.....................	15 —
Alcool.........................	15 —
Solution saturée de vert de méthyle.	12 cent. cubes.
Alcool.........................	10 —
Glycérine.....................	10 —

et on lave à l'eau courante.

Par cette méthode de coloration, les éosinophiles présentent des granulations nettement rouges, les neutrophiles ont un protoplasma violacé et les basophiles un protoplasma gris bleu.

Nous savons compter les globules blancs dans une quantité de sang déterminée, nous savons les colorer pour les reconnaître et les différencier les uns des autres. Connaissant le nombre total des leucocytes, il nous sera facile d'en déduire le nombre de chaque espèce en les notant sur des préparations séchées et colorées. Cette numération par espèces doit être faite sur un nombre d'au moins 400 à 500 leucocytes, afin d'éviter les causes d'erreur. Pour les éosinophiles, il faudra compter encore un plus grand nombre de globules; leur quantité étant très faible relativement aux autres espèces (2 à 3 p. 100), les causes d'erreur sont beaucoup augmentées.

On comptera les leucocytes par champ microscopique et,

____

(1) Il est préférable d'employer la solution toute faite qu'on trouve dans le commerce.

pour cela, on pourra employer une platine à chariot à deux mouvements perpendiculaires et portant des graduations, du modèle Stiassnie ou Leitz ; on pourra également se servir des platines mobiles ordinaires, ou même d'un micromètre oculaire qui permettra de mouvoir la préparation à la main, tout en repérant ses différents points, quand on la déplacera, afin de ne pas risquer de compter deux fois les mêmes globules blancs.

On emploiera enfin avec avantage la méthode des pellicules épaisses, dans lesquelles on dissoudra les hématies et qui renfermeront un nombre plus grand de leucocytes à compter dans un seul champ.

La technique de ces préparations est la suivante :

Étalez le sang sur une lame en couche épaisse, avec une aiguille ; laissez sécher, puis traitez par le mélange suivant :

Formol...................................... 2
Eau distillée............................... 100
Acide acétique............................. 0,50

(Reinhold Ruge.)

laver et colorer directement à l'hématéine-éosine ou bien laver, sécher et fixer à 120°, pour traiter par le triacide d'Ehrlich.

Le tableau suivant indique la proportion des divers leucocytes dans le sang de l'homme à l'état normal.

Pourcentage des divers leucocytes dans le sang de l'homme à l'état normal.

Lymphocytes........................ 20 p. 100.
Mononucléaires..................... 10 à 12   —
Polynucléaires éosinophiles .... 1 à 3   —
    —   basophiles .... 0,5 —
    —.   neutrophiles 65

TECHNIQUE DE LA RECHERCHE DES PARASITES

Les parasites du sang peuvent être d'origine animale : protozoaires, helminthes ; ou végétale : microbes.

A. *Parasites animaux*. — Les parasites que nous aurons à rechercher dans le sang appartiennent d'une façon générale à deux classes : aux helminthes (filaires) ou aux protozoaires. On peut les rechercher dans le sang frais, examiné entre lame et lamelle. pour se rendre compte du mouvement des filaires ou des trypanosomes. des mouvements amiboïdes des hématozoaires intraglobulaires, ou des mouvements des flagelles des formes libres de ces hématozoaires. Ce procédé est la méthode de choix, lorsqu'on veut constater rapidement la présence des filaires. des trypanosomes ou des corps à flagelles; les mouvements que les parasites impriment aux globules sanguins les décèlent immédiatement.

***Préparations colorées*.** — Nous avons vu plus haut de quelle façon on doit recueillir le sang chez les malades pour faire des préparations en pellicules minces ou épaisses ; on opérera de même pour la recherche des parasites, en faisant attention à ce fait, que quelques filaires peuvent ne se rencontrer dans la circulation périphérique que pendant la nuit ou pendant le sommeil du malade.

Les parasites peuvent aussi ne pas se rencontrer dans le sang périphérique et on peut être amené à aller les rechercher dans le sang de la rate (Voy. *Ponction de la rate*). Ils peuvent également se trouver en si petit nombre, qu'on ne les retrouve pas, même sur les préparations épaisses. On doit alors recueillir une certaine quantité de sang soit par saignée, soit par aspiration dans une veine, au moyen d'une seringue. Ce sang est mélangé par moitié à une solution de citrate de soude :

Citrate de soude....................	5 grammes.
Chlorure de sodium.................	3 —
Eau distillée.......................	500 —

afin d'empêcher la coagulation. et centrifugé avec le petit appareil à main de Krause (1) ; les globules rouges sains, qui

____

(1) Cet appareil commode et peu encombrant doit exister dans tous les laboratoires coloniaux et même dans toutes les cliniques.

sont les plus lourds, vont au fond ; les globules parasités, un peu plus légers, peuvent se retrouver à la partie supérieure du culot dans la couche blanchâtre leucocytaire, de même que les parasites libres.

Pour ces derniers, le sérum surnageant peut être décanté et centrifugé une deuxième fois ; on retrouvera alors les parasites libres mélangés à des leucocytes dans le culot.

Le Dantec a proposé de mélanger le sang, à parties égales, avec une solution d'acide acétique à 0,50 p. 100, de façon à dissoudre les hématies, de centrifuger, de décanter, de laver le culot à l'eau physiologique et de centrifuger de nouveau. Ce procédé, qui semble recommandable, permettrait de reconnaître la présence d'un très petit nombre de parasites intraglobulaires dans le sang.

Quelque procédé que l'on emploie, les préparations destinées à être colorées doivent être fixées dans l'alcool absolu environ dix minutes et plus longtemps, jusqu'à une heure, si elles proviennent d'un endroit éloigné et ont été faites depuis longtemps.

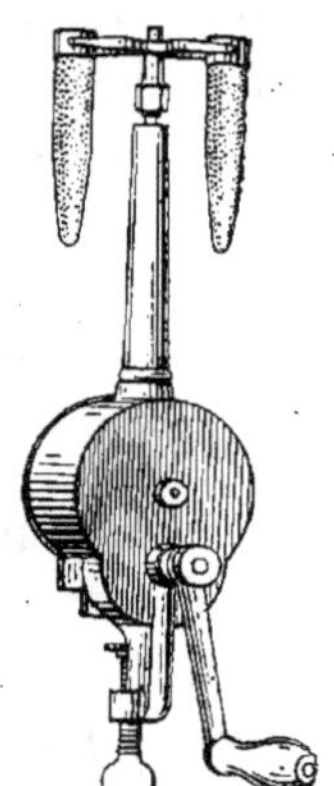

Fig. 40. — Centrifugeur de Krause.

On devra, pour les lames de sang et surtout pour les parasites non microbiens, rejeter l'emploi de l'alcool-éther ; ce fixateur, autrefois très recommandé, a l'inconvénient de dissoudre souvent un peu d'hémoglobine et de laquer les préparations, qui se colorent mal.

Les procédés de coloration varient avec les expérimentateurs ; le meilleur est celui dont on a le plus l'habitude.

En ce qui concerne les filaires, les préparations de sang doivent être un peu épaisses. On peut les colorer avec les colorants que l'on emploie pour les protozoaires, mais il vaut mieux se servir de l'hématéine et de l'éosine, comme il a été indiqué précédemment à propos des leucocytes.

En ce qui concerne les protozoaires et pour les préparations extemporanées rapides, la thionine phéniquée est très commode.

Solution saturée de thionine de Merck (1)
    dans l'alcool à 50°.................... 20 cent. cubes.
Eau phéniquée à 2 p. 100.............. 100   —

Ce colorant doit être préparé au moins quinze jours à l'avance; fraîchement préparé, il donnerait de mauvais résultats.

Parmi les nombreuses méthodes de coloration existantes nous recommandons les suivantes dont l'usage est le plus courant. Chacun pourra se tirer d'affaire avec l'une d'elles et fixer son choix, d'après les colorants qu'il aura à sa disposition ou ses préférences personnelles.

MÉLANGE ÉOSINE-BLEU BORREL (LAVERAN).

1° *Bleu de méthylène à l'oxyde d'argent (Borrel).*

Dans une fiole de 150 centimètres cubes environ, on met quelques cristaux d'azotate d'argent, 3 à 5 grammes, et 50 à 60 centimètres cubes d'eau distillée.

Quand les cristaux sont dissous, on remplit la fiole avec une solution de soude caustique *non effleurie* à 10 p. 100 et on agite; il se forme un précipité noir d'oxyde d'argent, qui est lavé à plusieurs reprises à l'eau distillée, de manière à enlever l'azotate de soude et l'excès de soude.

On verse alors sur l'oxyde d'argent une solution saturée aqueuse de bleu de méthylène médicinal de Höchst (solution à 1,50 p. 100 environ), on laisse en contact quinze jours au moins, en agitant à plusieurs reprises (2).

2° *Solution d'éosine aqueuse de Höchst à 1 p. 1000.*

Mélanger au moment de s'en servir :

(1) Chaque fois qu'il est donné une marque de colorants, c'est que cette marque est indispensable pour obtenir un bon résultat. Certaines colorations sont impossibles avec des colorants d'une marque quelconque.
(2) Le bleu Borrel gagne en vieillissant : il faut quelquefois attendre jusqu'à un mois avant de pouvoir s'en servir. Il vieillit et se bonifie plus rapidement à l'étuve à 37°; il peut se conserver un an et même plus longtemps.

Solution d'éosine à 1/1000.......... 4 cent. cubes
Eau distillée....................... 6 —
Bleu Borrel........................ 1 —

Le mélange ne doit donner qu'à la longue un précipité granuleux ; si le précipité se forme trop rapidement, c'est que le bleu ne vaut rien ou qu'il n'est pas assez vieux.

Colorer quinze à trente minutes, aussitôt après mélange des colorants, en ayant soin de ne pas les mettre sur la lame, afin que, s'il se forme un léger précipité, ce précipité ne vienne pas salir la préparation. Une bonne méthode consiste à retourner la lame, la face chargée en bas, dans une boîte de Petri, dans laquelle on a versé le mélange, et à appuyer une des extrémités de la préparation sur une petite baguette de verre.

Après coloration, laver à grande eau et passer quelques minutes dans une solution de tannin à 5 p. 100, qui peut être préparée d'avance, et à laquelle on a l'habitude d'ajouter quelques cristaux de camphre pour l'empêcher d'être altérée par les moisissures.

Laver à grande eau.

Lorsque l'on a affaire à des parasites se colorant difficilement (certaines espèces de trypanosomes ou corps à flagelles), il est bon de mettre les préparations à colorer à l'étuve à 60°, mais il ne faut les y laisser que 5 à 10 minutes. Il est quelquefois, aussi, avantageux d'ajouter au bain de tannin, 1/10 de la solution d'éosine à 1 p. 100.

MÉTHODE DE GIEMSA (1).

Azur II-éosine...................... 3 grammes.
Azur II............................ 0^{gr},8

On dessèche bien le mélange à l'exsiccateur, on porphyrise, on passe au tamis de soie et on dissout, en agitant bien, à 60° dans :

Glycérine...................... 250 grammes.
(Glycérine chimiquement pure de Merck).

(1) La solution de Giemsa, qui semble actuellement une des meilleures, se trouve dans le commerce. On aura avantage à l'employer ainsi toute faite.

On ajoute :

Alcool méthylique (Kahlbaum I)..... 250 grammes.

que l'on a chauffé au préalable à 60°. On agite bien. On laisse vingt-quatre heures à la température de la chambre et on répartit dans les flacons compte-gouttes.

La solution est prête à servir.

PROCÉDÉ DE NOCARD

Chlorhydrate de bleu de méthylène azur..... 0,50
Eau phéniquée à 0,50 p. 100............... 100

Une goutte de la solution pour 10 gouttes de la solution d'éosine à l'eau (de Max) à 1/4000 (1).

Colorer un quart d'heure.

Traiter après lavage par quelques gouttes de tannin orange de Unna (Grübler) pour colorer les globules.

Pour colorer les corps à flagelles, on abandonne une goutte de sang sur une lame, dans une chambre humide, de dix à quinze minutes, avant d'étaler et de colorer, afin de permettre aux microgamétocytes de pousser leurs prolongements. On suit au microscope sur une autre goutte de sang examinée entre lame et lamelle la formation des flagelles, et l'on traite ensuite comme pour une préparation ordinaire.

Nous signalerons en terminant que dans les préparations de sang étalé en couche mince, les parasites, de même que les leucocytes, se trouvent plus nombreux à l'extrémité de la traînée obtenue avec la tranche d'une carte de visite ou d'une lame rodée, le volume des leucocytes ou des globules parasités les retenant en dernier.

B. **Recherche des parasites végétaux (microbes, champignons) dans le sang.** — L'analyse bactériologique du sang peut donner parfois des renseignements utiles et même indispensables au point de vue du diagnostic.

(1) Cette solution perd ses propriétés colorantes au bout de quelques mois.

La technique du prélèvement du sang, pratiqué d'une façon aseptique, a été décrite page 187.

Rappelons qu'il est nécessaire de prendre des quantités de sang assez considérables pour l'ensemencement, car le sang ne contient en général, quand il est infecté, qu'un petit nombre de germes, assez difficiles à mettre en évidence. Non seulement ces germes sont peu nombreux, mais ils sont doués d'une faible vitalité, ils poussent mal. Les cultures ensemencées avec du sang se développent presque toujours tardivement.

L'analyse bactériologique du sang comprend trois ordres de recherches différents :

Examen microscopique ;

Ensemencements dans différents milieux ;

Inoculation aux animaux.

Pour pratiquer l'examen microscopique du sang lorsqu'on veut y rechercher des bactéries, on étale le sang par le procédé décrit plus haut, on le fixe en quelques secondes par l'alcool-éther, et on le colore par la méthode de Gram, ainsi qu'il est indiqué page 29.

Les ensemencements et les inoculations se pratiquent d'après la technique usitée dans les laboratoires et sur les milieux de choix, indiqués, pour chaque microbe, aux chapitres de diagnostic bactériologique.

SIGNES TIRÉS DE L'EXAMEN DU SANG

Les signes que l'on peut tirer de l'examen du sang, au cours des différentes maladies, peuvent être envisagés aux quatre points de vue suivants :

1° Modifications dans la partie liquide ou séreuse ;

2° Modifications des hématies ;

3° Modifications leucocytaires ;

4° Présence de parasites.

1° *Modifications dans la partie liquide ou séreuse*. — La

modification la plus sensible au point de vue quantité est
la diminution de la masse totale ; elle se rencontre principalement dans le choléra et la dysenterie. Dans ces deux affections,
les vaisseaux périphériques semblent, à l'autopsie, diminués de
calibre, le cœur est vide et les gros vaisseaux renferment un
sang visqueux et épaissi. Cet état semble causé par la déperdition énorme des liquides que l'on observe dans ces deux
maladies.

Au point de vue chimique, le sérum normalement alcalin
peut présenter une réaction neutre ou même acide ; c'est le
cas général du sérum des cholériques.

Il peut renfermer un excès d'urée dans toutes les affections
où il se produit de l'urémie, par suite d'élimination rénale
insuffisante ou même d'anurie ; c'est ce qui se produit dans
la fièvre jaune. Il peut également renfermer des pigments
biliaires, dans les accès bilieux ; des produits de destruction
des albumines, leucine, tyrosine, ou encore de l'hémoglobine
et de la globuline dissoutes, ou des produits de transformation
de l'hémoglobine, hématine et hémine, dans la fièvre jaune
et la fièvre bilieuse hémoglobinurique.

On peut également observer au microscope des grains de
pigment mélanique extracellulaires libres dans le sérum
sanguin, dans les cas d'imprégnation et de cachexie paludéennes profondes, ou de kala-azar (1).

2° **Modifications des hématies.** — Dans les maladies, très
nombreuses sous les tropiques, dans lesquelles on observe
une abondante destruction globulaire (fièvre jaune, fièvre
bilieuse hémoglobinurique, hémoglobinurie quinique, paludisme, fièvre de Malte), il n'est pas rare de rencontrer des
hématies déformées ou décolorées, ayant subi la dégénérescence stellaire ou crénelée, ou ayant laissé échapper leur hémoglobine, ce qui se reconnaît à leur inaptitude à fixer l'éosine.

Dans ces affections, on s'aperçoit quelquefois immédia-

____

(1) Ch. Bentley, *Journ. of trop. med.,* janv. 1903, p. 8.

tement, à l'examen microscopique, que les globules rouges sont de taille très inégale. A côté de globules géants, atteignant un volume double de leur volume normal, on voit des globules nains, dix fois plus petits que les hématies normales.

Dans les préparations, il n'est pas rare non plus d'observer des hématies nucléées, dont le noyau se colore d'une façon extrèmement intense par le bleu de méthylène et l'hématéine, tandis que le protoplasma semble contenir moins d'hémoglobine que les hématies normales et fixer moins vivement l'éosine. Ces globules rouges nucléés, plus grands que les hématies normales, peuvent se rencontrer dans toutes les affections où il se produit une importante destruction globulaire ; ils indiquent, d'après certains auteurs, un processus de réparation très intense.

La destruction globulaire amène nécessairement une diminution dans le nombre des hématies, et, si cette diminution n'est pas compensée par une régénération rapide, on observe de l'anémie ; mais, comme il arrive souvent aussi que les hématies contiennent une quantité d'hémoglobine inférieure à la normale, au point de vue de l'appréciation d'un état anémique, on devra plutôt s'appuyer sur l'hémoglobinimétrie que sur la numération des globules.

Cette numération peut, à la vérité, donner des indications précieuses, le nombre des hématies pouvant tomber dans les anémies graves de 5 000 000 à 800 000 au millimètre cube. Cependant on peut observer des anémies du troisième degré dites *intenses* avec 4 000 000 de globules rouges au millimètre cube, ces globules présentant un titre hémoglobinimétrique très faible.

En résumé, le titre hémoglobinimétrique nous donne seul des résultats constants au point de vue de l'appréciation d'une anémie. Cette anémie peut être accompagnée ou non de diminution dans le nombre des hématies.

Au point de vue des affections tropicales, voyons maintenant quelle est la marche des altérations érythro-globulaires.

Dans la *verruga*, le nombre des globules rouges peut s'abaisser jusqu'à un million et le taux hémoglobinique tomber à 4 p. 100.

Dans la *fièvre des montagnes Rocheuses* (*Spotted fever*), le nombre des hématies diminue de 1/5 et le taux de l'hémoglobine baisse de près de moitié.

Dans le *béribéri*, il y a diminution du nombre des hématies, accompagnée d'un abaissement du taux hémoglobinique, mais seulement dans les cas graves (Scheube).

Dans la *fièvre jaune* et la *fièvre bilieuse hémoglobinurique*, de même que dans l'*hémoglobinurie quinique* et la *fièvre de Malte*, il y a abondante destruction des hématies, dont le taux peut tomber à 2 800 000 au millimètre cube et même au-dessous.

Cette destruction se rencontre également dans beaucoup d'autres maladies infectieuses, dans une proportion moindre. Elle cause alors un certain degré d'anémie dans la convalescence, mais, la régénération des globules suivant celle des tissus, la santé du malade se rétablit plus ou moins rapidement.

Il n'en est pas de même pour les affections chroniques, comme l'ankylostomiase et le paludisme.

Dans l'*ankylostomiase*, l'anémie se produit graduellement, et la diminution des globules rouges arrive jusqu'à la limite extrême compatible avec la vie; dans cette anémie, l'abaissement du taux en hémoglobine suit exactement la diminution du nombre des hématies. Chaque hématie contient donc une quantité normale d'hémoglobine, mais, le nombre de ces hématies étant tombé au-dessous de la normale, la quantité d'hémoglobine que doit contenir 1 millimètre cube de sang tombe de la même quantité au-dessous de la normale.

Dans le *paludisme aigu*, la perte globulaire est très prononcée au premier accès, mais il y a tendance très active à la rénovation. C'est pour cela qu'un accès paludéen soigné dès le début peut, surtout lorsque le sujet quitte le pays et n'est pas exposé aux réinfections, ne pas laisser de traces décelables par l'examen du sang.

Dans les accès suivants, la perte globulaire est moindre; on dirait qu'il y a légère accoutumance du globule au poison malarien; mais, au fur et à mesure que les accès se multiplient, la perte reste toujours sensible, tandis que la réfection globulaire se produit de moins en moins.

En même temps, les globules néoformés ont souvent une teneur en hémoglobine insuffisante, ce qui fait que le malade arrive très rapidement, au point de vue numérique, à des pertes énormes en hématies accompagnées d'une perte importante en hémoglobine.

Dans le *kala-azar*, d'après les chiffres donnés par Manson, la perte globulaire ne serait pas très élevée, le taux des hématies variant de 3 500 000 à 4 000 000.

Dans certaines affections, comme le choléra, la déperdition aqueuse amène une concentration du sang qui devient épais, poisseux et collant au doigt. La masse du sang peut être diminuée d'un quart et le nombre des hématies s'élever à 6 200 000, 6 500 000. Ces hématies, d'après Hayem, ont néanmoins subi une dégénérescence fonctionnelle, qui les rend moins propres à l'hématose.

3° **Modifications leucocytaires**. — Ces modifications peuvent porter ou sur les caractères spéciaux des cellules blanches contenues dans le sang, ou sur leur quantité, soit qu'on l'envisage au point de vue absolu, soit qu'on l'envisage au point de vue de telle ou telle espèce de leucocytes.

Caractères spéciaux des leucocytes. — Dans la fièvre *paludéenne*, avant même la découverte du parasite de Laveran, on avait signalé des granulations mélaniques dans les leucocytes. Tous les auteurs avaient remarqué ces grains de pigment, que l'on rencontre principalement chez les cachectiques, et avaient rattaché à leur présence la teinte foncée que présentent la peau et les tissus des cachectiques paludéens.

Depuis la découverte de l'hématozoaire du paludisme, on a pu

se rendre compte que ces grains de pigment étaient les mêmes
que ceux que l'on rencontre dans l'intérieur des hématozoaires,
ces derniers ayant été englobés et digérés par les leucocytes.

D'après Metchnikoff, la fonction phagocytaire appartient
principalement dans le paludisme aux mononucléaires, et la
quinine, d'après Bastianelli, provoque une augmentation des
phagocytes parallèlement à une diminution des parasites dans
le sang.

D'après Ch. A. Bentley (1), on pourrait rencontrer, quoique
rarement, des leucocytes mélanifères dans le *kala-azar*.

Si l'on trouve dans les leucocytes des granulations pigmentaires résultant de la digestion des hématozoaires dans la malaria et le kala-azar, il est naturel que, pendant une période de la
maladie, on puisse retrouver ces hématozoaires dans les leucocytes. Les faits ont pleinement confirmé cette manière
de voir, et l'on peut dans le paludisme retrouver dans le sang
périphérique des mononucléaires ayant englobé un grand
nombre d'hématozoaires.

Il en est de même dans le kala-azar, où l'on retrouve dans
le sang de la rate des polynucléaires et surtout des grands
mononucléaires ayant englobé un grand nombre des parasites
désignés sous le nom de *Piroplasma Donovani* (Laveran et
Mesnil).

Dans la fièvre jaune, Sternberg, en 1879, a signalé qu'il y
avait beaucoup de globules blancs altérés et contenant des
corpuscules réfringents, qu'il considérait comme de la graisse,
preuve, d'après lui, de la dégénérescence graisseuse des leucocytes.

**Taux leucocytaire dans les diverses affections tropi-
cales.** — Dans le *choléra*, la leucocytose (augmentation du
nombre des leucocytes) est des plus marquée, le nombre des
globules blancs est doublé, triplé ou même quadruplé, et cela
principalement aux dépens des lymphocytes. Okladnykh (2)

(1) Ch. A. Bentley, *loc. cit.*
(2) Okladnykh, *Wratch*, 1892, n° 44, p. 1107.

cite deux cas, dans lesquels les lymphocytes ont atteint le chiffre de 40 000 à 45 000 par millimètre cube.

Dans la *fièvre récurrente*, les oscillations de la courbe leucocytaire se font presque entièrement aux dépens des polynucléaires et, dans une proportion moindre, aux dépens des mononucléaires ; les lymphocytes n'y sont pour rien. La polynucléose suit la courbe thermique, s'élevant avec la température pendant les périodes fébriles (1).

Dans l'*abcès hépatique*, il y a également toujours leuco cytose et polynucléose, la proportion de polynucléaires pouvant aller jusqu'à 90 p. 100. Rogers s'appuie sur ce caractère pour différencier l'abcès hépatique de la fièvre intermittente, dans laquelle il y a leucopénie et mononucléose, et de la fièvre typhoïde, dans laquelle on constate de la leucopénie et de la lymphocytose (2).

Dans les cas de *béribéri* à forme grave, Scheube signale une leucocytose assez accentuée.

Dans la filariose du sang due à la *Filaria nocturna*, la leucocytose est très intense et, d'après les observations de Lovell Gulland, varie avec la présence des filaires dans le sang périphérique. Dans un des cas qu'il rapporte, Lovell Gulland (3) a pu compter à 10 h. 15 du matin, en l'absence de filaires, 4 600 leucocytes et 6 p. 100 d'éosinophiles. A 11 heures du soir il constate l'existence de nombreuses filaires dans le sang qui contient 13 100 leucocytes et 9,5 p. 100 d'éosinophiles.

Dans la filariose due à la *Filaria Bancrofti*, on remarque donc une leucocytose intense avec éosinophilie ; cette éosinophilie peut aller jusqu'à 12 p. 100.

Low a étudié les modifications du sang dans les cas de parasitisme dû à la *Filaria perstans* et, d'après cet auteur, il n'y aurait ni leucocytose ni éosinophilie dans ces cas. Sur huit sujets, cinq n'en présentaient pas, et les trois autres qui

(1) Sawtchenko et Melkich, *Ann. de l'Institut Pasteur*, 1901, p. 517.
(2) Rogers, *Journ. of trop. med.*, mars 1903, p. 77-82.
(3) Lovel Gulland, *Journ. of trop. med.*, sept. 1903, p. 277.

Maladies tropicales. 14

en présentaient avaient des selles renfermant des œufs d'ascarides, de trichocéphale et d'ankylostome.

Wurtz et Clerc ont signalé un cas d'éosinophilie intense due à la présence de *Filaria loa* (53 p. 100 d'éosinophiles).

Boycott (1) signale un cas de *bilharziose* chez un adulte dans lequel la proportion des éosinophiles a monté de 12.2 à 47.6 p. 100, pour redescendre à 5.2 p. 100.

Le même auteur signale de l'éosinophilie chez des malades porteurs de *tænias* et d'*oxyures*: cette éosinophilie ne se rencontre pas d'une façon constante chez tous les malades.

On connaît d'ailleurs, depuis longtemps déjà, l'éosinophilie déterminée par la présence de vers intestinaux: elle est presque constante dans l'*ankylostomiase*. Dans cette affection parasitaire, l'éosinophilie peut coexister, et même à un taux élevé, avec un chiffre presque normal de globules blancs.

Zappert cite deux cas d'ankylostomiase où le nombre des globules blancs était de 4 300 au millimètre cube et où il y avait une éosinophilie de 27,9 p. 100. Leichtenstern rapporte un cas dans lequel il a pu constater 72 p. 100 d'éosinophiles.

Dans la *lèpre*, comme dans toutes les affections dans lesquelles il existe des lésions étendues de la peau, on observe assez souvent une leucocytose assez élevée accompagnée d'une éosinophilie plus ou moins intense (Darier).

Dans le *paludisme*, d'après Kelsch, Vincent et Rudolph Poech, il y a, au début de l'accès, leucocytose polynucléaire passagère. D'après Vincent, le chiffre des leucocytes s'élève brusquement pendant quelques minutes, au début même de l'accès et pendant la période de frisson. Il s'abaisse ensuite à un degré parfois considérable, soit pendant la période de chaleur ou à la fin de l'accès, soit le lendemain.

En ce qui concerne la leucopénie que l'on observe dans l'accès paludéen pendant la période fébrile, elle est admise

---

(1) Boycott, *British med. Journ.*, 14 nov. 1903, p. 1267-1268.

par tous les auteurs; il n'en est pas de même de la leucocytose passagère du début, qui a été contestée par Billet.

Rogers a démontré que cette leucopénie est accompagnée de
mononucléose et il s'appuie sur ce fait pour faire le diagnostic
du paludisme d'avec la *fièvre typhoïde*.

Dans cette dernière affection, en effet, il y a également
leucopénie, mais cette leucopénie est accompagnée de lymphocytose (au-dessus de 30 p. 100).

D'après Basset Smith (1), dans la *fièvre de Malte* il y
a légère leucopénie avec diminution des polynucléaires et
augmentation des grands mononucléaires. D'après cet auteur,
la faculté phagocytaire serait diminuée dans les leucocytes chez
les malades atteints de fièvre de Malte, ainsi que la sécrétion des
substances bactéricides qui, se trouvant réduites dans le sang,
laissent ce dernier exposé aux réinfections des rechutes.

Dans le *kala-azar*, Ch. A. Bentley signale une légère
leucopénie avec diminution des polynucléaires, et légère
augmentation des lymphocytes et des mononucléaires. Il y a
également éosinophilie chez les malades examinés, mais
l'auteur fait remarquer que presque tous ces malades sont
porteurs d'ankylostomes.

Ces observations ont été vérifiées par Manson (2).

D'après Rogers, l'augmentation des lymphocytes et des
mononucléaires ne serait qu'apparente : le nombre des mononucléaires, n'étant pas augmenté d'une façon absolue, semble
l'être relativement aux polynucléaires. Ces derniers en effet
peuvent être réduits à $\frac{1}{100}$ et Rogers pense que cette diminution
des polynucléaires est un des facteurs morbides de l'affection
des plus important, l'organisme se trouvant privé d'une partie
de ses moyens de défense contre les divers agents infectieux.

Dans la *spotted fever*, Anderson (3) signale une leucocytose assez marquée, avec augmentation du nombre des

(1) Basset Smith, *Journ. of trop. med.*, févr. 1903, p. 38.
(2) Manson, *British med. Journ.*, janvier 1904.
(3) Anderson, *Hygienic Laboratory*, bull. n° 14.

polynucléaires, et diminution des lymphocytes, des mononucléaires et des éosinophiles.

La moyenne qu'il a obtenue dans deux cas est la suivante :

Polynucléaires	77,7 p. 100.
Mononucléaires	11,4 —
Lymphocytes	10,0 —
Éosinophiles	0,9 —

PARASITES SANGUICOLES

Parmi les parasites vivant dans le sang, nous distinguerons
comme précédemment les parasites animaux et les parasites
d'origine végétale ou microbiens.

Parasites animaux. — Ces parasites appartiennent, ou à
la famille des helminthes, ou à celle des protozoaires. Parmi
les helminthes sanguicoles se trouvent six filaires, dont
une seule se montre dans le sang à l'état adulte, les
cinq autres s'y rencontrant à l'état d'embryon. Les formes
adultes de ces dernières vivent dans le tissu cellulaire de
leur hôte.

Filaria Bancrofti ou nocturna. — Cette filaire se rencontre dans le sang de l'homme, à l'état d'embryon ; elle est
caractérisée par ce fait qu'on ne la rencontre dans la circulation périphérique que pendant la nuit.

Dès que le jour commence à baisser, vers 5 ou 6 heures,
les filaires apparaissent ; elles augmentent de nombre jusqu'à
minuit, moment auquel on peut en rencontrer jusqu'à 600 par
goutte de sang et par préparation, ce qui en suppose environ
45 000 000 dans toute l'économie.

A partir de minuit, les filaires diminuent pour disparaître
vers 8 ou 9 heures du matin.

Lorsque le malade veille la nuit et dort pendant la journée,
la variation est inversée et la filaire se trouve dans son sang
pendant son sommeil.

Cependant le sommeil n'est pas indispensable à la présence de la *Filaria nocturna* dans le sang, car dans presque tous les cas elle y apparaît le soir, avant que le malade ne soit endormi, et s'y retrouve le matin quelques heures après son réveil. On observe souvent même dans cette apparition du parasite une irrégularité complète, la filaire se montrant dans le sang, chez le même individu, tantôt pendant le jour, tantôt pendant la nuit.

La *Filaria nocturna* est un parasite embryonnaire; elle est enfermée dans une sorte de gaine dans laquelle elle se meut. Cette gaine est considérablement plus longue que le ver qu'elle renferme, et pend comme un sac vide à son extrémité caudale ou céphalique, quelquefois aux deux extrémités.

Il s'ensuit que le parasite s'agite dans le champ du microscope, mais ne change pas de place. Il présente les dimensions suivantes : 1/3 de millimètre de longueur sur 7 à 8 μ de diamètre (diamètre d'une hématie). On peut enfin distinguer à son extrémité céphalique une couronne membraneuse

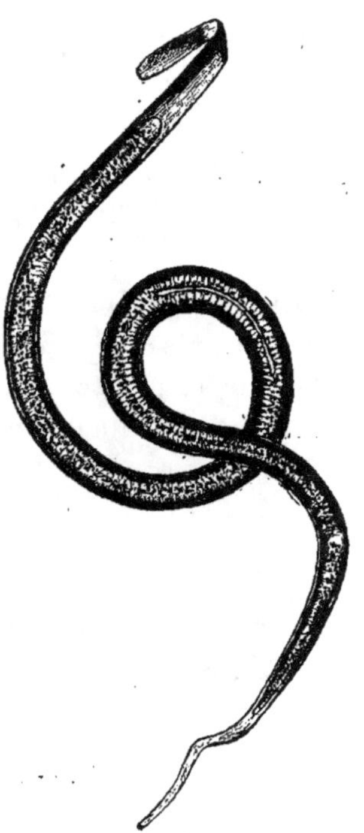

Fig. 41. — *Filaria nocturna.*

dentée, qui découvre et recouvre alternativement cette extrémité, dont émerge une petite pointe très ténue (Voy. fig. 42).

La *Filaria nocturna*, la plus importante des filaires sanguicoles, est la cause des varices lymphatiques et de la chylurie, du chylocèle, de l'ascite chyleuse et de la diarrhée chyleuse ; elle peut causer des abcès, de la lymphangite, de l'adéno-lymphocèle et enfin le lympho-scrotum. De plus, on a pensé qu'elle déterminait l'éléphantiasis des Arabes, malgré son absence presque constante dans le sang des malades atteints d'éléphantiasis.

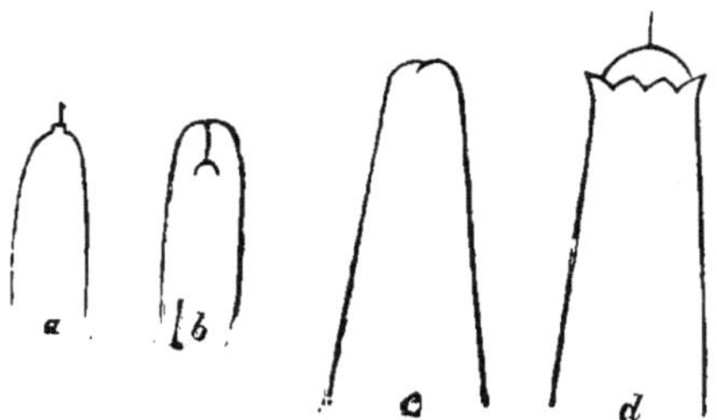

Fig. 42. — *ab*, extrémité antérieure de la *F. perstans*; *cd*, extrémité antérieure de la *F. nocturna* (Manson).

***Filaria diurna*. —** Elle a été rencontrée par Manson sur la côte occidentale d'Afrique ; elle a les mêmes caractères morphologiques et les mêmes dimensions que la précédente ; elle ne peut s'en différencier que par sa présence constante dans le sang périphérique pendant le jour et par son absence pendant la nuit (1).

La périodicité de la *Filaria diurna* n'est pas toujours très

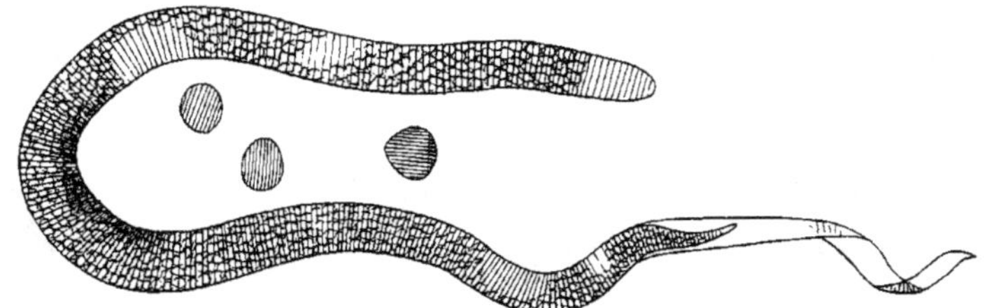

Fig. 43. — *Filaria diurna*, d'après Penel.

régulière, ainsi que l'a remarqué Thorpe aux îles de la Société. L'expédition anglaise de l'école de Liverpool dans le Vieux Calabar a fait la même constatation. On peut trouver des filaires qui, chez les mêmes individus et sans changement d'habitude du malade, présentent tantôt la périodicité diurne, tantôt la périodicité nocturne.

(1) Manson avait émis l'hypothèse que la *F. diurna* est la forme embryonnaire de la *F. loa*: les observations de Dutton, de Brumpt et de Raymond Penel (*Thèse de Paris*, 1904) semblent confirmer cette hypothèse.

Filaria perstans. — Cet embryon mesure dans le sang 0^{mm},2 de long sur 5 µ de large. Il est plus petit que les deux

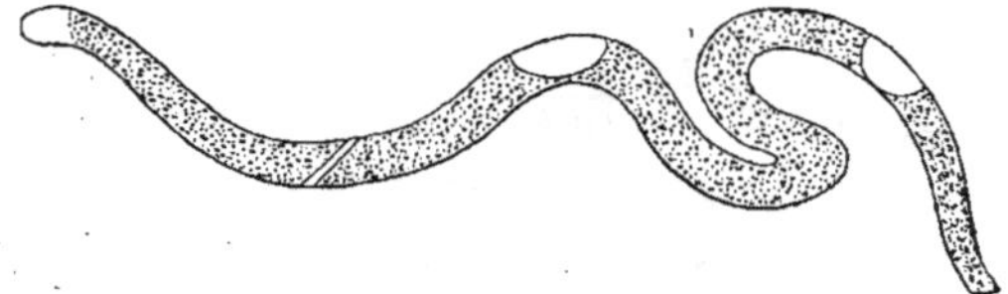

Fig. 44. — *Filaria perstans*, d'après Penel.

précédents, et ne possède pas de gaine ; il s'ensuit qu'il se déplace dans une préparation de sang frais avec des mouvements serpentins.

La *Filaria perstans* n'a pas de membrane dentée à l'extrémité céphalique, mais cette extrémité céphalique présente, comme celle des filaires précédentes, une petite pointe rétractile en forme de crochet (fig. 42).

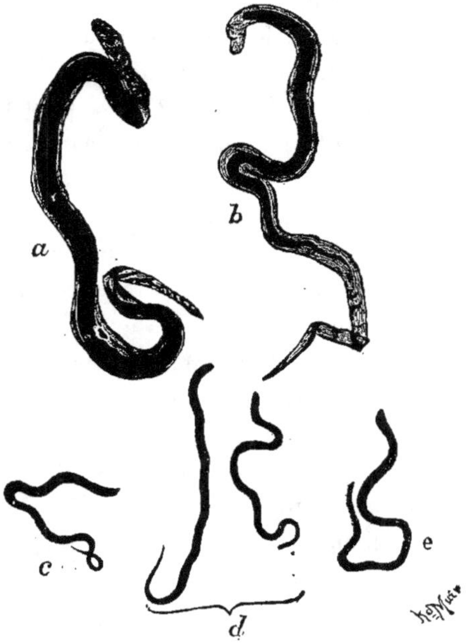

L'extrémité caudale, au lieu d'être effilée, est tronquée et brusquement arrondie ; c'est un caractère très important de la *Filaria perstans*.

Cette filaire n'a pas de périodicité ; elle ne semble pas amener de désordres dans l'économie. Avant la découverte du *trypanosoma gambiense*, Manson attribuait à cette filaire la maladie du sommeil.

Fig. 45. — Filaires embryonnaires, d'après Manson : *a*, *F. nocturna* ; *b*, *F. diurna* ; *c*, *F. Demarquaii* ; *d*, *F. Ozzardi* ; *e*, *F. perstans*.

Filaria Demarquaii. — Elle a à peu près les mêmes dimensions et les mêmes caractères que la précédente, ne présente pas de gaine, et s'en différencie par son extrémité caudale qui est effilée.

Filaria Ozzardi. — Elle a les mêmes caractères que la précédente et ne peut, à l'état embryonnaire dans lequel elle a été rencontrée dans le sang, en être distinguée.

Filaria Magalhaesi. — C'est une filaire adulte et sexuée qui a été trouvée dans le cœur d'un enfant mort à Rio-de-Janeiro, par Magalhaes. Ce parasite ressemble à un gros fil blanc ; la femelle mesure 155 millimètres de long sur 0^{mm}.7 : le mâle 83 millimètres de long sur 0^{mm},4. L'extrémité caudale du mâle présente quatre paires de papilles préanales et quatre paires post-anales, ainsi que deux spicules. Manson pense que la *F. Magalhaesi* peut être la forme adulte des filaires embryonnaires Demarquaii ou Ozzardi.

Bilharzia hematobia. — A côté des filaires, qui appartiennent à la famille des némathelminthes, ou helminthes ronds et fusiformes, on rencontre dans les pays chauds un helminthe plat, plathelminthe sanguicole, à corps non segmenté (trématode) ; c'est la *Bilharzia hematobia* ou ver de Bilharz. Ce parasite présente, comme les distomes, deux ventouses, l'une buccale et l'autre ventrale, mais, tandis que presque tous les distomes sont hermaphrodites, le ver de Bilharz est unisexué.

Le mâle a l'aspect d'une feuille étroite et lancéolée que l'on aurait enroulée en forme de gouttière ; il mesure 15 millimètres de long sur 1 millimètre de large. Il est muni d'une ventouse buccale et d'une ventouse ventrale et renferme dans l'intérieur de la gouttière (canal gynécophore) qu'il circonscrit le parasite femelle. Ce dernier est filiforme, plus long et plus étroit que le mâle ; comme lui il a deux ventouses.

Les deux parasites sont accolés ventre à ventre et les orifices génitaux, qui se correspondent, sont situés directement en arrière de la ventouse ventrale (Voy. fig. 12, p. 95).

Ce parasite vit dans le sang de la veine porte et de ses branches mésentériques, spléniques, vésicales, utérines et hémorroïdales.

Il n'est pas dangereux par lui-même, mais la femelle pond dans le sang des œufs qui sont munis d'une forte épine courte. Au moyen de cette épine, ces œufs s'insinuent dans les tissus et pénètrent dans la vessie, le rectum, les vésicules séminales, etc., occasionnant ainsi de petites hémorragies et des lésions inflammatoires. On retrouve alors les œufs du parasite dans les urines sanglantes ou les mucosités rendues avec les fèces. L'épine ou éperon est d'habitude terminal, cependant Sonsino et Mackie ont signalé que les œufs de *Bilharzia*, que l'on rencontre dans les mucosités provenant du rectum, portent souvent un éperon latéral.

Protozoaires sanguicoles. — Ces parasites se rencontrent dans deux embranchements de la famille des protozoaires, et l'on peut distinguer les sporozoaires sanguicoles et les flagellés sanguicoles.

Sporozoaires parasites du sang. — Par suite de leur analogie avec les coccidies, les parasites du paludisme, découverts en 1880 par Laveran, ont pu être classés dans l'embranchement des sporozoaires, à côté des coccidies, dont ils suivent à peu près complètement le cycle évolutif. Comme les coccidies, ce sont des parasites intracellulaires.

Les sporozoaires comprennent donc le genre *Hæmamœba* (Laveran) ou *Plasmodium* (Marchiafava et Celli), dans lequel on range l'hématozoaire du paludisme.

Laveran réunit tous les hématozoaires endoglobulaires dans un seul groupe pour lequel il a créé le groupe *Hæmocytozoa*.

HÉMATOZOAIRES ENDOGLOBULAIRES OU HÆMOCYTOZOA.

1ᵉʳ genre :
Hæmamœba . . .

H. malariæ (homme).
forme *parva*, fièvre quotidienne ou estivo-automnale.
forme *magna*, fièvre tierce.
forme intermédiaire, *quartana*, fièvre quarte.

H. relicta ou *Proteosoma.*
H. Danilewskyi ou *Halteridium.*
H. Ziemanni.
(oiseaux).

H. Kochii (singe).
H. melanifera (chauve-souris).

2ᵉ genre :
Piroplasma . . .

P. bigeminum (bovidés).
P. ovis.
P. equi.
P. canis.
P. hominis (spotted fever).
P. Donovani.

3ᵉ genre :
Hæmogregarina.

H. ranarum.
H. Stepanovi (tortues d'eau douce).
H. lacertarum.

Hæmamœba ou Plasmodium malariæ, agent pathogène du paludisme. — Lorsqu'on examine entre lame et lamelle, et par les procédés que nous avons indiqués plus haut, une goutte de sang frais, recueilli deux heures avant l'accès environ ou pendant l'accès chez un paludéen n'ayant pas pris de quinine, on aperçoit dans les globules de petites taches claires, ternes, simulant des vacuoles, à bords mal définis. Ce sont là les petites formes, non pigmentées, du parasite. Ces formes, comme les formes plus grandes et les formes pigmentées, changent de contour, poussent des prolongements, présentent en un mot des mouvements amiboïdes.

Les vacuoles que l'on observe dans les globules qui ont subi un commencement d'altération se distinguent des petites formes parasitaires par leurs bords plus nets ; elles sont généralement brillantes et ne renferment jamais de pigment. Enfin, lorsqu'on colore la préparation, on n'aperçoit pas de karyosome à l'intérieur.

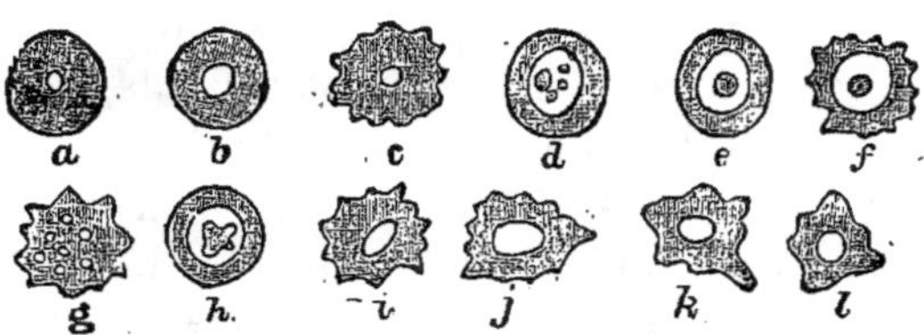

Fig. 46. — Hématies ayant subi un commencement d'altération et pouvant être confondues avec des hématies renfermant des parasites, d'après Laveran et Blanchard.

A côté des parasites non pigmentés, on trouve des parasites généralement un peu plus gros renfermant un ou deux grains de pigment. On observe de même de grands parasites occupant presque tout le globule, renfermant un grand nombre de granulations pigmentaires.

Ces granulations proviennent de la digestion par le parasite de la substance de l'hématie. Elles sont animées de mouvements plus ou moins rapides.

Le parasite peut être accolé au globule rouge ou logé dans sa substance même. Il peut aussi, après destruction de l'hématie, avoir été englobé par un leucocyte, et il n'est pas rare de voir dans les préparations des parasites englobés dans des mononucléaires. D'autres fois, le parasite a été digéré et l'on ne retrouve plus dans le leucocyte que les amas de pigment (*leucocyte mélanifère*).

Les parasites pigmentés peuvent être très abondants dans les vaisseaux d'une région, où ils peuvent être plus nombreux que les hématies, comme cela se produit dans les accès pernicieux. Les organes irrigués par les vaisseaux prennent alors une couleur spéciale : couleur ardoisée du foie et de la rate, ardoisée ou hortensia du cerveau, dans les accès pernicieux.

A côté des éléments amiboïdes, on observe encore dans le sang frais, et dans l'intérieur des hématies, des corps segmentés.

Ces corps segmentés proviennent de la division des formes précédentes. Ils ont été décrits par Laveran sous le nom de *corps en rosaces* ou *en marguerites*, mais ils présentent souvent aussi la forme d'une mûre ou une forme irrégulière. En fait, ces rosaces sont le plus souvent irrégulières ; elles ressemblent à un amas de petits parasites rangés sans ordre les uns à côté des autres. Sous cette forme, elles sont très communes dans les fièvres à type défini, tierce et quarte, que l'on observe dans les climats tempérés et dans la zone prétropicale (Algérie).

Dans la zone tropicale, et dans les cas de fièvres malignes estivo-automnales, à type le plus souvent irrégulier, on ne rencontre que très rarement dans les préparations les formes de division, qui sont, dans ces fièvres, généralement plus petites.

Cette absence tient, d'après Marchoux, à ce que les parasites, ayant atteint la phase voisine de celle de la reproduction, disparaissent de la circulation générale et s'amassent dans les fins capillaires. En réalité, ils se réfugient dans certains organes (capillaires du cerveau, du foie et de la rate) et l'on peut s'en procurer par ponction de la rate. Cette opération est quelquefois suivie d'accidents, aussi devra-t-on s'entourer des précautions, indiquées au chapitre *Ponction de la rate*, en raison des dangers de déchirure ou d'hémorragies dus à la friabilité de l'organe, très congestionné pendant un accès fébrile.

La rupture des globules renfermant les formes de division du parasite du paludisme est la cause des accès de fièvre, par suite de la mise en liberté de principes toxiques que l'on suppose sécrétés par l'hématozoaire et enfermés dans l'hématie avec les corps en rosaces.

La reproduction régulière du cycle vital de l'*Hœmamœba* dans le sang explique donc la périodicité des accès fébriles dans le paludisme.

On rencontre aussi dans le sang de quelques paludéens des corps ayant la forme de *croissants*, dans lesquels le pigment est irrégulièrement disséminé dans le corps du parasite ou rassemblé en forme de couronne au centre. Ces croissants, qui se rencontrent dans les accès à forme quotidienne ou dans les fièvres dites *estivo-automnales* ou *malignes* des Italiens, en Europe ou sur le littoral méditerranéen, en Algérie en particulier, sont relativement rares dans les fièvres tropicales; c'est un fait bien connu des médecins qui ont observé dans certaines colonies, et A. Plehn rapporte que, pendant une période de deux ans passés en Afrique, il n'en a vu qu'une fois. Cependant Marchoux signale leur présence constante à partir du douzième jour après le premier accès. D'après cet auteur, qui a observé au Sénégal, les croissants passent souvent inaperçus parce qu'on ne les recherche pas en dehors de la période fébrile.

Ce sont ces corps en croissants qui donnent naissance aux éléments flagellés (éléments mâles) ou aux éléments femelles. Dans la fièvre tierce, ou dans la fièvre quarte, dans lesquelles il ne se produit pas de corps en croissants, ces éléments sexués dérivent aussi de corps à forme ovale ou sphérique. Les éléments flagellés n'existent pas dans le sang *en circulation*; le stade à flagelles est le premier stade de l'existence extra-humaine de l'*Hœmamœba*.

Pour distinguer les corps à flagelles, on met une goutte de sang entre lame et lamelle sous le microscope; ce sang se coagule sur les bords de la lamelle, ce qui empêche la dessiccation. On peut alors voir les croissants s'arrondir. Ces croissants arrondis, ou, dans la fièvre tierce et la fièvre quarte, les corps ovales ou sphériques, poussent alors des prolongements. qui arrivent à avoir une longueur égale ou supérieure à celle du diamètre du parasite ; ces éléments s'en détachent, et deviennent libres dans le plasma sanguin.

Pour bien voir les corps à flagelles dans les préparations de sang frais, on ne devra pas trop écraser la goutte de sang entre lame et lamelle et l'on examinera surtout la zone dans laquelle les hématies sont restées empilées, zone dans laquelle le parasite est moins comprimé, et peut plus facilement pousser des prolongements (1).

De ce qui précède, le médecin qui exerce dans les régions tropicales devra retenir que les formes en croissant et les formes en rosaces, appelées aussi *schizontes*, sont très communes dans le paludisme des régions tempérées et dans le paludisme algérien, sur lesquels presque toutes les études actuelles ont été faites, mais qu'elles sont beaucoup plus rares et difficiles à déceler dans le sang de la circulation générale chez les paludéens que l'on observe sous les tropiques.

Préparations colorées. — On a l'habitude de décrire les parasites à l'état frais, mais pratiquement on les observe toujours après coloration.

Lorsque ces parasites ont été colorés par une des méthodes décrites plus haut, la méthode de Laveran ou de Giemsa, par exemple, les petites formes, qu'elles soient pigmentées ou non, présentent l'aspect d'une bague à chaton.

Le contour coloré en bleu de cette bague, contour linéaire très fin, représente le protoplasma de l'hématozoaire, protoplasma très réduit à ce stade. La partie non colorée, laquelle peut sembler, par suite de sa transparence, teintée par l'éosine comme le protoplasma globulaire, constitue un noyau incolorable que l'on désigne quelquefois, à cause de son apparence,

---

(1) Ainsi que l'ont démontré Ross et Grassi, les flagelles, qui sont des éléments mâles, une fois libérés dans l'estomac du moustique, vont féconder d'autres éléments sphériques qui représentent des éléments femelles.

L'évolution de l'*Hæmamœba* chez le moustique sort du cadre de ce livre et nous renverrons pour cette étude aux traités spéciaux.

par le terme de *noyau vacuolaire*. Ce noyau renferme en un point de sa périphérie une petite masse très riche en chromatine qui constitue le nucléole ou *karyosome*, et qui se colore en rouge violet par le mélange bleu-éosine. C'est ce karyosome, lorsqu'il occupe une position périphérique, qui constitue le chaton de la bague. La bande de protoplasma bleu

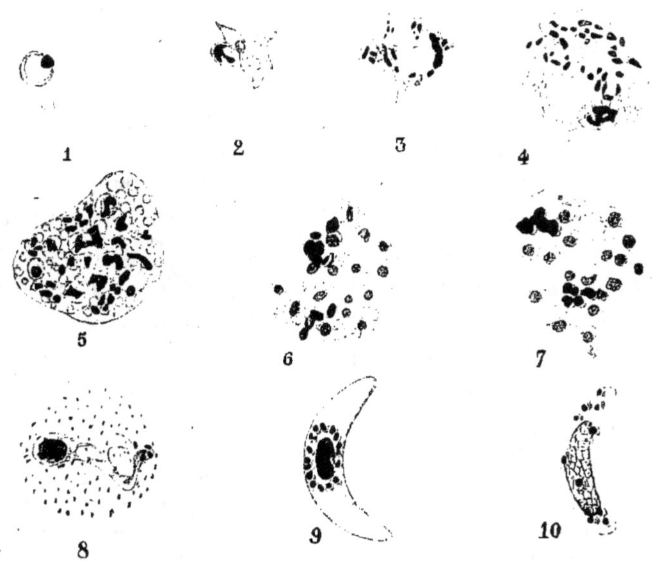

Fig. 47. — *Hæmamœba malariæ* : 1, forme en chaton de bague; 2. le parasite à une période de développement plus avancée; 3, 4. parasite pigmenté; 5, début de la segmentation, état présegmentaire; 6, 7. segmentation en rosaces; 8, globule parasite avec granulations de Schüffner; 9. croissant femelle; 10, croissant mâle. (Les figures 2 à 8 d'après Schaudinn.)

qui en forme l'anneau est généralement plus épaisse et comme renforcée en un point diamétralement opposé au karyosome.

Ces petites formes sont celles que l'on rencontre le plus souvent dans le paludisme tropical. Il est d'autant plus indispensable de les connaître très bien, qu'elles ne renferment pas de pigment et présentent un protoplasma colorable très réduit et absolument rudimentaire, ce qui rend leur diagnostic difficile pour les praticiens non exercés à de semblables recherches.

Lorsque les petites formes de l'*Hæmamœba* grossissent, le noyau vacuolaire et son karyosome se développent, le protoplasma augmente aussi d'étendue et le parasite présente alors, en outre de son noyau vacuolaire et de son karyosome, une zone protoplasmique assez importante, colorée en bleu clair, à laquelle les mouvements amiboïdes, que la fixation a pris sur le fait, donnent un aspect plus ou moins irrégulier. Il peut en même temps renfermer des grains de pigment en nombre plus ou moins grand.

La sporulation du parasite débute par la segmentation du karyosome, dont les divisions se portent à la périphérie. Elles y deviennent le centre chromatique de ces éléments analogues à des spores que l'on a appelés, dans le cas particulier de l'*Hæmamœba*, *mérozoïtes*. Les grains de pigment se rassemblent au contraire au centre du parasite, où ils restent en amas jusqu'à la mise en liberté des mérozoïtes.

Les croissants peuvent facilement être distingués après coloration en éléments mâles ou éléments femelles, par les caractères suivants :

CROISSANT, MALE ♂	CROISSANT, FEMELLE ♀
1° La chromatine du noyau est disposée en un réseau à larges mailles, occupant la plus grande partie du parasite.	1° La chromatine est ramassée en une masse compacte plus ou moins centrale.
2° Le protoplasma est relativement très peu coloré en bleu clair.	2° Le protoplasma se colore en bleu d'une façon plus intense que dans la forme mâle.
3° Le pigment est distribué dans toute l'étendue du parasite.	3° Le pigment est amassé en cercle autour du noyau ou réuni en masse.
4° Le parasite est quelquefois réniforme, court et large.	4° Le croissant femelle a une forme plus longue et plus étroite que le croissant mâle.

L'administration de la quinine aux paludéens fait rapidement disparaître du sang périphérique les formes amiboïdes et les rosaces de l'*Hæmamœba* ; elle est sans effet sur les corps en croissants.

Dans les hématies parasitées, plusieurs auteurs ont signalé des granulations diverses ; les premières en date sont les granulations de Schüffner, granulations basophiles, que l'on rencontre sous forme de petits points foncés, tranchant sur la couleur rose de l'éosine ; ces granulations coexistent dans les globules parasités avec de petites formes ou des formes amiboïdes de la fièvre tierce (Voy. fig. 47, p. 223).

Stephens et Christophers (1) signalent l'existence de granulations un peu différentes ; elles sont de forme très irrégulière et en très petit nombre (deux à six) dans les globules parasités ; elles ont été observées dans les cas de fièvre tierce maligne (forme rentrant dans le cadre des fièvres tropicales de Koch).

Ces dernières granulations semblent pouvoir être rapprochées de celles qui ont été décrites par Maurer (2) dans les hématies qui renferment des schizontes dans la fièvre tropicale.

Argutinsky (3) a également signalé dans les hématies qui renferment des corps en croissants, des granulations qu'il distingue des précédentes. La coloration de ces granulations exige une technique assez compliquée.

Différentes espèces ou variétés de l'Hæmamœba ou Plasmodium. — Se basant d'un côté sur la différence dans la durée de l'évolution du parasite dans le sang dans les divers types fébriles, d'un autre côté sur la grandeur des globules parasités et la présence des granulations de Schüffner, enfin sur différents caractères morphologiques, les auteurs italiens reconnaissent plusieurs espèces de parasites de la malaria correspondant aux formes quarte, tierce et estivo-automnale, cette dernière se subdivisant elle-même en quotidienne vraie, fausse quotidienne ou double tierce et tierce maligne.

(1) Stephens et Christophers, *British med. Journal,* mars 1903.
(2) Maurer, *Centralbl. f. Bakter.,* 1902.
(3) Argutinsky, *Centralbl. f. Bakter.,* 1903.

Maladies tropicales. 15

Les Allemands, avec Koch, reconnaissent également plusieurs espèces de *Plasmodium* correspondant aux formes tierce, quarte et tropicale, cette dernière étant l'analogue de la fièvre estivo-automnale et se subdivisant de même.

Les Anglais, avec Manson, divisent les fièvres paludéennes en fièvres bénignes (tierce et quarte) et fièvres malignes comprenant la fièvre quotidienne pigmentée, la quotidienne non pigmentée et la tierce maligne. La division des fièvres tropicales, estivo-automnales ou malignes, en trois autres formes, ayant chacune un parasite particulier nous semble tout à fait artificielle ; et même, en ce qui concerne les trois types quarte, tierce et quotidienne, il est peu probable, ainsi que le pense Laveran, qu'à ces trois types correspondent trois espèces différentes d'*Hæmamœba*.

Les caractères distinctifs des trois espèces de parasites d'après les auteurs étrangers sont donnés dans le tableau ci-contre.

Laveran fait remarquer à juste titre que ces caractères sont loin d'être fixes, que, dans une préparation de fièvre tierce, par exemple, on peut rencontrer des rosaces à six ou huit mérozoïtes, que la pigmentation est irrégulière, que la grandeur des hématies varie dans les anémies, en dehors de la présence de parasites, et que la constatation dans les globules rouges de granulations neutrophiles n'est pas un symptôme spécial au paludisme. Mais il a également remarqué, l'un des premiers, que les petites formes sont celles que l'on rencontre le plus souvent dans les fièvres tropicales, que les grandes formes sont plus spéciales à la fièvre tierce et que la fièvre quarte est plutôt caractérisée par une forme intermédiaire ; aussi, tout en maintenant l'unité de l'espèce *Hæmamœba*, considère-t-il trois variétés : variété *parva* (fièvre tropicale), variété *magna* (fièvre tierce), variété *quartana* (fièvre quarte).

L'Hæmamœba malariæ dans la fièvre bilieuse hémoglobinurique. — L'étiologie de la fièvre bilieuse hémoglobi-

	PLASMODIUM MALARIÆ.	PLASMODIUM VIVAX.	PLASMODIUM PRÆCOX.
Mouvements amiboïdes..	Très lents.	Actifs.	Très actifs.
Grains de pigments......	Gros et peu mobiles.	Fins et très mobiles.	Manquent ou sont rares, fins et peu mobiles.
Globule de sang........	De dimensions normales, conservant la coloration.	Hypertrophié et pâle.	De grandeur et de coloration variables.
Gamètes...............	Sphériques.	Sphériques.	En croissant.
Rosaces...............	Plus petites que les hématies.	Plus grandes que les hématies.	Environ moitié moins grandes que les hématies.
	Forme de marguerite.	Forme d'une mûre.	Forme irrégulière.
Nombre des mérozoïtes...	6 à 12	15 à 20	Variable.
Évolution.............	72 heures, fièvre quarte.	48 heures, fièvre tierce.	24 heures, plus ou moins, fièvre quotidienne, irrégulière, estivo automnale, tropicale, tierce maligne.

nurique a été l'objet de nombreuses discussions. Les uns,
voulant la détacher complètement du paludisme, ont décrit
des parasites spéciaux ; d'autres, avec Koch, ont incriminé la
quinine, en faisant de cette affection une simple intoxication
quinique. Nous avons vu, au chapitre du diagnostic du paludisme, page 92, que l'intoxication quinique hémoglobinurique
se distingue de la bilieuse hémoglobinurique, cette dernière
ayant un caractère infectieux bien net.

Un des arguments les plus sérieux qui aient été mis en
avant pour détacher la fièvre bilieuse hémoglobinurique du
paludisme a été la rareté des cas dans lesquels l'examen du
sang révèle la présence des hématozoaires ; mais il semble
actuellement bien démontré que l'on retrouve presque toujours l'hématozoaire dans la bilieuse hémoglobinurique, lorsqu'on le recherche dans le sang, la veille du jour où se
produit l'hémoglobinurie, et qu'on l'y retrouve encore dans
plus de la moitié des cas au début de cette hémoglobinurie.

L'hématozoaire disparaît dans la suite ou est rendu moins
visible dans le sang périphérique, par suite de l'abondante
destruction globulaire qui accompagne l'hémoglobinurie.

« J'ai eu l'occasion, dit Laveran (1), d'examiner à plusieurs
reprises du sang recueilli chez les mêmes malades : 1° pendant un accès franc précédant un accès bilieux hémoglobinurique, 2° pendant l'accès bilieux hémoglobinurique, et
j'ai constaté que dans les premiers échantillons de sang on
trouvait toujours des hématozoaires, qui faisaient défaut ou
étaient rares dans les seconds. »

Stephens (2) réunit 150 cas de fièvre bilieuse hémoglobinurique dans lesquels l'hématozoaire a été recherché, et il
résume les résultats que donne l'examen de ces 150 cas, dans
le tableau suivant, dont la lecture permettra difficilement de
conserver des doutes.

<hr>

(1) Laveran, *Bull. de l'Acad. de médecine*, 4 déc. 1900.
(2) Stephens, *Thomson Yates Laboratories*, 1903, p. 193.

NOMS DES AUTEURS des OBSERVATIONS.	EXAMEN du sang pratiqué la veille de l'hémoglobinurie.		EXAMEN du sang pratiqué le jour de l'hémoglobinurie.		EXAMEN du sang pratiqué le lendemain de l'hémoglobinurie.	
	Nombre de cas.	Positifs.	Nombre de cas.	Positifs.	Nombre de cas.	Positifs.
A. Plehn	5	5	5	3	10	2
F. Plehn	0	0	21	18	10	3
Koch	5	5	8		6	1
Stephens et Christophers.	1	1	9	2	16	0
Daniels . . . . :	3	3	3	1	2	0
Panse	9	8	17	9	20	5
Total	23	22	63	39	64	11
Résultats positifs p. 100.	95,6		61,9		17,1	

A cette intéressante énumération, nous pouvons ajouter deux observations personnelles recueillies à Madagascar, dans lesquelles l'examen du sang pratiqué le jour du début de l'hémoglobinurie a permis de retrouver l'*Hœmamœba* qui a disparu dès le lendemain de la circulation.

Se basant sur ce fait que l'hémoglobinurie du bœuf est un symptôme occasionné par le *Piroplasma bigeminum* chez les bovidés, Sambon pense que la fièvre bilieuse hémoglobinurique est due à un piroplasme, non encore découvert dans cette affection. Cette opinion n'est jusqu'à présent qu'une hypothèse, tandis que l'opinion qui rattache la bilieuse hémoglobinurique au paludisme trouve tous les jours des arguments nouveaux.

Piroplasma. — Les *Piroplasma* sont des protozoaires parasites que leur mode de reproduction très simple par bipartition ou par segmentation en un plus grand nombre d'éléments n'a pas encore permis de ranger dans la classe des sporozoaires à côté des *Hœmamœba* dont ils sont cependant assez voisins pour que Laveran les fasse entrer dans le genre *Hœmocytozoa* à côté de ces derniers.

Les *Piroplasma* se présentent dans le sang, le plus souvent, à l'intérieur des globules : ils étaient autrefois considérés comme toujours intraglobulaires ; cependant les récentes découvertes, principalement en ce qui concerne le *Piroplasma Donovani*, nous ont appris que ces parasites pouvaient aussi être extra-globulaires, et que le nombre des formes libres pouvait même dépasser celui des formes endoglobulaires.

Ces parasites ont une forme globuleuse, ovalaire ou allongée en forme de poire, ce qui leur a fait donner le nom de *Piro-plasma* ; mais ils peuvent être aussi arrondis et ressembler beaucoup aux petites formes de l'*Hæmamœba*.

Ils ont un protoplasma qui se colore en bleu par le mélange bleu-éosine et un karyosome qui se colore en rouge violet foncé.

Les *Piroplasma* se multiplient le plus généralement par bipartition du karyosome et division longitudinale du parasite. Cependant dans quelques cas ce parasite s'arrondit, le karyosome se divise en quatre ou en un plus grand nombre de segments et l'on observe une multipartition.

Les *Piroplasma* ne renferment jamais de pigment.

La même hématie peut contenir deux, quatre ou même un plus grand nombre de parasites.

Les piroplasmoses ont été longtemps des maladies exclusivement animales, et l'homme semblait ne pas être sujet à ce genre d'affections, lorsqu'au commencement de l'année 1902 deux auteurs américains, L. B. Wilson et W. M. Chowning, signalèrent, dans la maladie appelée *spotted fever*, qui sévit dans les montagnes Rocheuses, un parasite endoglobulaire piriforme ou plus ou moins arrondi, non pigmenté, présentant souvent la disposition bigéminée du *Piroplasma bige-minum*, dont il pourrait cependant être différencié par sa faculté toute spéciale de présenter des mouvements amiboïdes très actifs.

D'après Wilson et Chowning, après coloration le parasite semblerait plus fortement coloré à l'une de ses extrémités (probablement à cause de la présence à cette extrémité d'un karyosome), son contour étant légèrement indiqué par une petite ligne colorée. D'autres fois il présenterait en son centre une tache colorée entourée d'une zone claire (karyosome central).

Ces parasites, qui auraient été vus depuis par J. O. Cobb, F. Westbrook et Anderson, et rapportés par tous ces auteurs au genre *Piroplasma*, seraient très rares dans le sang périphérique et l'on devrait souvent chercher dans de nombreux champs microscopiques avant d'en rencontrer un seul, mais on rencontrerait souvent plusieurs globules infectés groupés dans le même champ. On pourrait enfin trouver des formes libres à côté des formes intraglobulaires.

Cet hématozoaire, qui serait inoculable au lapin, serait sans effet pathogène pour cet animal. Il se rencontrerait dans la proportion de 30 p. 100 chez les spermophiles, dans la région où l'on observe la *spotted fever*. Il serait inoculé à l'homme par une tique' qui a été déterminée par W. Stiles (*Dermacentor reticulatus*), d'où le nom de *tick fever*.

Malgré des objections très sérieuses, reposant principalement sur ce que les piroplasmes actuellement connus sont parasites d'une seule espèce animale, de nombreux auteurs admettent que le nouveau parasite est la cause de la *spotted fever* et Manson, dans sa nouvelle édition des maladies tropicales, le désigne sous le nom de *Piroplasma hominis*.

D'après Wilson, la quinine à très hautes doses (1 gramme de bichlorhydrate en injections sous-cutanées toutes les six heures) aurait une action sur le parasite. Cinq malades traités par la quinine auraient guéri, tandis que cinq autres malades non traités seraient morts.

Ces faits sont d'autant plus intéressants que jusqu'à présent la quinine s'est montrée inefficace dans toutes les piroplasmoses. Ils demandent confirmation.

Le *Piroplasma Donovani*, agent de la fièvre de Dum-

dum, du kala-azar. — Le 30 mai 1903, Leishman publiait dans le *British medical Journal* l'observation d'un cas de fièvre de Dum-dum (localité située près de Calcutta).

Il avait retrouvé à l'autopsie des éléments arrondis ou piriformes présentant une grosse masse chromatique et une petite masse bacillaire, généralement située en un point diamétralement opposé. Leishman pensa que ces éléments étaient dus à une dégénérescence *post mortem* de trypanosomes qui, ainsi que nous le verrons plus loin, possèdent un noyau et une petite masse chromatique que l'on a appelée *centrosome* à cause de son analogie avec le centrosome des spermatozoïdes. Mais un médecin de Madras, Donovan (1), fit bientôt remarquer que ces corps se retrouvaient, pendant la vie, dans le sang provenant de ponction de la rate, pratiquée chez un enfant atteint de fièvre irrégulière, rebelle à la quinine.

Ces corps ne sont donc pas des formes de dégénérescence. On ne retrouve pas d'ailleurs, chez les malades, les formes caractéristiques du trypanosome et jamais le parasite ne présente de flagelles (2).

Son étude a été faite avec les matériaux envoyés par Donovan, en France par Laveran et Mesnil, en Angleterre par Ross, Manson et Low.

Les savants français ont décrit dans le sang de la rate et du foie des parasites qu'ils ont même pu quelquefois retrouver dans des préparations de sang périphérique.

Ces parasites, que nous avons eu la bonne fortune de pouvoir examiner sur les préparations de Donovan, ainsi que sur des préparations qui nous ont été très obligeamment montrées par

---

(1) Donovan, *British med. Journal*, juillet 1903.

(2) Le *Piroplasma Donovani* n'est évidemment pas une forme de dégénérescence ; d'après les plus récents travaux, ce parasite, abandonné à l'étuve dans du sang citraté, aurait donné à Rogers des formes de trypanosomes. Le même parasite présenterait donc un stade à forme piroplasme et un stade à forme de trypanosome, ce qui semblerait confirmer les vues émises par Schaudinn au sujet d'hématozoaires voisins, qu'il a étudiés.

Sir P. Manson, qui observait à l'hôpital de l'École de médecine tropicale de Londres un cas de maladie de Donovan, en décembre 1903, se montrent sous l'aspect de petits éléments piriformes, ovales ou sphériques, présentant une grosse masse nucléaire et une autre plus petite, généralement placées aux deux extrémités d'un même diamètre.

D'après Laveran et Mesnil, ces corps subissent la division

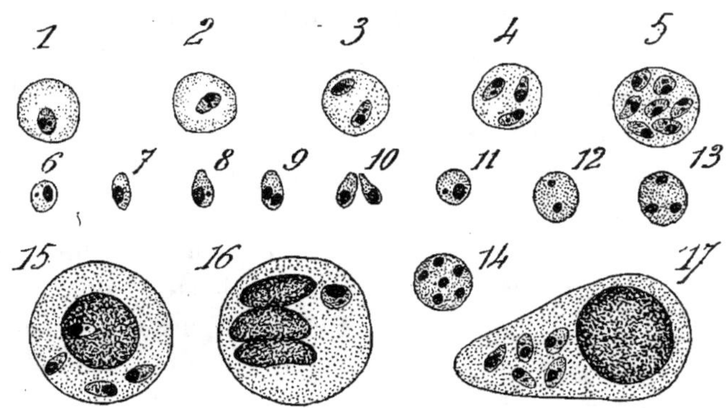

Fig. 48. — *Piroplasma Donovani*, d'après Laveran et Mesnil.

1 et 2, hématies d'aspect normal, contenant chacune un petit *Piroplasma*; 3, 4 et 5, hématies altérées contenant 2 à 7 parasites; 6, 7 et 8, parasites libres, sphériques, ovalaires ou piriformes; 9, parasite piriforme en voie de division; 10, deux parasites piriformes accolés, provenant probablement d'une division par bipartition; 11, élément parasitaire sphérique grand; 12, 13 et 14, formes de multiplication par division répétée du noyau; 15 et 17, grands leucocytes mononucléaires, avec parasites inclus dans le protoplasme et même dans le noyau (fig. 15); 16, polynucléaire avec un parasite inclus dans le protoplasme (grossissement : 1000 fois environ).

longitudinale en deux ou la division multiple des *Piroplasma*; aussi les ont-ils désignés sous le nom de *Piroplasma Donovani*.

Ces parasites sont tantôt libres, tantôt endoglobulaires, et ils peuvent être plus ou moins nombreux dans une hématie ; Laveran et Mesnil ont vu une hématie renfermant quatorze parasites. Lorsque leur nombre augmente dans un globule rouge, l'hémoglobine diminue et ce globule se colore de

moins en moins par l'éosine. Les globules parasités prennent
alors l'aspect d'une coque entourant un grand nombre de
petits corps plus ou moins sphériques ou ovalaires.

Ross considère ces amas comme représentant des sortes
d'enveloppes kystiques enfermant des spores, et il a créé pour
le parasite, qu'il sépare des *Piroplasma*, le genre *Leishmania*.

Les parasites peuvent se trouver dans les leucocytes polynucléaires ou mononucléaires.

Ils ont été décrits pour la première fois dans la fièvre dite
de Dum-dum, puis dans une fièvre irrégulière, non influencée
par la quinine. C. A. Bentley les a retrouvés dans le kala-
azar. Il y a lieu, par suite, de penser que fièvre de Dum-dum
et kala-azar ne sont qu'une seule et même affection produite
par le *Piroplasma Donovani*.

D'après les plus récentes communications de Donovan, le
Piroplasma du kala-azar se rencontre dans le sang périphérique lorsque la température atteint 39° ou 39°,5, mais toujours en petite quantité, et il faut parcourir plusieurs champs
microscopiques avant d'en trouver.

Dans la circulation périphérique, les parasites sont libres
ou endoglobulaires ; ils sont plus petits que dans la rate et ne
présentent qu'un seul karyosome.

Le *Piroplasma Donovani* se rencontrerait encore d'après
Manson dans la moelle des os et les ganglions mésentériques ;
d'autres auteurs l'auraient retrouvé dans des ulcères granuleux de l'intestin et dans le sang provenant d'ulcères
cutanés.

**Protozoaires flagellés sanguicoles. Trypanosomes. Try-
panosomiase humaine**. — Avec les trypanosomes, nous
sortons de la famille des sporozoaires pour entrer dans celle
des protozoaires flagellés, c'est-à-dire caractérisés par la présence d'un ou plusieurs longs flagelles.

Ces parasites sont encore des êtres unicellulaires, munis
d'un noyau. Ils ont été appelés *trypanosomes* parce qu'ils

ont l'aspect d'une tarière ou d'une vrille. Leur corps est plat et lancéolé comme celui d'un distome. L'un des bords du parasite présente une longueur supérieure à celle de son corps ; il s'ensuit une espèce de flottement de ce bord qui, à cause de ses mouvements, a été nommé *membrane ondulante*.

Cette membrane est bordée par le flagelle qui la suit jusqu'au niveau du centrosome, dont il semble émerger.

Les trypanosomes renferment un noyau globuleux qui se colore en rouge violet par le mélange éosine-bleu et un petit point chromatique, qui se colore également en rouge violet et que, par suite de son analogie avec des points semblables que l'on rencontre à la base du flagelle chez les spermatozoïdes, on a appelé *centrosome*.

C'est de ce centrosome que part le flagelle, lequel, après avoir suivi les sinuosités de la membrane ondulante, s'étend librement à l'extrémité antérieure du parasite sur une longueur qui peut égaler celle du trypanosome.

Les trypanosomes sont toujours extraglobulaires (1).

Les trypanosomes sont facilement englobés dans le sang

---

(1) Ils se reproduisent : 1° par division inégale ; 2° par division répétée ; 3° par division multiple, et enfin 4° par division égale des petits éléments.

Lorsqu'un trypanosome va se diviser, son noyau se rapproche du centrosome. Ce centrosome grossit, ainsi que la base du flagelle. Il se produit ensuite une division du noyau du centrosome et de la base du flagelle. Enfin une encoche vient séparer partiellement le nouveau parasite du parasite mère. Ce dernier peut donner naissance à un second parasite par le même processus, puis à un troisième ; c'est ainsi que l'on peut rencontrer de véritables rosettes de trypanosomes, dans lesquelles un parasite est plus développé que les autres. Tel est le mécanisme de la division inégale simple ou répétée.

Le trypanosome qui va se diviser par division multiple s'étend en une sorte de plasmode ; son noyau et ses centrosomes se divisent, les fragments nucléaires se portent à la périphérie, où il se forme des échancrures, et au niveau de chaque nouveau centrosome apparaissent de petits flagelles d'égale longueur. Il se forme ainsi des rosettes à petits éléments égaux, qui constituent la division multiple.

Les petits éléments provenant de la dislocation de ces rosaces peuvent eux-mêmes subir la division multiple et donner des rosaces à très petits éléments.

Cette reproduction, qui a été étudiée, dans le cas du trypanosome du sang du rat, par Kempner, Rabinowitch, Laveran et Mesnil, ne s'observe que difficilement dans les trypanosomiases humaines, dans lesquelles, comme nous le verrons, le parasite est très peu abondant dans le sang.

par les leucocytes mononucléaires qui les digèrent. Ils peuvent
également, ainsi que cela a été démontré pour la première
fois pour le trypanosome du sang du rat, par Laveran et
Mesnil, être agglutinés légèrement par un séjour prolongé à
la glacière ; ils le sont au contraire très fortement par le
sérum d'animaux ayant reçu des injections de sang infecté.

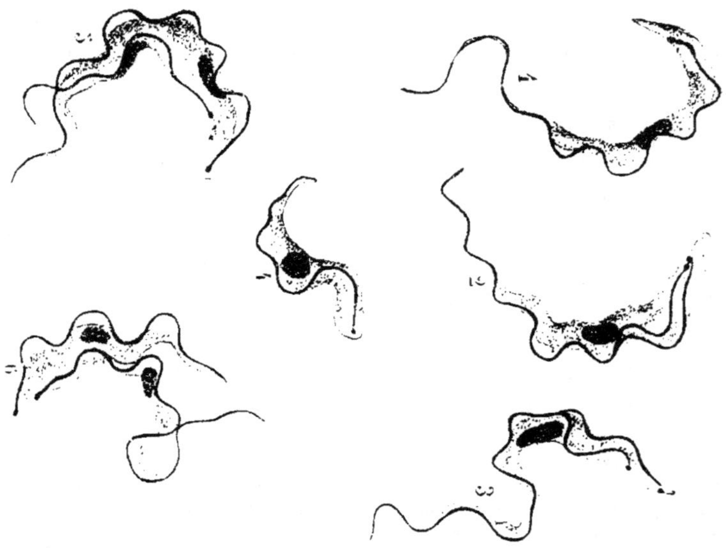

Fig. 49. — *Trypanosoma gambiense*, agent pathogène de la trypanosomiase
humaine.

1, 4, *Tr. gambiense* : 2, 3, 6, formes de multiplication par division égale ;
5, division inégale.

Dans ce dernier cas, les trypanosomes se réunissent en
rosettes, d'un fort joli aspect, les cils étant tous tournés du
côté de l'extérieur ; l'agglutination se reproduit aussi chez les
trypanosomes tués par le formol, mais les parasites s'agglomèrent sans ordre dans ce cas.

Brumpt et Wurtz (1) ont signalé que les trypanosomes de

(1) Brumpt et Wurtz, *Soc. de Biol.*, 5 déc. 1903.

la trypanosomiase humaine possédaient les mêmes propriétés agglutinatives vis-à-vis du sérum des animaux infectés (1).

Voyons maintenant quelles sont les conditions dans lesquelles on rencontre le parasite dans le sang de l'homme.

En 1901, Forde et Dutton découvrent, dans le sang de malades atteints de fièvre irrégulière avec œdèmes fugaces et érythèmes polymorphes, un trypanosome auquel ils donnent le nom de *Trypanosoma gambiense.* Cette fièvre irrégulière, appelée d'abord *maladie de Dutton,* paraît avoir une durée assez longue et une marche chronique ; les malades semblent pouvoir guérir spontanément.

Tel était l'état de la question de la trypanosomiase humaine, lorsqu'au mois de juin 1903 Castellani découvre un trypanosome dans le liquide céphalo-rachidien de malades atteints de maladie du sommeil.

Ce trypanosome se retrouve en très petite quantité dans le sang et dans le liquide céphalo-rachidien. Pour déceler sa présence, il est nécessaire de traiter par la centrifugation un volume d'au moins 10 centimètres cubes de liquide céphalo-rachidien ou de sang citraté. Le sang citraté sera centrifugé une première fois pour séparer les globules, la seconde centrifugation séparera les parasites.

Le parasite de Castellani et celui de Dutton restèrent pendant quelque temps deux espèces séparées, jusqu'au jour où une malade européenne, ayant habité au Congo et traitée à Londres par Manson pour trypanosomiase ou fièvre de Dutton, mourut avec des symptômes non équivoques de

(1) Pour décrire d'une façon complète la biologie des trypanosomes, nous devons aussi signaler que Novy est arrivé à cultiver ces protozoaires sur des tubes de gélose peptonisée à 3 p. 100 à laquelle il ajoute avant refroidissement moitié de sang défibriné de lapin ; les tubes sont inclinés et les trypanosomes, ensemencés dans l'eau de condensation, qui se rassemble au bas de la couche de gélose, s'y développent en rosettes. Leurs flagelles sont alors, contrairement à ce que nous avons vu jusqu'à présent, tous tournés vers le centre de la rosette. On n'a pu réussir jusqu'à présent à cultiver que le trypanosome du rat ; la culture du trypanosome du nagana a été faite, mais elle réussit plus difficilement ; le trypanosome humain n'a pas encore pu être cultivé.

maladie du sommeil, justifiant ainsi l'idée, émise par Bruce et
ses collaborateurs, de l'identité des deux trypanosomiases
humaines. Les expériences de Nabarro et Laveran, en
démontrant que les singes immunisés contre un trypanosome l'étaient également pour l'autre, vinrent enfin apporter
un argument décisif dans le débat en faveur de l'identité des
deux parasites.

La maladie du sommeil n'est donc qu'un stade aggravé de
la trypanosomiase humaine, le parasite passant du sang dans
le liquide céphalo-rachidien (1).

Parasites microbiens sanguicoles. — On rencontre également dans le sang des microbes dont les uns sont constamment présents dans la circulation, au cours de certaines
affections, tandis que les autres peuvent en être absents et
n'apparaître qu'à la fin de certaines maladies, lorsque ces
dernières prennent un caractère particulièrement grave.

Les microbes que l'on rencontre dans le sang sont presque
toujours libres dans le plasma sanguin et l'on remarque rarement leur présence à l'intérieur des phagocytes. Cela tient à
ce que, grâce à leur virulence, ils exercent vis-à-vis des phagocytes une action de chimiotaxie négative, qui éloigne ces
derniers; c'est d'ailleurs cette action qui leur permet d'échapper à la phagocytose dans le système lymphatique (peste) ou
dans la rate (fièvre typhoïde et fièvre récurrente) et d'arriver
jusque dans la circulation.

Les microbes spéciaux aux maladies tropicales déterminant
des infections sanguines sont :

Le *spirille de la fièvre récurrente*. Ce microbe, qui,
comme son nom l'indique, a une forme sinueuse et flexueuse,

____

(1) La présence presque constante dans le liquide céphalo-rachidien, et
même quelquefois dans le sang, de bactéries, qui apparaissent à la fin de la
maladie, a poussé certains observateurs à émettre l'idée que le trypanosome
n'agit pas par lui-même dans la trypanosomiase humaine, mais bien en frayant
un chemin aux bactéries jusqu'aux centres médullaires, par la voie trans-
sanguine.

est très mobile et, dans les préparations de sang frais, on le voit occasionner parmi les hématies des mouvements très vifs ; il se colore par les méthodes employées pour les protozoaires : thionine phéniquée, mélange bleu-éosine (Voy. page 50, fig. 4).

Le spirille d'Obermeier apparaît dans le sang quelques heures avant l'accès, à la période que l'on peut appeler *précritique* ; on l'y retrouve pendant toute la période de fièvre et il en disparaît pendant l'apyrexie, pour reparaître à la phase précritique qui précède l'accès suivant.

Dans les intervalles des accès, le spirille est localisé dans al rate et Metchnikoff a démontré que, dans cet organe, il était en partie détruit par les phagocytes (1).

Le *bacille de la peste* se rencontre fréquemment aussi dans le sang des malades, principalement dans les formes septicémiques, ou quelques heures avant la mort, dans les formes buboniques ou pneumoniques. Il peut être assez abondant pour être décelable sur des préparations de sang, que l'on colorera à la thionine phéniquée. D'autres fois, le sang paraîtra ne contenir aucun microbe à l'examen microscopique, mais il donnera cependant une culture lorsqu'il sera ensemencé.

Microbes invisibles. Fièvre jaune. — En terminant, nous devons signaler la possibilité de la présence, dans le sang, de microbes auxquels leur ténuité permet de traverser les filtres qui arrêtent d'ordinaire les bactéries. On connaît actuellement un certain nombre de ces microbes que leur petitesse empêche de distinguer au microscope et que l'on a appelés, pour cette raison, *microbes invisibles*. Parmi eux se trouve l'agent pathogène de la fièvre jaune.

Les expériences de Reed, Carroll et Agramonte à la Havane ont en effet démontré que le sang provenant d'un individu

---

(1) Le *bacille de la fièvre typhoïde* se retrouve également dans le sang de la circulation, mais il s'y trouve en très petite quantité et, pour en déceler la présence, il est nécessaire de recueillir dans les veines et avec une seringue 10 ou 20 centimètres cubes de sang, que l'on ensemence sur des milieux appropriés.

atteint de fièvre jaune peut encore provoquer le typhus amaril chez une personne à laquelle il est injecté, même lorsqu'il a traversé les bougies poreuses des filtres Berkefeld ou Chamberland marque F.

Ces expériences ont été confirmées par plusieurs savants, et en particulier par les savants de la mission française au Brésil, Marchoux, Simond et Salimbeni. Ces derniers ont même pu établir que le microbe invisible de la fièvre jaune disparaissait de la circulation à partir du quatrième jour, le sang cessant à ce moment d'être virulent.

SÉRO-DIAGNOSTIC, SÉRO-PRONOSTIC

Séro-diagnostic. — Le séro-diagnostic est une réaction biologique, basée sur la propriété que possède le sérum des malades, dans un certain nombre de maladies infectieuses, d'immobiliser et de réunir en amas, dans des cultures en bouillon uniformément troubles, ou dans des émulsions parfaitement homogènes, les microbes causant ces maladies (1).

Pour faire un séro-diagnostic, il faut se procurer une culture en bouillon, n'ayant séjourné que vingt-quatre heures à l'étuve à 37°, et ne présentant pas de grumeaux. On peut se servir aussi de cultures stérilisées par le formol, à la condition qu'elles ne renferment pas de grumeaux.

On prélèvera ensuite du sang sur le malade, par piqûre du doigt, avec une lancette ; la piqûre d'une épingle n'en donne qu'une quantité insuffisante, et l'on pourra agir de plusieurs façons différentes :

Réaction microscopique. — 1° On laissera tomber directement du doigt, dans des verres de montre, où l'on aura

(1) Le bouillon employé (et cela est très important) ne doit pas contenir de glucose ; il doit être fait avec de la viande de bœuf (et non de cheval) et des peptones exemptes de glucose ; dans les bouillons glucosés, la séro-réaction ne se produit pas. Un très bon milieu pour la séro-réaction est le bouillon de panse de porc de Martin. Voy. *Appendice*, page VII.

auparavant compté 20, 30, 40 gouttes, etc., de culture, une goutte de sang. Après avoir bien mélangé, on attendra au moins quinze minutes, puis on portera une goutte du mélange, entre lame et lamelle, sous le microscope.

Si la réaction est positive, les microbes s'agglomèrent en masses et s'immobilisent.

2° On pourra recueillir, par piqûre du doigt, ou mieux par aspiration dans une veine au moyen d'une seringue, une plus grande quantité de sang, 2 à 3 centimètres cubes, laisser coaguler, séparer le caillot et opérer avec du sérum pur, soit comme il vient d'être dit, soit pour obtenir la réaction macroscopique.

Réaction macroscopique. — Pour cette réaction, on verse les gouttes de culture dans de petits tubes à essai stériles, au moyen d'une pipette faite d'un tube de verre bouché aux deux extrémités d'un tampon de coton, stérilisé et étiré en son milieu. En le brisant à la partie médiane, on a deux pipettes exactement semblables (pipettes jumelles), donnant des gouttes exactement égales. Les gouttes de sérum seront comptées avec la seconde pipette.

Dans la réaction macroscopique, l'agglutination se manifeste par l'apparition, dans la culture uniformément trouble, de flocons neigeux, se précipitant lentement au fond du tube et entraînant la clarification du bouillon.

Lorsqu'on se trouve loin d'un laboratoire et que l'on désire rapporter ou envoyer du sang pour faire un sérodiagnostic, on pourra mettre ce sang dans une petite bouteille préalablement bouillie et bien refroidie, ou bien pratiquer de la façon suivante : Piquer le doigt et laisser tomber à la même place sur une feuille de papier blanc (1) *plusieurs gouttes* de sang, laisser sécher naturellement à l'air et à l'abri des mouches pendant six heures.

Arrivé au laboratoire, mettre deux gouttes d'eau dans un verre de montre, retourner à la surface la rondelle découpée de

____

(1) Employer un papier modérément glacé ; ne pas se servir de buvard.

papier sur laquelle se trouve le sang, le côté chargé en contact avec l'eau ; agiter quelques minutes et comprimer le papier avec un agitateur, puis essayer la séro-réaction avec le liquide comme il est indiqué plus haut.

La technique due à Hughes, et appliquée par cet auteur au séro-diagnostic de la fièvre de Malte, peut dans certains cas offrir des avantages : elle permet d'opérer avec du sérum non mélangé de globules et sur une très petite quantité de sang.

Technique de Hughes. — Cette technique est la suivante : on fait avec une pipette ordinaire une ampoule, d'un centimètre de long environ, terminée par deux effilures capillaires. On pique le malade au doigt, comme d'habitude avec une lancette ou un vaccinostyle ; on aspire dans l'ampoule dont on scelle les deux extrémités à la lampe. On met l'ampoule de côté. Aussitôt que le sérum s'est séparé du caillot, on peut s'en servir. Avec une pipette ordinaire très fine, on aspire le sérum dans l'ampoule, après avoir brisé une de ses extrémités, et en y introduisant l'effilure capillaire de la pipette. On fait une marque sur la pipette, au niveau où s'arrête le sérum aspiré, pour noter la quantité qui a été prise. On projette le sérum dans un verre de montre et on le dilue au cinquième en aspirant quatre fois de suite de la solution salée physiologique jusqu'au niveau de la marque, et en mélangeant la solution salée au sérum. On fait ainsi des solutions à

$\frac{1}{5}, \frac{1}{10}, \frac{1}{25}, \frac{1}{50}$ et $\frac{1}{100}$ qui sont indispensables pour la réaction.

On fait, d'autre part, dans un second verre de montre, une émulsion de bacilles d'Eberth, de *M. melitensis* ou de tout autre microbe (on peut employer les cultures mortes formolées à 4 p. 100).

On mélange alors parties égales de sérum et de cette émulsion. Voici comment il faut faire. On introduit dans la pipette capillaire une certaine quantité de sérum dilué. On fait une marque à la partie supérieure, on fait entrer par aspiration une petite bulle d'air, puis l'émulsion bactérienne jusqu'au trait. On a alors, séparées par la bulle d'air, parties égales de sérum et d'émulsion ; on les jette dans un verre de montre et l'on mélange intimement.

On met une goutte sur une lamelle, qu'on place sur une lame creuse et l'on regarde au microscope. On réaspire le reste dans la pipette capillaire, on scelle à la flamme et on met la pipette de côté (dans un tube à essai). On peut également préparer un tube témoin, contenant parties égales d'émulsion et de solution salée physiologique, qu'on placera à côté du tube original, pour comparer.

Sous le microscope, les microbes perdront vite leur motilité et s'aggloméreront en amas, s'ils ont été mélangés avec le sérum d'une personne malade, convalescente, ou guérie de la fièvre spécifique, correspondant au microbe qui a été employé. L'agglutination se montre dans la pipette capillaire, sous forme d'un précipité floconneux formé de masses de microbes accolés. Ce précipité forme un dépôt au fond de l'effilure, et le reste du liquide s'éclaircit. Dans le tube témoin, ou dans les deux tubes dans le cas où le sérum employé provient d'un individu qui n'a pas, ou qui n'a pas eu la fièvre spécifique causée par le microbe employé dans l'émulsion, il n'y a aucun changement. Même lorsqu'on emploie des bactéries mortes, qui se précipitent naturellement au fond de l'effilure, elles forment dans le tube témoin un dépôt différent, régulièrement sédimenté, non floconneux, de bactéries précipitées individuellement par l'action de la pesanteur.

L'agglutination peut se produire rapidement, au bout de quelques minutes, ou lentement ; deux heures peuvent être nécessaires à 37° (Stern).

Elle peut être inférieure à 1/20 ; dans ce cas, on ne la considère pas comme spécifique, car les sérums normaux donnent des agglutinations à des taux qui peuvent atteindre ce chiffre ; l'agglutination n'est donc significative qu'au-dessus de 1/20.

Elle apparaît, en général, après le premier septénaire dans la fièvre typhoïde, d'une façon plus précoce dans la fièvre de

Malte, mais elle peut être tardive et offrir des variations de taux ; on devra donc, principalement lorsque le résultat aura été négatif, faire plusieurs essais.

Pour faire le séro-diagnostic d'affections causées par des microbes immobiles, poussant mal dans le bouillon, qu'ils ne troublent pas (bacille de la peste), on fait une culture sur de larges boîtes de gélose (boîtes de Roux) dans lesquelles, lorsque la culture s'est bien développée, on ajoute quelques centimètres cubes d'eau salée physiologique :

$$
\begin{aligned}
&\text{Eau} \dots\dots\dots\dots\dots\dots\dots\dots\dots\dots\dots\dots\quad 1000\\
&\text{Sel marin} \dots\dots\dots\dots\dots\dots\dots\dots\dots\dots,\quad 7
\end{aligned}
$$

On gratte la surface de la gélose et l'on émulsionne soigneusement les microbes dans cette eau. Si l'émulsion renferme quelques grumeaux, on peut la filtrer sur un peu d'ouate. Cette émulsion servira à faire l'agglutination, comme il a été indiqué précédemment.

Les microbes avec lesquels le séro-diagnostic peut donner des résultats utiles sont : le *bacille typhique*, le *Micrococcus melitensis* (fièvre de Malte), le *vibrion cholérique*, le *bacille de Yersin* (1) et le *bacille de la dysenterie*.

Rappelons enfin que, d'après Grixoni, le sérum d'un paludéen agglutine les hématies humaines du sang normal. Pour le vérifier, il suffirait, d'après cet auteur, de mélanger à une goutte de sang normal une goutte de sérum de paludéen ; l'agglutination des hématies se produirait en quelques minutes sous le microscope, alors qu'elle ne se produirait pas avec le sang de l'homme sain. (Ce phénomène doit être commun à toutes les affections où il y a destruction abondante des hématies.)

De même, le sérum des malades atteints de trypanosomiase

(1) Lorsqu'on voudra identifier un bacille que l'on soupçonne être le bacille de Yersin, au moyen du séro-diagnostic, on pourra employer du sérum antipesteux, à la condition de le demander spécialement pour cet usage, le sérum antipesteux destiné à l'usage thérapeutique n'agglutinant plus, par suite des chauffages auxquels il est soumis.

(fièvre à trypanosomes, maladie du sommeil) agglutine non seulement les trypanosomes, mais encore les globules rouges dans le sang de ces mêmes malades (Brumpt et Wurtz).

Séro-pronostic. — On entend par *séro-pronostic* l'appréciation de la gravité probable d'un cas de maladie infectieuse d'après la précocité de l'apparition, chez le malade, de la réaction agglutinante et d'après l'élévation du taux de l'agglutination. Dans la fièvre typhoïde, on a l'habitude de considérer, sans qu'il y ait rien d'absolu dans ce fait, qu'une agglutination précoce et à un taux élevé est d'un pronostic grave.

Dans la fièvre de Malte, au contraire, quand la séro-réaction est faible d'une façon persistante, ou qu'elle tombe d'un taux élevé à un taux moindre, le pronostic est mauvais. Si ce taux est constamment élevé, le pronostic est bon. La maladie durera longtemps, si la séro-réaction, d'un taux élevé, tombe ensuite à un taux moindre.

CHAPITRE II

HÉMORRAGIES DANS LES MALADIES TROPICALES

Les hémorragies sont communes à un certain nombre de maladies infectieuses ou parasitaires.

Les hémorragies peuvent se produire soit dans le tissu cellulaire sous-cutané, soit au niveau des muqueuses, soit dans les cavités séreuses ou articulaires, soit enfin dans certains viscères : poumons, reins, vessie, utérus.

Il y a des cas où l'hémorragie est le symptôme dominant ; dans d'autres, elle n'est qu'une complication d'une gravité plus ou moins grande. Lorsque les hémorragies, par leur abondance ou leur persistance, entraînent une sérieuse aggravation de pronostic, les formes de la maladie sont dites *hémorragiques* : peste, variole, etc. Nous allons passer en revue les maladies tropicales dans lesquelles les hémorragies constituent, soit un symptôme prédominant, soit un symptôme accessoire.

Fièvre jaune. — Dans la fièvre jaune, les hémorragies peuvent manquer dans les cas ou très bénins ou très graves, terminés, soit par une prompte guérison, soit par la mort, à la première période non hémorragique de la maladie (Voy. page 33).

Cependant, chaque fois que la fièvre jaune n'est pas limitée à cette première période, les hémorragies s'observent et elles ont un caractère de gravité vraiment exceptionnel. Elles se produisent au niveau de toutes les muqueuses, conjonctive, muqueuse labiale, gingivale et buccale; et les malades, qui ont la figure presque constamment couverte de sang, ont un aspect véritablement impressionnant.

La muqueuse digestive participe, pour une grande part, aux manifestations hémorragiques de la fièvre jaune. Dès le début de la deuxième période et quelquefois avant, on voit apparaître dans les vomissements de légères stries noirâtres (ailes de mouches), qui indiquent de petites hémorragies de la muqueuse stomacale. Le nombre de ces particules noirâtres augmente lorsque l'état s'aggrave, et l'on arrive au vomissement hémorragique typique du vomito negro, ayant l'aspect du marc de café.

Les hémorragies intestinales, avec selles marc de café (mélæna), peuvent également se rencontrer à cette période.

A côté des hémorragies de toutes les muqueuses, on peut aussi observer, dans la même période, de larges pétéchies, du purpura et même de véritables hémorragies cutanées, dans lesquelles le sang sourd au travers de la peau en fines gouttelettes, comme au travers d'un filtre, sur des étendues qui dépassent souvent le diamètre d'une pièce de cinq francs.

L'existence de ces hémorragies, véritables sueurs de sang, a été contestée par Dutroulau. Elles existent bien réellement et l'un de nous a pu en observer plusieurs cas, pendant l'épidémie qui a sévi à la Martinique en 1896.

La fièvre jaune est une maladie infectieuse dans laquelle on observe une destruction très intense des hématies ; il s'ensuit que l'on peut, quoique très exceptionnellement, observer de l'hémoglobinurie dans cette affection.

Fièvre bilieuse hémoglobinurique. — Dans la fièvre bilieuse hémoglobinurique et dans l'hémoglobinurie quinique il y a constamment, au contraire, filtration au travers du rein d'hémoglobine et de sérum-globuline. Ce n'est pas une véritable hémorragie, en ce sens que le sang n'est pas rejeté en nature, mais qu'il est déjà dissocié par un agent infectieux, et que les hématies ne se retrouvent qu'en très petite quantité dans les urines, la destruction globulaire se produisant dans les vaisseaux.

Les urines de la fièvre bilieuse hémoglobinurique ont une

teinte rouge brunâtre, que l'on a comparée au vin de Malaga
ou au bitter. Elles contiennent de l'hémoglobine et de la sérum-
globuline, se coagulent par la chaleur et laissent déposer
dans un verre conique, par le repos, une assez grande quantité de matières grisâtres. (Voy. *Examen des urines*.)

Bilharziose. — Dans la bilharziose : hématurie endémique,
l'hémorragie est réelle et vésicale ; c'est une véritable hématurie et l'on retrouve dans les urines des hématies à côté des
œufs caractéristiques du parasite. Cette hématurie en elle-
même n'est pas grave, la quantité de sang perdu étant minime ;
mais le pronostic s'aggrave des lésions de cystite qui l'accompagnent.

Elle devra être distinguée d'une autre hématurie vraie, qui
est l'hématurie de la cystite tuberculeuse, également due à une
hémorragie vésicale. Dans l'urine hématurique de la cystite
tuberculeuse, que nous signalons en passant au point de
vue du diagnostic différentiel, la coloration, par le procédé de
Ziehl, du dépôt de l'urine centrifugée permettra de constater
la présence du bacille de Koch et l'absence des œufs de
Bilharzia.

Les hémorragies de la bilharziose, que nous avons vues se
produire dans la cavité vésicale, peuvent également être intestinales ; le sang est alors mélangé à des mucosités et l'on
pourrait penser à une rectite ou à une dysenterie. Elles peuvent
être enfin vaginales et utérines. Dans tous les cas, la présence
des œufs du parasite établit le diagnostic.

Filariose. — Un des symptômes de la filariose due à la
filaire de Bancroft est la *chylurie*, appelée aussi *hémato-
chylurie*. L'urine chyleuse peut être rosée ou franchement
rouge et hématurique ; on y retrouve alors des hématies, dont
certains auteurs attribuent la présence à la déchirure de
vaisseaux sanguins, déterminée par la rupture d'une varice
lymphatique dans la vessie, tandis que d'autres (Manson) prétendent que ces globules sont des globules de nouvelle formation, nés dans une lymphe longtemps retenue dans les varices.

Une urine chyleuse, primitivement non colorée, simplement laiteuse, peut prendre une couleur hématique plus ou moins prononcée, sans qu'il y ait de raison apparente, ou à la suite de fatigues. La coloration peut de même disparaître dans une urine chyleuse précédemment hématique.

Ces faits semblent plutôt plaider en faveur de la rupture de petits vaisseaux sanguins, qu'en faveur de la théorie qui attribue aux hématies une origine de néoformation à l'intérieur des varices lymphatiques.

Hémoptysie endémique. — Il est une affection pulmonaire particulière aux pays exotiques, dans laquelle on observe des hémorragies : c'est l'hémoptysie endémique du Japon, dans laquelle les malades expulsent des crachats hémoptoïques, dus à la présence dans le tissu pulmonaire du *Distomum Ringeri*. Ces malades succombent fréquemment à des hémoptysies abondantes.

Dysenterie. — Dans la dysenterie, en dehors des petites hémorragies qui se produisent constamment dans le gros intestin au cours de la maladie et strient de sang les mucosités rendues par le malade, il peut se produire des hémorragies graves, suivies de collapsus, à la suite de mortifications étendues de la muqueuse et de la chute d'une escarre intéressant un gros vaisseau. Il peut y avoir également, quoique très rarement, perforation intestinale et hémorragie intrapéritonéale entraînant la mort par shock ou péritonite.

Dans l'*ékiri dysentériforme épidémique* des enfants (Japon), les selles contiennent souvent de petites quantités de sang.

Ankylostomiase. — Dans l'ankylostomiase, les hémorragies siègent au niveau de l'intestin grêle, dans lequel pullulent les ankylostomes. Ces hémorragies se diagnostiquent difficilement par l'aspect des selles, qui, sans offrir des caractères bien nets, sont quelquefois de couleur brun rougeâtre, par suite du sang mal digéré qu'elles contiennent, ou renferment quelques mucosités sanguinolentes. Les hémorragies de l'intestin grêle dans l'ankylostomiase sont provoquées par l'armature de crochets, que renferme la bouche du parasite. L'ankylostome absorbe des quantités énormes de sang, dont la plus grande partie ne fait que traverser son tube digestif, sans y être digérée.

Lèpre. — Dans la lèpre, les épistaxis, se reproduisant fréquemment, sont souvent un symptôme du début. Elles caractérisent le commencement d'une rhinite lépreuse et attirent souvent l'attention sur les lésions des fosses nasales. Dans les pays à lèpre, on doit toujours se méfier des épistaxis fréquentes, accompagnées de rhinite.

Verruga. — Dans la verruga du Pérou, il se produit aussi des hémorragies. Ces hémorragies se rencontrent de préférence au niveau des fongosités qui caractérisent l'affection. Elles peuvent être, selon le siège de ces fongosités, cutanées ou muqueuses, et on a même constaté des hématémèses, des entérorragies, des hématuries et des métrorragies.

Ces hémorragies se produisent principalement chez les malades atteints de verruga qui habitent les altitudes ; elles disparaissent lorsque ces malades descendent dans les vallées.

Spotted fever. — La tendance aux hémorragies et à la formation des pétéchies confluentes que l'on remarque du deuxième au cinquième jour de l'infection dans la *spotted fever* (maladie des montagnes Rocheuses) semble également atténuée par l'augmentation de la pression atmosphérique et la descente des malades dans les vallées.

A la Vera-Cruz, Heinemann a observé une fièvre hémorragique, qu'il appelle *rhumatisme hémorragique*, dans laquelle il se produit des hémorragies dans les articulations et le tissu cellulaire sous-cutané. Les malades atteints de cette maladie présentent également des épistaxis et des entérorragies.

Peste. — La peste à forme hémorragique est caractérisée par des épistaxis, des hémoptysies (pneumonie pesteuse), des hématémèses, des entérorragies avec mélæna. Des hémorragies peuvent aussi se produire dans les séreuses, plèvres, médiastin, péritoine. On peut même rencontrer à l'autopsie dans cette forme de peste des ecchymoses dans les reins et la substance cérébrale.

Dans le *typhus*, la *dengue*, la *fièvre de Malte* et la *fièvre récurrente*, il n'est pas rare d'observer des épistaxis, de l'entérorragie et de la métrorragie ; on observe même quelquefois des hématémèses comme complications du typhus ou de la dengue ; dans cette dernière affection, les hématémèses se rencontrent plutôt chez l'enfant. Enfin on voit quelquefois se produire des hémoptysies au cours du typhus (1).

Dans la *cachexie paludéenne*, on remarque assez souvent des taches purpuriques, de la gingivite scorbutique et des épistaxis ; plus rarement on observe des métrorragies, des hématémèses et des entérorragies.

. Dans les cas graves de la *fièvre japonaise de rivière*, on a signalé des entérorragies et quelquefois l'émission de selles ayant les caractères du mélæna.

En ce qui concerne les entérorragies (2), et cela d'une façon générale, le médecin appelé à examiner des selles renfermant du sang devra toujours s'assurer de son origine intestinale et examiner son malade au point de vue de la présence possible d'hémorroïdes internes ou externes saignant facilement.

Quant aux métrorragies, même en dehors de la cachexie paludéenne et de toute maladie infectieuse, on les rencontre très souvent dans les pays tropicaux. Qu'on les attribue à l'anémie ou à la quinine préventive ou curative, elles viennent fréquemment interrompre le cours des grossesses.

Dans certaines régions, où la syphilis est très répandue, les métrorragies précédant des fausses couches, chez les

---

(1) Les hémorragies cutanées ou plutôt intrapustuleuses de la variole hémorragique se rencontrent fréquemment dans les pays tropicaux, encore nombreux, où la variole sévit avec beaucoup de violence sur les races colorées.

(2) Voy. page 329.

femmes indigènes, peuvent souvent être attribuées à l'infection syphilitique.

Les hémorragies du post partum sont également assez fréquentes, même en dehors de toute manifestation pathologique. Il ne faut cependant pas exagérer les dangers que court la femme enceinte ou en couches dans les pays tropicaux, car il existe des femmes européennes qui ont de nombreux enfants nés aux colonies.

Enfin les *venins des serpents*, en occasionnant une diminution de la coagulabilité du sang et agissant en cela comme les poisons solubles (toxines) sécrétés par les microbes dans les maladies infectieuses, amènent comme symptômes de leur inoculation des hémorragies et des suffusions sanguines. Ils causent aussi très souvent, grâce à leurs propriétés hémolytiques, une abondante destruction des hématies ; et on observe fréquemment de l'hémoglobinurie dans l'envenimation.

Lorsqu'elles sont abondantes et surtout lorsque le sujet est déjà affaibli par le climat tropical, les hémorragies sont souvent accompagnées de symptômes généraux graves, tels que dyspnée, lipothymies, pouls filiforme, asthénie.

CHAPITRE III

L'ANÉMIE DANS LES MALADIES TROPICALES

L'hypoglobulie ou anémie est un état que l'on rencontre dans beaucoup de maladies tropicales ; on a cru pendant longtemps que le séjour dans les pays chauds pouvait créer de toutes pièces une anémie spéciale, essentielle, idiopathique : l'anémie des pays chauds. On admet aujourd'hui, d'une façon générale, que l'anémie des pays chauds n'est autre que l'anémie palustre.

Il semble y avoir cependant des exceptions à cette règle. « Les personnes qui habitent les pays chauds, dit Laveran, s'anémient en général au bout de quelque temps, alors même qu'elles échappent au paludisme. » Cette anémie a une marche lente et n'atteint jamais les mêmes proportions que dans le paludisme. Nous avons eu cependant l'occasion d'observer, à diverses reprises, et en particulier chez des femmes *n'ayant jamais eu même un seul accès de fièvre*, une anémie grave, se manifestant après quelques mois de séjour aux colonies et nécessitant impérieusement le rapatriement. La rate n'était pas augmentée de volume.

Dans certains cas, les ménorragies sont la cause déterminante de cette anémie.

En dehors du paludisme, les infections parasitaires s'accompagnent presque toutes d'anémie, plus ou moins prononcée. Telles sont la bilharziose, et surtout l'ankylostomiase. Il en est de même pour les infections microbiennes spéciales aux pays chauds, ou communes à ceux-ci et aux pays tempérés.

Le diagnostic de l'anémie fait par l'examen du sang a été

décrit au chapitre I (Voy. page 189). Il n'est donc pas besoin d'y revenir. La décoloration des téguments et des muqueuses se constate plus facilement chez les individus de race pâle que dans les races colorées et chez les noirs en particulier. Chez ces derniers, la pâleur se manifeste par une coloration grise de la peau, couleur que l'on peut comparer à celle de l'*ardoise*, et que l'on constate facilement lorsqu'ils ont peur ; les sclérotiques sont d'un blanc bleuâtre.

Les malades se fatiguent facilement, ils transpirent et s'essoufflent au moindre effort. Ils ont souvent de la céphalalgie, du vertige, des névralgies variées, des palpitations, de l'oppression, de la tendance aux lipothymies et aux syncopes. On constate des souffles inorganiques du cœur et des vaisseaux.

On trouve généralement chez ces malades de l'œdème des chevilles ou de la face, œdème qui est dû aux modifications dans la composition du sang ou à des altérations des parois des capillaires.

Anémie paludique. — Le paludisme est une des maladies qui déterminent le plus rapidement l'anémie. Il est surprenant de voir avec quelle rapidité elle survient chez l'individu impaludé, quelquefois dès les premiers accès de fièvre.

Il suffit de piquer le doigt, dans certains cas d'anémie prononcée, chez les paludiques, pour constater que le sang est beaucoup plus pâle qu'à l'état normal (Laveran). Il a l'air d'être dilué dans de la sérosité. En faisant la numération des globules, on constate leur diminution, qui peut atteindre un cinquième ou même un quart du chiffre normal. Normalement il est de 5 000 000. Il peut tomber à 3 000 000 et même plus bas.

La teneur en hémoglobine de ces globules est également diminuée d'un tiers ou de la moitié.

Les signes cliniques de l'anémie palustre ne diffèrent en rien de ceux des anémies en général. Chez les blancs, la peau prend une teinte bistrée ou terreuse, marquée surtout aux endroits du corps qui sont exposés au hâle. Cette teinte terreuse n'est pas spéciale aux impaludés, mais elle s'observe fréquemment chez eux. La peau peut encore avoir une coloration cireuse ou au contraire, dans les accès pernicieux, une teinte grisâtre, due à l'accumulation de pigment dans les vaisseaux du derme.

L'anémie palustre peut être très marquée d'emblée, survenant après un petit nombre d'accès, nécessitant un rapatriement dès les premiers mois de séjour. On observe alors des œdèmes diffus, une lassitude extrême avec hypertrophie du foie et de la rate, sans aucun symptôme qui puisse permettre d'incriminer une lésion cardiaque ou rénale (il n'y a pas d'albumine dans les urines).

Dans certains cas, à la suite d'hémorragies abondantes, de métrorragies en particulier, l'anémie peut revêtir une forme aiguë pernicieuse, qui aboutit rapidement à une terminaison fatale.

La fièvre bilieuse hémoglobinurique, comme les autres accès pernicieux, occasionne une anémie intense et rapide.

Ankylostomiase. — Si, dans le paludisme, l'anémie est symptomatique de la destruction des hématies par l'hématozoaire, dans l'ankylostomiase elle est provoquée par les hémorragies intestinales, très petites, mais continuelles et répétées, que provoque le parasite, et donne lieu au tableau de la *chlorose d'Égypte* de Griesinger, de *mal-cœur, cachexie africaine, géophagie*, etc. Le début en est lent et insidieux ; le malade s'affaiblit peu à peu, et il montre, au bout d'un certain temps, tous les signes de l'anémie grave : décoloration de la peau qui présente chez les blancs un aspect jaune blafard spécial, d'où le nom de *maladie jaune*, amincissement de la peau qui devient demi-transparente, sans trace de vaisseaux ; décoloration et affaissement des muqueuses (conjonctive, muqueuse de la langue), œdèmes périmalléolaire et palpébral, d'abord fugaces, puis permanents. L'œdème est généralement plus prononcé à la face et aux extrémités. Il envahit souvent le scrotum (Wucherer).

Le malade a des vertiges, des bourdonnements d'oreilles ;
il s'essouffle au moindre effort, il a des battements de cœur.
L'appétit est perverti ; les malades mangent de la terre (ce
signe est si fréquent qu'il a fait donner le nom de *géophagie*
à la maladie), de la laine, des étoffes, du charbon.

Bilharziose. — Les hémorragies vésicales répétées peuvent, dans la bilharziose, provoquer un certain degré
d'anémie.

Verruga. — L'anémie est un symptôme important et précoce de la verruga. Dans la forme aiguë fébrile, elle est très
marquée dès le début ; elle précède toujours l'éruption de
verrugas. Il n'y a pas d'autre maladie qui présente à un
si haut degré ce symptôme, et dans laquelle il survienne
dans un laps de temps plus court. L'anémie de la verruga
rappelle celle qui suit une forte hémorragie. « L'aspect du
malade est, de par ce symptôme, vraiment caractéristique.
On le voit étendu sur son lit, la physionomie languissante
et égarée, d'une blancheur de cire, presque transparente, ou
avec un teint jaunâtre, ictérique. Les lèvres, les narines, les
conjonctives, les gencives sont exsangues. Les ongles laissent
voir leur matrice tout à fait décolorée. Ces pauvres malades
ont de la peine à parler et leurs mouvements sont lents et
laborieux ; ils tournent lourdement la tête d'un côté et de
l'autre. — Lorsque la fièvre est élevée, les malades osent à
peine se mettre sur leur séant par crainte du vertige. »
(Odriozola.)

Dans la forme éruptive de la verruga, l'anémie évolue
beaucoup plus lentement. Elle est également moins marquée.

En dehors du paludisme et des maladies que nous venons
de citer, l'anémie s'observe encore dans les maladies chroniques de l'intestin, dans la dysenterie et la diarrhée de
Cochinchine en particulier.

CHAPITRE IV

LA FIÈVRE DANS LES MALADIES TROPICALES

L'homme et les animaux à sang chaud possèdent une température supérieure à celle de leur milieu ambiant. Ils produisent de la chaleur, et cette chaleur est en grande partie produite par la combustion des aliments, qui sont brûlés, après avoir été assimilés. L'oxygène nécessaire à cette combustion est absorbé par le sang dans l'appareil respiratoire, au niveau de l'endothélium pulmonaire. Les produits de la combustion s'éliminent à l'état de gaz par les poumons, à l'état d'urine par les reins. Les matières non utilisées, les déchets s'éliminent par l'intestin. A la combustion des aliments, s'ajoute une autre source de chaleur, produite par le travail des glandes et des muscles.

Le calorique ainsi produit correspond à une dépense de chaleur qui rétablit l'équilibre de température. C'est par la peau et par les poumons que se fait la déperdition, et cette régulation a son centre dans le cerveau, au centre thermique d'où partent les filets nerveux qui vont aux appareils régulateurs de la chaleur.

A l'état de santé, cette compensation se fait si exactement que, dans les pays tropicaux, malgré des élévations de température extrêmement marquées, le thermomètre placé dans l'aisselle marque à peine quelques dixièmes de degré en plus de la température normale.

Il n'en est pas de même à l'état fébrile. Il se produit pendant la fièvre une perturbation des centres thermogènes et, par suite, l'équilibre est rompu. L'homme ne peut plus alors, par les moyens ordinaires que nous venons d'indiquer, enlever aux tissus l'excès de la température produite.

La fièvre est donc une manifestation pathologique, un état morbide, caractérisé par l'augmentation des combustions organiques et par l'élévation de la température du corps. C'est l'indice de la réaction de l'économie vis-à-vis de l'infection.

Les principaux signes cliniques de la fièvre sont le frisson, l'accélération du pouls et de la respiration, la chaleur de la peau et l'élévation de la température du corps. Ces différents symptômes, pendant un accès de fièvre, ne s'observent pas tous en même temps. C'est ainsi que, pendant la période de frisson, la peau est froide, tandis que la température réelle du corps est supérieure à la normale.

La fréquence du pouls n'est pas un critérium de l'état fébrile. Parmi les symptômes objectifs de la fièvre, c'est l'élévation de la température, constatée au thermomètre, qui constitue le signe pathognomonique; dans bon nombre de maladies et particulièrement dans les maladies tropicales, ce sont les courbes thermométriques qui apportent l'appoint le plus sûr et le plus précieux au diagnostic.

On a classé les fièvres d'une façon assez arbitraire, suivant la marche de la température, ainsi qu'il suit :

Fièvres intermittentes :

Fièvres rémittentes :

Fièvres continues.

Dans les fièvres intermittentes, l'hyperthermie est séparée par des intervalles à température normale.

Les fièvres rémittentes sont celles dans lesquelles l'élévation de la température rétrocède à un moment donné sans jamais revenir à la normale.

Dans les fièvres continues, il n'y a, à peu près, ni interruption, ni rémission dans l'élévation de la température.

La marche de la température dans les maladies tropicales fébriles est, nous l'avons dit, de la plus haute importance. On peut ranger, au point de vue de la fièvre, ces maladies en deux groupes :

1° Les maladies dans lesquelles la fièvre, avec une marche à peu près régulière et constante, constitue le symptôme primordial ;

2° Les maladies dans lesquelles la courbe de la température ne présente rien de particulier, rien de caractéristique, et peut montrer de grandes différences, suivant les cas.

Dans le premier groupe, nous rangerons :

Le paludisme, dont la fièvre intermittente est une des formes les plus communes ;

La fièvre récurrente ;

La dengue ;

La fièvre de Malte.

Dans le second groupe nous rangerons : la peste, la fièvre aune, la maladie de Carrion, la maladie du sommeil, la filariose.

Nous étudierons également la marche de la température dans les suppurations, en particulier dans les abcès du foie.

MARCHE DE LA TEMPÉRATURE DANS LES MALADIES TROPICALES FÉBRILES A MARCHE CYCLIQUE

Paludisme. — On décrit généralement cinq formes cliniques dans le paludisme (Laveran) :

1° Fièvre intermittente ;

2° Fièvres continues et rémittentes ;

3° Accès pernicieux ;

4° Cachexie palustre ;

5° Formes larvées.

Les trois premières de ces formes cliniques attireront seules notre attention. La cachexie palustre et les formes larvées, évoluant sans fièvre ou présentant des accès, se rapportent à un des types précédents. On observe quelquefois

cependant un abaissement de la température chez certains
cachectiques.

I. *Fièvre intermittente.* — Quand la fièvre intermittente
est régulière, elle se rapporte presque toujours à un des types
suivants :

Type quotidien. avec accès tous les jours.

Type tierce, avec accès tous les deux jours.

Type quarte, avec accès tous les trois jours.

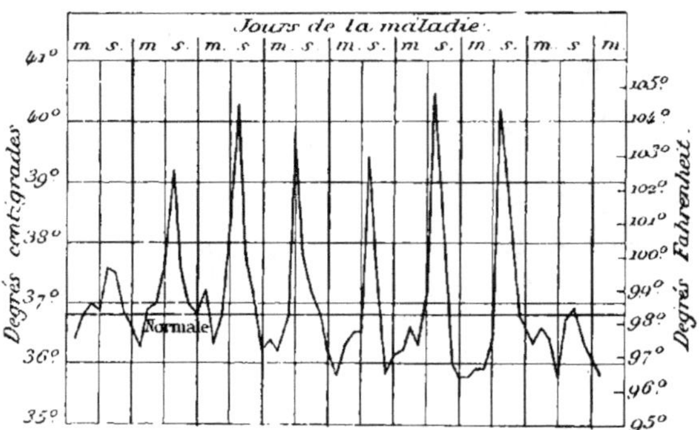

Fig. 50. — Fièvre quotidienne (Manson).

Le type quotidien est la forme la plus commune dans les
pays chauds; il correspond à la fièvre estivo-automnale des
Italiens et à la fièvre tropicale de Koch. Nous n'avons que très
exceptionnellement observé des cas de fièvre tierce ou quarte
dans les pays intertropicaux. Ces formes sont, au contraire,
prédominantes dans les pays tempérés.

A côté des types classiques, quotidien, tierce et quarte,
s'observent, mais moins fréquemment :

La fièvre double quotidienne;

La double tierce. avec accès quotidien, mais d'intensité
différente et qui n'est en réalité qu'une quotidienne;

La double quarte, caractérisée par deux accès successifs
en deux jours, un jour d'apyrexie et un accès le quatrième
jour.

Dans les pays chauds, ainsi que nous l'avons vu, un des
types de fièvre les plus communs est la fièvre dite *estivo-
automnale* (Bignami) dont les formes quotidiennes, ou irrégulières, ont été divisées, un peu arbitrairement, en quotidienne vraie, fausse quotidienne ou double tierce et tierce
maligne (*maligne tertiana*, Koch).

Dans cette dernière forme de fièvre, d'après les auteurs

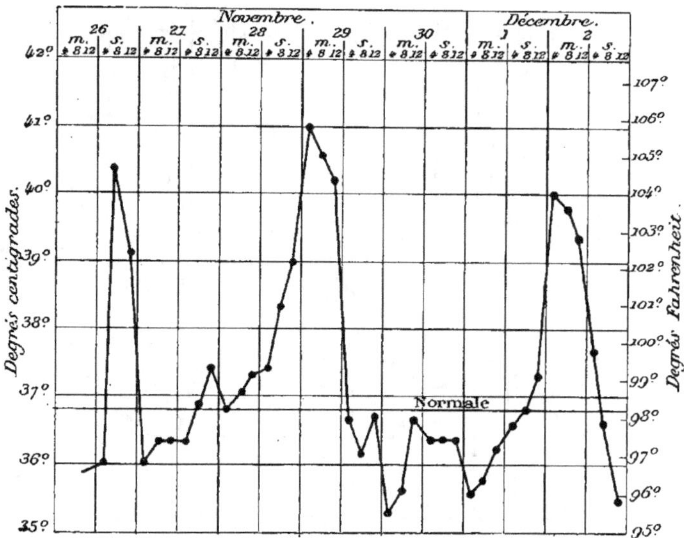

Fig. 51. — Fièvre tierce (Manson).

italiens, allemands et anglais, le tracé thermique, qu'ils rapprochent de celui de la tierce ordinaire, en diffère seulement
en ce que l'accès du premier jour dure bien plus longtemps :
presque deux jours. Le matin du second jour, la température
s'abaisse plus ou moins, sans redescendre à la normale, et
remonte presque aussitôt, plus haut qu'avant.

Ce type représente (Voy. fig. 53, page 263), à notre avis,
une quotidienne à accès subintrants, une sorte de transition
entre la continue ou la rémittente, et la quotidienne, plutôt
qu'une fièvre tierce ; d'ailleurs, soit sous l'influence de la qui-

nine, soit sous l'influence d'un commencement d'immunisation, l'accès prend le type quotidien ou irrégulier. Si le malade est abandonné à l'accès lui-même, les accès deviennent de plus en plus faibles et plus courts et on observe alors une période d'apyrexie plus ou moins longue, jusqu'à ce qu'il survienne une rechute.

La première infection par l'hématozoaire détermine le plus

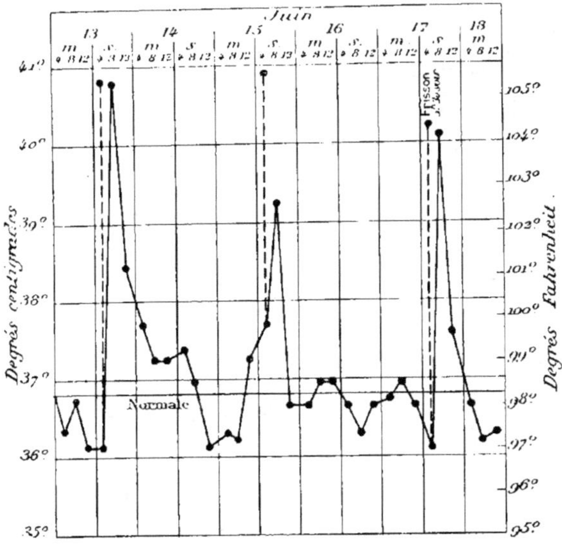

Fig. 52. — Fièvre quarte (Manson).

souvent, surtout dans les pays chauds, une fièvre continue ou quotidienne; lors des rechutes, l'accès prend le type tierce quarte ou irrégulier.

La fièvre à intermittences plus longues, quintane, sextane, est due vraisemblablement à une médication quinique insuffisante ou à l'avortement naturel d'un certain nombre d'accès.

On dit qu'une fièvre est *anticipante* ou *retardante* quand chaque accès avance ou retarde d'heure sur le précédent. Il peut arriver également que les accès se produisent à la même heure. On les observe le plus souvent de minuit à midi, et particulièrement le matin, de 6 heures à 10 heures.

Description de l'accès de fièvre intermittente. — Quel que soit le type de la fièvre, les accès ont le même caractère.

Un accès régulier se compose des trois stades : frisson, chaleur et sueurs. L'accès peut être signalé par des prodromes, auxquels les vieux paludéens ne se trompent pas. Ce sont des malaises, une sensation d'éblouissement ou d'étourdissement, de la céphalalgie.

Stade de frisson. — Le frisson, tantôt court et léger, tantôt long et violent, constitue la partie la plus pénible de l'accès. C'est une sensation de froid intense, qui fait blottir le malade sous ses couvertures. Les dents claquent ; la trémulation imprimée aux muscles est parfois si forte que tout le

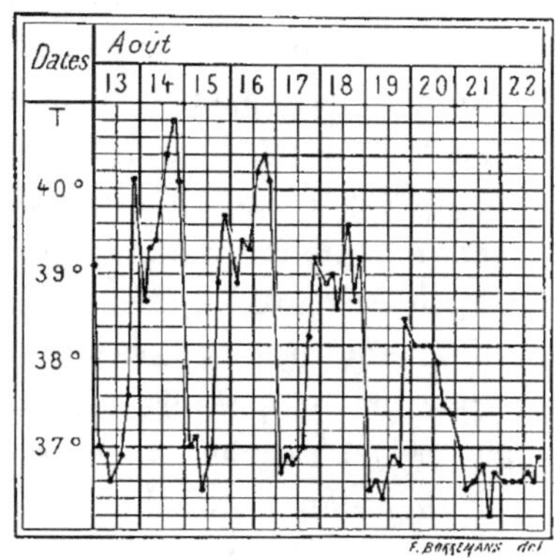

Fig. 53. — Tierce maligne, d'après Koch (type intermédiaire entre la rémittente et la quotidienne).

tronc est animé de secousses violentes, déterminant au bout de quelque temps une véritable douleur musculaire. La face est pâle, la peau présente le phénomène de la chair de poule, les extrémités sont refroidies, mais la sensation de froid est subjective, car la température centrale et même la température de l'aisselle peuvent atteindre 39° et 40°. Le pouls est petit, accéléré, la rate souvent douloureuse. Les malades se plaignent de céphalalgie ou de lombalgie.

Stade de chaleur. — Au bout d'un temps variable, la sensation de froid est remplacée par une sensation de chaleur, qui augmente graduellement. Le malade rejette ses couvertures ; il a soif ; sa peau est sèche et brûlante. Le thermomètre marque 40°.

La durée du stade de chaleur varie de deux heures à cinq heures.

Stade de sueurs. — La peau devient moite, puis se couvre de sueurs ; à la soif, aux maux de tête, succède une sensation de bien-être. Le pouls devient ample. Les sueurs sont parfois assez abondantes pour tremper littéralement le malade et l'obliger à changer de chemise.

Il peut manquer un des stades à ce type classique de fièvre. Le frisson manque souvent dans les pays chauds ; c'est une notion à se rappeler au point de vue du diagnostic. Les malades le considèrent en général comme le plus important (c'est le plus désagréable). Les sueurs peuvent également manquer. Le stade de chaleur seul ne fait jamais défaut, si ce n'est dans les formes larvées du paludisme.

Pendant toute la durée de l'accès, la température, qu'il est important de prendre toutes les heures, lorsque l'on veut déterminer exactement le type de la fièvre, suit une courbe parallèle dans l'aisselle et dans le rectum ou le vagin. Le degré le plus élevé atteint 40° ou 41°.

Les accès peuvent être courts : quatre à huit heures ;
— — moyens : huit à douze heures ;
— — longs : douze à vingt-quatre et jusqu'à quarante heures.

Dans les accès à longue durée, les trois stades classiques s'observent, prolongés. Le stade de chaleur est le plus long.

II. *Fièvres continues et rémittentes.* — Ce sont des formes fréquentes chez les Européens habitant les pays chauds ; d'après Scheube, la fièvre rémittente, qui fait souvent suite aux formes intermittentes, est une manifestation, après un traitement insuffisant par la quinine, de la tierce maligne (qui entre, ainsi que nous l'avons vu, dans le cadre de la fièvre tropicale de Koch ou de l'estivo-automnale des auteurs italiens).

Scheube rapproche, comme nous, la fièvre tierce maligne

de la rémittente, mais il en fait une fièvre tierce, tandis que nous en faisons une fièvre quotidienne. Dans la rémittente, la courbe est en général atypique, avec des oscillations plus ou moins étendues dans la période d'état.

III. *Accès pernicieux.* — Les formes cliniques des accès pernicieux sont très nombreuses ; elles présentent cependant des caractères communs. L'élévation de la température, au début de l'accès, même dans les formes algides, est un de ces caractères. La fièvre s'élève brusquement à 39°, 40°, ou 41°. Dans tous les accès à forme cérébrale, délirant, comateux, soporeux, la peau est très chaude et le thermomètre marque 40°. D'après Martin, dans l'accès pernicieux cholériforme, l'élévation de température fait souvent défaut.

Fièvre bilieuse hémoglobinurique. — Le début de la fièvre bilieuse hémoglobinurique est souvent marqué par un frisson intense, prolongé. La température monte brusquement à 40°. Cependant, d'après divers observateurs, le ther-

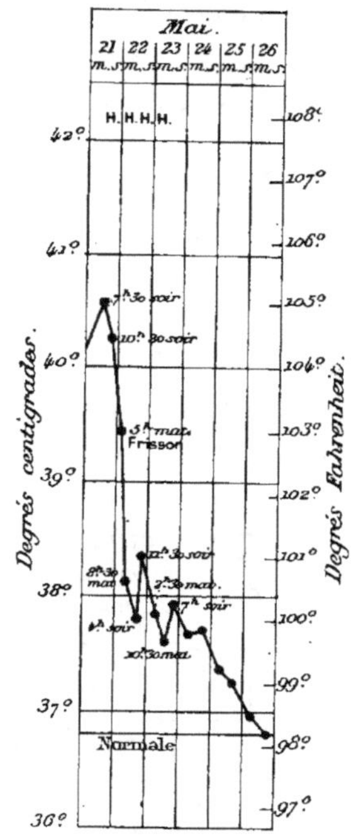

Fig. 54. — Fièvre bilieuse hémoglobinurique (Manson).

momètre, dans certains cas, ne dépasse pas 38° et la maladie peut même évoluer apyrétiquement. Nous pensons que dans ces cas on a eu affaire à de simples hémoglobinuries quiniques qui présentent toujours un caractère de bénignité particulière et évoluent sans fièvre ou avec une température peu élevée.

La courbe, dans la bilieuse hémoglobinurique, n'a rien de caractéristique. Le type est quotidien, tierce ou quarte, ou, ce qui est plutôt la règle, irrégulièrement rémittent ou intermittent.

Étude du pouls dans les différentes formes du paludisme. — Dans les accès intermittents réguliers, la courbe du pouls et celle de la température suivent une marche parallèle. Cependant, le pouls s'accélère quand la température tombe, pour tomber lui-même brusquement et plus rapidement que la température, lorsqu'apparaissent les sueurs.

Dans la cachexie palustre, le pouls est ordinairement ralenti, mais il s'accélère sous l'influence du moindre effort.

Dans les accès pernicieux, l'étude du pouls montre de nombreuses variations. Dans les accès à forme cérébrale, le pouls est le plus souvent vibrant, tendu ; dans la forme apoplectique, dans la forme comateuse, il peut ne pas dépasser la moyenne, comme nombre de battements, ou au contraire être très petit, régulier et fréquent (Dutroulau).

Dans les formes algides et cholériques, il est faible, diminue de force et de volume, devient filiforme et ne peut plus être perçu à la radiale.

Fièvre récurrente. — La fièvre récurrente est une maladie contagieuse, fébrile, caractérisée par des accès de fièvre durant

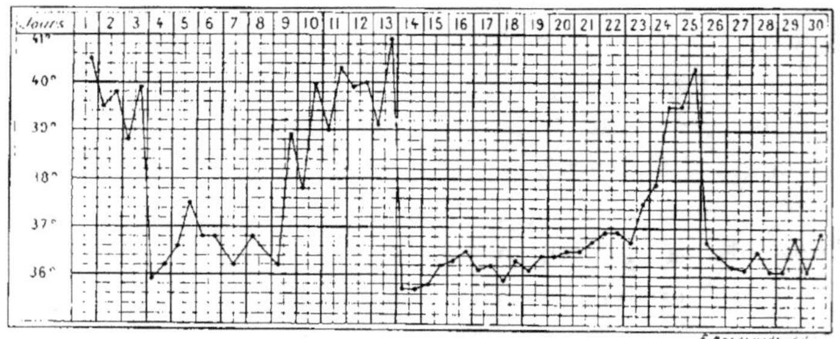

Fig. 55. — Fièvre récurrente.

en moyenne de cinq à sept jours, accès suivis ordinairement, après cinq à sept jours d'apyrexie, d'un second accès reproduisant à peu près exactement le premier. Cette fièvre à rechutes périodiques emprunte donc son allure à deux, quelquefois trois, accès de fièvre séparés par une période de rémission.

Premier accès. — Le début est brusque ; il y a, soit un frisson intense, comparable au frisson de la fièvre intermittente, soit une série de petits frissons. La température s'élève brusquement à 40°, 41° et 42°. Les symptômes ordinaires de l'accès fébrile : langue chargée, céphalalgie frontale, pouls fréquent, s'observent ; il y a quelquefois du délire. La température se maintient aux environs de 39° pendant une semaine, avec de faibles rémissions matinales.

Après un septénaire, il se produit une rémission s'annonçant par une sudation, comme phénomène critique. Le thermomètre revient brusquement, en quelques heures, aux environs de 37° et même au-dessous de ce chiffre, mais le malade est toujours affaibli.

Après un laps de temps, variant de quatre à quatorze jours, survient un second accès identique au premier, durant deux à quatre jours au lieu de sept jours, et terminé par une rémission définitive.

Il n'est pas rare de voir trois accès successifs, plus rarement quatre, exceptionnellement cinq.

Fièvre de Malte. — Un des traits les plus caractéristiques de la fièvre de Malte est la marche de la température. Dans les cas bénins, le thermomètre monte par oscillations successives, pendant une semaine, jusqu'à 39° ou 40° ; on observe des sueurs abondantes pendant la nuit ; la température redescend ensuite graduellement à 37° pendant la semaine suivante. La fièvre cesse et tout se termine sans complications en deux ou trois semaines. Cette marche à type classique est cependant l'exception. Le plus souvent, après quelques jours d'apyrexie, absolue ou relative, la fièvre se réveille et reprend, pour être remplacée de nouveau, au bout d'un laps de temps variable, par une période apyrétique ou par un état subfébrile, le thermomètre marquant 37°, 37°,5 ou 38°.

On peut observer des formes de fièvre différentes dans la fièvre de Malte. Le type est souvent nettement continu, rappelant celui de la fièvre typhoïde ; d'autres fois il est

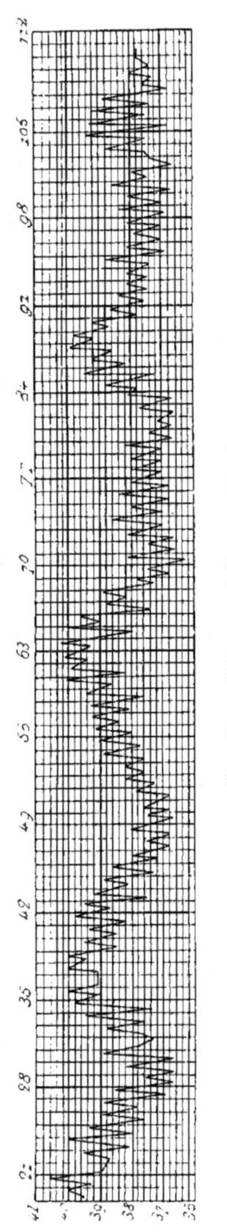

Fig. 36. — Fièvre ondulante (Scheube).

rémittent ou nettement intermittent, rappelant le type fébrile d'une infection septicémique ou celui du paludisme. La forme continue s'observe plutôt au début ; la forme rémittente, dans les dernières périodes. La longueur et l'intensité des accès de fièvre diminuent au fur et à mesure que la maladie progresse.

La courbe ondulante de la température dans la fièvre de Malte a fait donner par Hughes à cette maladie infectieuse le nom de *fièvre ondulante*.

On peut distinguer trois types de fièvre de Malte, différenciés par la marche de la température :

1° Le type ondulant, dans lequel on observe la courbe ondulante caractéristique décrite plus haut ; c'est le plus fréquent ;

2° Le type malin, caractérisé par un état typhoïde, de l'*hyperpyrexie*, de l'asthénie cardiaque ; la mort survenant en cinq à vingt jours ;

3° Le type intermittent, caractérisé par une fièvre nettement intermittente, se prolongeant pendant des mois avec des variations moins prononcées que celles que l'on observe dans le paludisme. La durée de cette forme, la plus bénigne, est en général cependant plus courte que celle du type ondulant.

Dans les cas graves et lorsque l'issue doit être fatale, peu de temps avant la mort la température monte brusquement à 43° et même 44° ; elle peut même s'y maintenir après la mort pendant quelque temps, comme cela s'observe dans le tétanos et le rhumatisme cérébral.

Dengue. — L'évolution clinique de la dengue comprend deux paroxysmes fébriles, séparés par une rémission durant deux ou trois jours. La fièvre apparaît subitement, rarement précédée de frissons. Le thermomètre monte rapidement et dans quelques heures atteint son maximum. Dans un cas on a noté, six heures après le début des douleurs, 39°,9, et dans un autre 40°,1 quatre heures après le début de ces mêmes douleurs. Les autres symptômes n'atteignent toute leur intensité qu'au bout d'un jour et même davantage. D'après de Brun, la température dépasse rarement 39° à 40°, exceptionnellement elle peut atteindre 41° et même 42°. Dans les cas légers, la fièvre est modérée et ne dure guère plus de vingt-quatre heures ; le type est généralement rémittent, rarement intermittent, ou continu pendant trente-six à quarante-huit heures.

Dans les régions tropicales, la fièvre de la dengue ne dure que un ou deux jours. Elle se termine par une défervescence brusque, critique, souvent accompagnée de sueurs, de diarrhée et d'épistaxis. L'éruption marque la fin de l'hyperthermie, comme dans la rougeole ou la variole. On a cependant noté à la Réunion des cas dans lesquels, quand l'éruption terminale était confluente, ordinairement chez les femmes et les enfants, elle s'accompagnait d'une fièvre intense, durant vingt-quatre heures. — En Syrie, la fièvre de la dengue a une durée plus longue et la température tombe souvent d'une façon graduelle.

Le deuxième paroxysme fébrile a une durée variant de quelques heures à deux ou trois jours.

MALADIES INFECTIEUSES DANS LESQUELLES LA COURBE DE LA TEMPÉRATURE NE PRÉSENTE PAS UNE ÉVOLUTION CYCLIQUE

Fièvre jaune. — Le début de la fièvre jaune est fréquemment marqué par une sensation de froid, par des bouffées de chaleur, ou par un stade de frisson le plus souvent court, suivi d'une sensation de chaleur brûlante. Le frisson n'est pas constant et il n'est presque jamais semblable à lui-même dans deux cas différents. Il peut être accompagné de vomissements, et même survenir pendant la période fébrile, ce qui est un symptôme grave. Il se distingue facilement du frisson caractéristique de la fièvre intermittente; il manque le plus souvent dans les cas légers.

Après les symptômes initiaux, la température monte rapidement et atteint 41° en quelques heures. Les températures les plus élevées observées ont été 42°.5 (Nægeli) et 43°,3 (La Roche). Dans les cas bénins, la température de 40° est rarement atteinte. Le maximum du début n'est jamais dépassé dans la suite. Ce n'est pas une règle absolue, le thermomètre pouvant monter par échelons pendant deux ou trois jours. Cependant, d'une façon générale quand la température de 40° ou de 41° est atteinte dès le début, le thermomètre ne la dépassera plus dans le cours de la maladie, sauf parfois quelques instants avant ou même après la mort : Marvin aurait observé 49°.5 dans ces conditions. Cette ascension du thermomètre, atteignant d'un coup son maximum, est le seul trait commun à toutes les courbes de fièvre jaune, quelles que soient les formes de la maladie. Quand l'ascension se fait lentement et irrégulièrement, le pronostic est fâcheux.

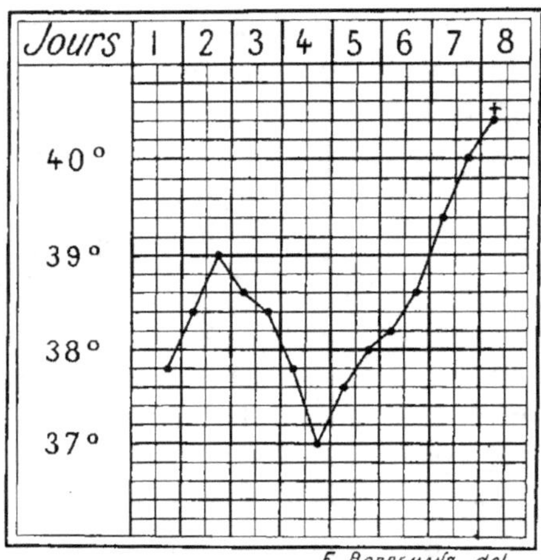

Fig. 57. — Fièvre jaune, d'après Kermorgant.

Dans les cas légers, la température, après être restée quelque temps à son fastigium, redescend brusquement ou par oscillations jusqu'à la normale ou même au-dessous.

Dans d'autres cas légers il y a seulement rémission, le thermomètre remontant un peu après une première chute et ne revenant qu'après un jour ou deux à la normale.

On observe dans presque tous les cas une rémission du troisième au cinquième jour. La fièvre tombe sans phéno-

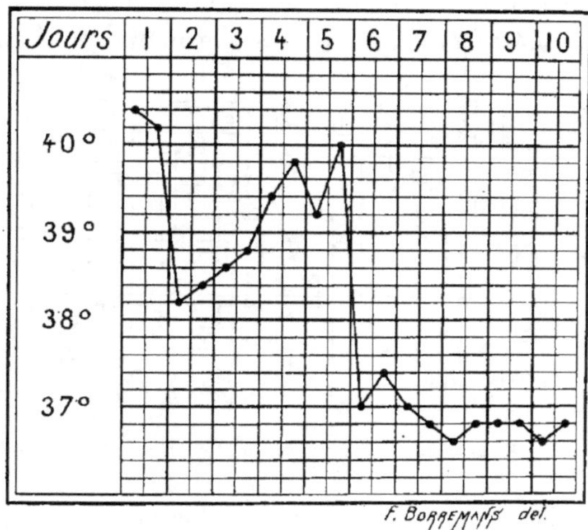

Fig. 58. — Fièvre jaune, d'après Kermorgant.

mènes critiques, bien que la maladie ait encore à parcourir sa période la plus grave (Dutroulau). Cette rémission (stade de rémission), qui a souvent été prise pour un symptôme d'amélioration, et qui a pu tromper des praticiens voyant pour la première fois la fièvre jaune, est de courte durée. Elle est suivie d'une nouvelle poussée fébrile qui constitue le troisième stade (stade de collapsus) de la maladie. A cette période de l'affection la température monte souvent moins vite qu'au début (fig. 57, 58).

Dans certains cas, il y a deux rémissions séparant trois paroxysmes fébriles de deux à trois jours (Sternberg); dans les cas légers, la convalescence succède immédiatement à la rémission.

La rémission peut faire défaut dans certaines épidémies (Memphis, Faget). La fièvre prend alors le caractère continu ou typhoïde (fig. 59).

Chez des sujets impaludés, atteints du typhus amaril, la fièvre peut revêtir le type intermittent.

Le *pouls* dans la fièvre jaune est, tout à fait au début de la maladie, accéléré, plein et dur; il bat ordinairement entre 100

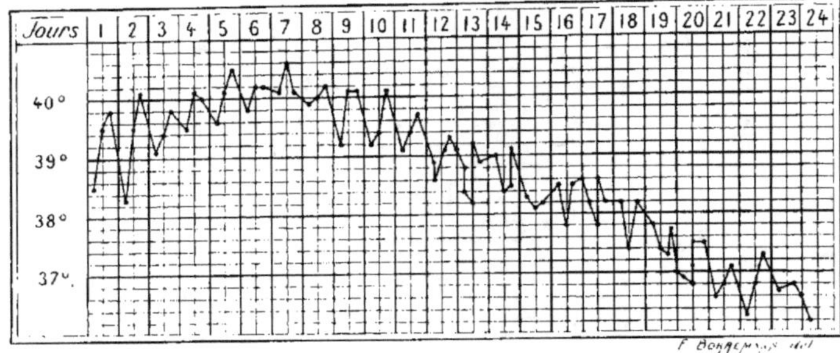

Fig. 59. — Fièvre jaune à forme typhoïde, d'après Kermorgant.

et 120. Il existe un contraste remarquable entre le pouls et la température, contraste que certains auteurs (Faget) considèrent comme pathognomonique. Le nombre des battements pendant les trois premiers jours décroît constamment, tandis que la température s'élève.

Le tableau suivant, donné par Corre, met bien en évidence cette constante diminution du nombre des battements du pouls.

	1er JOUR.	2e JOUR.	3e JOUR.	4e JOUR.	5e JOUR.	6e JOUR.
Cas légers..	94	78	76	72	67	63
Cas graves..	112	93	87	83	85	83

Dans les cas légers, la température et le pouls décroissent simultanément.

Peste. — De même que dans la fièvre jaune, la marche de la température de la peste ne présente rien de cyclique ni même de régulier. Elle peut être, dans certaines formes, le seul symptôme de l'affection (peste à forme septicémique). Dans l'immense majorité des cas, elle affecte soit le type rémittent, soit le type continu. C'est le plus souvent le second jour, quelquefois aussi le premier, que le thermomètre atteint, par une ascension brusque, son maximum, 40°, 41° ou 42°. Il y a en même temps une céphalalgie intense et, dans les cas graves, une extrême faiblesse, du délire et du vertige; l'anxiété fébrile est parfois considérable. Il est moins fréquent de voir la température monter pro- gressivement, par échelons.

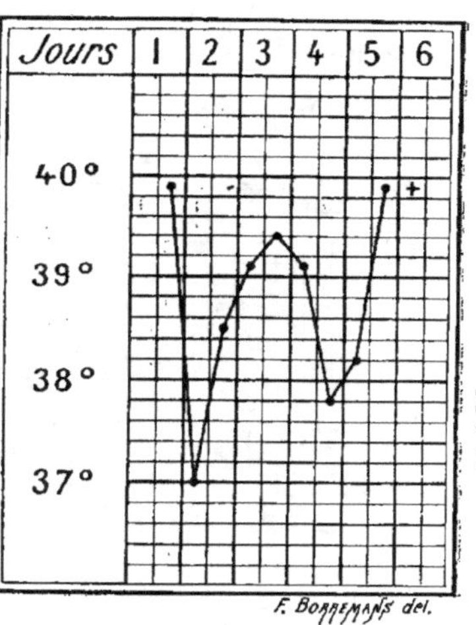

Fig. 60. — Peste bubonique.

On observe souvent une rémission, ou plutôt une chute de la température de 1°-1°,5 ou 2°, vers le deuxième, le troisième ou le quatrième jour. Dans les cas bénins, la température peut à ce moment redescendre à la normale. Dans les cas d'intensité moyenne qui évoluent vers la guérison, la température s'abaisse graduellement par lysis, du cinquième au septième jour. Dans la forme bubonique ordinaire, après la première rémission du deuxième, troisième ou quatrième jour, le ther- momètre monte de nouveau pour arriver un peu au-dessous du premier maximum, et vers le septième jour il retombe à 37°.

La fièvre reparaît lorsqu'il y a suppuration des bubons,

ou qu'il survient quelque complication. Chaque poussée ganglionnaire est accompagnée d'une recrudescence fébrile.
Quelques heures avant la mort, il n'est pas rare non plus
de voir la température monter rapidement; cette ascension
peut continuer pendant quelques heures sur le cadavre.

C'est dans la forme septicémique que la fièvre est la plus
violente. Par contre, dans les cas très bénins, et lorsque le
malade n'est pas obligé de se mettre au lit, la fièvre ne dépasse
pas 39° ou 39°,5.

Pouls. — Il est plein, rapide et, dans les cas graves, très

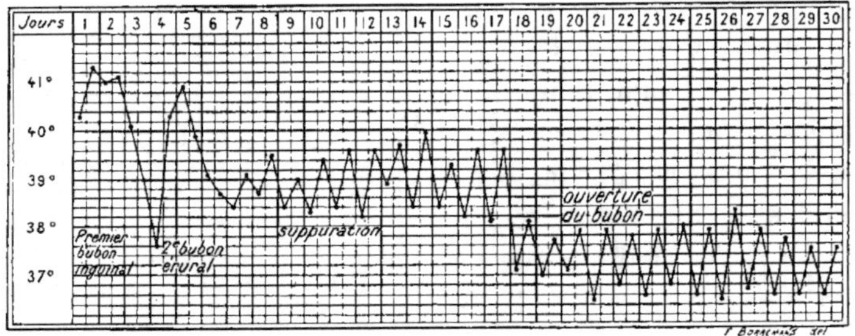

Fig. 61. — Peste bubonique.

fréquent et presque imperceptible. On observe une importante diminution de pression et un dicrotisme extrême
allant jusqu'à l'anacrotisme.

En moyenne le pouls bat à 120, mais peut aller jusqu'à 140,
160 ou plus par minute.

La respiration est également accélérée (30 ou 40 par minute). Elle devient de plus en plus superficielle à l'approche
de la mort.

Typhus. — La température monte rapidement dès le début
du typhus et atteint son maximum du quatrième au septième
jour: dans les cas graves ce maximum ne s'observe qu'au
neuvième ou dixième jour (Murchison). La température
dépasse rarement 40°; elle se maintient aux environs de 40°

pendant quelques jours. A partir du dixième jour, dans
les cas qui se terminent par la guérison il y a une légère
régression, et vers le quatorzième jour la courbe revient rapidement à la normale (fig. 62). Dans les cas graves, la tempé-

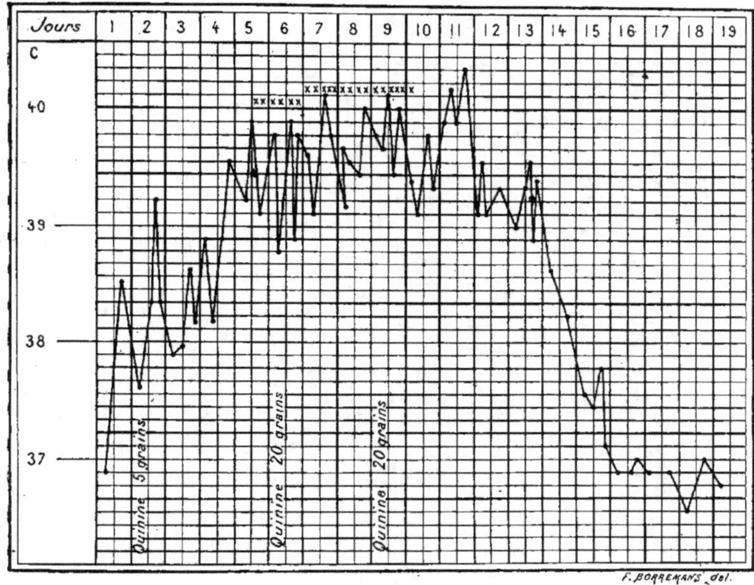

Fig. 62. — Typhus, d'après Murchison.

rature est élevée la première semaine, très élevée et irrégulière
dans la seconde; et avant la mort il y a ascension brusque
de la courbe thermique, 2° à 3°.

Kala-azar. — Dans le kala-azar ou splénomégalie à *Piroplasma Donovani*, on observe, au début, une fièvre continue
ou rémittente ou encore des accès irréguliers avec température très élevée, semblables à ceux que l'on observe au début
du paludisme, accès très rapidement suivis d'une cachexie
grave. La période cachectique de la maladie est caractérisée
par des accès quotidiens avec température plus ou moins
élevée, précédés de frisson et suivis de sueurs. Ces accès se
produisent pendant l'après-midi, et sont quelquefois suivis, le

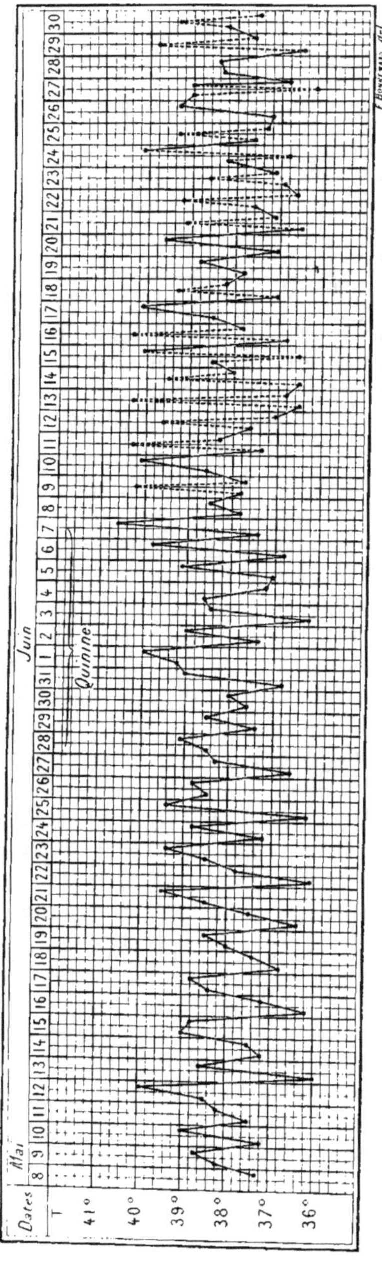

Fig. 63. — Kala-azar (Marchand et Ledingham).

lendemain matin, par une période d'hypothermie accompagnée de faiblesse générale.

Spotted fever. — La spotted fever peut être précédée d'une légère fièvre prodromique à exacerbation vespérale ; elle débute par un frisson suivi d'une brusque ascension de la courbe thermique. La température monte graduellement dans la soirée, et il se produit une légère rémission le matin. Le maximum d'élévation thermique est atteint du huitième au douzième jour. D'après les médecins américains, il y a souvent défaut de concordance entre le pouls et la température. Le pouls est plutôt filiforme, quoiqu'il puisse être au contraire fort et plein ; il est quelquefois dicrote pendant la première semaine.

Dans les cas qui doivent se terminer par la guérison, la température tombe graduellement

pour arriver à la normale vers le quatorzième ou le dix-
huitième jour ; d'habitude elle reste un peu au-dessous pendant les quelques jours qui précèdent la convalescence.

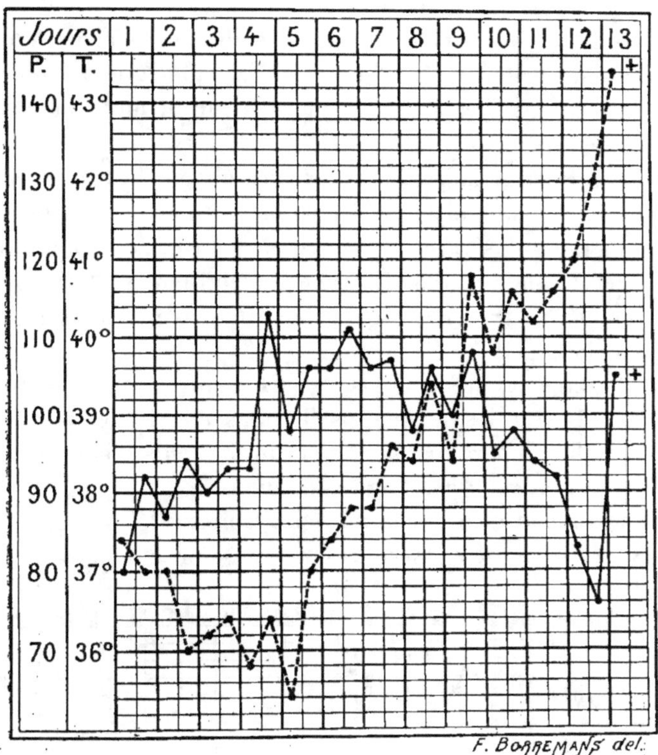

Fig. 64. — Spotted fever, d'après Anderson.

Verruga. — La fièvre ne présente pas de type fixe dans la
verruga. La température ne monte pas toujours très haut
dès le début ; ordinairement, d'après Odriozola, il y a un
léger mouvement fébrile tous les jours ou tous les deux
jours ; la température ne dépasse pas 38°, 38°,5, 39°.

Le type est intermittent ou rémittent. Le type rémittent
est le plus commun avec une température de 37°,5 à 39° le
matin, de 38°,5 à 40° le soir.

Dans les cas mortels, la température peut varier dans deux sens tout à fait opposés. Tantôt elle se maintient aux environs de 40° (on a même observé un cas dans lequel la température est restée à 42° pendant six jours), tantôt elle descend à 37° ou même au-dessous, comme cela s'observe parfois dans la maladie du sommeil. L'hypothermie accompagne surtout les cas les plus graves. Les malades meurent alors dans une adynamie profonde.

Lorsque dans la verruga la fièvre affecte la forme intermittente, elle simule des accès paludéens à forme quotidienne et vespérale, plus rarement tierce ou quarte. La température ne dépasse guère 38°,5. Le type intermittent se transforme souvent en un type rémittent ou continu avec les progrès de la maladie.

Dans la verruga le pouls est fréquent, souvent petit et dicrote. Il suit les mêmes oscillations que la température. Lorsque la température baisse et que le pouls reste rapide et faible, le pronostic est des plus mauvais.

Trypanosomiase ; maladie du sommeil. — Dans les rares cas de fièvre à trypanosomes que l'on connaît actuelle-

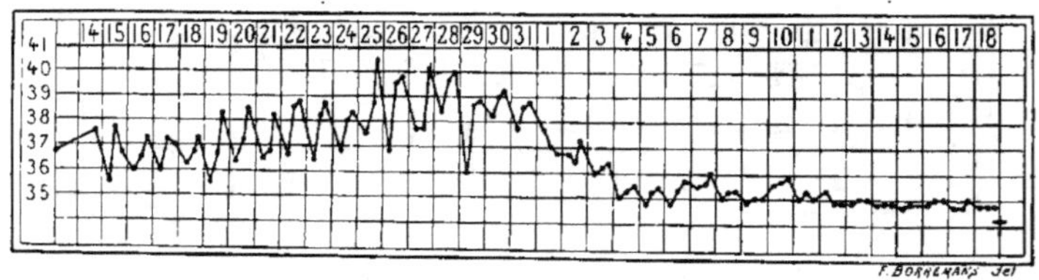

Fig. 65. — Maladie du sommeil.

ment, la fièvre observée a été irrégulière, avec des intervalles d'apyrexie de plusieurs jours ou même de plusieurs semaines. Le trypanosome ne se montre dans le sang que pendant les accès. Le type de fièvre peut aussi être continu (cas de Manson, température à 38°,5 pendant trois semaines).

Le pouls est un peu augmenté de fréquence et faible.

Dans la maladie du sommeil, qui est l'aboutissant de la trypanosomiase, la fièvre n'offre pas non plus de type régulier. De temps à autre se montrent de brusques ascensions allant jusqu'à 38° et ne survenant pas à intervalles réguliers. Quelquefois cependant, ainsi que Corre l'a fait observer le premier, la courbe affecte nettement le type intermittent quotidien, la température s'élevant régulièrement dans la soirée.

Dans les premières périodes de la maladie, les sujets atteints sont plus sensibles à l'action du froid. Ils se couchent au

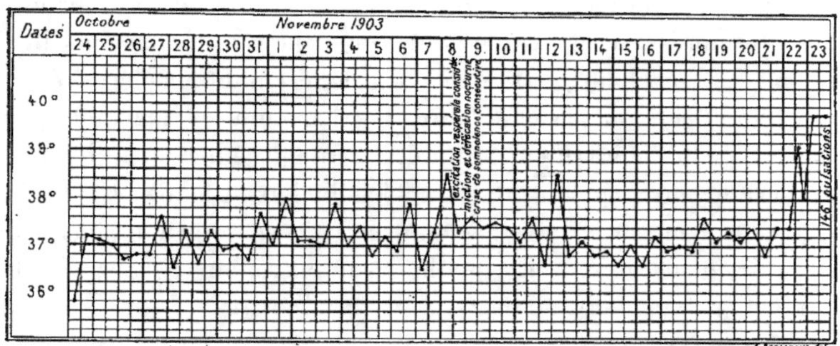

Fig. 66. — Maladie du sommeil.

soleil sur le sable, recherchant le maximum de chaleur.

Après les accès fébriles du début et à une période plus avancée, il arrive souvent que la température retombe à 37° (fig. 65) ou même en dessous de la normale. Elle peut monter brusquement et atteindre 41°-42° au moment de la mort (fig. 66).

Pouls. — Le pouls, dans la maladie du sommeil, n'offre rien de bien particulier, sauf dans les derniers moments de la maladie, pendant lesquels il est petit et fréquent. Quelque temps avant la mort, il devient filiforme.

Filarioses. — La filaire de Bancroft, dans ses manifestations pathologiques si nombreuses et si variées, évolue souvent sans fièvre ; cependant il arrive fréquemment que les crises d'hématochylurie, les poussées inflammatoires de l'éléphantiasis et l'apparition des varices lymphatiques soient accompagnées de réaction fébrile (*filarial fever* des auteurs anglais). Ces manifestations sont souvent mises à tort sur le compte du paludisme.

La présence de la filaire de Médine dans le tissu cellulaire sous-cutané ne s'accompagne de fièvre que lorsqu'il survient des accidents de suppuration, dus à la rupture du ver dans les tissus.

Fièvre japonaise de rivière. — Le début de cette affection est généralement marqué par des symptômes fébriles. Il s'annonce par de violents frissons, la température oscille entre 38°,5 et 39°,5, le pouls est légèrement accéléré. Vers le cinquième ou sixième jour, le thermomètre marque 40°. Le type de la fièvre est continu, rarement rémittent. L'hyperthermie dure pendant toute la période d'exanthème et la température monte encore pendant cette période, allant jusqu'à 40°,5 au maximum. Le pouls reste entre 80 et 100 ; il est plein, jamais dicrote (Bälz).

La fièvre, dans les cas bénins, tombe en général à la fin du second septénaire, la température revenant peu à peu à la normale. Dans les cas graves, ce sont les complications plutôt que l'hyperthermie qui emportent le malade.

Fièvre Nasha. — Cette maladie rare est caractérisée, d'après Fernandez, par un fort accès de fièvre, durant plusieurs jours et débutant par un frisson. Il est accompagné du cortège habituel des symptômes fébriles. Il est du type rémittent, parfois intermittent, dure de trois à cinq jours et cesse en même temps que le gonflement de la muqueuse nasale. — Dans les cas mortels, la fièvre augmente et le malade meurt dans le coma.

Fièvre hyperpyrétique (Thompstone et Bennett). — Dans cette affection, récemment décrite, l'élévation de la température présente le type continu et constitue l'unique symptôme. Le malade, avec une apparence de santé conservée, présente pendant quinze à vingt jours une température voisine de 40°, sans rémission. La courbe se présente sous la forme d'un plateau élevé et continu, se maintenant aux environs de 40° ; elle monte brusquement et descend de même.

Congestion du foie. — La congestion du foie, si fréquente dans les régions intertropicales, ne s'accompagne pas constamment de phénomènes fébriles ; l'élévation de température peut faire défaut. Le malade se plaint d'un sentiment de pesanteur, d'un point de côté, ou d'une douleur plus ou moins étendue augmentant par la pression. Il peut cependant y avoir, même dans les cas légers, un frisson suivi de fièvre avec température peu élevée.

Quand le degré de congestion est très intense, on observe presque toujours au début un véritable accès de fièvre, quelquefois sans frisson et sans que l'on ait observé auparavant d'autres accès. Les sueurs qui accompagnent la chute de la température dans la congestion du foie sont chaudes, tandis que la sueur « froide et visqueuse » survenant quelque temps après un accès de fièvre, surtout lorsque cet accès a été précédé d'une détente manifeste dans l'état général, annonce presque certainement la formation du pus. — A l'accès initial succède quelquefois une fièvre intense et continue ressemblant à la fièvre du typhus abdominal, ou une fièvre ayant le type intermittent (quotidien, tierce et quarte), et simulant à s'y tromper une manifestation paludéenne. D'autres fois on a le tableau de la fièvre hectique, avec ses grandes oscillations et ses sueurs profuses survenant surtout pendant la nuit, alors même que, dans ces cas, il n'y a pas de collection purulente dans le foie. — Pendant la période fébrile, le pouls est plein, dur, tendu, fréquent, battant à 110 et pouvant aller jusqu'à 140.

La fièvre diminue d'habitude le quatrième jour seulement. Cette diminution coïncide avec le changement d'attitude du malade, qui peut respirer plus librement. C'est à ce moment que survient l'ictère. Il y a parfois, immédiatement après une rémission partielle, une ou deux exacerbations de vingt-quatre ou trente-six heures de durée, pendant lesquelles les phénomènes fébriles du début reparaissent, puis il se fait une détente définitive.

Abcès du foie. — Lorsque la suppuration fait place à la congestion, ce qui s'observe fréquemment dans les pays chauds, elle peut débuter d'une façon insidieuse. Dans quelques cas rares la suppuration s'établit presque d'emblée et s'accompagne de violents accès de fièvre avec élévation considérable de la température : le type de la fièvre est intermittent, plus souvent continu ou rémittent. L'apparition de la suppuration peut, d'autre part, n'être révélée par aucun symptôme fébrile ou bien occasionner une élévation de température à peine sensible : c'est le cas le plus fréquent. On devra toujours penser à un abcès du foie lorsque l'on se trouve en présence d'accès vespéraux, avec fièvre dépassant rarement 38°, suivis de sueurs froides et visqueuses et accompagnés de désordres intestinaux et de douleur de la région hépatique.

La marche de la fièvre dans l'abcès du foie est subordonnée à l'évolution de la maladie. Le retour des frissons et des sueurs après une période de rémission indique toujours la continuation ou l'extension de la suppuration.

Lèpre. — Dans la lèpre, on observe pendant la période prodromique des accès de fièvre irréguliers. Ces accès se rencontrent également chez les malades au moment des premières manifestations ou au cours de la maladie, accompagnant le plus souvent les éruptions maculeuses et surtout les éruptions tuberculeuses, qui marquent les différentes phases et les progrès de l'affection.

L'hyperthermie, sans phénomènes cutanés apparents, indique souvent, chez les malades atteints de lèpre tuberculeuse, l'envahissement des viscères par les tubercules ; c'est un symptôme grave, lorsque la température se maintient longtemps au-dessus de la normale.

Béribéri. — L'apyrexie est la règle dans le béribéri ;

cependant on a parfois noté, dans cette affection, soit l'hypothermie, soit l'élévation de la température.

Pour Scheube, la température des malades offre des différences considérables ; tantôt on observe des cas absolument
apyrétiques, tantôt on en observe d'autres qui sont accompagnés d'un état subfébrile ou franchement fébrile. La fièvre
existe surtout lorsque la maladie affecte une forme aiguë ;
elle est alors continue, accompagnée d'une soif inextinguible,
de mouvements exagérés du cœur, de dyspnée et de prostration. Dans certains cas l'hyperthermie et l'apyrexie se succèdent. La température ne dépasse guère 39° ; quelquefois
cependant elle est plus élevée. La fièvre peut être due, soit
à des complications intercurrentes, soit simplement à une
perturbation du centre régulateur thermique, sous l'influence
du poison béribérique.

Ankylostomiase. — Dans l'ankylostomiase il peut exister
dans certains cas une légère hyperthermie, ne dépassant
jamais 38°.

Acrodynie. — Dans l'acrodynie, la fièvre est exceptionnelle ; quand on l'observe, elle a un type irrégulier et la
température n'est jamais très élevée.

Pellagre. — Il existe une forme de pellagre qui s'accompagne de fièvre : c'est le typhus pellagreux. La courbe de température est irrégulière et ne s'élève guère au-dessus de 39°.

Insolation. — Les différentes formes cliniques du coup de
chaleur et de l'insolation s'accompagnent d'une élévation
marquée de la température. C'est même dans cette affection
que l'on observe les plus grandes élévations thermiques
avec des variations considérables qui peuvent être très
brusques. D'après Le Dantec, en prenant pour base la courbe
de la température dans le coup de chaleur, on peut distinguer
trois types différents :

1° Coup de chaleur à un seul paroxysme ;

2° Coup de chaleur à plusieurs paroxysmes, entre lesquels
la température revient à la normale (type intermittent) ;

3° Coup de chaleur à paroxysmes subintrants, pendant lesquels la température ne redescend pas jusqu'à la normale (type rémittent).

Couteaud a noté jusqu'à trois paroxysmes en huit à dix heures. En une heure, le thermomètre indique des variations de 2 et 3 degrés. De 43°, il tombe à 40°; une heure après il est à 42° (Le Dantec).

Dans le coup de chaleur simple, à un seul paroxysme, la température monte au moment de la période d'excitation qui suit la période de dyspnée prémonitoire. Elle atteint 41° et 42°, ne cessant, dans les cas dans lesquels l'issue doit être fatale, de monter constamment, jusqu'à 43°. Le coma survient alors. Le thermomètre monte encore après la mort, et on a noté 44°.5 (Lewick) et 46° (Blachez). — La tempé-

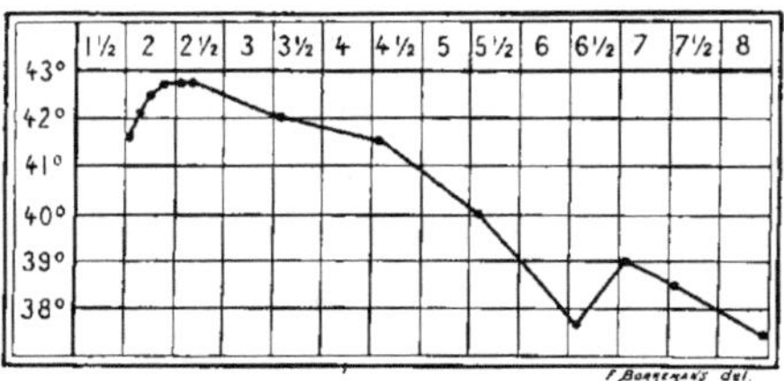

Fig. 67. — Insolation, d'après Chuté.

rature s'abaisse au contraire dans les cas qui doivent se terminer par la guérison.

Dans l'insolation le pouls est fort, rapide et irrégulier au début; plus tard il peut devenir dépressible et même filiforme. La respiration est précipitée dans les derniers moments.

En dehors de la forme caractéristique de l'insolation, il existe une forme d'embarras gastrique *a calore*. C'est une des nombreuses manifestations de l'action du soleil chez les nouveaux acclimatés, qui a reçu des noms variés. Cette affection fébrile se manifeste en particulier au début de la saison chaude à Madagascar, sur la côte occidentale d'Afrique, et partout où règne une chaleur intense jointe à une grande humidité. La température est moins élevée dans cette forme d'insolation que dans la précédente. Elle ne dépasse guère 38°.5 à 39°.

L'HYPOTHERMIE DANS LES AFFECTIONS TROPICALES

L'hypothermie s'observe dans un certain nombre d'affections tropicales.

Choléra. — Elle caractérise la période algide du choléra, dans laquelle la température de la peau tombe de plusieurs degrés au-dessous de la normale. Le thermomètre peut descendre à 34°,5, alors que la température du rectum indique souvent une légère hyperthermie centrale, oscillant entre 38° et 39°, pouvant même, dans la majorité des cas, atteindre 40°.

Paludisme. — Dans l'accès paludéen *cholériforme*, on observe le même phénomène, mais il arrive souvent dans ce cas que l'hypothermie succède à une température cutanée supérieure à la normale.

L'hypothermie peut s'observer à la fin de tous les *accès paludéens à forme pernicieuse*.

Dans la *cachexie paludéenne* elle est fréquente. La température n'est jamais très éloignée de la normale et la différence ne se chiffre que par des dixièmes de degré; mais il arrive souvent que l'état hypothermique est persistant, en dehors des accès intercurrents que l'on observe dans cette cachexie.

Dysenterie. — Dans la dysenterie aiguë, la fièvre fait le plus souvent complètement défaut, malgré l'intensité des phénomènes inflammatoires et des lésions qui ont le gros intestin pour siège. Dès que le thermomètre monte à 39° ou 39°,5, il faut soupçonner soit quelque complication (abcès du foie), soit une affection surajoutée (paludisme).

Dans les cas graves, en particulier dans la forme gangreneuse, il y a de l'hypothermie, le pouls est petit et misérable. Cette hypothermie est presque toujours la conséquence d'une hémorragie intestinale ou de gangrène de la muqueuse.

La dysenterie chronique évolue sans fièvre. Les accès qui surviennent au cours de cette longue et tenace affection sont le plus souvent des accès de fièvre intermittente. Ces accès réveillent généralement la dysenterie, l'accès fébrile étant le plus souvent alors' suivi d'une recrudescence de la maladie ou d'une rechute. L'administration de la quinine fait cesser simultanément la fièvre et les phénomènes dysentériques.

Kala-azar. — Dans la cachexie du kala-azar, l'hypothermie, quand on l'observe, est matinale; elle succède aux accès fébriles du soir et elle est accompagnée de sensation de lassitude.

Fièvre jaune. — Dans la fièvre jaune, la température descend quelquefois légèrement au-dessous de la normale pendant la période de rémission ou quelque temps avant la mort. Cette hypothermie est toujours d'un pronostic fâcheux.

Peste. — Dans la peste, on a également noté de l'hypothermie pouvant aller jusqu'à 34° (Barozzi, épidémie de la Cyrénaïque. — Très rare).

Spotted fever. — Dans la spotted fever, lorsque la défervescence qui annonce la convalescence se produit, la température tombe souvent au-dessous de la normale et une légère hypothermie se maintient pendant quelques jours.

Maladie du sommeil. — L'hypothermie est fréquente dans la dernière période de la maladie du sommeil (1), dans laquelle elle constitue un symptôme grave et d'un pronostic fatal à brève échéance (Voy. fig. 65, p. 278).

Béribéri. — Dans le béribéri, on peut observer de l'hypothermie.

Morsures de serpents venimeux. — On la rencontre également dans la morsure par serpents venimeux; elle s'observe alors au début plus particulièrement sur le membre ou la région mordue, qui prend une teinte violacée; elle se généralise au moment de la mort et assez rapidement dans les cas graves. On a quelquefois signalé, au contraire, une réaction fébrile avec hyperthermie.

---

(1) Dans la maladie expérimentale, provoquée par inoculation au singe du *Trypanosoma gambiense*, on observe des hypothermies allant jusqu'à 17° (Brumpt et Wurtz).

CHAPITRE V

LE CŒUR DANS LES MALADIES TROPICALES

Les affections valvulaires consécutives aux endocardites rhumatismales ne sont pas rares sous les tropiques. En dehors de cette étiologie banale, il y a surtout deux maladies des pays chauds dans lesquelles le cœur est spécialement affecté : ce sont le béribéri et l'insolation.

Béribéri. — Dans presque tous les cas de béribéri, qu'il s'agisse de la forme sèche ou de la forme humide, le cœur est atteint. Ce sont généralement les palpitations qui ouvrent la scène ; elles reviennent, en général, par accès et sont fréquemment accompagnées de douleurs précordiales. L'examen du cœur montre qu'il y a souvent un épanchement péricardique et l'on constate un accroissement de la zone de matité précordiale et de la diminution dans la force des battements : les bruits sont obscurs, et s'entendent mal. D'autres fois il n'y a pas d'épanchement et cependant les bruits ne s'entendent que faiblement, ils sont souvent presque imperceptibles ; cela est dû à la dégénérescence des fibres cardiaques.

Il n'est pas rare non plus d'entendre un rythme spécial du cœur chez les béribériques. Les intervalles qui séparent les bruits normaux du cœur, le petit et le grand silence, deviennent égaux. Il est alors presque impossible de différencier le premier bruit du second : le cœur bat à intervalles régulièrement espacés comme le pendule d'une horloge. C'est le rythme *en pendule* du cœur du béribéri. Il y a aussi fréquemment du retentissement et de l'accentuation du second bruit, qui peut être parfois dédoublé. Le cœur est facilement irritable et bat d'une façon désordonnée sous l'influence du plus petit exercice physique.

Des bruits pathologiques s'entendent fréquemment à l'auscultation; ce sont le plus souvent des souffles systoliques de la base se propageant le long des gros vaisseaux.

Dans certains cas de béribéri, ce sont les phénomènes cardiaques qui dominent. C'est à ces formes de béribéri qu'on a donné le nom de *forme cardiaque aiguë* ou *forme maligne*.

L'affection présente dans ces cas le tableau de l'asystolie aiguë. L'attitude du malade est celle d'un individu qui vient de fournir une grande course et qui est hors d'haleine; il est assis les jambes pendantes, les mains arc-boutées sur les cuisses. L'œil est brillant, humide et exprime l'anxiété, le visage est cyanosé. Les grosses veines du cou font saillie; elles sont gonflées, flexueuses et animées d'une ondulation, d'un frémissement constant. La dyspnée est intense, les narines sont dilatées.

La dilatation aiguë du cœur droit peut se terminer par une syncope mortelle. A l'autopsie, on trouve souvent que les fibres cardiaques sont atteintes de dégénérescence granulograisseuse.

En général, dans le béribéri le pouls est petit et faible, ou, s'il a quelque amplitude, il est dépressible comme dans l'insuffisance aortique. Il bat généralement au-dessus de 80, et peut atteindre, dans les formes graves, jusqu'à 120 et 140 pulsations (Rémy). Dans certaines épidémies, la fréquence extrême du pouls, sans phénomènes fébriles, peut s'observer.

Malcomson a remarqué avec beaucoup de justesse qu'il y a souvent défaut complet de corrélation entre les battements du cœur et le pouls. Celui-ci peut être très faible, le cœur battant avec énergie. D'autres fois le cœur et l'artère radiale battent très faiblement, tandis que les carotides battent énergiquement. Ce phénomène curieux dénote l'influence presque exclusive du système nerveux dans la production des troubles cardio-vasculaires.

Insolation. — Dans le coup de chaleur et dans l'insolation, le cœur est souvent animé de mouvements tumultueux, précipités, énergiques et violents. Le pouls, par contre, est petit et rapide (ce n'est qu'au début qu'il est dur et plein, comme dans l'apoplexie), il peut donner jusqu'à 140 pulsations par minute.

Chez les individus qui ont une tare cardiaque, les symptômes de l'insolation peuvent souvent être rapportés spécialement et exclusivement au cœur. L'insolation affecte alors la forme cardiaque ou syncopale; cette forme est rare. Le malade ressent une vive douleur précordiale; il est pâle, abattu, angoissé, sans force, avec une sensation de mort prochaine. Le pouls est petit et faible, parfois filiforme. La mort survient par syncope. L'arrêt brusque du cœur chez un cardiaque peut être le premier symptôme de l'insolation; l'individu atteint tombe à terre, tout à coup, parfois au cours d'une conversation (Lacassagne). La mort peut survenir en une ou deux minutes, ou en une ou deux heures, sans que le malade ait repris connaissance.

Dengue; typhus. — La péricardite s'observe parfois dans la dengue; elle est rare dans le typhus exanthématique. Dans cette dernière affection, l'endocardite est également exceptionnelle, mais le myocarde est souvent atteint de dégénérescence granulo-graisseuse. Cette lésion entraîne une diminution du choc précordial et un affaiblissement du premier bruit. « Dans les cas de guérison, les fonctions cardiaques reprennent ordinairement leur caractère normal avec la convalescence, mais le pouls reste souvent très lent au début. » (Murchison.)

Choléra. — Dans le choléra, à la période algide le cœur faiblit, son impulsion est moins forte. Le choc précordial devient de moins en moins distinct; les bruits deviennent plus sourds, ils s'éloignent et se confondent. Le premier disparaît d'abord (Magendie), le second reste plus longtemps distinct.

Lorsque le malade est arrivé à la dernière période de l'algidité, alors que le pouls est filiforme et incomptable, l'auscultation ne permet plus d'entendre qu'un bruit sourd, confus, à peine perceptible. Ce bruit unique est parfois couvert par un souffle, provoqué vraisemblablement par des caillots intra-cardiaques.

Ankylostomiase. — Dans l'anémie ankylostomiasique on observe souvent des palpitations de cœur, des souffles anémiques cardiaques ou vasculaires, et quelquefois même, dans les cas graves, du frémissement cataire.

Paludisme. — Dans l'accès de fièvre intermittente simple, le cœur bat moins fort pendant le stade de frisson ; la tension vasculaire est augmentée. L'impulsion cardiaque est au contraire forte, pendant le stade de chaleur. Dans certaines formes d'accès pernicieux, les troubles du cœur peuvent prendre une importance capitale, l'accès présentant alors la forme syncopale.

Accès pernicieux à forme syncopale. — Cette forme est souvent liée à l'accès algide. Au cours de cet accès, en effet, les battements du cœur faiblissent comme le pouls, ils diminuent d'intensité et cessent progressivement.

D'autres fois, après des accès simples, au cours desquels sont survenues quelques palpitations, accompagnées d'irrégularité des battements du cœur, survient un nouvel accès pendant lequel le malade se sent défaillir ; il est atteint de vertiges, auxquels succède, à l'occasion d'un mouvement, une syncope, qui peut être prolongée ou mortelle.

L'anémie des pays chauds, qui est dans l'immense majorité des cas l'anémie paludéenne, est accompagnée assez souvent de troubles cardiaques légers, principalement de palpitations. Dans la forme grave de l'anémie paludéenne, la mort peut survenir par syncope, ou par une combinaison d'asthme et d'apnée cardiaque.

Pendant l'accès de fièvre intermittente, on constate souvent des souffles anémiques à la base du cœur, au niveau des gros vaisseaux, du thorax et du cou. M. Rauzier a signalé un souffle systolique de la pointe, s'accompagnant quelquefois d'un dédoublement à la base.

Lésions cardiaques survenant consécutivement aux maladies tropicales. — En dehors des troubles du cœur plus où moins prononcés que l'on observe au cours des maladies que nous venons de passer en revue, il faut encore signaler les lésions de cet organe déterminées à longue échéance par un certain nombre d'infections, dans les pays chauds.

On sait que bon nombre de maladies infectieuses, la fièvre typhoïde entre autres, laissent à leur suite des séquelles cardio-vasculaires. Sous les tropiques, les fièvres paludéennes pourraient de même prédisposer aux cardiopathies, par lésions du muscle cardiaque, aussi bien que de l'endocarde. C'est ainsi qu'on peut observer l'hypertrophie vraie du cœur, la dilatation des cavités cardiaques et l'endocardite chronique avec lésions mitrales.

Toutefois, les auteurs ne sont pas d'accord sur le fait de savoir si le paludisme prédispose ou non aux affections cardiaques.

Dutroulau n'a jamais trouvé de lésions du cœur à l'autopsie des malades morts d'accès pernicieux. Laveran n'a rencontré qu'une seule fois une altération de l'endocarde, antérieure, pour lui, à l'invasion du paludisme. Par contre, d'autres médecins pensent, avec Corre, que le paludisme prédispose aux affections cardiaques, « soit directement, soit indirectement, par les obstacles à la circulation que déterminent les dégénérescences accomplies sous leur influence en certains organes abdominaux ». La seconde partie de cette proposition laisse moins de place au doute que la première; il s'agirait d'un trouble mécanique. On a signalé dans cet ordre d'idées la dilatation des cavités cardiaques (Ducheck) et l'hypertrophie du cœur. Cette hypertrophie, liée à la sclérose rénale, s'observe dans la cachexie palustre.

Duroziez, Potain, Lancereaux ont publié des observations d'endocardites chez les paludéens, et ils rapportent formellement au paludisme la genèse de ces endocardites. Pour Laveran, il n'y a pas dans ces cas relation de cause à effet. En tout cas, la localisation du paludisme sur l'endocarde est une très grande exception, si tant est qu'elle existe réellement, et la preuve n'en a jamais été faite.

Cependant, l'un de nous a eu occasion d'observer à Madagascar, sur les hauts plateaux, le fait suivant : les affections cardiaques sont fréquentes chez les indigènes, qui sont souvent impaludés, et l'Européen qui quitte les régions basses pour venir habiter les plateaux est sujet à des troubles cardiaques, consistant en battements de cœur, angoisse précordiale et arythmie. On constate rarement des souffles. Ces accidents, généralement bénins, cèdent facilement à quelques doses de quinine. Cette influence de l'altitude s'observe chez tous les arrivants, impaludés à la côte, ou qui s'impaludent en arrivant sur les plateaux.

Congestion hépatique. — La dilatation du cœur droit peut s'observer dans les cas de congestion du foie. Lorsqu'il s'agit de congestion chronique, il peut aussi se manifester des troubles cardiaques qui pourraient faire croire à une insuffisance valvulaire. Les dyspnées, les accès de suffocation, l'état d'angoisse (asthme cardiaque) s'observent chez les malades porteurs de gros foies paludéens.

Il est vraisemblable que beaucoup d'autres maladies des pays chauds laissent également à leur suite des tares portant aussi bien sur le cœur que sur les vaisseaux, tares qui, faute d'une observation assez prolongée, n'ont pas jusqu'à présent été mises en évidence.

CHAPITRE VI

LES ARTÈRES ET LES VEINES DANS LES MALADIES TROPICALES

Artérites. — Dans un grand nombre des maladies infectieuses que l'on observe dans les pays tropicaux, il peut se produire des artérites; ces artérites, amenant des oblitérations vasculaires, déterminent des escarres et des gangrènes.

Elles sont produites soit par l'agent infectieux lui-même ou par ses toxines, soit par des infections secondaires. On les observe dans la fièvre typhoïde, le typhus exanthématique, le choléra, la fièvre jaune, la peste (charbons), la dysenterie et le paludisme.

Paludisme. — Dans cette affection, les gangrènes cutanées peuvent en effet, quoique rarement, être dues à une endartérite oblitérante; elles sont le plus souvent occasionnées par l'oblitération d'un petit vaisseau par un thrombus formé de parasites ou de leucocytes mélanifères.

Les parasites du paludisme et les leucocytes mélanifères peuvent également constituer des embolies, dont l'arrêt dans le cerveau est considéré comme occasionnant les accès pernicieux à forme cérébrale.

Choléra. — Dans le choléra, les gangrènes viscérales sont en général des trouvailles d'autopsie. Elles portent sur l'intestin et sur le poumon. Les gangrènes cutanées sont plus communes et on observe quelquefois de la gangrène sèche des extrémités par oblitération thrombosique ou embolique; ces gangrènes sont extrêmement graves.

Lèpre. — On observe dans la lèpre non seulement des

gangrènes, mais aussi des troubles vaso-moteurs caractérisés par de la cyanose des extrémités. Au-dessus des mains et des pieds cyanosés on voit souvent, comme dans la maladie de Raynaud, une teinte grise mine de plomb répandue sur le tégument des bras et des jambes. Les troubles vaso-moteurs se manifestent fréquemment aussi dans la lèpre par de l'œdème des extrémités et des maux perforants.

D'après Darier, dans les macules de la lèpre on remarque une infiltration de cellules conjonctives, de lymphocytes et de mononucléaires plus ou moins abondants, non pas répandus d'une façon diffuse dans le derme, mais accumulés autour des vaisseaux, autour desquels ils forment des manchons (périartérite), en particulier au niveau du plexus sous-papillaire. Lorsque ces manchons périvasculaires s'infectent, soit par l'apport du bacille de Hansen amené par les cellules blanches migratrices, soit, comme le prétend Unna, par embolie bacillaire, il se forme un léprome.

Béribéri. — Dans le béribéri, on a signalé la présence dans les artères de plaques athéromateuses ; d'autres fois, on observerait seulement des taches graisseuses sur la tunique interne.

Aïnhum. — Dans l'aïnhum on retrouve au niveau du sillon constricteur, caractéristique de l'affection, les lésions de périartérite que l'on observe dans les macules lépreuses.

Anévrysmes. — Corre a signalé le premier aux Antilles la fréquence des anévrysmes artériels chez les noirs et chez les mulâtres.

Thromboses veineuses. — Les thromboses veineuses des gros vaisseaux peuvent être provoquées par toutes les maladies infectieuses. Ces maladies se généralisent en effet par la voie des vaisseaux, et la possibilité de leur généralisation à tout l'organisme est un de leurs caractères primordiaux. Quoique plus fréquente que la thrombose artérielle, la thrombose veineuse des gros vaisseaux n'est pas une complication habituelle 'des maladies infectieuses tropicales ; cependant Rigollet a signalé un certain nombre de cas de thromboses paludéennes de la veine porte.

En dehors de la fièvre typhoïde, du typhus exanthématique et de la dysenterie, la phlegmatia alba dolens s'observe peu. Dans la dysenterie on a remarqué que ce sont les veines fémorales gauches qui sont le plus souvent affectées. La thrombose des sinus a été également signalée ; pour Le Dantec, cette complication est loin d'être rare dans la dysenterie infantile (1).

Varices. — Hémorroïdes. — Les varices sont communes dans les pays chauds ; leur fréquence a été signalée dans nos colonies chez les indigènes et par les médecins anglais dans les Indes. Les hémorroïdes sont extrêmement communes en Orient et dans toute la zone intertropicale, particulièrement chez les Européens.

(1) On connaît aussi un cas de thrombose de l'artère iliaque avec gangrène du membre correspondant dans un cas de dysenterie.

CHAPITRE VII

L'APPAREIL RESPIRATOIRE DANS LES MALADIES TROPICALES

Il est un certain nombre de maladies des pays chauds
dans lesquelles on observe normalement des manifestations
bronchiques ou des manifestations pulmonaires. Dans d'autres affections, ces manifestations surviennent à titre de complications ou d'infections secondaires. Mais on peut dire, en
général, que l'attention du médecin, dans les régions intertropicales, sera plutôt attirée du côté des poumons à l'occasion
de maladies thoraciques banales (celles des pays tempérés,
qui y sont fréquentes) que par des manifestations broncho-
pulmonaires spéciales aux maladies des pays chauds. Nous
étudierons d'abord ces dernières et ensuite celles qui surviennent à titre de complications.

AFFECTIONS TROPICALES PRÉSENTANT DES LOCALISATIONS PULMONAIRES

Peste. — Pneumonie pesteuse. — La pneumonie pesteuse
constitue la forme la plus grave de la peste. Elle est due à
l'inhalation du bacille pesteux et à sa pénétration dans les
voies aériennes. Cette forme pulmonaire de la peste avait été
observée par les anciens ; elle a prédominé dans certaines
épidémies modernes.

D'après Tholozan, dans la plupart des foyers existant en
Perse, dans le Khorassan et le Khurdistan, c'est elle que l'on
observe le plus fréquemment. L'épidémie de Vetlianka (1878)

a débuté par quatre cas de pneumonie pesteuse, qui furent méconnus; c'est grâce à cette circonstance que le fléau prit de l'extension. Plus récemment, pendant l'épidémie de peste de Bombay, Childe décrivit la forme pneumonique de la peste qu'il put observer assez fréquemment et qui était désignée sous la rubrique « fièvre rémittente et affection des voies respiratoires ». Les pestes d'Alexandrie, d'Oporto, ont présenté un certain nombre de formes pneumoniques.

Les symptômes de la pneumonie pesteuse sont ceux d'une broncho-pneumonie avec expectoration sanglante, plutôt que ceux de la pneumonie franche. Le malade est pris de frisson et de fièvre, avec céphalalgie, nausées, vomissements, point de côté et toux. On note assez souvent de la douleur de l'aisselle, avec ou même sans engorgement ganglionnaire, dès les premiers jours. Le malade expectore des crachats muqueux, légèrement teintés de sang. L'auscultation permet d'entendre, au niveau des points douloureux, des râles crépitants fins qui font penser naturellement à une pneumonie au début, et on peut trouver de petits foyers, déterminables par l'auscultation, disséminés dans les deux poumons. Il peut n'y avoir ni dyspnée, ni accélération du rythme respiratoire au début. Les crachats n'ont pas généralement les caractères classiques du crachat pneumonique, rouillé, transparent, adhérent au vase; ils ne sont ni adhérents, ni rouillés, mais plutôt rosés, spumeux, aqueux et non visqueux. Ils sont peu abondants et contiennent le bacille de Yersin. On peut cependant observer, dans quelques cas de pneumonie pesteuse, des crachats rouillés typiques.

La marche de la maladie est rapide. En général, l'état du malade s'aggrave par extension des foyers. La respiration devient saccadée, l'expectoration abondante, la dyspnée augmente. La langue, qui était d'abord humide, se sèche; le pouls bat très vite et le malade succombe généralement du troisième au cinquième jour ; dans certains cas, très rares, après une semaine et même davantage.

Il est extrêmement important de diagnostiquer la pneumonie pesteuse et il faudra toujours avoir la possibilité de cette infection présente à l'esprit, dans les endroits où elle a déjà sévi. Le point de côté, la dyspnée et les crachats sanglants lui donnent une analogie extrême, une presque similitude (1) avec la pneumonie ordinaire ou la broncho-pneumonie. Nous rappelons que l'examen bactériologique, qui est très facile, devra être fait dans tous les cas suspects. Il lèvera tous les doutes.

Insolation. — La participation de l'appareil respiratoire aux troubles fonctionnels provoqués dans l'organisme par l'insolation et le coup de chaleur est nettement indiquée par la présence d'écume aux lèvres et aux narines. Cette écume est brunâtre; parfois c'est une écume sanguinolente. La sensation d'étouffement, de constriction, la dyspnée accompagnée de congestion, d'une coloration rouge violacé de la face et de la turgescence des vaisseaux, sont en rapport avec la congestion intense des poumons, qui sont gorgés de sang comme une éponge. (Ils ont souvent à l'autopsie l'aspect de deux énormes caillots sanguins.)

L'examen du thorax permet de déterminer une zone de matité plus ou moins étendue, accentuée surtout à la base, en même temps que l'auscultation fait entendre des râles crépitants et sous-crépitants sur une étendue variable. Ces symptômes thoraciques, d'après Meyer, ne s'observeraient pas pendant plus de deux ou trois jours au début.

Hémoptysie endémique. — On rencontre au Japon, en Corée et à Formose, une affection (*hémoptysie endémique*) caractérisée par une toux chronique, plus fréquente le matin et accompagnée de crachats bruns, rouillés, semblables à des crachats pneumoniques. Ces crachats peuvent être expulsés

---

(1) Le Dʳ Müller, qui mourut de peste pneumonique contractée à son laboratoire, et qui avait fait une étude approfondie de la peste à Bombay, ne reconnut pas, pendant les trois premiers jours, la nature de la maladie de son garçon de laboratoire Barisch et crut qu'il s'agissait d'une pneumonie grippale. On sait que tous les deux succombèrent.

à volonté par le malade. Les efforts provoquent des quintes de toux et amènent également l'expulsion des crachats.

Il se produit souvent des hémoptysies; la maladie peut rester bénigne ou prendre un caractère grave et amener une anémie et une cachexie profondes, sans qu'il y ait dans aucun cas de réaction générale fébrile (Voy. page 140).

Fièvre de Malte. — La fièvre de Malte, qui présente tant de caractères cliniques communs avec ceux de la fièvre typhoïde, présente, comme cette dernière affection, des symptômes broncho-pulmonaires, faisant partie du cortège symptomatique de la maladie. Comme dans la fièvre typhoïde, vers le dixième jour on constate de la toux, une dyspnée légère, et, à l'auscultation, de la congestion pulmonaire et de la bronchite, caractérisées par quelques râles sous-crépitants, mélangés à des râles sibilants et ronflants. Cette congestion pulmonaire ne dure pas longtemps en général.

Fièvre japonaise de rivière. — Il y a, d'une façon presque constante, de la bronchite dans la fièvre japonaise de rivière. Cette bronchite est intense et donne lieu à une toux incessante qui fatigue beaucoup le malade; elle accompagne la conjonctivite, et s'observe au début de la maladie, au moment où la fièvre s'allume, vers le cinquième ou le sixième jour.

Verruga. — Dans la verruga aiguë, lorsque l'éruption se fait dans les bronches, l'énanthème bronchique peut être assez marqué pour déterminer une bronchite mortelle chez les nouveau-nés (Odriozola).

Dans les poumons, les tumeurs miliaires provoquent des signes de congestion pulmonaire ou même de pneumonie. On a pu observer des hémoptysies dans ces cas.

Paludisme. — Il existe, au sujet des manifestations broncho-pulmonaires du paludisme, les mêmes divergences d'opinion qu'au sujet des manifestations cardiaques de cette infection; les uns les considèrent comme provoquées directement par l'organisme pathogène, les autres n'y voient que des complications de l'infection palustre.

Les manifestations broncho-pulmonaires dans le paludisme peuvent être aiguës ou chroniques.

Bronchite. — *Congestion pulmonaire.* — L'accès de fièvre intermittente détermine une prédisposition aux congestions viscérales et principalement aux congestions des poumons. Lorsque l'accès se manifeste avec une accentuation, plus particulièrement marquée sur les organes respiratoires, de cette tendance congestive, il s'accompagne de signes de bronchite ou même de congestion pulmonaire caractérisée par des bouffées de râles sous-crépitants. C'est ce qu'on a appelé la *forme bronchique* de l'accès intermittent.

Dans l'Afrique occidentale allemande, les bronchites, les pneumonies accompagnent souvent le paludisme.

Pneumonie aiguë. — On observe souvent, au cours des manifestations aiguës du paludisme, la pneumonie aiguë. Pour Laveran, ce n'est là qu'une complication, bien que cet auteur admette que la présence des éléments parasitaires dans le sang puisse avoir un rôle important dans la pathogénie des inflammations du poumon, comme dans celle du foie ou de la rate. C'est l'examen microscopique qui pourra trancher la question. Laveran a constaté à différentes reprises, chez des cachectiques paludéens atteints de pneumonie aiguë, qu'il n'y avait pas d'éléments parasitaires dans le sang au cours de la pneumonie. On trouve souvent, d'autre part, des pneumocoques dans l'expectoration des paludéens atteints de pneumonies. Mais on ne peut rien déduire de ces faits au point de vue de la cause première de l'infection pulmonaire. Dans la pneumonie pesteuse, en effet, on trouve souvent aussi, à côté du bacille spécifique, des pneumocoques et des streptocoques.

La présence de l'hématozoaire dans les produits d'expectoration, quoique admise par certains auteurs, est un fait qui est loin d'être absolument démontré.

Il n'en est pas moins vrai que beaucoup d'observateurs et d'excellents cliniciens, se basant sur la périodicité des poussées inflammatoires broncho-pulmonaires, sur l'efficacité du traitement spécifique par la quinine, pensent que c'est le germe spécifique de la malaria qui crée la pneumonie palustre aiguë (*malaria-pneumonie; febris intermittens pneumonica*).

Grisolle, dans son *Traité de la pneumonie*, émet l'idée que certaines pneumonies « peuvent se développer sous l'influence de la cause spécifique qui est la fièvre intermittente. La pneumonie, dit-il, peut devenir une des formes de la fièvre pernicieuse.

« L'accès débute toujours par un frisson, communément plus violent et plus long que celui des pneumonies ordinaires. Tout aussitôt survient une douleur de côté presque toujours très vive; l'oppression est grande, l'anxiété extrême, les traits sont souvent profondément altérés, le pouls est fréquent, mais mou et dépressible dans beaucoup de cas. Bientôt les malades rejettent les crachats caractéristiques et l'auscultation permet d'entendre, dans une étendue plus ou moins considérable, une crépitation fine, sèche, mêlée parfois à du souffle. Il est inutile de dire qu'au même niveau la sonorité est plus ou moins diminuée. Les phénomènes se suivent comme dans toute fièvre intermittente, c'est-à-dire qu'au frisson succède une chaleur ardente, et qu'après 6 à 12 heures arrive une détente complète. La fièvre tombant, les accidents thoraciques diminuent dans la même proportion; enfin une abondante diaphorèse juge l'accès. L'intermission peut être complète, c'est-à-dire qu'avec la fièvre *on peut voir cesser entièrement les accidents locaux*, et que là où naguère l'auscultation révélait de la crépitation on trouve un bruit respiratoire tout à fait physiologique. »

Les symptômes pulmonaires, dans d'autres cas, peuvent persister à divers degrés pendant l'apyrexie. La fièvre pernicieuse pneumonique affecte le plus souvent le type tierce ou quotidien, d'après Grisolle, double tierce, d'après Scheube. Les symptômes pulmonaires disparaissent d'autant plus complètement que les accès sont plus espacés, et que la durée de l'apyrexie est plus longue. « Le sulfate de quinine, administré convenablement, fait justice promptement de l'état général comme de l'état local. »

Les crachats sont tantôt franchement pneumoniques, tantôt muco-purulents avec stries sanglantes. En dehors de la forme intermittente, Grisolle a décrit une pneumonie rémittente palustre, dans laquelle la lésion pulmonaire suit les progrès de la température : elle augmente, elle décroît périodiquement avec elle, et cède également à l'administration de la quinine (1).

Cette forme pneumonique de la malaria est, de l'avis de la plupart des auteurs, d'un pronostic grave malgré le traitement spécifique. Après 5 ou 6 accès, les malades meurent dans le collapsus : on remarque en effet une tendance à l'hépatisation grise et à la suppuration.

La pneumonie aiguë, chez les individus anémiés, chez les candidats à la cachexie palustre, peut évoluer d'une façon sournoise, avec des signes objectifs et subjectifs beaucoup moins marqués et moins nets que ceux que l'on observe, d'habitude. Le tableau symptomatique de cette affection rappelle alors celui de la pneumonie des vieillards. Chez les cachectiques, la pneumonie évolue avec moins d'intensité que dans les cas ordinaires; la résolution peut durer deux semaines, la fièvre peut être tombée alors que l'on trouve encore des signes d'hépatisation dans les poumons (Laveran).

Pour de Brun, il existe, parmi les manifestations pulmonaires du paludisme, une forme de congestion chronique localisée à un ou aux deux sommets, « se traduisant par de la

---

(1) Le même auteur, dans les lignes suivantes, distingue nettement ces pneumopathies palustres de la pneumonie compliquant le paludisme : « Dans les localités marécageuses, rien de plus fréquent de voir l'élément intermittent se greffer sur diverses affections régnantes, sur la pneumonie entre autres. On observe alors, au cours d'une pneumonie ordinaire, des exacerbations fébriles à des intervalles réguliers, marquées par des frissons et qui se jugent après quelques heures par de la sueur ou une simple moiteur. » Dans l'intervalle de ces paroxysmes, la maladie ne diffère en rien d'une pneumonie vulgaire. Il y a deux états morbides indépendants l'un de l'autre. Le traitement quinique n'a pas d'influence sur la pneumonie, il ne juge que les accès fébriles.

submatité, de l'exagération des vibrations thoraciques, du souffle et un retentissement vocal exagéré. Cette congestion s'accompagne rarement de râles. Elle cède en général à un traitement, parfois prolongé, par le sulfate de quinine ». ·

Ce *pneumo-paludisme-du sommet* peut être confondu, d'après de Brun, avec la pneumonie, la pleurésie sèche, mais surtout avec la tuberculose pulmonaire au début.

La pneumonie s'en distingue assez aisément, sauf chez les cachectiques paludéens, par le début brusque et par les râles crépitants, qui n'existent jamais dans le pneumo-paludisme du sommet.

Le diagnostic différentiel d'avec la pleurésie sèche n'offre pas de difficultés. Dans le pneumo-paludisme, entre autres signes physiques, il y a de la bronchophonie et de l'exagération des vibrations thoraciques.

La tuberculose pulmonaire est plus aisément confondue, d'après de Brun, avec le pneumo-paludisme du sommet, étant donnée la localisation identique des deux affections. Voici les principaux signes différentiels. Dans le pneumo-paludisme du sommet, il n'y a pas d'expectoration ou une expectoration incolore insignifiante. Au point de vue de l'auscultation, il existe un souffle caractéristique; il n'y a jamais de craquements, ni de bruit de pot fêlé, ni de souffle caverneux. Les plèvres et le larynx sont toujours respectés. La fièvre est franchement intermittente ; les accès débutent souvent le matin, ils sont séparés les uns des autres par une apyrexie complète. L'examen du sang permet de constater de la mélanémie et la présence des hématozoaires. Il y a, de plus, une anémie marquée. L'albuminurie n'est pas rare. Gasser, dans un cas publié par Sequé, aurait trouvé dans les crachats l'hématozoaire de Laveran (au stade flagellé) en grandes quantités. Le sang contenait également des corps pigmentés et des corps en croissant (1).

(1) Martin, à Sumatra, a observé 7 cas d'affections pulmonaires simulant la tuberculose à marche rapide, avec épanchement pleural concomitant et

Pneumonie chronique. — Elle existe assez fréquemment chez les cachectiques paludéens. Évoluant lentement, d'une façon torpide, elle simule la tuberculose pulmonaire.

Pour Kelsch et Kiener, la pneumonie est une des terminaisons les plus fréquentes du paludisme.

Gangrène du poumon. — La pneumonie palustre peut aboutir à la gangrène diffuse ou circonscrite. Cette complication très grave survient chez des individus affaiblis par de nombreux accès de fièvre.

MANIFESTATIONS BRONCHO-PULMONAIRES SURVENANT A TITRE D'INFECTIONS SECONDAIRES DANS LES MALADIES TROPICALES

Les maladies pestilentielles peuvent toutes s'accompagner d'infections secondaires, déterminant, à titre de complication intercurrente, des manifestations broncho-pulmonaires.

Dans la peste, la fièvre jaune, le choléra, le typhus, la convalescence peut être traversée par des broncho-pneumonies ou des pneumonies banales (1), souvent graves, même parfois mortelles.

Choléra. — Dans le choléra, les réactions fébriles sont souvent accompagnées de pneumonie ; les réactions abortives

grosse rate ; l'examen des crachats spumeux, rouges ou bruns, jamais verts ni purulents, ne permit pas de mettre en évidence le bacille de la tuberculose. Quatre des malades moururent, ayant plutôt l'aspect d'impaludés cachectiques que de tuberculeux cachectiques. Les trois autres, rapatriés, guérirent en Europe, l'un après empyème. Comme la tuberculose existe à Sumatra, ces cas restent des plus douteux. Il n'existe que des preuves négatives, qui sont insuffisantes.

(1) Il existe souvent, au cours des infections graves, des signes respiratoires tels que la dyspnée, le hoquet, qui sont symptomatiques d'une intoxication profonde de l'économie par des poisons bulbaires. La dyspnée *sine materia*, sans signes stéthoscopiques, s'observe dans la fièvre jaune, dans la peste et dans le choléra. Dans cette dernière affection, lorsqu'elle est intense, elle domine la scène. On observe alors ce qu'on a appelé le *choléra asphyxique*. Le hoquet s'observe également dans la fièvre jaune, dans la peste et dans le choléra.

du choléra sont plus fréquemment encore accompagnées de broncho-pneumonies. Ces broncho-pneumonies cholériques sont insidieuses. Elles évoluent sans fièvre ni point de côté, ni frisson, avec une rapidité surprenante, et se terminent souvent par suppuration ou par gangrène. Elles sont en général fort graves.

Typhus. — Dans le typhus, il peut survenir, soit au début, soit à n'importe quelle période de la maladie, de la bronchite. C'est, dit Murchison, une complication ordinaire du typhus. Elle accompagne, dans tous les cas graves, la congestion hypostatique des poumons. Dans certaines épidémies, elle est constante (typhus catarrhal d'Irlande). La pneumonie est rare. Elle peut se terminer parfois par gangrène.

Fièvre récurrente. — Dans la fièvre récurrente, la mort est le plus souvent due à une affection des voies respiratoires (pneumonie hypostatique, broncho-pneumonie, pneumonie lobaire). Même dans les cas bénins ou de moyenne intensité on constate un certain degré de congestion des poumons. La complication pulmonaire qui se présente généralement à la fin du premier accès, sous forme d'une pneumonie lobaire, évolue comme une pneumonie franche ordinaire.

Dengue. — Dans la dengue, la mort survient parfois à la suite de complications localisées à l'appareil respiratoire.

Dysenterie. — Dans la dysenterie, des embolies septiques déterminent parfois de la gangrène du poumon.

Abcès du foie. — Dans les abcès du foie, la propagation de l'inflammation du côté du thorax détermine des frottements pleuraux, puis des signes de broncho-pneumonie ou de pneumonie droite (souffle, bouffées de râles). Lorsqu'il y a ouverture de l'abcès dans les bronches, les caractères de l'expectoration, les crachats couleur chocolat plus ou moins abondants, survenant souvent sous forme de vomique, indiqueront que la poche purulente s'est ouverte dans la plèvre.

Kala-azar. Fièvre japonaise de rivière. Maladie du

Maladies tropicales. 20

sommeil. — Le kala-azar, la fièvre japonaise de rivière, la maladie du sommeil peuvent se terminer par pneumonie ou broncho-pneumonie mortelle. La fréquence des affections à pneumocoques chez les noirs, mise en évidence par Marchoux, dans les régions dans lesquelles la maladie du sommeil est endémique, explique le fait pour la dernière de ces trois maladies.

Béribéri. — Dans la forme aiguë, pernicieuse du béribéri, on peut observer, d'après Scheube, de l'œdème aigu du poumon. Pour Fiebig, c'est une complication qui se rencontre dans les cas bénins. Cet œdème est dû à la paralysie des rameaux pulmonaires de la dixième paire.

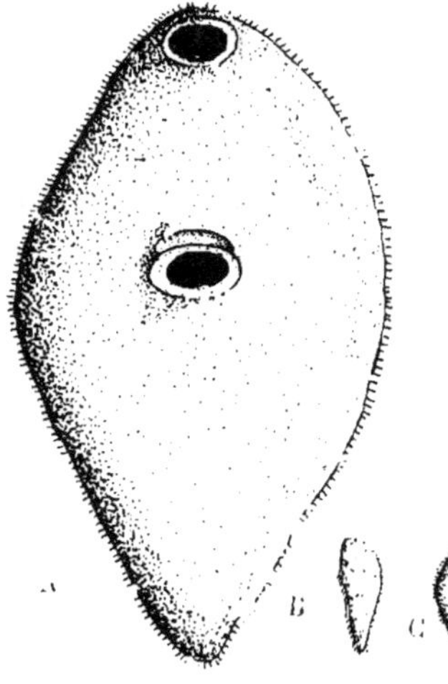

Fig. 68.

A, *Distomum Ringeri* ; B, C, le même grandeur naturelle.

CRACHATS ET PARASITES PULMONAIRES DANS LES AFFECTIONS TROPICALES

Il y a deux affections tropicales qui comportent un examen spécial des crachats, ce sont la peste et l'hémoptysie endémique.

Crachats dans la pneumonie pesteuse. — Nous rappellerons simplement que les crachats de la pneumonie pesteuse sont spumeux, aqueux et non visqueux, peu adhérents au vase. Ils ne présentent ni la transparence, ni la teinte rouillée, l'aspect sucré de pomme ou confiture d'abricots des crachats de la pneumonie franche aiguë.

Dans les crachats, le bacille pesteux sera recherché après écrasement entre deux lames, fixation à l'alcool-éther et coloration par la méthode de Gram indiquée plus haut, qui permettra de le différencier d'avec le pneumocoque.

Crachats dans l'hémoptysie endémique. — Cette maladie est causée par un parasite trématode, la douve du poumon (*Distomum Ringeri, Paragonimus Westermanni*) (1).

Ce distome a un corps massif ovoïde, arrondi en avant, atténué en arrière, très épais. Les ventouses sont petites, la ventouse antérieure est subterminale, la ventouse postérieure est située un peu en avant du milieu du corps; le tégument est recouvert d'épines écailleuses.

Le parasite présente 8 à 16 millimètres de longueur sur 4 à 8 millimètres de largeur et 2 à 5 millimètres d'épaisseur; *c'est donc un distome très épais.*

Les crachats renferment des œufs operculés ovoïdes de couleur brunâtre, de 80 à 100 μ. de long sur 40 à 60 μ. de large. Dans ces œufs, conservés dans l'eau, on voit se développer au bout d'un mois à six semaines un embryon cilié, mo-

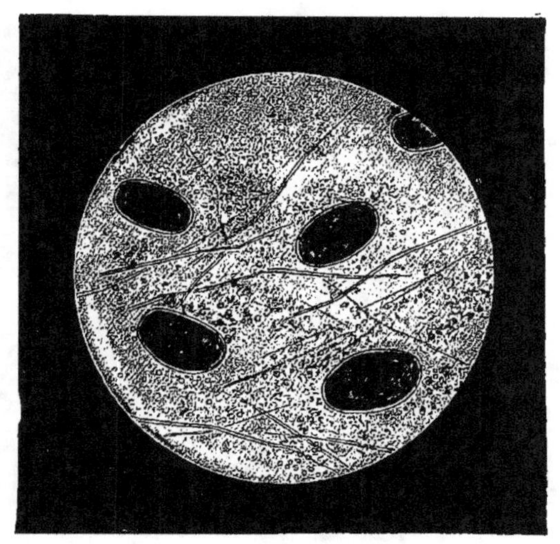

Fig. 69. — Œufs de *Distomum Ringeri* dans les crachats (Manson).

bile, qui vient heurter contre l'opercule, sort de l'œuf et devient libre dans le liquide.

Hydatides et amibes. — On pourra également avoir à

(1) Le genre *Paragonimus* se distingue des autres genres de distomes par la situation de son pore génital, qui est situé à la partie postérieure du parasite, tantôt sur la ligne médiane, tantôt à droite, tantôt à gauche.

rechercher les crochets d'hydatides dans les crachats (rupture d'un kyste dans le poumon), ou des amibes (ouverture d'un abcès du foie dans la plèvre et vomique). Les crachats, ou plutôt les vomiques, seront alors examinés ainsi qu'il est indiqué pour la recherche des crochets dans le liquide hydatique ou pour la recherche des amibes dans les selles.

Cristaux de Charcot-Leyden. — Dans les crachats d'hémoptysie endémique, comme dans les cas de rupture d'un kyste hydatique dans les bronches, on décélera toujours au microscope les cristaux de Charcot-Leyden (Voy. fig. 70, page 325) accompagnant soit les œufs du *Distomum Ringeri*, soit les crochets d'hydatides.

CHAPITRE VIII

APPAREIL DIGESTIF

BOUCHE, PHARYNX, ŒSOPHAGE

L'examen de la bouche, et de la langue en particulier, donne en séméiologie tropicale des renseignements de la plus grande utilité.

Herpès labial. — Les lèvres peuvent être le siège d'herpès labial, dans toutes les maladies fébriles que l'on rencontre dans les pays chauds, et les accès de fièvre paludéenne y sont quelquefois accompagnés d'éruptions de ce genre. Nous devons cependant signaler que l'herpès labial est moins fréquent sous les tropiques que dans les régions tempérées et subtropicales, et qu'il fait même souvent défaut dans le paludisme tropical.

Langue. — Dans de nombreuses affections des pays chauds, aussi bien que des pays tempérés, la langue est recouverte d'un enduit grisâtre formé de l'accumulation de cellules de desquamation épithéliale. — La langue est saburrale dans l'accès paludéen, la fièvre de Malte, le coup de chaleur, la peste, ainsi que dans la fièvre jaune, la spotted fever et la verruga au début. Dans le choléra, dans la réaction à forme typhoïde, la langue peut avoir l'aspect de celle d'un typhique.

Par contre, on observe en séméiologie coloniale des langues dépourvues de tout enduit, ayant un aspect net, rouge et comme vernissé. C'est la langue des affections des voies intestinales et principalement des affections chroniques, telles que la dysenterie, la diarrhée des tropiques. l'entéro-colite.

Ulcérations buccales et aphtes. — Cette langue rouge montre souvent des papilles hypertrophiées, douloureuses ; d'autres fois elle présente, ainsi que la muqueuse buccale, des aphtes, qui offrent d'abord l'aspect de petites vésicules, puis deviennent de petites plaies (*ulcères molaires de Crombie*) uniformément rouge vif, ou présentant un fond grisâtre, ce qui pourrait les faire confondre avec des plaques muqueuses. Ces ulcères, qui siègent de préférence dans le repli gingivo-labial, sur les bords de la langue, de chaque côté du frein, au niveau des dernières molaires et qui appartiennent à la diarrhée chronique et à l'entéro-colite, peuvent disparaître puis reparaître. Ils suivent assez exactement les aggravations ou les améliorations de la maladie et enregistrent, pour ainsi dire, l'état de la muqueuse intestinale.

On a quelquefois aussi observé, au cours d'accès paludéens, des aphtes buccaux, suivis d'ulcération, et certains praticiens reconnaissent même une forme aphteuse de la fièvre paludéenne ; il est très probable que, dans bon nombre de ces cas, les aphtes sont également liés à un mauvais état des voies digestives (1), lequel peut d'ailleurs être une conséquence de l'accès paludéen.

Dans la première période de la dengue, la muqueuse buccale est congestionnée et l'on peut y rencontrer quelquefois des érosions superficielles.

Gangrène de la bouche. — Kelsch et Kiener, Laure et Fallier ont décrit dans des cas de cachexie paludéenne des sphacèles et des gangrènes de la bouche débutant par les amygdales et les gencives, et pouvant détruire toute une joue, en s'étendant depuis la commissure des lèvres jusqu'à l'os malaire et jusqu'au maxillaire inférieur.

La gangrène de la bouche se retrouve encore comme complication du typhus exanthématique, dans les cas graves.

---

(1) On pourrait peut-être rattacher également à des lésions intestinales ou stomacales ou au paludisme les gingivites alvéolo-dentaires (maladie de **Fauchard**) ou scorbutiques que l'on observe si fréquemment entre les tropiques.

C'est également, d'après les auteurs anglais, une complication très fréquente du dernier stade du kala-azar.

Parmi les lésions de la bouche appartenant à la pathologie exotique, nous devons enfin signaler l'existence des ulcérations et des tubercules lépreux que l'on peut trouver sur la muqueuse buccale, en particulier sur la voûte palatine, sur le dos de la langue et au niveau de l'isthme du gosier.

Nous avons déjà parlé, au chapitre *Hémorragies*, des hémorragies buccales de la fièvre jaune et de la verruga; nous n'y reviendrons pas.

Parotidites. — Les parotides s'infectent au cours d'un assez grand nombre de maladies, dans nos climats, les parotidites relevant de causes pathogènes assez diverses. Il en est de même dans certaines pyrexies propres aux régions tropicales.

On a signalé des parotidites dans la cachexie paludéenne. Ces parotidites, qui se rencontrent assez fréquemment aussi dans la fièvre jaune, sont généralement dans cette affection d'un pronostic fatal lorsqu'elles se montrent à la fin de la deuxième période, d'un pronostic plus bénin lorsqu'elles n'apparaissent que plus tard (Dutroulau).

Dans les formes graves de la dysenterie, de la fièvre japonaise de rivière et du typhus, on observe souvent des parotidites suppurées. Ces parotidites ont été également signalées dans la dengue, le béribéri et la fièvre de Malte; mais, dans ces affections, elles aboutissent rarement à la suppuration.

Pharynx et œsophage. — **Dysphagie**. — On retrouve dans le pharynx et l'œsophage un grand nombre des lésions de la bouche que nous avons décrites plus haut; les ulcères de Crombie s'y rencontrent également. Dans l'entéro-colite et la diarrhée de Cochinchine, ces ulcérations sont particulièrement irritées par le passage fréquent des aliments, qui occasionnent une douleur cuisante localisée en arrière du sternum. La déglutition est très douloureuse; les boissons alcooliques, même diluées, déterminent du pyrosis.

Les lésions congestives de la dengue et les lésions hémorragiques de la fièvre jaune s'étendent également très souvent au pharynx ; dans la dengue, une angine légère s'observe assez souvent.

La dysphagie s'observe encore dans le béribéri. Dans cette affection le passage des aliments détermine des sensations de froid ou de brûlure.

Enfin, les lésions pharyngiennes ou œsophagiennes, ulcères ou tubercules de la lèpre et de la verruga, amènent souvent chez les malades une dysphagie très marquée.

ESTOMAC

On peut dire que l'acclimatement, dans une région située entre les tropiques, est fonction de l'estomac et de ses annexes. Le rôle capital que joue le tube digestif, au point de vue de la santé, est peut-être encore plus important dans les pays chauds que dans les pays tempérés. Il n'existe pas, il est vrai, de maladies exotiques de l'estomac ; les troubles de fonctionnement de cet organe se révèlent, d'une façon uniforme, sur toute la surface du globe : nous n'avons donc pas à nous en occuper ici d'une façon spéciale, et nous nous bornerons à indiquer celles des maladies tropicales qui s'accompagnent le plus fréquemment de troubles dyspeptiques.

On peut considérer le tube digestif comme une des voies d'infection les plus communes, dans les régions tropicales. La quantité prodigieuse de parasites animaux et végétaux propres à ces régions le fait aisément comprendre. Franchissant l'estomac, ces parasites pénètrent dans l'intestin où ils trouvent un milieu plus propice à leur développement. Ils y vivent, s'y multiplient, ou se répandent, soit dans certains viscères, soit dans la circulation générale.

En dehors de ces causes d'infection, il est extrêmement

fréquent de rencontrer aux colonies des dyspepsies, des gastralgies, aussi bien que des dilatations stomacales. Ces maladies de l'estomac sont la cause de nombreux rapatriements, et leur connaissance devra être familière au médecin tropical.

Ce sont les écarts de régime qui, dans presque tous les cas, ont occasionné le mal. Manson a excellemment décrit dans son traité des maladies tropicales comment les nouveaux arrivés dans les pays chauds se laissent entraîner à ces écarts.

Les aliments excitants, pris bien souvent pour combattre la fatigue due à la grande chaleur, l'abus des amers, des boissons glacées, des alcools, des condiments, auxquels le nouvel acclimaté a recours pour combattre le manque d'appétit, déterminent dans l'estomac et dans l'intestin des troubles sécrétoires et, par suite, de la dyspepsie. — Lorsque le foie est touché, ce qui est la règle chez les individus impaludés depuis quelque temps, les troubles de fonctionnement de cet organe retentissent en outre sur l'estomac, et c'est, dans les pays chauds, une des causes les plus fréquentes de la dyspepsie, qui se manifeste au début par de la flatulence, de la diarrhée séreuse, etc.

Gastralgie. — Les lésions stomacales, principalement les lésions de la muqueuse, sont toujours accompagnées de symptômes douloureux. La douleur est plus ou moins vive, brûlante; le malade a une sensation de torsion ou d'arrachement viscéral.

Dans la fièvre bilieuse paludéenne, la fièvre bilieuse hémoglobinurique, la fièvre jaune et quelquefois dans le choléra et l'accès pernicieux cholériforme, la douleur épigastrique est intense, exagérée par la pression, et surtout par les efforts incessants d'un estomac qui se contracte à vide. Dans la fièvre jaune, l'estomac est toujours très congestionné et l'on peut souvent voir à l'œil nu les battements du tronc cœliaque dans le creux hypogastrique.

Dans le béribéri et l'accès pernicieux gastralgique, l'épigastralgie est également très intense; elle s'accentue par la pression. mais les vomissements sont moins fréquents que dans les affections précédentes.

Dans la fièvre de Malte, la fièvre japonaise de rivière, dans l'ankylostomiase et le coup de chaleur. on observe également de la douleur épigastrique s'exagérant par la pression, et souvent liée à un état congestif plus ou moins intense des premières voies digestives.

Dans la fièvre Nasha et dans le typhus exanthématique. les malades se plaignent souvent de nausées.

Vomissements. — Ils sont fréquents dans les affections tropicales. On distingue :

1° Les *vomissements alimentaires*, que l'on observe dans l'embarras gastrique, le coup de chaleur, l'hydropisie épidémique. le béribéri et au début des accès paludéens.

Les vomissements de la grossesse, qui sont en général plus fréquents dans les pays chauds que dans les régions tempérées et qui, sous les tropiques, prennent plus souvent le caractère de vomissements incoercibles, sont aussi alimentaires et muqueux.

2° Les *vomissements bilieux* peuvent être jaune d'or, mais ils sont le plus souvent d'une teinte verdâtre, plus ou moins foncée. allant jusqu'au vert noirâtre; ils ont une saveur amère. due à la bile qu'ils contiennent.

Ils s'observent quelquefois dans le choléra et la fièvre jaune au début. dans la congestion et l'abcès du foie. Ils sont constants dans l'embarras gastrique. le coup de chaleur, l'accès bilieux paludéen, l'accès pernicieux cholériforme et la fièvre bilieuse hémoglobinurique.

En ce qui concerne l'accès bilieux et la fièvre bilieuse hémoglobinurique, le vomissement apparaît de bonne heure, au bout de vingt-quatre à quarante-huit heures; les premiers vomissements sont toujours alimentaires. les suivants sont composés en partie des liquides ingérés par le malade, en partie de mucosités sécrétées par la muqueuse stomacale et de bile.   -

Ces vomissements ont le caractère de retour périodique douloureux des vomissements de la fièvre jaune.

3° Les *vomissements muqueux* sont composés d'un liquide muqueux, analogue à de la salive, quelquefois très acide. Ce liquide peut être rejeté en plus ou moins grande abondance ; sa saveur est brûlante dans les cas d'hyperchlorhydrie.

Ces vomissements se rencontrent fréquemment dans les pays chauds, dans la grossesse, dans la verruga, dans l'hydropysie épidémique et le béribéri, ainsi que dans la fièvre jaune au début.

Dans cette dernière affection, ils apparaissent de bonne heure, s'établissant d'emblée au bout de vingt-quatre à quarante-huit heures, ou succédant à des vomissements alimentaires ou bilieux. Ils sont incessants, ne s'arrêtent pas lorsque l'estomac a été complètement vidé. Le malade ne rejette plus rien, mais son estomac continue à se contracter. Ces contractions sont continuelles, douloureuses, se reproduisant nuit et jour, toutes les deux ou trois minutes. La glace et les boissons gazeuses ne réussissent pas à calmer cet état nauséeux ; les injections de morphine seules en ont raison pour quelques heures.

Certains auteurs proscrivent absolument cette médication dans la fièvre jaune à cause de son action congestionnante sur le rein. Employée avec prudence, elle peut néanmoins rendre des services et apporter un peu de calme et de repos au malade.

4° Le *vomissement séreux* succède, dans le choléra, au vomissement alimentaire ou bilieux du début ; c'est l'analogue du flux intestinal que l'on observe dans cette affection. Il suit en général ce flux intestinal, le précède très rarement. Il peut être indolore ou accompagné de crampes stomacales.

Le vomissement séreux, moins visqueux que le vomissement muqueux, est composé d'une sérosité analogue à celle qui est éliminée par l'intestin, contenant quelques sels, de l'urée et une petite quantité d'albumine, avec une **grande** proportion d'eau (1).

Comme les selles, dont, nous le verrons plus loin, il prend parfois les caractères, il peut être abondant et fréquent, et compter pour une large part dans la déperdition due au flux cholérique.

Le vomissement cholérique, qu'il soit séreux ou riziforme, ne donne jamais la réaction de l'indol (Cholera Roth). (Voy. *Diagnostic bactériologique du choléra*).

5° Le *vomissement riziforme* est caractéristique du choléra. Il succède au vomissement séreux ; il est composé d'un liquide muqueux ou séreux, toujours nettement acide, renfermant de petits flocons grisâtres, que l'on a comparés, ainsi que ceux que renferment les selles des mêmes malades, à de petits grains de riz. Le vomissement riziforme peut être plus ou moins fréquent ; de même que les selles, il peut être presque incessant ; il peut se produire sans effort, principalement lorsque la quantité de matières rejetées est abondante, mais d'autres fois on observe des crampes douloureuses.

La glace et les boissons gazeuses semblent être mieux tolérées que dans la fièvre jaune et calmer quelquefois les vomissements : les boissons chaudes sont immédiatement rejetées.

6° Les *vomissements hématiques* peuvent être constitués par du sang pur rutilant : hémorragies stomacales présentant un caractère de rapidité et d'abondance qui ne permet pas au sang d'être digéré. Ils peuvent être dus à la rupture d'un anévrysme dans l'estomac, à la chute d'une escarre (ulcère de l'estomac), ou à des hémorragies soudaines se produisant au cours d'infections diverses.

Ces *hématémèses* se rencontrent comme symptômes ou

(1) La quantité de sels contenue dans les vomissements est moins grande que celle contenue dans les selles cholériques ; par contre, ces vomissements renferment une quantité d'urée plus considérable.

comme complications dans un très grand nombre de maladies infectieuses ; on les observe dans la *fièvre jaune*, la *peste*, le *typhus*, la *verruga*, la *spotted fever*. Dans la *dengue*, les hématémèses se produisent plutôt chez les enfants ; elles sont chez eux tout particulièrement graves et peuvent même amener rapidement un dénouement fatal.

Lorsque les hémorragies se produisent lentement dans l'estomac : fines hémorragies capillaires, le sang peut avoir le temps d'y être digéré en partie ; sa chute dans l'estomac, en petite quantité, favorisant par ailleurs l'action du suc gastrique. C'est ce qui se passe pour les vomissements caractéristiques du cancer stomacal et de la fièvre jaune (vomito negro).

Vomissements noirs. — Ces vomissements sont composés de deux parties bien distinctes :

a. Une partie brun foncé, gris ardoisé, ou noirâtre, que l'on a comparée à du marc de café ou à de la suie délayée, au point de vue de la couleur. Sa consistance et son aspect rapprocheraient plutôt, à part la couleur, cette partie, composée de légères particules écailleuses, de la pâte à papier mise en suspension ou plutôt en train de se précipiter dans l'eau.

b. La seconde partie est composée du liquide dans lequel nagent les particules décrites plus haut ; ce liquide est très souvent, principalement au début, absolument clair ; lorsque le vomissement devient plus épais et renferme en plus grande quantité une matière plus foncée, il se teinte légèrement en brun, tout en restant translucide, et forme sur les linges des taches semblables à celles que feraient des gouttes d'infusion de thé.

Dans la fièvre jaune, les vomissements hématiques succèdent la plupart du temps à des vomissements muqueux. Ces derniers commencent, à la fin de la première période, ou pendant la seconde, à présenter de fines stries noirâtres, que l'on a comparées à des ailes de mouches nageant dans un liquide clair. Ces stries deviennent de plus en plus nombreuses, et le vomissement devient franchement noir. Le changement se produit aussi quelquefois tout d'un coup, par suite de brusques hémorragies capillaires. Il arrive aussi, quoique rarement, que les vomissements alimentaires, bilieux ou muqueux manquent presque complètement et passent inaperçus, le vomissement noir s'établissant ainsi presque d'emblée.

Le vomissement noir est toujours relativement abondant, au point de vue matières rejetées ; il peut être aussi fréquent que les vomissements muqueux ou bilieux du début ; mais il est moins douloureux, l'estomac ne se contractant pas à vide.

L'apparition du vomissement noir est toujours d'un pronostic grave ; elle indique que la fièvre jaune ne restera pas limitée à ses deux premiers stades, et elle ouvre la période des accidents hémorragiques.

Ainsi que l'ont démontré les expériences de Reed, Carroll et d'Agramonte, puis de Guiteras à la Havane (1901), expériences vérifiées par la commission de Sao Paolo au Brésil, le vomissement caractéristique de la fièvre jaune (vomito negro) n'est aucunement contagieux, comme on le croyait autrefois. Les savants américains ont fait coucher pendant très longtemps des personnes de bonne volonté sur des linges souillés de déjections de malades atteints de fièvre jaune, en prenant seulement la précaution de les garantir contre les moustiques ; aucune de ces personnes n'a contracté la maladie.

Les récents travaux de la mission française (Simond, Marchoux, Salimbeni) nous apprennent en outre que le sang cesse d'être virulent chez les malades à partir du quatrième jour, par conséquent avant la production des vomissements noirs.

Le vomissement noir hématique peut aussi se retrouver dans la forme hémorragique de la peste, et souvent alors il est très difficile de faire le diagnostic de la peste d'avec la fièvre jaune, dans les pays où règne cette dernière affection.

Des cas semblables ont été observés récemment à la Havane et à la côte occidentale d'Afrique.

L'examen bactériologique, par la détermination de la présence ou de l'absence du bacille de Yersin dans le sang ou
les ganglions lymphatiques, permettra d'obtenir facilement
un diagnostic certain.

Le vomissement noir s'observe encore dans une affection
analogue, mais probablement différente au point de vue étiologique de la fièvre jaune, désignée sous le nom de *vomissement noir des enfants de la Guadeloupe*. On l'a également
signalé quelquefois dans le coup de chaleur.

7° On peut enfin rencontrer dans les pays chauds des
vomissements de pus, et cela en dehors des vomiques éliminées par la voie transpleurale, par suite d'ouverture d'un
empyème ou d'un abcès du foie dans l'estomac ; dans ce dernier
cas, les amibes pourront être recherchées dans le pus.

INTESTIN

En dehors des signes tirés de l'examen des selles, l'intestin
ne nous fournit que peu de données séméiologiques. Avant
d'aborder l'étude des selles, nous devons cependant rappeler
certains signes physiques qui renseignent le médecin sur la
distension de l'intestin ou son irritation : météorisme, tympanisme, rétraction abdominale, douleurs intestinales ou
coliques.

L'examen du ventre et sa palpation devront souvent être
pratiqués ; ils permettront au médecin de se rendre compte
de la plus ou moins grande souplesse de la sangle abdominale.

Météorisme, rétraction abdominale. — Le météorisme,
lorsqu'il se produit sous forme de crises répétées par suite
de fermentations intestinales, peut amener des dilatations
de l'intestin, le plus souvent perceptibles à la palpation pendant la crise. La couche musculeuse est alors forcée au bout
d'un certain temps ; elle s'atrophie, on observe de l'atonie et

l'intestin présente souvent à l'autopsie une minceur telle, qu'on l'a comparé à une pelure d'oignon. D'autres fois, il y a au contraire rétraction. Cette rétraction est le plus souvent symptomatique d'atrophie et, dans ce cas, la palpation permet quelquefois de suivre le côlon transverse, qui donne l'impression d'une corde tendue en travers de l'abdomen. L'intestin est alors augmenté d'épaisseur et dur; son diamètre intérieur peut être diminué au point de laisser passer à peine un crayon. Par suite de la destruction de sa couche muqueuse et de l'infiltration inflammatoire de sa couche musculaire, il s'y est formé du tissu cicatriciel et du tissu fibreux rétractiles. Ce processus d'atrophie peut être limité à un point de l'intestin. et succéder en ce point à des lésions ulcéreuses limitées. Il y occasionne alors des rétrécissements et il peut même se produire des occlusions intestinales.

Le météorisme et les lésions qui l'accompagnent s'observent dans presque toutes les affections intestinales des pays chauds.

Dans la dysenterie et la diarrhée chroniques (1), dans l'anémie et la cachexie paludéennes, le ventre est parfois ballonné au-dessus de l'ombilic après les repas, par suite de fermentations putrides, qui se produisent à cause de la diminution des sécrétions du suc gastrique, intestinal, pancréatique, et de la bile. En dehors du moment de la digestion, dans les mêmes affections, l'intestin est souvent, au contraire. rétracté le long de la colonne vertébrale, et l'abdomen rentré en bateau est tellement dépressible que l'on peut, au travers, aller palper la colonne vertébrale. Les deux états alternent souvent, et, chez un même sujet à ventre rétracté, les écarts de régime peuvent provoquer une poussée aiguë, avec météorisme.

Le météorisme s'observe presque toujours dans l'entérocolite des pays chauds; par suite de l'insuffisance sécrétoire

____

(1) Le ventre est généralement souple dans la dysenterie aiguë.

du foie, il est plus fréquent dans l'entéro-colite que dans la diarrhée et la dysenterie chroniques.

On observe quelquefois un peu de tympanisme dans la spotted fever, accompagné, comme dans la fièvre typhoïde, de gargouillements dans la fosse iliaque droite.

La rétraction du ventre s'observe dans le choléra; dans cette affection ce symptôme, dû à l'affaissement de la masse intestinale, est rendu plus net encore par l'amaigrissement du sujet.

Douleurs intestinales, coliques, épreintes, ténesme. — Dans la *dysenterie tropicale aiguë*, le gros intestin est douloureux à la palpation, principalement dans la fosse iliaque. Les coliques sont moins intenses que dans la dysenterie nostras, et ce n'est que dans les cas graves qu'elles s'étendent jusqu'au côlon.

Les épreintes sont constituées par les sensations de faux besoin aboutissant à des efforts inutiles.

La prédominance des coliques indique une lésion siégeant assez haut dans le gros intestin. Au contraire, la prédominance des épreintes est plutôt caractéristique de lésions voisines du rectum et siégeant ordinairement dans l'S iliaque.

Les évacuations fréquentes de très petites quantités de matières sont accompagnées de contractions avec brûlure à l'anus ou ténesme, qui est dû à l'irritation du conduit intestinal.

Dans les cas de dysenterie à *Balantidium coli*, les coliques sont fréquentes, et on observe aussi du ténesme ; ce sont d'ailleurs, de par la localisation des lésions, tantôt de véritables dysenteries ou de véritables rectites.

Les coliques de la diarrhée chronique des pays chauds et souvent celles de la dysenterie chronique sont peu intenses, et réparties sur toute la masse intestinale; ce sont plutôt des envies subites d'aller à la selle, qui sont particulièrement impérieuses le matin au moment de la fraîcheur. Il y a quelquefois même expulsion involontaire. Les selles ne sont pas douloureuses et n'occasionnent ni épreintes, ni sensation de cuisson à l'anus.

Les coliques siégeant à la partie inférieure du gros intestin et les épreintes se retrouvent dans l'*accès paludéen dysentériforme*.

Dans l'*entéro-colite des pays chauds*, dans la *constipation post-dysentérique*, dans l'*ankylostomiase* ou dans l'*anémie* ou la *cachexie paludéenne*, les coliques sont liées à du météorisme; elles siègent dans la région hypogastrique et succèdent généralement à l'ingestion d'aliments ou à des écarts de régime. Ces coliques, qui sont le plus souvent causées par de la constipation accidentelle ou habituelle, au cours des maladies que nous venons d'énumérer, sont quelquefois très intenses et calmées par les évacuations alvines.

Dans l'*accès paludéen à forme entéralgique*, on retrouve ces coliques sous forme de coliques sèches, que certains auteurs ont voulu rapporter au saturnisme. Elles sont accompagnées de constipation et s'irradient tout autour de l'ombilic. Elles sont remarquables par leur violence et peuvent être accompagnées de symptômes graves : rareté des urines, ictère, dyspnée, lipothymies, pouls filiforme.

La partie cæcale du gros intestin présente souvent, comme dans la fièvre typhoïde, une sensibilité plus ou moins grande à la pression dans l'*accès paludéen à forme typhoïde* et la *fièvre de Malte*.

Dans le *choléra*, il n'y a pas de douleurs intestinales; les phénomènes douloureux sont localisés à la région épigastrique.

Procidence du rectum. — On observe fréquemment au cours des dysenteries, des rectites ou des diarrhées chroniques, de la procidence du rectum. C'est ce que les Brésiliens désignent sous le nom de *Bicho* ou *Bicho del Culo*. Elle est occasionnée par les efforts fréquents que font les malades pour aller à la selle.

Hémorroïdes. — Les hémorroïdes sont très fréquentes dans les pays chauds; elles sont imputables aux congestions viscérales consécutives aux affections du foie ou de l'intestin ou aux infections qui retentissent sur ces organes.

Fistules et fissures à l'anus. — Les fistules et les fissures à l'anus ne sont pas rares ; elles ont une étiologie analogue et font fréquemment partie des séquelles, que l'on observe à la suite des affections des voies digestives.

Constipation. — Elle est caractérisée par l'émission de selles peu abondantes, rares et dures. Dans les pays chauds, elle est souvent la conséquence d'une alimentation trop relevée ou de l'inaction. Elle est la règle à bord des bateaux, où elle est occasionnée par les deux raisons que nous venons d'indiquer, et souvent elle influe d'une façon fâcheuse sur la santé de l'Européen qui passe dans la zone tropicale.

On la retrouve dans un certain nombre de maladies des pays chauds, dans lesquelles on peut aussi, la plupart du temps, rencontrer de la diarrhée.

Elle est de règle dans la première période de la *fièvre jaune* et de la *verruga*, dans la *peste*, le *béribéri*, l'*hématochylurie* (1), la *spotted fever*, la *fièvre japonaise de rivière*, la *fièvre Nasha*, la *fièvre de Malte*, le *coup de chaleur*. Dans la *fièvre typhoïde*, la constipation est, sous les tropiques comme dans les climats tempérés, plus fréquente que la diarrhée, et elle est souvent accompagnée d'hémorragies intestinales. La constipation, dans les *accès paludéens simples* comme dans les *accès pernicieux*, alterne avec la diarrhée qui peut prendre les caractères bilieux, cholériforme, dysentérique ou hémorragique.

Dans l'*accès gastralgique ou entéralgique*, la constipation est particulièrement opiniâtre.

Elle précède presque toujours l'*accès pernicieux à forme hémoglobinurique*, qui frappe de préférence les constipés (peut-être à cause d'une action favorisante, due à des toxines résorbées dans l'intestin). Elle accompagne en général les

(1) D'après Crevaux, la constipation serait due, dans la chylurie, à l'élimination par le rein de matières grasses qui entrent dans la constitution de la bile, et à la diminution de la sécrétion de ce liquide. Dans des cas très rares, les malades présentent de la diarrhée (Voy. *Diarrhée chyleuse*).

symptômes du début pour faire place dans la suite à de la diarrhée bilieuse.

On rencontre également la constipation dans l'*ankylostomiase*, où elle est associée à des irrégularités fréquentes dans le régime des selles et à des débâcles constituées par des matières plus ou moins liquides ou pâteuses, d'aspect jaune vert ou noir et quelquefois muqueuses et gluantes.

Enfin, dans la *dysenterie* et la *diarrhée chronique des pays chauds*, on remarque parfois pendant la convalescence, ou plutôt après la régression des symptômes diarrhéiques, un état habituel de constipation, dû à l'atrophie de la muqueuse intestinale et à la disparition des glandes qu'elle renferme.

Dans l'entéro-colite, la constipation, absolue ou interrompue par des débâcles diarrhéiques, s'observe dès le début. C'est dans cette affection que la constipation est la plus opiniâtre ; pendant des années entières, certains malades ne vont à la selle qu'au moyen de lavages intestinaux.

Diarrhée. — La diarrhée s'observe très fréquemment dans les maladies spéciales aux régions tropicales. Dans certaines d'entre elles, telles que le choléra, la diarrhée chronique des pays chauds, la dysenterie, c'est un symptôme qui occupe le premier rang.

Dans d'autres, au contraire, on n'observe la diarrhée qu'à titre d'épiphénomène ou de complication.

Choléra. — Le *choléra* débute par une diarrhée dite *prémonitoire* ; cette diarrhée peut être bilieuse. Sa durée est quelquefois très réduite et les selles prennent alors immédiatement l'aspect séreux. Les selles séreuses sont claires ou opalines, légèrement poisseuses, d'une odeur fade, quelquefois spermatique, et présentent une réaction acide.

Elles peuvent conserver pendant toute la durée de la maladie le caractère séreux, mais souvent apparaissent dans le liquide de petits grains grisâtres, que l'on a comparés à des grains de riz cuit (selles riziformes) et qui sont composés de cellules épithéliales agglomérées.

Les selles séreuses ou riziformes du choléra renferment des cristaux octaédriques allongés, de phosphates calcaires, que l'on désigne sous le nom de *cristaux de Charcot-Leyden*. Elles ne sont pas très abondantes, elles ne dépassent pas 40 à 50 centimètres cubes par évacuation ; cependant leur répétition peut amener le volume de ces évacuations à une perte totale de liquide de 6 à 7 litres en vingt-quatre heures.

Dans certains cas graves, à allure très rapide, le malade meurt avant que les débâcles intestinales se soient produites (choléra sec) et l'on retrouve, à l'autopsie, dans l'intestin les matières riziformes caractéristiques.

A la période de réaction, les selles deviennent de nouveau bilieuses ; il arrive aussi parfois qu'il se manifeste à cette période des symptômes à forme typhoïde plus ou moins graves ; les selles deviennent alors verdâtres ou grises et peuvent contenir une petite quantité de sang.

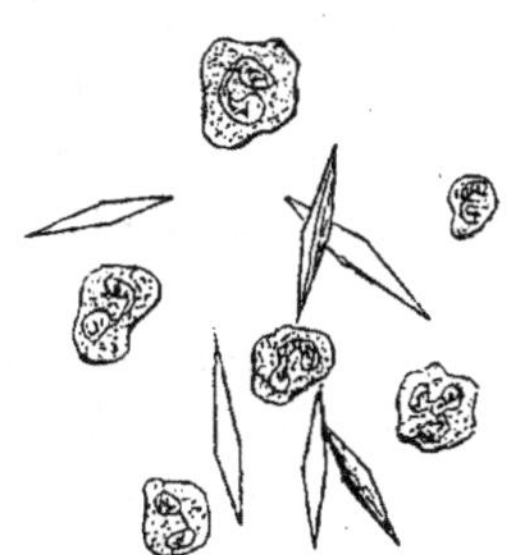

Fig. 70. — Cristaux de Charcot-Leyden.

Diarrhée chronique. — Dans la *diarrhée chronique des pays chauds* les selles sont en général matutinales, occasionnées par l'action stimulante de l'air frais ; leur nombre ne dépasse guère 4 à 6 dans les vingt-quatre heures. Elles sont spumeuses, séro-muqueuses, grisâtres ou jaunâtres, ou décolorées, semblables à des purées ou à une bouillie plâtreuse ; quelquefois soufflées, elles contiennent souvent des débris de muqueuse, quelquefois un peu de pus, rarement du sang.

Dysenterie. — Dans la *dysenterie aiguë*, la diarrhée est d'abord purement fécaloïde (diarrhée prodromique). Cette période manque fréquemment dans les pays chauds et la seconde période s'établit presque d'emblée. Les selles deviennent de plus en plus fréquentes, se strient de sang et se mélangent de mucosités. Elles deviennent glaireuses et prennent l'aspect caractéristique lavure de chair, en même temps qu'elles présentent une odeur fétide très accentuée. Ces selles glaireuses renferment quelquefois des lambeaux d'épithélium intestinal, plus ou moins étendus dans les cas que l'on a appelés *dysenteries ulcéreuses*.

Ces lambeaux sont surtout fréquents dans la dysenterie épidémique et bacillaire qu'on appelle quelquefois aussi pour cela *dysenterie diphtéroïde*; ils ne se rencontrent ni dans la dysenterie tropicale ou amibienne, ni dans la dysenterie à *Balantidium coli*. Dans ces dernières, les parasites se creusent des tunnels au travers de la muqueuse, mais il n'y a pas de lésions entraînant sa mortification en nappe.

Les selles glaireuses de la dysenterie aiguë renferment des cristaux de Charcot-Leyden et souvent de petites quantités de pus.

Dans la *dysenterie chronique*, après une période aiguë les selles reprennent l'aspect fécaloïde, ou plutôt l'aspect de purées; elles sont toujours moins nombreuses que dans la première période. Les coliques deviennent moins douloureuses et souvent les épreintes disparaissent. Les fèces restent décolorées par suite de l'insuffisance sécrétoire du foie; elles ont souvent aussi l'aspect soufflé, par suite des fermentations intestinales consécutives à l'insuffisance biliaire, et contiennent fréquemment une petite quantité de sérosité citrine.

Dans les *rectites post-dysentériques*, la diarrhée est en général peu marquée et elle procède plutôt par rechutes et par débâcles; mais dans l'intervalle il y a souvent un ténesme très prononcé, dans lequel les efforts sont suivis de l'expulsion d'une petite quantité de mucosités quelquefois sanguinolentes que l'on a comparées à un crachat.

Dans la *rectite gangreneuse épidémique*, ces mucosités ont le même aspect, mais elles sont plus abondantes et souvent accompagnées de matières fécales ou de bile; le ténesme est plus violent et l'on constate des symptômes généraux graves.

Les œufs du parasite sanguicole, *Bilharzia hematobium*,

de la bilharziose causent des phénomènes de rectite sans
diarrhée, caractérisés par l'évacuation de mucosités sanguinolentes renfermant les œufs du parasite.

Le début de la *congestion du foie* est marqué par de la
diarrhée bilieuse; plus tard, lorsque la glande cesse de fonc-
tionner et de sécréter la bile en quantité suffisante, les selles,
tout en restant aqueuses, deviennent blanches et fermentées
(omelette soufflée).

La *chylurie*, ainsi que nous l'avons dit plus haut, est ordinairement accompagnée de constipation; cependant, dans certains cas très rares, on observe de la *diarrhée chyleuse*. Cette
diarrhée est constituée par des matières grisâtres, liquides,
d'aspect graisseux, d'où l'on peut extraire par l'éther ou le
chloroforme une quantité plus ou moins abondante de graisse.

L'*abcès du foie* succède presque toujours à une dysenterie
chronique, mais il arrive aussi que les symptômes dysentériques ne se montrent qu'au cours de la suppuration ou même
après. On connaît quelques exemples de ces dysenteries consécutives aux abcès hépatiques.

La diarrhée accompagne les *accès paludéens*, dans lesquels
elle est plus fréquente que la constipation.

Dans l'*accès pernicieux à forme cholérique*, les phénomènes généraux rappellent ceux du choléra; cependant les
selles ne sont jamais riziformes, elles sont séro-sanguinolentes,
vineuses et mélangées de mucosités grisâtres ou spumeuses.
Elles reprennent après la défervescence leur aspect normal;
il subsiste néanmoins quelquefois une légère diarrhée bilieuse.

Dans les *accès paludéens dysentériformes*, il se produit
d'abord de la diarrhée; à cette diarrhée succède l'évacuation
de matières muqueuses sanguinolentes présentant la couleur
caractéristique lavure de chair et l'odeur fétide des déjections
de dysentériques. Les selles sont fréquentes pendant plusieurs
heures, quelquefois pendant plusieurs jours, avec des paroxysmes; elles disparaissent avec l'accès et font place à
des sueurs abondantes.

On observe quelquefois, dans l'accès pernicieux à forme typhoïde, la diarrhée typhique avec ses caractères spéciaux : selles liquides fétides jaune-cire.

Dans les accès bilieux, comme à la fin de l'*accès bilieux hémoglobinurique*, on observe de la diarrhée bilieuse; c'est d'ailleurs la forme de diarrhée la plus commune dans le paludisme.

La diarrhée se retrouve dans la *cachexie paludéenne*, dans laquelle elle affecte quelquefois la forme dysentérique.

La diarrhée bilieuse ou dysentérique symptomatique d'une cachexie paludéenne se rencontre fréquemment, surtout chez les enfants, chez lesquels on l'observe souvent à l'exclusion de tout autre symptôme. C'est ainsi que dans les pays chauds on guérit très souvent avec la quinine et le quinquina de prétendues dysenteries ou diarrhées chroniques infantiles.

La diarrhée s'observe dans la *dengue*, et marque, dans cette affection, la crise qui se produit à la fin de la première et de la troisième période, au moment où survient la défervescence.

Elle marque également la crise et accompagne la défervescence dans la *fièvre japonaise de rivière*, mais, dans cette affection, elle peut survenir aussi pendant la période fébrile et être symptomatique d'un état grave; elle est alors accompagnée d'entérorragies et les matières évacuées prennent l'aspect du mélæna.

Dans l'*hydropisie épidémique*, on a signalé, principalement au cours de l'épidémie qui a sévi à Calcutta, des phénomènes dysentériques, diarrhée muqueuse, suivie d'évacuation de matières liquides couleur lavure de chair.

Dans la *verruga*, la diarrhée, d'abord fécaloïde, puis séreuse ou séro-sanguinolente, succède pendant la période d'état à la constipation du début.

On peut également l'observer dans la forme gastro-intestinale de la *peste*. Dans cette forme grave de peste, observée surtout pendant l'épidémie qui a sévi en 1894 à Hong-Kong, elle est accompagnée d'évacuations muqueuses et sanguinolentes.

Dans la *fièvre jaune* on peut observer exceptionnellement une légère diarrhée bilieuse au début. Quelquefois, pendant la période de rémission, principalement dans les cas qui doivent être graves, il se produit de la diarrhée d'abord bilieuse, puis mélangée d'un peu de sang ; enfin, les matières arrivent à ressembler au vomissement noir (mélæna). Souvent aussi, pendant la convalescence, les selles se décolorent par suite de l'absence de sécrétion biliaire : elles deviennent grises ou légèrement brunes, liquides ; elles ressemblent à de la boue (selles sablonneuses). Cependant la constipation s'observe, dans la majorité des cas, pendant toute la durée de la maladie.

La diarrhée s'observe aussi à la dernière période de la *lèpre* ; dans cette affection, elle est souvent accompagnée de tuberculose ou d'infiltration lépreuse des viscères.

Elle est également fréquente dans la cachexie ultime du *kala-azar* et détermine souvent l'issue fatale dans cette maladie. Elle semble causée dans ce cas par des lésions spéciales de l'intestin dans lequel différents observateurs ont signalé de véritables granulomes ulcérés de la muqueuse. Dans ces granulomes comme dans les ganglions mésentériques on retrouve le *Piroplasma Donovani.*

Entérorragies. — Les entérorragies se manifestent par la présence d'une quantité de sang variable, soit pur, soit mélangé à des mucosités ou à des sérosités. Elles doivent être soigneusement diagnostiquées d'avec les hémorragies dues à la rupture d'hémorroïdes ; en présence de sang rutilant dans les selles, le médecin devra toujours examiner l'état du rectum de son malade, au point de vue de la présense d'hémorroïdes internes ou externes, et pratiquer, si cela est nécessaire, le toucher rectal.

Dans la *dysenterie*, à la période la plus aiguë, les hémorragies donnent aux selles leur aspect caractéristique ; elles peuvent aussi être constituées par l'écoulement d'une quantité assez abondante de sang presque pur, à la suite d'ulcération d'un gros vaisseau.

Les mucosités sanguinolentes se retrouvent dans l'*ékiri dysentériforme du Japon*, les *rectites*, la *bilharziose* et quelquefois dans l'*ankylostomiase*. Dans cette dernière affection, l'entérorragie, qui se produit très haut dans l'intestin grêle, peut ne se manifester que par une couleur plus ou moins rougeâtre des selles, et cependant l'ankylostome occasionne l'écoulement d'une très grande quantité de sang, qui ne fait, pour la plus grande partie, que traverser son tube digestif.

Dans la *fièvre typhoïde*, la *fièvre de Malte*, le *rhumatisme hémorragique* et la *cachexie paludéenne*, les entérorragies, lorsqu'elles se produisent, sont généralement abondantes. Il en est de même dans la *verruga* ; elles sont provoquées, dans cette affection, par des verrugas intestinales.

Dans la *peste* à forme *gastro-intestinale*, les selles renferment souvent des matières muqueuses ou putrilagineuses mélangées de sang ; il peut même se produire, dans cette forme comme dans la forme dite *hémorragique*, des hémorragies abondantes, et l'on observe quelquefois du mélæna.

Dans la *fièvre jaune*, les entérorragies, lorsqu'elles se produisent, sont en général assez abondantes ; on les observe à la fin de la seconde période ou période de rémission ; elles donnent lieu à un écoulement de sang quelquefois un peu noirâtre, mais ayant les caractères du sang ; plus tard le sang prend l'aspect du sang digéré, qu'il présente dans les vomissements, et l'on n'observe plus que du mélæna.

Les entérorragies s'observent encore avec des caractères analogues dans les formes graves de la *fièvre japonaise de rivière*. On observe d'abord une hémorragie intestinale plus ou moins abondante avec évacuation de sang pur et facilement reconnaissable ; plus tard on n'observe plus que du mélæna.

Les entérorragies, lorsqu'elles sont abondantes, peuvent être accompagnées, comme les autres hémorragies, de phénomènes généraux graves : dyspnée, lipothymies, pouls filiforme, asthénie.

TECHNIQUE DE L'EXAMEN DES SELLES.

Au point de vue macroscopique, cet examen doit être pratiqué au moins une fois toutes les vingt-quatre heures chez les malades présentant des affections des voies digestives ou des maladies infectieuses à localisations intestinales.

Les selles doivent être examinées dans les vases où elles ont été émises, non mélangées d'urine. Il est facile de faire uriner le malade dans un urinal à côté et de combiner des chaises dans ce but.

Afin de ne pas être incommodé par l'odeur, on a adopté, principalement dans certains hôpitaux anglais, des vases plats en verre, d'environ

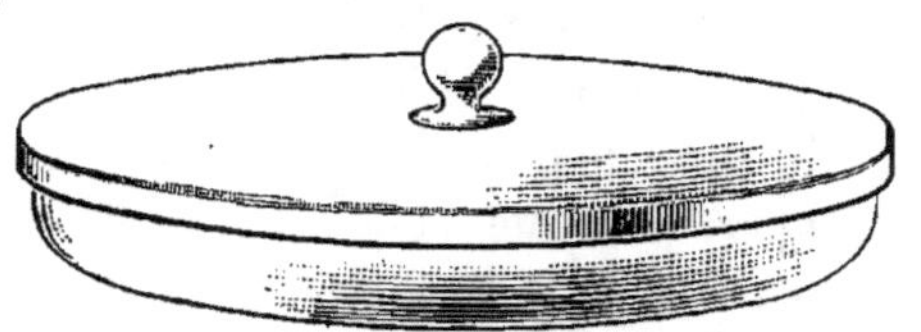

Fig. 71. — Vase en verre destiné à recueillir et à examiner les selles. (Modèle du Seamen's Hospital, à Londres.)

8 centimètres de profondeur sur 25 de diamètre, recouverts d'un couvercle de verre.

Ces boîtes, dans lesquelles les selles peuvent être examinées au travers du couvercle sans incommoder par leur odeur, peuvent se loger dans une chaise percée contenant à côté un urinal permettant de séparer l'urine.

Les selles recueillies, on doit examiner leurs caractères physiques : couleur, consistance ; leur réaction, les produits alimentaires non digérés, les mucosités, le pus, le sang, les parasites qu'elles peuvent renfermer.

Au point de vue couleur, les selles peuvent être :

1° De coloration normale ;

2° Décolorées (alimentation lactée, ou irrégularité des fonctions du foie) ;

3° Surcolorées par du sang en partie digéré provenant d'hémorragies du tube digestif (mélæna) ;

4° Colorées en jaune d'or ou jaune vert (selles bilieuses).

Au point de vue consistance, on a l'habitude de distinguer :

Les selles dures, moulées, pâteuses et liquides.

Les *selles riziformes* sont des selles liquides, caractérisées par la présence de petits grains blanchâtres, analogues à des grains de riz cuit; elles sont particulières au choléra.

On appelle *selles soufflées* des selles de consistance presque pâteuse, dans lesquelles il se produit des fermentations qui leur donnent l'aspect d'une masse de levain ou d'une omelette soufflée.

Réaction des selles. — Les selles normales sont alcalines ; dans certains cas pathologiques : choléra, diarrhée chronique des pays chauds (Thin), elles deviennent acides ; il est donc quelquefois nécessaire d'en vérifier la réaction. Pour cela, on trempera dans les selles légèrement étendues d'eau, si cela est nécessaire, un petit morceau de papier de tournesol bleu.

La présence de matières non digérées, de sérosité, de mucosités, de pus, de sang, ainsi que des parasites macroscopiquement reconnaissables, sera notée soigneusement dans les selles.

Recherche des helminthes parasites et de leurs œufs. — Pour déceler l'existence des œufs de parasites intestinaux ou des voies biliaires, on délayera les selles si elles ne sont pas suffisamment liquides, on laissera déposer dans un verre à expériences conique et on examinera le sédiment au microscope (grossissement moyen, objectif n° 6), en insérant une parcelle du dépôt entre lame et lamelle.

On pourra examiner de même, au microscope, avec un grossissement faible (objectif n° 2), les parasites intestinaux, principalement les helminthes de petite taille, les anneaux ou têtes de cestodes, etc.

Ces parasites peuvent être examinés entre lame et lamelle, colorés au carmin (solution alcoolique très faible) ou non colorés. Pour obtenir des préparations pouvant se conserver, on montera les pièces dans la gélatine glycérinée :

Glycérine..........................	1 partie.
Eau distillée........................	6 parties
Gélatine............................	7 —

Préparer à chaud et fondre à une douce chaleur pour l'emploi.

Recherche des amibes. — Pour rechercher les amibes dans les selles dysentériques, on ne doit opérer que sur des selles fraîchement émises, non mélangées d'urine (celle-ci tue les amibes).

On recueillera les selles dans un vase préalablement chauffé, et on prélèvera une parcelle de mucosités blanches ou sanguinolentes, ou une petite quantité de la sérosité qui surnage à la surface des selles ; on portera le produit sur une lame, on recouvrira légèrement avec une lamelle en évitant d'écraser les amibes, et on examinera au microscope avec un grossissement moyen (objectif n° 6). Certains auteurs conseillent de maintenir la préparation sur une platine chauffante afin de pouvoir observer plus longtemps le mouvement des amibes dans les préparations. D'autres (Vincent) déclarent cette précaution inutile, les amibes restant mobiles sous le microscope à une température moyenne qui est toujours suffisamment élevée dans des salles d'hôpitaux ou des laboratoires, et cela pendant dix à trente minutes.

Le même auteur conseille de déposer sur le bord de la lamelle une goutte de solution aqueuse étendue de bleu de méthylène ; cette solution colore tous les éléments contenus dans les selles, sauf les amibes, dont les mouvements tranchent mieux sur le fond bleu de la préparation.

On peut aussi colorer les amibes de la dysenterie par le procédé suivant : on fait un frottis en promenant sur une

lame une parcelle de mucosités, on sèche rapidement, on
fixe à l'alcool absolu un quart d'heure. On porte ensuite la
préparation deux heures dans la solution suivante :

    Alun de fer ammoniacal ....   2 grammes.
    Eau distillée............................   100   —

On lave légèrement et on porte la préparation dans la solution colorante suivante :

    Hématoxyline de Heidenhain.....................   0gr.50
    Eau.................................. .. ..   100 cc.

La solution doit être préparée depuis au moins quinze jours ;
on colore deux à trois heures.

La préparation devient noire, encre de Chine.

On décolore cinq minutes environ dans la solution d'alun
de fer et on surveille la décoloration sous le microscope.

On lave avec soin à l'eau courante.

On colore le fond à l'éosine à 1 p. 10 000 un quart d'heure
environ.

On lave enfin à l'eau courante.

Le même procédé sert à colorer les coupes d'intestin, dans
le cas de dysenterie.

Les mucosités sanguinolentes ne sont pas toujours pathognomoniques de la dysenterie amibienne ou de la dysenterie
bacillaire que nous étudierons plus loin ; on peut y rencontrer
aussi :

1° Un infusoire cilié (*Balantidium coli*), causant des dysenteries très graves observées à Porto-Rico, aux Philippines et
dans l'Amérique du Nord ;

2° Un autre infusoire rencontré par Guiart dans un cas de
dysenterie (*Chilodon dentatus*) ;

3° Les œufs armés d'un éperon très facilement reconnaissables de la *Bilharzia hematobium*, provenant de la ponte
par le parasite, dans les vaisseaux de la région du petit bassin,
d'œufs qui sont éliminés par effraction du tissu conjonctif et
de la muqueuse.

Tous ces parasites seront décrits avec les parasites intes
tinaux. Les infusoires peuvent être examinés dans les selles
fraîches et colorés par les procédés indiqués pour les amibes.

Quant à l'examen des selles au point de vue des parasites
microbiens, il n'existe pas de technique générale s'appliquant
aux différents bacilles pathogènes de l'intestin (vibrion cholérique, bacille typhique, bacille de la dysenterie, bacille de
l'ékiri épidémique du Japon). Nous renvoyons le lecteur, au
sujet de l'isolement de ces différents microbes des selles, aux
chapitres de diagnostic bactériologique.

PARASITES INTESTINAUX DANS LES MALADIES TROPICALES

Amibes. — Ce sont des protozoaires rhizopodes, c'est-
à-dire des êtres unicellulaires à mouvements amiboïdes. Ils se
composent d'un protoplasma nu, sans membrane d'enveloppe.
Ce protoplasma, qui renferme un noyau, se divise en deux
zones : 1° une zone centrale, contenant le noyau, granuleuse,
peu mobile en général, qu'on appelle *endosarque* ou *endoplasme* ; 2° une zone périphérique très réfringente et très
mobile, aux dépens de laquelle se font surtout les mouvements
amiboïdes (Voy. fig. 20, p. 113).

La reproduction se fait par division directe, par karyoki-
nèse ou par sporulation. La sporulation se produit au moment
de la dessiccation (1) : l'amibe s'entoure d'une substance muci-
lagineuse, et s'enkyste pendant que le noyau se multiplie très
activement, donnant naissance à de grandes quantités de spores.

Dès 1875, Lœsch avait découvert à Saint-Pétersbourg des
amibes dans des selles dysentériques ; depuis, Kartulis à

---

(1) Les selles fraîchement émises ne contiennent pas de kystes.

Alexandrie et d'autres observateurs les ont constamment rencontrées dans certaines dysenteries.

Actuellement, on sait qu'il existe deux dysenteries : la dysenterie épidémique, causée par un microbe (bacille de Chantemesse, Shiga, Flexner, etc.), et la dysenterie amibienne ou tropicale, la seconde étant presque toujours sous les tropiques la cause de l'abcès du foie, dans lequel le pus est souvent stérile et contient des amibes. Il ne faudrait pas considérer cette distinction comme absolue, car la dysenterie épidémique ou bacillaire, ainsi que l'ont très bien observé les médecins anglais dans l'Inde, se rencontre fréquemment dans les pays chauds, concurremment avec la dysenterie amibienne, quelquefois même coexistant chez le même sujet avec cette dernière. Le terme de *dysenterie tropicale*, qui prête à l'ambiguïté, devrait donc disparaître.

A la suite de l'observation de la présence, à l'état de saprophytes dans l'intestin, d'amibes qui n'y occasionnent aucun symptôme pathologique, on a distingué plusieurs sortes d'amibes (Voy. p. 114).

Sporozoaires intestinaux. — Coccidioses intestinales. — Elles sont rares chez l'homme. On en a signalé deux espèces.

La première est due au *Coccidium hominis (Cytospermium hominis, Coccidium perforans)*. Ce *Coccidium* ressemble beaucoup à celui du lapin, mais il est beaucoup plus petit ; il vit dans les cellules épithéliales de l'intestin.

La deuxième est due au *Coccidium bigeminum (Cytospermium villorum intestinalium)* qui se distingue du précédent en ce sens que l'on trouve toujours deux parasites dans la même cellule : *bigeminum*.

Nous ne pouvons faire ici l'histoire de l'évolution très intéressante des coccidies. Nous indiquerons simplement qu'en cas de coccidiose intestinale on trouve dans les selles des corps oviformes ressemblant à des œufs d'helminthes, quoique d'une façon générale moitié moins gros.

Ces kystes se distinguent des œufs de cestodes en ce qu'ils ne présentent pas les trois paires de crochets caractéristiques ; ils se distinguent des œufs de bothriocéphales ou de distomes en ce qu'ils n'ont pas de plateau operculaire. Ils se distinguent enfin des œufs d'helminthes par les divers caractères propres à chacun de ces œufs.

Les kystes renferment en leur intérieur quatre corps ronds ou ovoïdes qui sont des spores. Enfin chaque spore contient deux corps falciformes ou sporozoïtes.

Flagellés. — Ces protozoaires sont des êtres unicellulaires caractérisés par la présence à une seule ou à leurs deux extrémités de un ou plusieurs flagelles.

Ils sont souvent aussi munis d'une membrane ondulante, bordée par un flagelle qui devient libre à une extrémité. La membrane ondulante ne se rencontre que chez les flagellés parasites ; on ne la voit jamais chez les flagellés libres. Leur corps unicellulaire est limité par une membrane d'enveloppe ; il renferme un protoplasma dans lequel on trouve un noyau, un nucléole, et très souvent aussi des vacuoles contractiles. On remarque enfin une dépression, quelquefois temporaire, qui remplit l'office de bouche.

Ces parasites s'enkystent après conjugaison. Ils sont toujours extracellulaires.

On distingue :

1° Le *Trichomonas intestinalis*, que l'on a rencontré en grande quantité dans les selles des cholériques pendant l'épidémie de 1849 à Paris (1). On le retrouve dans la vessie, le vagin, la bouche et les voies biliaires. Il se compose d'un corps piriforme muni, à l'extrémité anté-

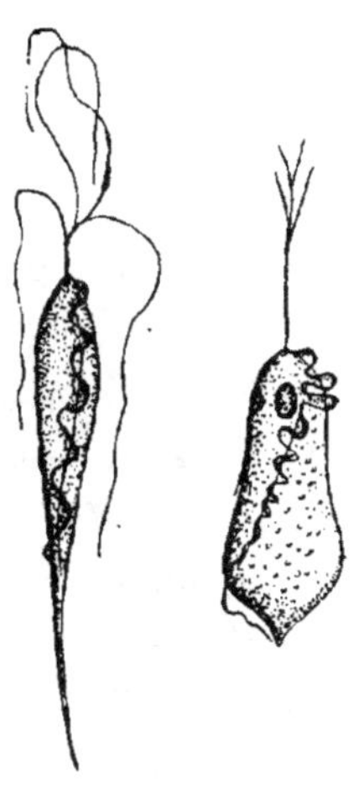

Fig. 72. — *Trichomonas intestinalis.*

(1) Ce parasite a été également signalé à Ceylan par Castellani dans des cas de dysenterie amibienne.

rieure, de quatre flagelles soudés entre eux par la base et d'une membrane ondulante bordée par un cinquième flagelle qui devient libre à la partie postérieure.

2° Le *Lamblia intestinalis*. Ce flagellé a l'aspect d'une poire dont on aurait enlevé un morceau ; le vide laissé par le morceau manquant forme une ventouse par laquelle le parasite se fixe sur l'épithélium intestinal. Autour de cet orifice

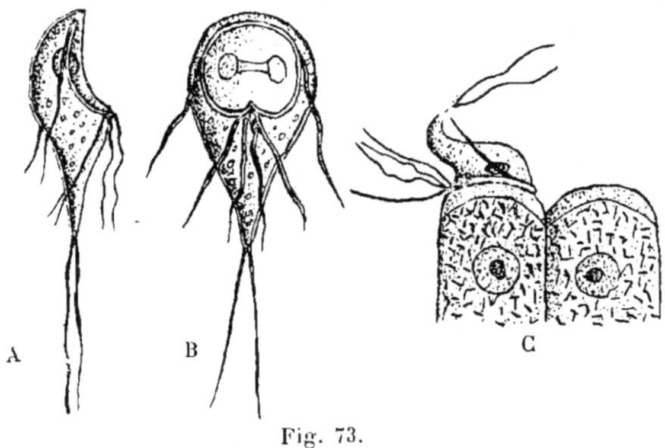

Fig. 73.

A, B, *Lamblia intestinalis* ; C, le parasite appliqué sur une cellule de l'épithélium intestinal.

(qui lui a fait aussi donner le nom de *megastoma*) on aperçoit six flagelles ; l'extrémité postérieure est munie de deux flagelles.

Le *Lamblia intestinalis* se rencontre dans l'intestin grêle de l'homme. Il a été étudié par Grassi en 1878.

Infusoires. — Ces protozoaires ont une cuticule, un protoplasma bien différencié en endoplasme et ectoplasme ; ils sont pourvus d'une bouche ou péristome, d'un rudiment d'anus et de vacuoles contractiles. Ils sont caractérisés par la présence à leur surface de cils vibratiles très nombreux. On les divise en infusoires holotriches ou entièrement couverts de cils, péritriches ou munis de cils disposés en couronne, hypotriches ou munis à leur partie inférieure de cils pouvant servir à la locomotion, et enfin hétérotriches, ou munis de cils de longueur différente.

Ils se reproduisent par division transversale ou conjugaison.

Balantidium coli. — C'est un infusoire hétérotriche, dont les cils sont plus grands autour de la bouche ou péristome que sur le reste du corps. Sa cuticule est striée longitudinalement.

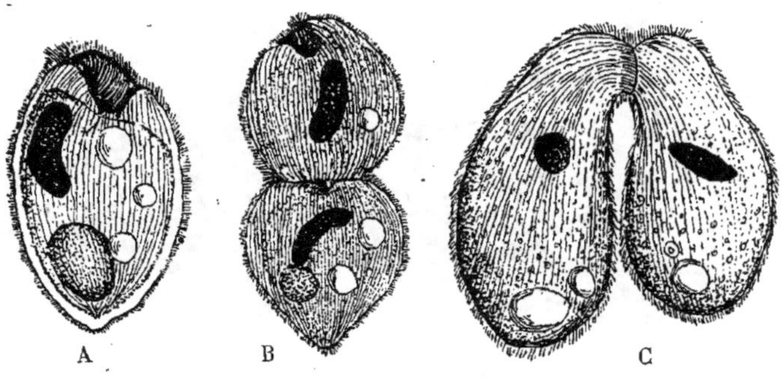

Fig. 74.

A, *Balantidium coli*; B, reproduction par division égale; C, conjugaison.

Ce parasite vit dans l'intestin du porc et de l'homme, chez lequel il occasionne des symptômes d'entéro-colite ou de dysenterie. On connaît actuellement environ 90 cas de dysenterie à *Balantidium coli*.

Chilodon dentatus. — C'est encore un infusoire hétérotriche qui a été observé par Guiart chez une dame qui présentait depuis de longues années des désordres intestinaux.

Vers intestinaux. — Nous ne pouvons ici faire l'histoire complète de tous les vers intestinaux ; cependant, comme ces parasites sont très nombreux dans les pays chauds et qu'ils n'ont pas encore été très bien déterminés dans toutes les régions où on les rencontre, nous avons pensé qu'il pourrait être utile de résumer dans un tableau (Voy. p. 342 à 345) les caractères principaux des différentes espèces, afin de permettre au médecin de reconnaître rapidement un ver intestinal, et même au besoin de le classer s'il n'a pas encore été décrit.

Récemment de nombreux auteurs ont insisté sur l'importance plus grande que prenait tous les jours l'helminthiase

dans la pathologie coloniale. C'est ainsi que Gaide (1) a pu
réunir en Indo-Chine un certain nombre de cas de lombricoses
graves. Dans deux de ces cas. les parasites avaient occasionné

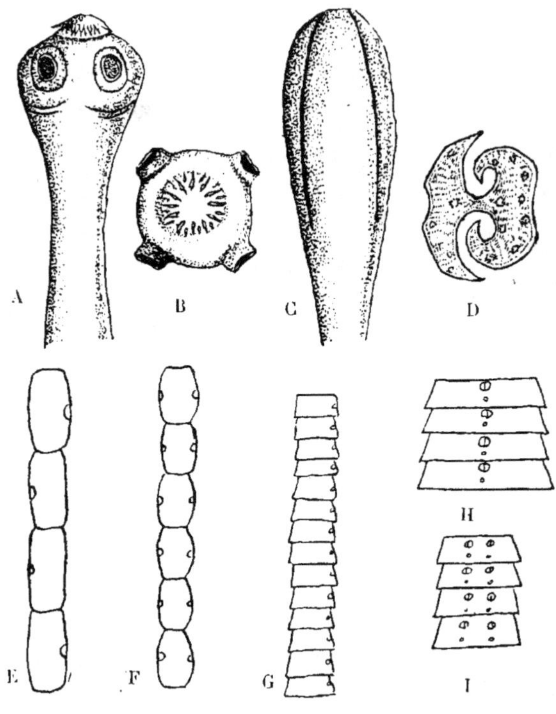

Fig. 75.

A. B, tête de *Tænia* ; C, tête de *Bothriocéphale* : D. la même en coupe transversale ; E, anneaux de *Tænia* : pores génitaux alternants ; F, anneaux de
Dipylidium : pores génitaux bilatéraux ; G, anneaux d'*Hymenolepis* ou de
Davainea : pores génitaux unilatéraux ; H, anneaux de *Bothriocéphale* : pore
génital et orifice externe de l'utérus médians ; I, anneaux de *Liplogonoporus*,
pores génitaux et orifices externes de l'utérus sur deux lignes médianes.

des abcès du foie, dans lesquels ils purent être retrouvés :
dans deux autres cas les ascaris avaient causé une péritonite
par perforation. L'auteur a enfin observé des appendicites.
des dysenteries et différentes affections intestinales accompa-

____

(1) Gaide, *Ann. d'hyg. et de méd. col.*, 1904, n° 4.

gnées de lombricose. Le rôle du trichocéphale dans l'appendicite a été mis en évidence depuis quelques années par
Metchnikoff. Guiart vient d'attirer l'attention sur la présence
fréquente du même parasite dans l'intestin des typhiques.
Il leur attribue un rôle dans la genèse de l'affection.

Nous avons déjà parlé de l'importance de l'ankylostomiase

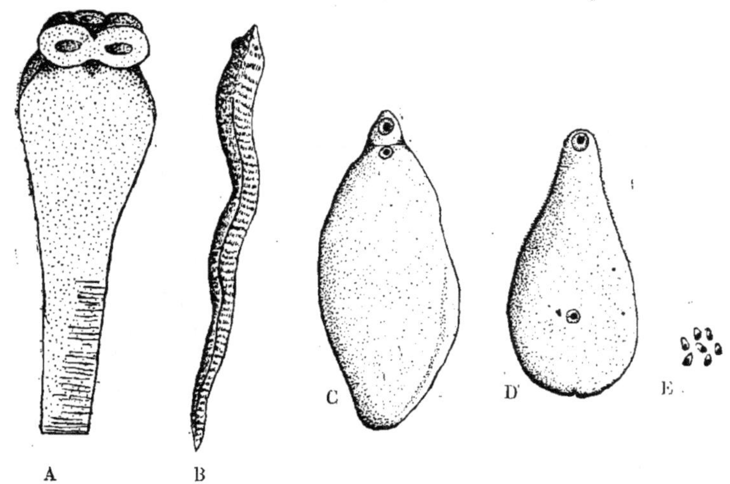

Fig. 76.

A, tête de *Davainea Madagascariensis*; B, *Bothriocephalus Mansoni*, état
larvaire; C, *Opistorchis Buski*, grandeur naturelle; D, *Distomum heterophyes*;
E, le même, grandeur naturelle.

dans les pays chauds et nous considérons que l'ankylostome
peut être appelé à prendre une importance encore plus grande
en pathologie coloniale; en effet, ce parasite est si commun
chez les malades atteints de kala-azar qu'on a pu lui attribuer
un rôle étiologique dans cette affection. La présence de lésions
de l'intestin et des ganglions mésentériques renfermant
le *Piroplasma Donovani* permet d'émettre l'hypothèse que
peut-être l'ankylostome joue le rôle de convoyeur du protozoaire pathogène. Enfin nous devons signaler que tout
dernièrement Watson (1), dans la Nigérie du Nord, a décou-

(1) Cunningham, *Bril. med. Journ.*, 1904, p. 663.

Classes	ORDRES.	FAMILLES.	GENRES.	ESPÈCES.	CARACTÈRES.
Hermaphrodites.	CESTODES. — Pas de tube digestif. — Corps segmenté. — Œuf renfermant un embryon portant trois paires de crochets caractéristiques (embryon hexacanthe). — Migrations larvaires, s'opérant chez les mammifères ou certains insectes (Tæniadés), ou dans le corps de poissons (Bothriocéphalidés), ou inconnues...	Tæniadés. — Tête avec ou sans rostre et avec ou sans couronne de crochets, munie de quatre ventouses. — Pores génitaux latéraux servant uniquement à la fécondation. — Œuf sans clapet, à cuticule quelquefois striée (canalicules poreux), reste enfermé dans l'anneau, avec lequel il est expulsé...	TÆNIA. — Un seul pore génital par anneau, alternant irrégulièrement (fig. 75)............	T. solium	Tête globuleuse. Rostre et crochets. Ventouses arrondies (fig. 75). Anneaux à ramifications utérines peu nombreuses (5 à 10). Pores génitaux à alternance irrégulière, se produisant après 3 ou 4 anneaux au maximum.
				T. saginata	Tête piriforme, ni rostre ni crochets, ventouses elliptiques. Anneaux à ramifications utérines très nombreuses (15 à 30). Pores génitaux à alternance très irrégulière, se produisant quelquefois après sept à huit anneaux.
				T. confusa.........	Imparfaitement connu. Tête globuleuse à quatre ventouses, rostre rétractile invaginé, entouré de quatre à cinq couronnes de crochets. Pores génitaux à alternance irrégulière. Vit chez le chien à l'état adulte. Tête à quatre ventouses. Rostre et crochets.
				T. echinococcus	Corps composé de trois à quatre anneaux au plus. Sa larve forme le kyste hydatique. Dans la vésicule de l'hydatide, les têtes des embryons sont internes et multiples. Il se forme des vésicules filles remplies de têtes et des kystes multiloculaires. Le liquide retiré par ponction renferme des têtes et des crochets.
			DIPYLIDIUM. — Deux pores génitaux par anneau (fig. 75).....	D. caninum.	
			HYMENOLEPIS. — Un seul pore génital par anneau. Pores unilatéraux (fig. 75)...............	H. murina.	
				H. diminuta.	
			DAVAINEA. — Un seul pore génital par anneau. Pores unilatéraux (fig. 75). Rostre et ventouses munis de crochets caducs. Parasites des oiseaux, chez lesquels on connaît vingt-sept espèces. Trois espèces seulement sont signalées chez les mammifères.	D. Madagascariensis (fig. 76).	Tête munie d'un rostre rétractile et invaginé avec crochets caducs. Quatre ventouses ovoïdes à crochets caducs. Anneaux plus larges que longs, trapézoïdes à un seul pore génital unilatéral.
				D. Africana	Parasite très court: longueur 0,25 environ. Espèce mal connue.
		Bothriocéphalidés. — Tête munie de deux fentes (bothridies). Anneaux beaucoup plus larges que longs, à orifices sexuels sur la ligne médiane. Deux orifices sexuels par an-	BOTHRIOCEPHALUS. — Deux orifices sexuels par anneau sur une seule rangée médiane (fig. 75).	B. latus	Vit dans l'intestin grêle de l'homme. Tête oblongue de 2 à 5 millim. de long sur 0,7 à 1 millim. de large. Longueur totale, 6 à 10 mètres.
				B. cordatus........	A été trouvé une fois chez une femme. Vit dans l'intestin du phoque et du chien. Tête courte, large, aplatie, de 2 millim. en tous sens. Cou court. Orifices sexuels situés dans un sillon médian.
				B. Mansoni (fig. 76)..	N'est connu qu'à l'état larvaire. Larve ayant l'apparence d'un ruban graisseux de 30 à 35 centim. de long, munie d'une papille à une extrémité.

	…nent à la ponte, l'autre à la fécondation. Les œufs ne séjournent pas dans l'anneau, qui se flétrit après la ponte. Quelquefois quatre orifices sexuels sur deux lignes médianes. Œuf à clapet…………	**Diplogonoporus.** — Orifices sexuels doubles, c'est-à-dire quatre orifices par anneau disposés sur deux lignes médianes parallèles (fig. 75)…………	*D. grandis*………	A été rencontré par Watson, dans le foie sous-péritonéal d'un Japonais. — Une seule fois rencontré chez l'homme. Tête inconnue. Longueur totale d'environ 10 mètres.
TRÉMATODES. — Corps non segmenté. Tube digestif ramifié ou bifurqué, en cul-de-sac sans orifice anal. Deux ventouses dont une buccale, la seconde ventrale ou postérieure. Œuf à clapet renfermant un embryon cilié. Migrations larvaires se faisant dans les mollusques (*Limnæa truncutula planorbis*), ou inconnues…	**Fasciolidés.** — Deux ventouses, une terminale, l'autre ventrale. Parasites hermaphrodites…………	**Fasciola.** — Tube digestif ramifié…………	*F. hepatica*……… *F. gigantea*………	Parasites des canaux biliaires (Voy. *Foie*).
		Dicrocelium. — Tube digestif bifurqué. Testicules situés en avant de l'appareil génit. femelle.	*D. lanceatum*……	
		Opistorchis. — Tube digestif bifurqué. Testicules situés en arrière de l'utérus…………	*O. felineus.* *O. conjunctus* (fig. 81) *O. sinensis* (fig. 81)..	
			O. Buski (fig. 76)…	C'est le plus grand des distomes connus chez l'homme. 35 à 75mm de long sur 14 à 20mm de large. Découvert par Busk en 1843. Vit dans l'intestin de l'homme et probablement dans le foie. Occasionne de la diarrhée et des désordres hépatiques. Se rencontre en Chine, dans l'Inde et à Bornéo. Œuf operculé de 150 μ de long sur 75 μ de large.
	Schistosomidés. — Sexes séparés. Deux ventouses rapprochées à l'extrémité antérieure de chaque individu…………	**Mésogonimus.** — Tube digestif bifurqué. Organes génitaux situés en arrière de la ventouse ventrale…………	*M. heterophyes (Distoma heterophyes)* (fig. 76)	Vit dans l'intestin grêle de l'enfant; a été rencontré au Caire par Bilharz. Parasite très petit, 1 millim. à 1mm.5 de long.
		Paragonimus. — Pore génital tantôt à droite, tantôt à gauche, tantôt sur la ligne médiane……	*P. Westermani (Distoma Ringeri)* (fig. 68)	Agent de l'hémoptysie endémique du Japon. Vit dans le poumon de l'homme (Voy. *Poumons*).
		Schistosomum…………	*S. hematobium (Bilharzia hematobium)* (fig. 12)…………	Parasite sanguicole de la bilharziose (Voy. *Bilharziose* et *Parasites sanguicoles*).
	Amphistomidés. — Parasites hermaphrodites à corps épais. Les deux ventouses sont situées aux deux extrém. Le pore génital est entre les deux ventouses.	**Amphistomum.**…………	*A. hominis*………	Ventouse antérieure petite, ventouse postérieure très large; au milieu du corps, un pore génital. Dimensions: 5 à 8 millim. de long sur 3 à 4 millim. de large. Rencontré deux fois dans le gros intestin d'Indiens.
			A. Watsoni (1904)…	Rencontré chez l'homme par Watson, dans la Northern Nigeria. Parasite piriforme, de couleur ardoisée, à cuticule striée transversalement, de 8 mill. de long sur 5 mill. à sa partie la plus large; 2 ventouses terminales aux 2 extrémités d'un sillon ventral, l'antérieure petite, la postérieure plus grande (1 mill.); pore génital proéminent au 1/4 antérieur du corps. Œufs de 130 μ sur 75 μ. Watson pense que ce parasite, très abondant dans les intestins, peut occasionner de la diarrhée et amener la mort.
	Monostomidés. — Parasites hermaphrodites à corps globuleux. Une seule ventouse à une extrémité…………	**Monostomum.**…………	*M. hominis*………	Trouvé une fois dans un cristallin atteint de cataracte.

	ORDRES.	FAMILLES.	GENRES.	ESPÈCES.	CARACTÈRES.
cylindriques, généralement dioïques.	NÉMATODES.	**Ascaridés.** — Ils sont caractérisés par la présence de trois nodules autour de la bouche.	ASCARIS	A. lumbricoides.	Ver brun rougeâtre ou blanchâtre ; le mâle a 15 à 17 centim. de long et présente une queue recourbée et deux spicules ; la femelle est un peu plus longue, 20 à 25 centim. ; son extrémité postérieure est conique. Elle présente vers son tiers antérieur un anneau déprimé au niveau duquel se trouve la vulve (anneau copulateur). Œuf de 60 à 75 μ de long sur 40 à 58 μ de large, à coque lisse ; entourée d'une couche muqueuse mamelonnée.
				A. canis ou mystax.	Plus petit que le précédent ; le mâle a 4 à 9 centim. de long et présente de chaque côté de la tête des excroissances membraneuses que l'on a comparées à des moustaches, A. mystax. La femelle a 8 à 12 centim. de long. Son extrémité postérieure est obtuse. Parasite du chien, du chat, accidentellement de l'homme. (Œuf à surface alvéolée.)
				A. maritima	Espèce mal déterminée.
			OXYURES	O. vermicularis	Petit ver blanchâtre. Le mâle a 3 à 5 millim. de long ; il présente une queue enroulée, munie d'un seul spicule recourbé. On ne le rencontre pas dans les selles, car, après avoir fécondé la femelle dans l'intestin grêle, il meurt et est expulsé mélangé aux matières fécales. La femelle mesure de 9 à 12 millim. ; elle est effilée par sa partie caudale. Les oxyures ont des habitudes nocturnes : ils se remuent plutôt la nuit, occasionnant des démangeaisons : ils peuvent émigrer dans le vagin et occasionner du prurit et de la nymphomanie ; on en a vu rejetés par la bouche. Les œufs sont aplatis d'un côté et revêtus d'une enveloppe albumineuse ; ils sont souvent agglomérés. Ils sont expulsés renfermant déjà des embryons et prêts à éclore.
		Strongylidés. — Caractérisés par la présence de six papilles situées autour de la bouche. Les mâles ont une bourse caudale d'accouplement munie de un ou deux spicules.	ANKYLOSTOMUM	A. duodenale (Uncinaria duodenalis) (fig. 77)	Corps blanchâtre ou rose. Le mâle a de 8 à 10 millim. ; il présente une bourse caudale et deux spicules. La femelle a de 10 à 18 millim. ; son extrémité caudale est obtuse. La bouche est formée d'une cupule rigide munie de quatre dents à sa partie supérieure et de deux dents à sa partie inférieure ; l'œsophage forme ventouse et attire la muqueuse dans la cupule où elle se déchire sur les dents. En Europe, c'est un parasite spécial à certains métiers : mineurs, briquetiers ; il est très commun dans les pays chauds. L'œuf, mesurant 52 μ de long sur 12 μ de large, est expulsé non différencié ; on peut le faire mûrir à l'étuve : il en sort une larve dite *rhabditiforme* qui pénètre par les voies digestives naturelles et peut-être aussi par la peau (Loos).
				A. americanum (Uncinaria americana)	Signalé en Amérique par W. Stiles et en Italie par Grassi ; se différencie du précédent par ce qu'il ne présente que deux dents à la partie antérieure de la bouche. Les œufs seraient plus gros que ceux de A. *duodenale*.
			EUSTRONGYLUS	E. visceralis (Str. gigas)	Ver de 80 centim. de long, de la grosseur d'un porte-plume ; vit dans le rein des mammifères et de l'homme. Le mâle a un pavillon d'accouplement et un seul spicule. La présence du mâle est impossible à déceler ; celle de la femelle est décelée par la présence dans les urines d'œufs à surface alvéolée semblables à ceux de l'*Ascaris canis*, mais s'en différenciant par la présence de deux surfaces polaires lisses.
			STRONGYLUS	S. apri	Ver de 1 à 5 centim., bourse caudale à deux spicules chez le mâle ; parasite du mouton. Tête et partie antérieure du corps filiformes, la partie postérieure étant beaucoup plus épaisse ; longueur 35 à 50 millim. La partie postérieure du mâle est contournée en spirale et munie d'un spicule.

	Familles	Genres	Espèces	
NÉMATHELMINTHES — Tube digestif complet	**Trichotrachélidés.** — Partie antérieure du corps longue et mince, quelquefois filiforme; partie postérieure renflée......	Trichocephalus...	*T. trichiurus*.....	Il vit dans le cœcum où il se fixe à la muqueuse qu'il transfixe de sa partie antérieure. On ne le retrouve jamais dans les déjections. Les vermifuges le tuent sur place, mais il n'est pas expulsé. Il peut être la cause d'appendicites. Son œuf a 50 µ; il est caractéristique: il est ovoïde, présente une coque très épaisse trouée aux deux extrémités et munie de deux bouchons formés d'une substance muqueuse.
		Trichinella......	*T. spiralis*........	Ver de 1^{mm},5 à 4 millim. Le mâle présente deux paires de papilles en arrière du cloaque. Femelle vivipare. Vit à l'état adulte dans l'intestin du porc, du rat et de l'homme. Les larves s'enkystent dans les muscles; les kystes sont semblables à un petit citron de 250 µ sur 400 µ. Ils contiennent des embryons sexués qui se développent chez l'individu qui mange la viande infectée.
	Filaridés. — Corps long et filiforme. Mâle à queue souvent enroulée à un ou deux spicules. Généralement ovovivipares...	Filaria...........	*F. Medinensis*..... *F. loa*............ *F. volvulus*........ *F. Bancrofti*...... *F. diurna*........	Voy. *Filarioses du tissu conjonctif.*
			F. perstans.......... *F. Demarquayi*.... *F. Ozzardi*.......... *F. Magalhœsi*.....	Voy. *Signes tirés de l'examen du sang; Parasites sanguicoles.*
	Gnathostomidés. — Extrémité antérieure renflée en une tête globuleuse hérissée d'épines......	Gnathostomum......	*G. siamense*.....	On ne connaît que la femelle, qui est longue de 9 millim. et épaisse de 1 millim.: elle a été trouvée dans un nodule cutané au Siam.
	Anguillulidés. — Nématodes de très petite taille, à corps filiforme..	Rhabditis.........	*R. Pellio*.........	Parasite probablement accidentel; a été trouvé dans un cas de pyélonéphrite; vit d'habitude dans l'herbe humide; dimensions: de 1 à 3 millim. de longueur.
			R. Niellyi.........	Ver de 333 µ de long, effilé aux deux bouts, strié en long, trouvé par Nielly dans des papules cutanées sur un mousse de Brest.
	Angiostomidés. — Corps atténué aux deux extrémités, présentent deux générations sexuées différentes............	Strongyloides.....	*St. intestinalis* (*Anguillula stercoralis*) (fig. 77)..	Parasite intestinal; se rencontre très fréquemment chez l'homme dans la diarrhée de Cochinchine, avec laquelle il n'a pas de relations de cause à effet. Dans les selles, on ne rencontre que des femelles. Ces femelles pondent, et des œufs sortent des embryons qui donnent une génération à caractères spéciaux; cette génération à formes libres comprend des mâles et des femelles. Après accouplement en dehors de l'hôte, il se produit une nouvelle génération d'embryons qui, ingérés, arrivent à l'état adulte. En réalité, la forme intestinale est hermaphrodite; les organes mâles se développent les premiers et disparaissent après fécondation. Dimensions: forme intestinale, 2 millim. de long; forme libre, 0^{mm},7 à 1 millim. de long.
GORDIENS. — Tube digestif atrophié chez l'adulte.........		Gordius...........	*G. aquaticus*.....	Ver brun, mince et long; le mâle a 17 à 27 centim., la femelle jusqu'à 90; la queue est bifurquée chez le mâle. Vivent dans l'eau des montagnes; parasites accidentels.
ACANTHOCÉPHALES. — Pas de tube digestif chez l'adulte....		Gigantorhynchus...	*G. gigas*.........	Corps blanchâtre, tête munie d'un rostre rétractile armé de crochets; le mâle a 6 à 10 centim. de long sur 3 à 5 centim. de large, la femelle 20 à 35 centim. de long sur 4 à 9 millim. de large. OEufs de 87 à 100 µ à trois enveloppes; embryons évoluant chez la larve du hanneton ou de la cétoine. Parasite du porc, du sanglier et quelquefois de l'homme.
			G. moniliformis..	Plus petit que le précédent; vit dans l'intestin de quelques rongeurs et quelquefois de l'homme. L'hôte intermédiaire est la blatte.

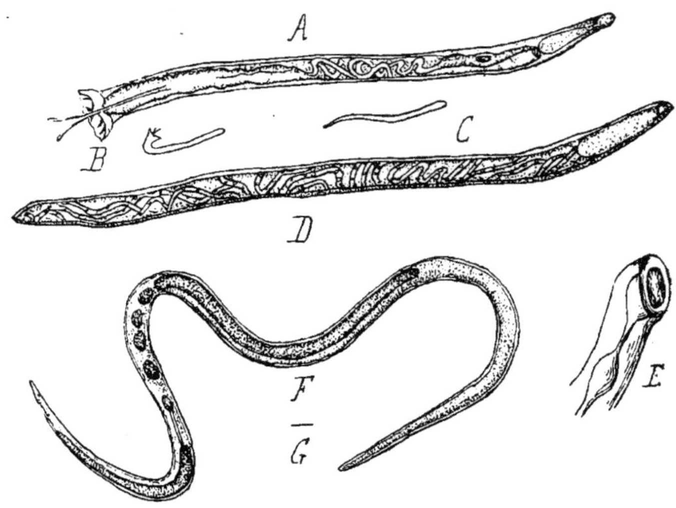

Fig. 77.

A, *Ankylostomum duodenale* mâle ; D, femelle ; B, C, le même, grandeur naturelle ; E, tête et appareil à succion de l'*Ankylostomum* ; F, *Strongyloides intestinalis* ; G, le même, grandeur naturelle.

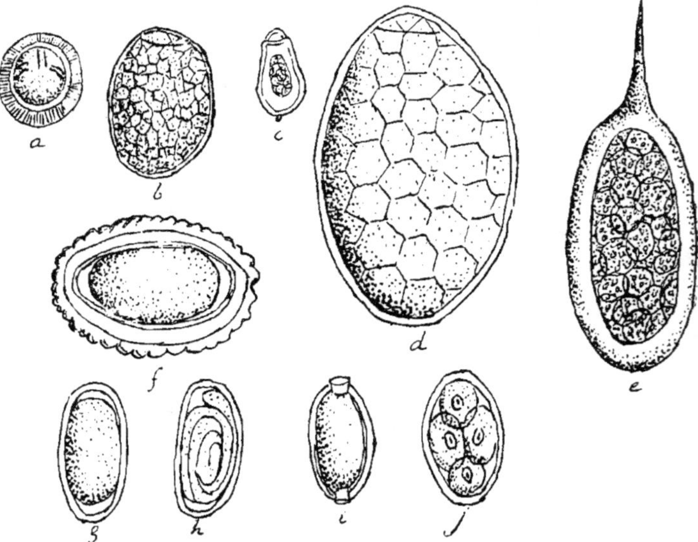

Fig. 78. — OEufs de vers parasites qui peuvent se rencontrer dans les selles vus au même grossissement, 150 diamètres.

a, *Tænia* ; *b*, *Bothriocephalus latus* ; *c*, *Opistorchis sinensis* ; *d*, *Fasciola hepatica* ; *e*, *Bilharzia hematobium* ; *f*, *Ascaris lombricoides* ; *g*, *h*, *Oxyurus vermicularis* ; *i*, *Trichocephalus trichiurus* ; *j*, *Ankylostomum duodenale* (ce dernier examiné dans les selles, contenant de 2 à 16 cellules, le plus souvent 4 et jamais d'embryon).

vert chez un malade, qui a succombé à une diarrhée très intense, un trématode nouveau qui se rapproche de l'*Amphistomum hominis*, trouvé chez des prisonniers dans l'Inde. D'après Watson, le parasite, que l'on rencontre en quantités innombrables dans le gros intestin et dans l'intestin grêle, serait la cause de diarrhées graves, pouvant entraîner la mort.

En dehors des espèces cosmopolites, les helminthes parasites du canal intestinal de l'homme plus spéciaux aux régions tropicales sont les suivants : *Davainea Madagascariensis, Opistorchis Buski, Distomum heterophyes, Amphistomum hominis, Amphistomum Watsoni, Ankylostomum duodenale* et *Strongyloides intestinalis*.

CHAPITRE IX

LE FOIE DANS LES MALADIES TROPICALES

Les multiples et importantes fonctions du foie montrent le rôle considérable qui est dévolu à cet organe dans le maintien de l'équilibre vital. La cellule hépatique fabrique la bile de toutes pièces ; car on ne trouve pas préformés dans le sang les divers éléments qui la constituent. Elle transforme en glycogène les matières amylacées et même les matières albuminoïdes, elle joue un rôle des plus important dans la formation de l'urée, elle détruit en partie ou neutralise les poisons de l'organisme, soit qu'ils viennent du dehors, soit qu'ils naissent des fermentations digestives. De plus, le foie agit sur les graisses alimentaires, il joue un rôle considérable dans l'hématopoïèse fœtale, ainsi que dans la destruction des globules rouges à l'état normal.

Les maladies de cet organe sont des plus communes ; elles tiennent à la multiplicité et à la nature spéciale de ses fonctions. Le foie est en effet très facilement accessible aux agents infectieux ou toxiques : ceux-ci peuvent pénétrer par la circulation sanguine générale, et dans ce cas l'artère hépatique est la porte d'entrée ; ou bien c'est la voie lymphatique que suit l'agent infectieux, et chacun connaît les intimes relations du péritoine et des vaisseaux lymphatiques du foie. Mais les voies artérielle et lymphatique ne sont pas les plus fréquemment suivies : la plupart des germes infectieux arrivent au foie par l'intermédiaire des voies biliaires ou de la veine porte ; et c'est dans l'intestin que se trouve presque toujours le point de départ de l'infection ou de l'intoxication du foie. Cette origine ordinaire des maladies hépatiques ne saurait nous étonner, si nous nous rappelons que l'intestin, même à l'état normal, est l'habitat d'un grand nombre de microbes et le point où se forment de nombreux poisons qui sont pour le foie une menace permanente. A l'état normal, le cours de la bile, l'épithélium intestinal le protègent contre les agents morbides ; sa fonction antitoxique fait le reste. Mais à l'état pathologique la sécrétion de la bile diminue, elle est même quelquefois complètement supprimée ; l'épithélium intestinal desquame et n'oppose plus aux poisons une barrière infranchissable ; ces poisons augmentent en quantité et en virulence, de sorte que le foie ne peut plus suffire à sa tâche et n'est plus capable de leur résister. Même s'il sort indemne de la lutte, il est bien rare qu'il ne conserve pas certaines altérations, certaines tares, légères ou profondes, temporaires ou définitives. Aussi la pathologie du foie est-elle unie par des liens très étroits dans les pays tropicaux, aussi bien que dans les pays tempérés, à celle du tube gastro-intestinal. On conçoit donc facilement quelle répercussion doivent avoir sur la glande hépatique les maladies du tube digestif, si fréquentes dans les pays chauds.

La séméiologie du foie comprend les signes tirés des changements de volume de ce viscère, ainsi que les signes qui indiquent que son fonctionnement est imparfait. Ce sont, en d'autres termes, les symptômes de l'insuffisance hépatique, dans laquelle les fonctions biligénique, uréogénique, glycogénique, l'action du foie sur les poisons, enfin son rôle hématopoiétique sont troublés à des degrés divers. C'est dans cet ordre que nous étudierons les signes que peuvent donner, dans les maladies des pays chauds, les troubles de fonctionnement du foie.

TECHNIQUE DE L'EXPLORATION DU FOIE

Il est à remarquer que les maladies tropicales les plus communes, les plus répandues déterminent des lésions por-

tant principalement sur le tube digestif et surtout sur ses
annexes, plutôt que sur les autres viscères. On observe, il est
vrai, dans les régions intertropicales, des maladies affectant
les poumons, les plèvres, le cœur, le rein, le système nerveux, mais ces maladies réunies n'apportent pas, comme
dans les pays tempérés, l'appoint le plus considérable à la
morbidité et à la mortalité générale. Ce sont d'ailleurs des
maladies cosmopolites, communes à tous les climats et qui
n'entrent pas dans le programme de ce livre. Nous nous
bornerons donc, au point de vue de la technique, de l'exploration des organes, au foie et à la rate, étant donné leur rôle
important dans la pathologie coloniale.

L'exploration du foie comprend l'inspection, la palpation
et la percussion.

Le foie, suspendu à la partie supérieure de la cavité abdominale, répond par sa grosse extrémité aux fausses côtes et
au diaphragme du côté droit. Le bord antérieur coïncide
avec le bord inférieur de la cage thoracique et des fausses
côtes à droite ; il s'élève obliquement de droite à gauche en
suivant le bord costal et en traversant l'épigastre de l'extrémité de la huitième ou neuvième côte droite à celle de la
septième côte gauche. C'est là souvent la seule partie du foie
qu'on puisse explorer cliniquement. D'après Cruveilhier, on
peut presque toujours introduire les doigts entre les fausses
côtes et le bord antérieur de l'organe.

Dans l'inspiration ordinaire, le foie s'abaisse de 1 centimètre, de 2 dans l'inspiration forcée, mais seulement sur
la ligne mamelonnaire, ainsi que le démontre l'examen radio-
scopique.

Le bord antérieur porte l'incisure cystique avec la vésicule
biliaire. Le fond de la vésicule correspond, au point de vue
de l'exploration clinique, à l'intersection d'une ligne horizontale, passant par l'extrémité cartilagineuse de la dixième côte,
avec une ligne verticale passant à 1 centimètre en dehors

du bord externe du grand droit ou quelquefois le long du bord externe même du muscle. La vésicule biliaire est située à 5 centimètres environ à droite de la ligne sternale. Elle ne se perçoit pas à l'état normal.

Inspection de la région hépatique. — L'augmentation de volume du foie peut déterminer une saillie de la région hypocondriaque droite et de la région épigastrique.

Palpation du foie. — La palpation du foie peut renseigner sur les changements de volume, de forme et de sensibilité de l'organe.

Elle doit être pratiquée de la façon suivante : le malade couché sur le dos, la tête basse, la bouche entr'ouverte et la paroi abdominale relâchée, on déprime avec les doigts des deux mains successivement la paroi antérieure de l'abdomen en commençant par le flanc droit et en remontant de bas en haut. On est averti de la présence du foie par une sensation de consistance plus ferme. — Si la paroi abdominale est tendue (ascite, météorisme) ou épaissie (obésité), en la déprimant brusquement du bout des doigts on arrive à sentir la rénitence de la glande hépatique. — Lorsque le foie ne dépasse pas le rebord costal, il est inaccessible à la palpation.

L'exploration du foie par le *procédé du pouce de Glénard* comprend quatre temps :

1° Le médecin, à demi assis sur le bord du lit, maintient, avec les quatre doigts de la main gauche juxtaposés et passés sous la région lombaire droite, cette région, qu'il soulève solidement. Le pouce gauche est libre et reste en avant.

2° On appuie la main droite transversalement sur la partie antérieure de l'abdomen, que l'on déprime ; les doigts doivent être placés sous le flanc droit à sa partie la plus déclive, la paume sur la ligne médiane.

3° On applique la pulpe du pouce gauche au-dessous des fausses côtes, dans le sillon supérieur de dépression qui se forme à la taille, et l'on maintient le pouce appuyé.

4° On fait faire alors au malade un mouvement profond d'inspiration pour fixer le foie. — Si l'on tourne la pulpe du pouce gauche en haut du côté de l'hypocondre, on sent descendre une crête qui n'est autre que le rebord du foie. En changeant trois ou quatre fois la place du pouce gauche et de la main droite, pendant autant d'expirations, on explorera ainsi tous les points du rebord costal. Le bord du foie peut

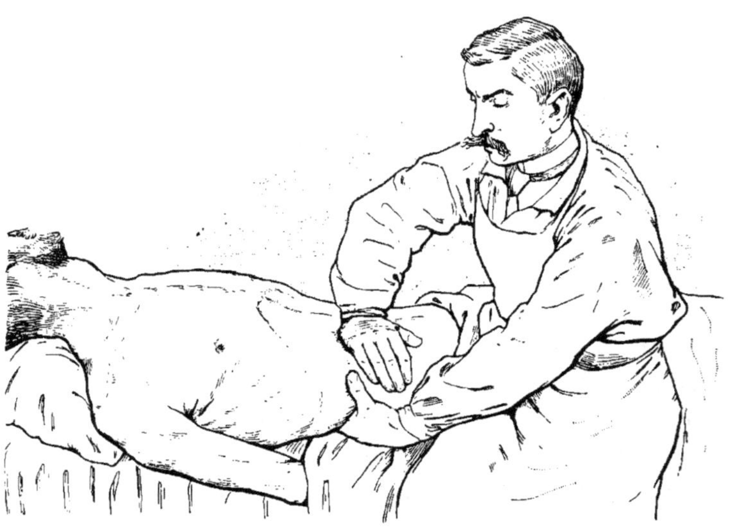

Fig. 79. — Exploration du foie par le procédé de Glénard.

donc être cherché systématiquement en passant, si l'on peut, le pouce au-dessous de lui d'arrière en avant, et pendant un mouvement de forte inspiration qui le fixe en haut, pendant qu'une contre-pression ascendante de l'autre main le fixe en bas. On reconnaît ainsi, avec le pouce, la situation, la consistance et la forme du bord inférieur de l'organe.

Percussion du foie. — La percussion du foie se fait sur la ligne mamelonnaire, de la façon suivante : On commence en pleine sonorité pulmonaire, puis on descend jusqu'à ce qu'on perçoive un changement de tonalité dû au son obscur, à la matité que donne le foie dans sa partie qui est recouverte par le bord inférieur du poumon. On note ce point. On percute de même en pleine sonorité abdominale, et l'on remonte jusqu'à ce que le son tympanique des anses intestinales fasse place à la matité hépatique. On recommence ensuite, pour contrôler, en percutant de haut en bas d'une façon continue.

A l'état normal, la zone de matité hépatique mesure sur la ligne mamelonnaire 10 à 11 centimètres, 9 à 10 sur la ligne axillaire. Ces chiffres sont variables. La taille du sujet, les mouvements respiratoires, l'attitude du corps peuvent les influencer.

Les points de repère, pris sur la cage tho-racique, de la matité hépatique normale sont les suivants :

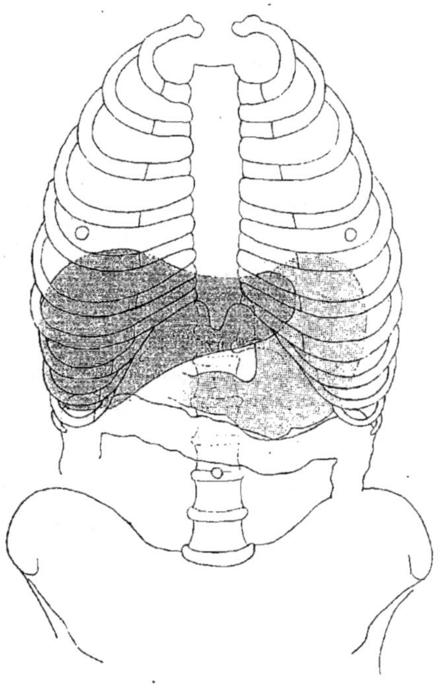

Fig. 80. — Position normale du foie dans la cavité abdominale et par rapport à la partie inférieure de la cage thoracique.

Bord supérieur. — Une ligne allant de la base de l'appendice xiphoïde (ligne médiane) à la sixième côte (ligne mamillaire), à la huitième côte (ligne axillaire), et enfin en arrière à la dixième côte (ligne scapulaire). La délimitation du foie en arrière par la percussion est des plus difficile, pour ne pas dire impossible.

Bord inférieur. — Une ligne allant de la sixième côte (à gauche au niveau de la ligne para-sternale), passant sur la

ligne médiane par un point situé entre l'appendice xiphoïde
et l'ombilic, par le bord inférieur du thorax au niveau de la
ligne mamillaire, par la dixième côte (ligne axillaire) et la
onzième côte (ligne scapulaire).

La percussion donnera, entre autres, les renseignements
suivants : élévation ou abaissement de la ligne de matité supérieure et de la ligne de matité inférieure ; écart ou rapprochement de ces deux lignes dans le cas d'augmentation ou de
diminution de volume de l'organe.

Il existe un certain nombre de causes d'erreur dans l'appréciation par la percussion des dimensions du foie. On peut
le trouver plus gros qu'il n'est, dans les cas de matité pleuro-
pulmonaire droite et dans les cas de tumeurs abdominales
empiétant sur le foie. Les muscles droits contractés donnent
à la percussion une matité qui peut aussi induire en erreur.
La constriction du corset peut faire basculer le foie, la face
supérieure venant s'appliquer sur la paroi abdominale et
devenant antérieure. Le météorisme, l'état de réplétion de
l'estomac, la mobilité de la glande hépatique peuvent la faire
trouver plus petite qu'elle n'est en réalité.

CONGESTION DU FOIE

Le foie est congestionné et hypertrophié dans la plupart
des maladies infectieuses tropicales. De plus cette augmentation de volume constitue à elle seule une affection des
plus fréquente, que les auteurs anglais désignent sous le
nom de *foie tropical*. Dans l'hépatite aiguë, suppurée ou non,
la glande hépatique est également augmentée de volume.
Nous considérerons l'augmentation de volume du foie dans
les pays chauds, d'abord dans les affections hépatiques et
ensuite dans les maladies générales.

A. **Congestion du foie**. — La congestion du foie, indépen-
dante de tout autre état morbide, succède le plus souvent
à des écarts de régime chez les nouveaux acclimatés. Elle est

caractérisée par une sensation de gêne, de pesanteur dans l'hypocondre droit, souvent accompagnée d'irradiations douloureuses à l'épaule droite. Ces irradiations s'étendent parfois au cou, à la région claviculaire et à l'omoplate. Le foie, douloureux à la pression, est augmenté de volume et détermine parfois une voussure de la paroi thoracique. La matité peut atteindre 15 à 20 centimètres dans les cas où l'inflammation (hépatite non suppurée) succède à la congestion.

Lorsqu'à l'inflammation de la glande hépatique succède la suppuration et lorsque la collection purulente se développe du côté de la paroi costale, on peut constater une voussure plus ou moins nette, produite par l'abcès, et parfois percevoir de la fluctuation.

B. *Congestion du foie due à la distomatose*. — La présence de parasites dans le foie détermine de l'augmentation de volume de l'organe. La congestion hépatique s'observe dans la distomatose, due au *Distomum sinense*, parasite fréquent aux Indes, en Chine, au Japon, au Tonkin, ou au *Distomum conjunctum* observé aux Indes. L'augmentation de volume du foie, assez considérable pour être perçue à la vue sous les fausses côtes, est facilement constatée par la palpation et la percussion qui sont douloureuses. L'organe est dur, le bord inférieur en est tranchant, il n'y a pas de bosselures. La rate est augmentée de volume et l'on observe de la diarrhée. La présence des œufs de distome dans les selles permettra de faire le diagnostic de la cause de l'hypertrophie hépatique.

C'est seulement chez les Hindous et surtout chez les individus de race jaune que la distomatose du foie a été jusqu'à présent observée.

HYPERTROPHIE DU FOIE DANS LES MALADIES GÉNÉRALES

A. *Maladies infectieuses*. — La plupart des maladies infectieuses ou septicémiques s'accompagnent d'un certain degré de congestion, d'augmentation de volume du foie qui s'explique par la fréquence des manifestations intestinales que l'on observe fréquemment, soit au cours normal de la maladie, soit, peut-être plus souvent encore, à titre de complication.

Peste. — La congestion du foie dans la peste semble n'être pas un fait constant. Si, d'après certains auteurs (Roux), le foie est exceptionnellement augmenté de volume dans cette affection, au contraire, pour d'autres, il l'est constamment et dans des proportions considérables, qui peuvent aller au double ou au triple de ses dimensions ordinaires (Soullier, Clotbey). C'est à l'autopsie que cette congestion a été surtout notée.

Ces divergences d'opinions sont causées, à notre avis, par la diversité des formes de peste qu'ont observées les différents auteurs. On peut admettre en effet que, dans la peste, comme dans toutes les maladies infectieuses, les lésions en général, et les lésions hépatiques en particulier, varient en raison inverse de la gravité ou plutôt de la durée de la maladie. Une infection emportant un malade en deux ou trois jours cause ordinairement peu de lésions macroscopiquement visibles, alors que la même infection se prolongeant plusieurs semaines occasionne des lésions très marquées des différents viscères.

Fièvre jaune. — La congestion hépatique, dans la fièvre jaune, est l'exception ; dans cette maladie le foie est généralement de volume normal.

Typhus exanthématique. — Le foie est congestionné dans un tiers des cas environ, d'après Barrallier, dans le typhus exanthématique.

Fièvre récurrente. — L'hypertrophie hépatique est constante dans la fièvre récurrente ; elle accompagne l'hypertrophie de la rate, mais disparaît plus rapidement que cette dernière.

Dengue. — Dans certains cas de dengue, on a exceptionnellement observé de l'engorgement du foie, avec ictère (Mac Call Anderson).

Fièvre de Malte. — On observe dans cette affection un

peu de congestion du foie, et un peu de sensibilité de cet organe à la pression.

Béribéri. — La congestion hépatique a été signalée, dans le béribéri, par certains médecins aux Indes et au Japon. Il s'agissait peut-être de cas dans lesquels le paludisme compliquait la maladie. Remy, au Japon, n'a, en effet, jamais observé dans le béribéri aucune complication hépatique ou splénique.

Verruga. — Le foie est fréquemment augmenté de volume dans la verruga et cette hypertrophie peut même atteindre un degré tel que l'on a pu dans certains cas penser à une hépatite suppurée (Odriozola).

B. *Maladies parasitaires.* — *Paludisme.* — Dans toutes les formes du paludisme : fièvre intermittente, fièvre continue ou cachexie palustre, le foie est augmenté de volume ; l'hypertrophie hépatique ne manque que quelquefois, tout à fait au début, ou dans le cas de cirrhose atrophique. Le travail de la cellule hépatique transformant, à l'état physiologique, l'hémoglobine en pigment biliaire, est considérablement augmenté dans le paludisme. Bien que ce travail cellulaire soit moins constant et moins intense que celui de la rate, il amène une hyperémie et de la congestion de l'organe, se traduisant par de l'hypertrophie et par de la polycholie. — L'augmentation de volume du foie est toujours moins marquée que celle de la rate. La glande hépatique déborde, en général, les fausses côtes de un à deux travers de doigt.

Le foie peut aussi être atteint à titre de complication, d'une façon permanente, dans la cachexie palustre ; car si la congestion inflammatoire qu'on observe souvent peut, sous l'influence du traitement, disparaître, elle peut aussi se terminer par une cirrhose atrophique (Voy. page 359).

Dans l'accès bilieux hémoglobinurique, le foie est souvent congestionné et sensible à la palpation et à la percussion.

Kala-azar. — Dans le kala-azar l'hypertrophie hépatique est constante ; la palpation et la percussion sont douloureuses.

Bilharziose. — La présence d'œufs de *Bilharzia* dans le foie peut déterminer un certain degré de congestion de l'organe.

C. ***Maladies occasionnées par des causes physiques.*** — ***Coup de chaleur.*** — Dans l'insolation, il y a presque toujours congestion du foie.

ATROPHIE DU FOIE

L'atrophie du foie peut s'observer au cours ou à la suite de certaines maladies des pays chauds. Elle peut persister d'une façon définitive après la guérison des affections qui l'ont causée, entraînant le plus souvent un certain degré d'insuffisance hépatique ainsi que des troubles gastro-intestinaux à peu près incurables.

Dysenterie. — Le foie n'est pas augmenté de volume dans la dysenterie aiguë (Colin). Dans la dysenterie chronique, non compliquée, il est normal; dans les dysenteries chroniques de longue durée, il peut être diminué de volume.

Diarrhée de Cochinchine. — Le foie est constamment atrophié, de même que la plupart des autres viscères, dans la diarrhée de Cochinchine.

Entéro-colite. — C'est également de l'atrophie hépatique que l'on constate dans l'entéro-colite des pays chauds.

Choléra. — ***Fièvre jaune.*** — Dans le choléra et parfois dans la fièvre jaune, le foie est diminué de volume.

Paludisme. — (Voy. page 359).

CIRRHOSES HÉPATIQUES

Cirrhose hypertrophique biliaire de l'enfance. — Dans les villes de l'Inde, à Calcutta en particulier, les enfants du premier âge sont souvent atteints d'une maladie très grave débutant habituellement par l'hypertrophie du foie, cet organe atteignant rapidement des proportions énormes. Les lésions hépatiques sont accompagnées de symptômes (vomissements alimentaires et subictère) qui ne tardent pas à attirer l'attention sur le foie.

Cirrhoses paludéennes. — La cachexie palustre s'accompagne presque toujours d'une congestion hépatique; cette congestion peut se terminer par résolution, ou au contraire aboutir à la cirrhose.

Les cirrhoses paludéennes ont été magistralement étudiées par Kelsch et Kiener. Elles s'observent chez les individus ayant eu de nombreuses attaques de fièvre intermittente. Bien que des antécédents alcooliques aient été fréquemment notés chez de pareils malades, il est incontestable que le paludisme, seul, peut déterminer des hépatites chroniques, car Laveran en a observé chez des indigènes abstinents.

La cirrhose peut s'établir d'emblée, ou succéder à plusieurs poussées d'hépatite subaiguë. Elle revêt différents types. D'après Laveran, le plus fréquent est celui de la *cirrhose atrophique*; d'autres auteurs ont surtout observé les formes hypertrophiques. Il faut remarquer, d'ailleurs, que les hépatites chroniques se rencontrent plus souvent dans les régions prétropicales, et, dans les régions tempérées, chez les rapatriés, que sous les tropiques.

Les symptômes de la cirrhose paludéenne sont ceux de la cirrhose de Laennec, accompagnés d'une coloration bronzée des téguments. La gêne de la circulation porte se révèle par les signes habituels, tympanisme, ascite, dilatation des veines sous-cutanées abdominales. L'ascite est constante, apparaissant plus ou moins tard, et récidivant après les ponctions. L'émaciation est extrême. La mort est provoquée, soit par l'asphyxie résultant de l'abondance des épanchements séreux, soit par la gangrène qui atteint les membres inférieurs distendus par l'œdème. Le malade succombe dans le marasme et le coma. La rate est toujours très volumineuse.

Les *cirrhoses paludéennes avec gros foie* évoluent de la

même façon que les autres cirrhoses hypertrophiques (alcoolique, cardiaque). L'ascite est moins marquée que dans la forme atrophique, et ces cirrhoses paludéennes, de même que certaines autres formes hypertrophiques, paraissent curables. La rate est augmentée de volume. Le foie est gros, lisse et déborde les fausses côtes.

Dans les deux types de cirrhoses paludéennes, qui sont le plus souvent apyrétiques, l'ictère manque fréquemment et la teinte terreuse des cachectiques paludéens fait que l'ictère, lorsqu'il existe, peut passer inaperçu, alors que les urines donnent cependant la réaction de l'ictère hémaphéique.

La *cirrhose pigmentaire*, qui a été décrite également chez les cachectiques paludéens, ne semble pas être essentiellement différente de la cirrhose hypertrophique; elle se manifeste cliniquement par une coloration sombre et bronzée de la peau, qui contraste avec la teinte décolorée et pâle des muqueuses. Le foie est gros et douloureux à la pression, il déborde les fausses côtes. La rate est également augmentée de volume. L'ascite fait le plus souvent défaut.

Toutes les cirrhoses paludéennes évoluent comme les cirrhoses de nos climats. Elles déterminent souvent la mort, même après guérison du paludisme, par les lésions irrémédiables qu'elles constituent.

DOULEURS HÉPATIQUES

L'augmentation de volume du foie s'accompagne souvent de douleurs qui ont une intensité variable. Il peut y avoir seulement une sensation de pesanteur et de gêne, semblable à celle que l'on observe pendant la digestion d'un repas copieux. Dans d'autres cas, la douleur peut être gravative, et revêtir le caractère d'un point de côté, sensible à la pression et à la percussion et exaspéré par les mouvements du diaphragme. Le malade prend alors une position caractéristique; il est

couché sur le côté droit, les jambes à demi fléchies, il respire
avec son côté gauche, le moins fort possible, en immobilisant
sur le lit, de tout son poids, le côté douloureux.

Lorsque la douleur est peu marquée, on peut la réveiller
en déprimant brusquement avec les doigts la paroi abdominale immédiatement en dessous des fausses côtes dans l'hypocondre droit.

Douleurs irradiées. — Comme la colique hépatique, la
congestion du foie s'accompagne de douleurs irradiées le
plus souvent sourdes, n'ayant pas de caractère paroxystique.
Ces douleurs siègent à l'épaule en avant, au niveau de l'insertion claviculaire du deltoïde, parfois un peu en dedans, au
niveau de l'insertion du grand pectoral, à quelques centimètres en dessous de la partie moyenne de la clavicule. Il
n'est pas rare de constater aussi la présence d'un point douloureux en arrière au niveau du bord supérieur de l'omoplate ;
c'est le point sus-scapulaire. Il y a également quelquefois un
point douloureux acromial. Exceptionnellement les douleurs
s'irradient en haut vers le cou, ou vers le bras et la main.

Dans l'abcès du foie, Bertrand et Fontan ont décrit la *douleur
en bretelle*, caractérisée par des sensations douloureuses, occupant un trajet ininterrompu depuis le foie jusqu'à la clavicule.

DE L'ICTÈRE DANS LES MALADIES TROPICALES

L'ictère est un syndrome caractérisé essentiellement par
une coloration plus ou moins foncée de la peau et des
muqueuses, et par la présence de pigments biliaires, modifiés
ou non, dans les urines.

L'ictère, les vomissements bilieux et les diarrhées bilieuses
font partie de ce que l'on a appelé l'*état bilieux*; cet état n'est
que la traduction de l'hyperactivité fonctionnelle du foie.
Toutes les fièvres des pays chauds sont riches en formes
bilieuses et l'ictère se rencontre dans beaucoup d'affections

intertropicales ; il a une grande valeur séméiologique dans un certain nombre d'entre elles. Nous étudierons l'ictère d'abord dans les maladies du foie, et ensuite dans les maladies générales.

I. *Ictère dans les maladies du foie.* — Congestion du foie. — La congestion simple du foie ne s'accompagne pas constamment d'ictère ; la pâleur ictérique, la teinte jaune-paille de la peau, une coloration légèrement jaunâtre des conjonctives sont les seuls symptômes qu'on observe dans les cas légers. Dans les cas d'intensité moyenne, au bout de deux ou trois jours après l'apparition des premiers signes (douleur, etc.) on voit souvent apparaître une teinte subictérique ou ictérique des téguments ; l'ictère est pléiochromique. Les selles sont surcolorées, souvent diarrhéiques ; l'urine contient des pigments et des acides biliaires.

Dans la congestion du foie, symptomatique de la distomatose hépatique, l'ictère est intermittent.

Abcès du foie. — L'ictère n'est pas constant dans les abcès du foie. Il manque généralement et n'existerait guère qu'une fois sur six (Rouis). Cela s'explique aisément par l'intégrité du parenchyme hépatique, en dehors de la partie abcédée.

II. *Ictère dans les maladies générales.* — Fièvre jaune. — « C'est l'ictère, dit Dutroulau, qui a servi à baptiser la fièvre jaune, et ce n'est pas sans raison, car c'est le symptôme qui frappe le plus nos sens dans l'expression de la maladie. C'est aussi le seul qui soit constant dans les cas bien confirmés ; pas toujours pendant la vie, cependant (il est des cas où il est presque nul), mais surtout après la mort, où il ne manque jamais, et pour mon compte je serais porté à nier une fièvre jaune qui, à l'autopsie, ne présenterait pas un tissu cellulaire ictérique. »

L'ictère apparaît ordinairement vers le troisième ou quatrième jour, au moment de la fausse rémission.

Pour Dutroulau, son apparition coïncidant avec celle de la fièvre et des vomissements à une date plus rapprochée du début de la maladie, au deuxième jour par exemple, est un symptôme presque sûrement mortel. Pour Corre, l'ictère est beaucoup plus précoce qu'on ne le croit généralement, mais il serait léger et à peine appréciable avant la fausse rémission. Il débute par la muqueuse palatine et les conjonctives, son intensité est très variable et la coloration plus ou moins foncée des téguments n'a aucun rapport avec la gravité des cas; la peau est parfois d'une teinte safranée, jaune clair; d'autres fois elle est très foncée.

L'ictère dans la fièvre jaune est surtout prononcé à la face, au cou et à la partie supérieure du tronc. D'abord hémaphéique, il devient biliphéique vers la fin de la période d'état (Voy. *Urines*, page 393). Decoréis considère comme fatale cette apparition de l'ictère biliphéique; pour d'autres (Corre, Ballot), ce serait un phénomène critique favorable.

Fréquemment il survient comme phénomène critique dans des cas qui guérissent, il persiste souvent alors un mois entier après la guérison.

Dans certaines épidémies, l'ictère véritable peut faire défaut pendant la vie. Les malades ont le teint jaune-paille, la pâleur ictérique.

Fièvre récurrente. — On peut considérer l'ictère comme un symptôme de la fièvre récurrente, car dans certaines épidémies ce symptôme existe dans un quart des cas. Dans certaines formes auxquelles Griesinger a donné le nom de *typhoïde bilieuse* (*typhosus biliosus*), l'ictère apparaît vers le quatrième ou cinquième jour et s'accompagne de symptômes généraux typhoïdes; néanmoins, le plus ordinairement, dans la fièvre récurrente, l'ictère n'est qu'un épiphénomène sans gravité et sans conséquence au point de vue pronostic.

Typhus exanthématique. — Dans le typhus exanthématique, on peut observer de l'ictère dans les cas graves, comme aussi, quoique exceptionnellement, dans les cas légers. D'après Murchison, son apparition entraîne un pronostic presque invariablement mortel. Il survient, en général, assez tardivement. Il s'agit toujours d'ictère vrai, avec présence de pigment biliaire dans l'urine.

Choléra. — L'ictère est très rare dans le choléra. Il peut apparaître tantôt comme épiphénomène sans importance; tantôt, et ces cas sont des plus rares, comme phénomène prédominant, rappelant le tableau de l'ictère grave.

Ce symptôme ne semble pas avoir été souvent observé dans les épidémies qui ont sévi dans les régions intertropicales. Dans les régions tempérées, d'après Oddo, qui a observé à Marseille en 1885, l'ictère peut s'observer, soit au cours de réactions régulières ou irrégulières, soit au cours de rechutes. Il peut constituer enfin le signe prédominant de la période de réaction.

Peste. — La peste à forme bilieuse (de Chériot) est caractérisée par des vomissements bilieux; c'est une forme de peste gastro-intestinale dans laquelle l'ictère n'a jamais été signalé.

Fièvre de Malte. — On observe parfois, dans la fièvre de Malte, du subictère coïncidant avec de la congestion hépatique.

Dengue. — L'ictère a été noté dans certaines épidémies de dengue; il peut coexister avec un état bilieux plus ou moins prononcé.

Béribéri. — Aux Indes anglaises on a constaté, dans certaines épidémies de béribéri, de la congestion du foie avec ictère. Il s'agissait vraisemblablement dans ces cas d'une complication due au paludisme, car l'intégrité des fonctions du foie est la règle dans le béribéri.

Paludisme. — L'ictère dans les différentes manifestations du paludisme est loin d'être un symptôme rare. Il peut apparaître au cours des formes les plus variées de la malaria. Le grand nombre des formes de la fièvre intermittente auxquelles on a donné le nom de *bilieuses* le prouve surabondamment. Il n'en saurait être autrement, étant données les lésions constantes du foie déterminées par l'hématozoaire chez les paludéens.

Parmi les formes continues de la fièvre paludéenne, la *con-*

tinue bilieuse s'accompagne d'ictère. Si elle est grave, elle constitue l'*accès pernicieux* à forme bilieuse.

La *rémittente bilieuse*, que quelques auteurs identifient avec la continue bilieuse, est comme cette dernière caractérisée, qu'elle soit légère ou qu'elle soit grave, par de l'ictère, des vomissements bilieux abondants, des selles liquides colorées par de la bile et des urines bilieuses. L'ictère est un des caractères les plus saillants de la maladie; il apparaît généralement dès le début. Il peut cependant faire défaut ou ne se montrer que vers le quatrième jour. Son intensité est variable : dans les cas graves, il est très marqué, communiquant aux téguments une teinte sombre ou bronzée; l'urine est alors souvent d'une coloration brun-acajou foncé. Lorsqu'il existe une diarrhée bilieuse abondante, l'ictère peut être moins prononcé. L'intensité de la coloration de la peau et des urines, jointe à des phénomènes fébriles et adynamiques graves, constitue le cortège symptomatique de la forme pernicieuse de l'accès bilieux. Cette forme est loin d'être rare, et il n'est pas un médecin, qui ait exercé dans les colonies, qui n'en ait vu quelques cas.

Wood a signalé dans le paludisme des sueurs colorées d'une façon assez intense pour tacher en jaune du linge blanc.

La *rémittente bilieuse typhoïde* s'accompagne des mêmes signes, ictère compris, accompagnés d'un état typhoïde très accentué et plus grave.

Dans l'*accès bilieux hémoglobinurique*, l'ictère, avec les vomissements bilieux et les urines colorées, constitue un des symptômes cardinaux de l'affection. Il est en général précoce : tantôt il précède, tantôt il accompagne le frisson et l'émission d'urines rouges ou noires. Il débute par les sclérotiques, et se généralise à toute l'étendue des téguments et des muqueuses. Il est d'intensité variable, et proportionnel le plus souvent au degré de coloration des urines. Dans les formes légères, il est à peine marqué au début de l'accès, il peut même manquer quelquefois. Dans certains cas graves, dans lesquels l'anurie est le symptôme prédominant dès le début, il peut être également très peu intense.

« Il est généralement uniforme, quelquefois plus marqué à la face et à la partie supérieure du tronc. Sa couleur va du jaune le plus clair au jaune-safran ou ocreux le plus foncé. On l'a alors qualifié de *jaune-ocre, jaune-orange, jaune safrané, jaune à reflets rouges.* » (Dutroulau.)

« Il disparaît rapidement, au bout de deux ou trois jours dans les formes légères; dans les formes graves, il peut augmenter ou diminuer, et ces oscillations s'accompagnent parallèlement de coloration ou de décoloration de l'urine. Tantôt il persiste jusqu'à la mort, tantôt il disparaît quelques jours avant, la peau conservant alors une teinte cachectique particulière, et non sans analogie avec celle des malades qui succombent à la fièvre jaune sans avoir présenté d'ictère bien appréciable. » (Corre.) L'ictère s'accentue parfois *post mortem*, comme dans la fièvre jaune, mais le fait n'est pas constant.

Dysenterie. — Dans la forme bilieuse de la dysenterie, qui est particulièrement tenace, on observe une coloration subictérique des conjonctives et de la peau, en même temps que des vomissements bilieux et une diarrhée de même nature.

En dehors de cette forme, dans laquelle quelques auteurs ne veulent voir qu'une manifestation du paludisme, la suppuration du foie se produisant au cours d'une dysenterie peut, dans quelques cas assez rares d'ailleurs, déterminer l'apparition de l'ictère.

Verruga. — Dans la forme aiguë de la verruga (fièvre de Carrion), il peut exister du subictère et quelquefois même un ictère assez prononcé pour faire penser, étant donnée la concomitance de phénomènes généraux inquiétants, à un ictère grave (Odriozola).

Embarras gastrique a calore (*fièvre gastrique bilieuse*). — Pour certains auteurs, la fièvre bilieuse de la côte occidentale d'Afrique et de Madagascar est due aux chaleurs de l'hivernage et s'observe chez les non-acclimatés; elle s'accompagne de syndromes bilieux et en particulier d'un ictère qui peut être plus ou moins marqué.

1° **Distomes**. — Deux distomes parasites du foie appartiennent spécialement aux régions tropicales, ce sont : l'*Opistorchis sinensis* et l'*Opistorchis conjunctus* (1).

Le premier a été signalé en Chine, au Japon, dans l'Inde, dans le Bengale et à l'île Maurice. Il vit dans les canaux biliaires de l'homme, chez lequel il occasionne de la boulimie, une hypertrophie du foie le plus souvent considérable, et quelquefois accompagnée de douleur à la pression, d'ictères intermittents et d'hypertrophie de la rate.

L'état général peut rester satisfaisant pendant plusieurs années, puis il survient des troubles dans la nutrition, de la diarrhée avec selles sanglantes, des hydropisies, et enfin de la cachexie aboutissant à la mort. Pendant cette dernière période, la température reste normale, mais le pouls est rapide et l'on observe 85 à 100 pulsations à la minute.

Le parasite, qui se rencontre en plus ou moins grande abondance dans les voies biliaires, est aplati, oblong, atténué en avant, arrondi en arrière, rougeâtre, presque transparent et lisse. Il possède, comme tous les distomes, deux ventouses, l'une antérieure plus grande que l'autre postérieure et située vers le quart antérieur du corps. Sa longueur totale est de 10 à 13 millimètres, quelquefois 20, sa largeur est de 2 à 3 millimètres.

Les œufs sont ovoïdes, presque noirs, longs de 28 à 30 µ

(1) Les distomes du genre *Opistorchis* se distinguent des distomes du genre *Fasciola* par leur tube digestif qui est bifurqué. au lieu d'être ramifié comme chez ces derniers. Ils se distinguent des distomes du genre *Dicrocœlium* par la situation des organes génitaux : les organes mâles se trouvent en avant des organes femelles chez les distomes du genre *Dicrocœlium*; les organes mâles se trouvent en arrière des organes femelles chez les distomes du genre *Opistorchis* (d'où leur dénomination) (Voy. *Vers parasites* au chapitre *Intestin*).

et larges de 16 à 17 μ; ils possèdent un opercule et renferment un embryon cilié (*miracidium*).

L'*Opistorchis conjunctus* diffère du précédent par ses dimensions : il mesure 9^{mm},5 à 12 millimètres de long, sur 2^{mm},5 de large. Son corps est en outre recouvert d'épines.

Les œufs operculés, un peu plus volumineux que ceux de

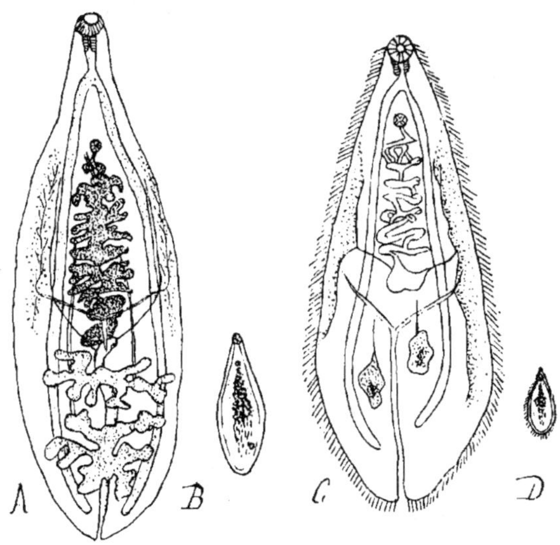

Fig. 81.

A. *Opistorchis sinensis* ; B. le même, grandeur naturelle ; C. *Opistorchis conjunctus* ; D. le même, grandeur naturelle (d'après Manson et Raillet).

l'*Opistorchis sinensis*, mesurent 34 μ de long sur 19 μ de large.

Ce parasite a été retrouvé chez l'homme par Mac Connell, à Calcutta.

2° Amibes. — Les amibes pathogènes de la dysenterie qui occasionnent les abcès du foie se retrouvent dans le pus de ces abcès. Nous renvoyons le lecteur, pour leur description, au chapitre *Diagnostic de la dysenterie* (1).

____

(1) L'*Hæmamœba* du paludisme, qui se trouve en grandes quantités dans le foie, peut-être plus que dans les autres viscères, à l'exception toutefois de la rate, peut y déterminer également des abcès (Vincent).

CHAPITRE X

LA RATE DANS LES MALADIES TROPICALES

Bien que le rôle physiologique de la rate ne soit pas actuellement complètement élucidé, les dimensions de cet organe, que l'on peut considérer comme un volumineux ganglion lymphatique, l'abondance et le calibre de ses vaisseaux sanguins et lymphatiques, les réactions multiples qu'il présente dans la plupart des maladies infectieuses et parasitaires, tout concourt à démontrer que son rôle dans les échanges vitaux est des plus considérable.

La rate joue un rôle important dans la mécanique de la circulation abdominale ; par suite de son élasticité, elle remplit l'office d'un réservoir de sûreté par rapport à la circulation gastro-hépatique. Ses rapports intimes avec la circulation porte expliquent sa congestion momentanée après les repas.

D'autre part, la structure de cet organe, qui se rapproche beaucoup de celle des ganglions lymphatiques, la richesse en leucocytes du sang qui en sort, l'hypertrophie compensatrice des glandes lymphatiques consécutive à l'ablation de cet organe chez les animaux ou chez l'homme, démontrent le rôle que joue la rate à l'état normal dans la leucocytopoièse. Dans la plupart des maladies infectieuses, cette leucocytopoièse atteint son maximum d'activité et se caractérise non seulement par une augmentation du nombre des leucocytes, mais aussi par la transformation des éléments jeunes ou lymphocytes en éléments adultes à protoplasma abondant. Ces phénomènes atteignent leur maximum d'intensité au niveau des corpuscules de Malpighi.

L'augmentation du volume de la rate dans les maladies infectieuses paraît être en rapport avec son rôle d'organe de défense. Il arrive même, dans certaines maladies tropicales, qu'en dehors des périodes fébriles on ne retrouve les microbes pathogènes que dans la rate ; c'est ce qu'on observe dans la fièvre de Malte, la fièvre récurrente, le paludisme et le kala-azar. Dans les maladies, quand l'agent infectieux a disparu du sang périphérique, il se réfugie dans le ganglion splénique, point d'arrêt des microbes qui ont franchi la barrière défensive des ganglions lymphatiques, que ces microbes soient libres ou inclus dans les leucocytes.

On voit donc l'importance du rôle que joue la rate dans la défense de l'organisme et peut-être aussi dans le mécanisme de l'immunité.

TECHNIQUE DE L'EXPLORATION DE LA RATE

La rate normale est située dans l'hypocondre gauche entre la neuvième et la onzième côte ; sa plus grande partie est recouverte par le gril costal. Elle s'étend en arrière jusqu'à la dixième vertèbre dorsale, en avant jusque vers la ligne axillaire. Sa hauteur normale est d'environ $12^{cm},5$, mais on ne peut guère apprécier sa matité que sur deux travers de doigt environ entre la neuvième et la onzième côte (fig. 82).

La rate peut être inspectée, palpée et percutée.

Inspection. — Dans certains cas seulement de mégalosplénie extrême, on peut observer une déformation consistant en une voussure de la région hypocondriaque gauche, au niveau de la taille.

Palpation. — On peut palper la rate, le malade étant debout ou couché. Dans ce dernier cas, le sujet est étendu sur le dos ou, mieux, dans le décubitus latéral oblique droit, les muscles abdominaux bien relâchés par une demi-flexion des genoux.

On déprime la paroi abdominale au-dessous des fausses côtes
gauches; si la rate dépasse, on sent un plan résistant. On
peut parfois sentir facilement l'extrémité splénique inférieure par la palpation. Il ne faut pas, ainsi qu'on l'a conseillé,
placer la main droite dans le flanc gauche, en faisant une
légère pression, puis remonter jusqu'à ce qu'on sente le
rebord inférieur de la rate. C'est là une pratique défectueuse
(Laveran). En effet, la rate peut être molle ou mobile et être

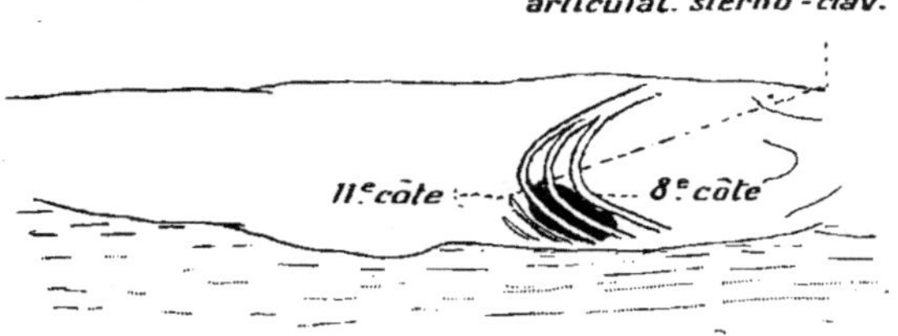

Fig. 82. — Situation normale de la rate dans l'hypocondre gauche.

déplacée par ce mouvement de bas en haut. Elle peut d'ailleurs dépasser à peine les fausses côtes.

La palpation peut fournir des données sur la grosseur de
la rate, sur sa dureté, sa consistance ou sa déformation.

Percussion. — Comme la palpation, elle peut être parfois
très douloureuse, dans les cas où il y a périsplénite.

Pour percuter la rate, il faut faire coucher le malade en
décubitus latéral droit, le bras gauche relevé sur la tête. On
percute sur une ligne allant de la partie moyenne du creux
de l'aisselle à l'épine iliaque antérieure et supérieure
gauche. En arrière on ne peut déterminer la matité de la
rate, la matité lombaire et la matité splénique se confon-
dant.

La partie supérieure de la rate est séparée de la paroi
abdominale par le diaphragme, sous lequel elle est logée, et
par une languette pulmonaire; aussi la percussion ne donne-
t-elle de matité que sur une petite partie de la surface splénique. On admet en général que la rate est augmentée de

volume lorsqu'à la percussion on perçoit une matité de un ou deux travers de doigt. Une matité ayant verticalement la largeur de la paume de la main indique une rate déjà très hypertrophiée.

La percussion sur la ligne allant du creux de l'aisselle à l'épine iliaque antéro-supérieure ne donne qu'une des dimensions de la rate, sa hauteur. Pour déterminer sa largeur, on percutera en croix, c'est-à-dire à angle droit avec la ligne sus-indiquée.

Au lieu de percuter la rate sur le malade couché sur le flanc droit, on peut la percuter le malade étant debout (Ziemssen).

Il est quelquefois nécessaire, pour le diagnostic de quelques maladies tropicales, de pratiquer la ponction de la rate ; nous indiquons ci-après la technique à suivre pour cette petite opération.

Ponction de la rate. — Pour ponctionner la rate, on fera coucher le malade sur le flanc droit. On stérilisera la peau avec minutie. On déterminera la matité avec soin. Après avoir dit au malade de suspendre sa respiration, suivant les conseils de M. Cornil, afin d'éviter les mouvements de l'organe et sa déchirure possible, on ponctionnera avec une seringue bouillie et munie d'une aiguille, également stérilisée et longue (12 à 15 centimètres). On recueillera, en général, une ou deux gouttes de sang, pas davantage. La ponction, sans être douloureuse, est désagréable pour les malades.

Il faut savoir que l'on ne ponctionne la rate que dans les cas où elle est hypertrophiée, ce qui est la règle dans nombre de maladies infectieuses. Or, plus la rate est grosse et hyperémiée, plus grands sont les dangers d'hémorragies sous capsulaires ou d'épanchements sanguins dans le péritoine. En outre, dans les maladies infectieuses, l'hypertrophie de la rate est quelquefois accompagnée de ramollissement de la pulpe splénique, et, dans ces cas, la moindre déchirure de l'organe est beaucoup plus grave que lorsque l'on a affaire à des rates dures et ligneuses. Rogers, ayant ponctionné dans un cas de kala-azar une de ces rates diffluentes, a observé une hémorragie mortelle ; il recommande, afin d'éviter les accidents, de maintenir pendant vingt-quatre heures dans le décubitus dorsal le plus absolu les malades qui ont été ponctionnés, et il leur fait prendre après la ponction 35 centigrammes de chlorure de calcium.

On connaît également des cas de mort provoqués par ponction de la rate, dans le typhus exanthématique. Cette opération est donc loin d'être exempte de dangers. Elle ne s'impose formellement, en pathologie tropicale, que dans les cas où l'on soupçonne avoir affaire à la fièvre de Malte et dans certaines pyrexies irrégulières, non influencées par la quinine (kala-azar). Dans le cas où on devrait la pratiquer, les mesures de précaution indiquées par Rogers devront être soigneusement appliquées.

HYPERTROPHIE DE LA RATE

L'examen de la rate, dans les maladies des pays chauds, se borne presque à la constatation d'un seul symptôme : l'hypertrophie de l'organe ; elle peut être accompagnée de phénomènes douloureux. Dans presque toutes les maladies tropicales, infectieuses ou parasitaires, on observe de la mégalosplénie à des degrés divers. Nous allons passer successivement ces maladies en revue.

Peste. — La rate est rarement normale dans la peste ; elle est au contraire augmentée de volume d'une façon presque constante, et souvent dans des proportions considérables.

Fièvre jaune. — Dans la fièvre jaune, la rate n'est pas en général augmentée de volume. Dutroulau dit cependant l'avoir vue souvent tuméfiée ; en réalité, l'hypertrophie splénique est toujours très peu sensible dans la fièvre amarile, et lorsqu'on rencontre chez des malades atteints de fièvre jaune des rates dures et volumineuses, c'est que l'on a affaire à des individus impaludés.

Choléra. — La rate n'est pas atteinte dans le choléra: on ne constate aucun changement dans son volume au lit du malade; à l'autopsie, elle est normale, ou petite, pâle et ridée.

Typhus exanthématique. — La rate est assez souvent augmentée de volume dans le typhus exanthématique, dans un dixième des cas, d'après Barrallier, un peu plus fréquemment, d'après Murchison; l'hypertrophie, pour ce dernier auteur, se montre vers le cinquième jour; elle n'est pas accompagnée de douleur.

Typhus récurrent. — Le typhus récurrent est, avec la fièvre typhoïde et le paludisme, une des maladies dans lesquelles l'hypertrophie splénique est la plus intense. Dans la fièvre à rechutes, la tuméfaction de la rate, d'après Friedreich, existerait souvent à la période d'incubation. A la période d'état, la rate est notablement augmentée de volume, elle déborde le rebord des fausses côtes; elle est très facilement appréciable par la percussion. Il peut même se produire chez les malades antérieurement impaludés et dans les cas de distension extrême une rupture de la glande, avec épanchement sanguin dans le péritoine, et péritonite. La rate hypertrophiée peut contenir également des infarctus hémorragiques qui peuvent se ramollir, suppurer, et provoquer une péritonite purulente.

Fièvre de Malte. — Dans la fièvre de Malte, la rate est constamment augmentée de volume, ainsi qu'on peut le constater par la percussion. C'est dans le parenchyme splénique que l'on peut retrouver le micrococque pathogène de la maladie.

Dengue. — L'état de la rate n'a été, à notre connaissance, noté par aucun auteur dans la dengue.

Paludisme. — L'augmentation de volume de la rate est un des caractères de l'infection paludéenne, quelle qu'en soit la forme clinique. Peu accentuée au début, l'hypertrophie augmente, au fur et à mesure que croît le nombre des accès. La rate se congestionne au moment de l'élévation thermique et elle est généralement plus grosse le matin que le soir, la plupart des accès ayant lieu de minuit à midi. Chez les individus impaludés depuis longtemps, ce gonflement est souvent douloureux et accompagné de périsplénite. Dans la rémittente palustre, l'hypertrophie de la rate manque souvent, d'après Scheube, ce qui s'explique facilement d'ailleurs ; la rémittente, comme la continue palustre, étant le plus fréquemment une fièvre de première invasion.

Quand il y a double infection paludéenne et typhique (fièvre typho-malarienne), la rate est plus volumineuse que dans la fièvre typhoïde simple. Cette augmentation persiste longtemps après la guérison.

Dans les accès pernicieux, la rate est le plus souvent augmentée de volume, ainsi que dans la fièvre bilieuse hémoglobinurique ; cependant l'hypersplénie peut manquer dans ces formes du paludisme lorsque l'infection est récente.

Dans les formes larvées, si nombreuses, de la malaria, la congestion splénique n'est pas constante. D'ailleurs l'hypertrophie de la rate ne peut être considérée comme un symptôme particulier à un accès paludéen quel qu'il soit ; elle est plutôt la résultante d'une série de congestions occasionnées par des accès successifs. Elle sera d'autant plus marquée que le paludisme remontera à une époque plus éloignée. C'est dans la cachexie paludéenne que la mégalosplénie atteint ses proportions les plus considérables ; la matité splénique peut atteindre 15 à 20 centimètres, occuper tout le flanc gauche, depuis le rebord des fausses côtes jusqu'à la fosse iliaque, et sur la ligne médiane atteindre l'ombilic. La rate est alors facilement accessible par la palpation, donnant à la main la sensation d'une tumeur dure, qui occupe la moitié gauche de l'abdomen. Ainsi hypertrophiée, elle est une cause de douleurs, de tiraillements, de gêne véritable pour les individus qui en sont

porteurs. Elle peut refouler le cœur à travers le diaphragme
et en gêner le fonctionnement ; de même, elle peut occasionner des étranglements intestinaux.

Périsplénite. — Il se produit très fréquemment dans la
fièvre intermittente des inflammations de la capsule de la rate,
inflammations qui se propagent au péritoine, donnant lieu à
une douleur spontanée, exagérée par le mouvement et par le
toucher. Cette douleur est commune chez les anciens fébricitants. Dans les fièvres paludéennes d'allures irrégulières,
une sensation douloureuse de la région splénique, devenant
plus aiguë pendant la palpation, constitue un signe diagnostique précieux.

La rate hypertrophiée peut devenir mobile, flottante, et parcourir toute l'étendue de l'abdomen. Divers accidents peuvent
résulter de ces migrations. Les malades se plaignent de sensations de pesanteur, de traction, de tiraillements ; les rates
flottantes sont souvent très douloureuses : le mouvement, la
marche, la course exaspèrent la gêne et la douleur. C'est
surtout chez les femmes dont les parois abdominales ont été
relâchées par la grossesse qu'elles s'observent. La torsion du
pédicule entraîne des accidents de péritonite aiguë.

Une autre complication assez rare de l'hypersplénie paludéenne est la rupture de la rate. Cet accident grave ne survient que chez des individus impaludés depuis longtemps, et
porteurs de grosses rates. Ces ruptures sont le plus souvent
consécutives aux traumatismes ; elles déterminent, soit une
hémorragie mortelle, soit une péritonite suraiguë ; elles sont
favorisées par la périsplénite, et par les adhérences qui immobilisent l'organe.

Les abcès de la rate sont rares chez les paludéens. La gangrène de cet organe est tout à fait exceptionnelle.

Kala-azar. — La mégalosplénie est dans le kala-azar le
symptôme dominant ; elle est habituellement précoce et
intense. La rate peut occuper presque toute la cavité abdominale, occasionnant une distension exagérée de sa paroi

avec élargissement des flancs (ventre de batracien), contrastant avec la maigreur cachectique des membres.

Béribéri. — On a signalé dans certains cas de l'hypertrophie splénique chez les malades atteints de béribéri, mais il est probable qu'il s'agissait de sujets impaludés.

Coup de chaleur. — La rate est presque toujours congestionnée dans les cas mortels d'insolation.

Dysenterie. — Comme dans la fièvre jaune et dans la diarrhée chronique des pays chauds, la rate reste normale dans la dysenterie aiguë. Elle est plus ou moins atrophiée dans les cas de dysenterie chroniques et très anciens.

Verruga. — Dans la verruga, l'exploration des hypocondres est sensible. La rate peut même être très hypertrophiée : elle descend parfois dans la fosse iliaque gauche et donne l'illusion de la cachexie paludéenne (Odriozola) ; son engorgement n'est d'ailleurs pas toujours constant. Il en est de même dans la fièvre japonaise de rivière.

Ponos. — Dans le ponos, la rate est douloureuse ; elle s'hypertrophie peu à peu et prend des dimensions considérables.

DOULEUR SPLÉNIQUE

L'augmentation du volume de la rate s'accompagne fréquemment, dans les maladies infectieuses, de douleurs spontanées ou provoquées. Dans le paludisme, les douleurs spontanées sont sourdes, gravatives ; la douleur à la pression, provoquée par la palpation, ou même par la percussion, peut être quelquefois très marquée. L'organe est d'autant plus douloureux qu'il est plus tuméfié. La douleur de la rate indique qu'il y a périsplénite et les douleurs provoquées par cette péritonite partielle sont quelquefois assez intenses pour constituer une véritable complication (Laveran).

C'est surtout chez les cachectiques palustres, chez lesquels la rate, extrêmement augmentée de volume et de poids, comprime et tiraille les organes voisins que ces douleurs sont le plus fréquentes. Lorsque la rate est mobile, les mouvements communiqués à la tumeur splénique par la marche et la course exaspèrent les douleurs ; les malades ressentent constamment une sensation de pesanteur et de gêne dans l'abdomen et dans l'hypocondre gauche.

La rate hypertrophiée du ponos est très douloureuse. Ce symptôme donne son nom à la maladie (*ponos*, douleur).

CHAPITRE XI

LE REIN DANS LES MALADIES TROPICALES

Le rein a pour fonction principale de sécréter l'urine ; mais la différenciation des tubes urinifères indique une spécialisation dans la fonction. Les tubes droits et les canaux collecteurs sont des canaux d'excrétion. Au contraire, les tubuli contorti avec leur épithélium spécial ont un aspect glandulaire évident ; c'est à leur niveau que doit se faire la sécrétion interne du rein. Quant au peloton vasculaire ou glomérule de Malpighi, il a certainement une fonction spéciale ; sa structure, sa situation au point où la pression est la plus forte le désignent comme un organe de filtration.

C'est au niveau du glomérule que passe la presque totalité de l'eau urinée et vraisemblablement aussi les sels du plasma sanguin, qui se trouvent dans l'urine dans les mêmes proportions que dans le sang. A l'état pathologique, c'est également au niveau du glomérule de Malpighi que se fait le passage du sucre et de l'albumine. Quant à l'épithélium des tubuli contorti, il sert à l'excrétion des principes spécifiques de l'urine, urée et acide urique.

A l'état pathologique, le rein peut, seulement lorsqu'il présente des lésions, laisser passer les bactéries pathogènes, alors que les toxines sécrétées par ces bactéries filtrent et sont éliminées comme les produits de la désassimilation normale de l'organisme. La réaction morbide de l'épithélium rénal vis-à-vis des bactéries ou des toxines constitue la lésion essentielle des néphrites dites *infectieuses*. Mais l'épithélium n'est pas seul lésé, tous les tissus composant l'organe le sont à des degrés divers, de sorte que les néphrites infectieuses sont de véritables néphrites diffuses.

Dans les maladies tropicales, la pathologie du rein le cède en importance à celle du tube digestif et surtout à celle de ses annexes, foie et rate.

DOULEURS RÉNALES. — COLIQUES NÉPHRÉTIQUES

Bilharziose. — Le passage de caillots sanguins par les uretères, dans la bilharziose, peut déterminer des crises douloureuses reproduisant le tableau de la colique néphrétique calculeuse.

Filariose. — Le Dr Audain (d'Haïti) a décrit une variété de colique néphrétique filarienne, accompagnée ou non de fièvre, et caractérisée par des douleurs subites, violentes, paroxystiques, partant des reins pour s'irradier aux aines, au scrotum et à la racine des cuisses, douleurs exactement semblables à celles de la colique néphrétique ordinaire. « C'est une douleur vive, continue, lancinante, s'exaspérant à la pression et au simple contact du doigt. » La douleur siège des deux côtés, mais avec une intensité inégale ; elle est plus violente du côté où se fait la poussée de colique filarienne. On observe en même temps de la raréfaction des urines et des vomissements, comme dans la lithiase rénale.

Fièvre jaune. — Dans la fièvre jaune, Corre a signalé une douleur lancinante siégeant le long des uretères ; cette douleur n'est apparemment qu'une forme particulière de la lombalgie, si intense dans la fièvre jaune.

DES URINES DANS LES MALADIES TROPICALES

MODIFICATIONS DANS LA QUANTITÉ DES URINES

Anurie. Oligurie. — L'anurie est la cessation totale des fonctions de sécrétion du rein. Le malade atteint d'anurie ne pisse plus, sa vessie est souvent vide. Les anuries peuvent être mécaniques, ou occasionnées par des lésions d'origine rénale. Elles peuvent être aussi d'origine réflexe, ou d'origine nerveuse.

Choléra. — Toutes les néphrites infectieuses peuvent donner lieu à de l'anurie. Parmi ces anuries d'origine rénale, il n'en est pas de plus frappante et de plus caractérisée que celle des cholériques. Dans l'attaque aiguë du choléra asiatique, lorsque les selles et les vomissements riziformes se sont établis, lorsque les crampes se sont manifestées, lorsque le facies du malade a pris son apparence grippée caractéristique, lorsque la voix commence à se casser, apparaît un nouveau symptôme, significatif entre tous et qui marche parallèlement avec l'apparition de l'algidité : c'est l'anurie.

Il y a suppression presque totale des urines. On peut cependant, dans la plupart des cas, en obtenir encore quelques gouttes avec la sonde, surtout si l'on s'en sert comme d'une pipette et qu'on la retire en bouchant le pavillon avec le doigt. Par ce moyen, même lorsque le cathétérisme n'a rien donné, la sonde une fois retirée de l'urètre laisse s'écouler quelques gouttes d'urine qui peuvent être recueillies et examinées. L'action du poison cholérique sur l'épithélium sécréteur du rein, qu'il mortifie, l'action que ce poison exerce sur le cœur, à la façon d'un vrai poison cardiaque, semblable à la digitale ou à la nicotine, en affaiblissant la contraction systolique et la pression artérielle, en particulier dans l'artère rénale, enfin la spoliation d'eau produite dans l'organisme par la diarrhée et les vomissements sont les trois facteurs de l'anurie cholérique.

Cette anurie dure pendant toute la période algide, jusqu'à la mort ou jusqu'au moment de l'amélioration de l'état général, qui est précisément jugée par la crise urinaire, et le retour des urines.

Accès algide. — On observe de l'anurie dans l'accès algide et dans l'accès cholériforme.

Fièvre bilieuse hémoglobinurique. — La sécrétion urinaire est généralement diminuée dans la fièvre bilieuse hémoglobinurique, dans laquelle il peut même y avoir une suppression complète des urines.

Fièvre jaune. — Dans la fièvre jaune, l'anurie est beaucoup moins fréquente et moins précoce que dans le choléra, d'après Dutroulau. Cet auteur ne l'a constatée que rarement, le plus souvent peu de temps avant la mort; il la considère « comme un symptôme ultime qui se rencontre dans beaucoup de maladies graves ». Cependant, dans certaines épidémies, l'anurie a été assez fréquente pour qu'on en ait fait un symptôme caractéristique de l'affection. Lorsqu'elle est précoce, elle constitue un signe des plus fâcheux, sinon mortel.

Typhus exanthématique. — Dans le typhus exanthématique, il y a parfois anurie dans les cas graves, mais, plus communément, la quantité d'urines émise augmente pendant les dernières périodes (Murchison).

Insolation. — Dans le coup de chaleur, les urines sont supprimées ou très rares.

Fièvre récurrente, peste. — Dans certaines épidémies de peste, on a observé exceptionnellement de la dysurie et même de l'anurie aux approches de la mort. Il en est de même dans le typhus récurrent.

Béribéri. — Il y a en général de l'oligurie dans le béribéri. Dans la forme hydropique, l'urine peut même être entièrement supprimée. L'anurie peut s'observer également dans la forme aiguë pernicieuse du béribéri sec.

En dehors de ces cas, il n'est pas rare de voir la quantité d'urine tomber à 40 centimètres cubes par jour.

POLYURIE

Les crises urinaires qui surviennent au cours de certaines maladies peuvent être suivies de polyurie. C'est le cas, en particulier, dans le choléra, affection dans laquelle la polyurie est un agent d'élimination des déchets accumulés dans le rein au cours de la période algide.

Choléra. — La polyurie cholérique se produit graduellement du quatrième au neuvième jour; c'est alors, pour Lorain, qu'elle atteint son maximum (jusqu'à 8 litres par jour). Elle peut durer deux semaines et décroît ensuite progressivement.

Dengue. — Dans la dengue, pour la majorité des auteurs les urines sont copieuses, abondantes et limpides.

Paludisme. — On observe assez souvent un certain degré de polyurie après les accès palustres.

Typhus exanthématique. — Il y a également polyurie dans le typhus exanthématique, à la dernière période dans les cas graves.

Béribéri. — Dans le béribéri chaque amélioration dans l'état du malade est accompagnée d'une crise urinaire et de polyurie. Cette crise de polyurie est particulièrement marquée dans la forme hydropique, au moment de la disparition de l'œdème ou des épanchements séreux (Scheube).

RÉTENTION ET INCONTINENCE D'URINE

La rétention d'urine s'observe au début de la chylurie; c'est souvent à la suite d'une rétention que le malade s'aperçoit que son urine est comme du lait.

Dans la bilharziose, la rétention d'urine est également fréquente; quelquefois on observe cependant de l'incontinence urinaire.

Dans l'insolation mortelle, aux derniers moments de la vie, l'incontinence d'urine est fréquente; elle s'accompagne d'éjaculations involontaires.

La paralysie de la vessie a été signalée dans le béribéri.

ALBUMINURIE

Un grand nombre des maladies aiguës des climats tempérés sont accompagnées d'une albuminurie dite *fébrile*, soit qu'il s'agisse d'infections bénignes, soit qu'il s'agisse de maladies graves. Ce symptôme, de par sa grande fréquence, n'a donc pas une très grande valeur intrinsèque au point de vue de la séméiologie et du diagnostic. Dans les maladies tropicales, il en est de même, et, en dehors de la fièvre jaune et de la fièvre bilieuse hémoglobinurique, le symptôme albuminurie reste à l'arrière-plan dans le cortège symptomatique. Survenant comme épiphénomène ou comme complication dans le choléra, le typhus exanthématique, le paludisme, la dengue, la fièvre de Malte, la maladie du sommeil, etc., l'albuminurie est surtout fréquente dans les maladies microbiennes, et c'est vraisemblablement à des infections microbiennes secondaires que sont dues les lésions rénales dans les maladies causées par des parasites d'origine animale.

Fièvre jaune. — L'albuminurie est constante dans la fièvre jaune; elle est précoce et généralement abondante, même dans les cas légers; cependant, d'après certains auteurs, son apparition peut être parfois tardive. Quand on l'observe dès les premiers jours de la maladie, c'est un signe fâcheux. La quantité d'albumine que contient l'urine est variable, allant de simples traces à des chiffres très élevés (33 p. 100, Decoréis; 12 p. 100, Cunisset), elle est en général d'autant plus abondante que les urines sont plus rares. Le dosage de l'albumine n'est d'aucune utilité au point de vue du pronostic; chez des individus émettant abondamment des urines ne renfermant que de faibles quantités d'albumine, la fièvre jaune peut se terminer par la mort.

Vidaillet a indiqué un moyen qui, selon lui, permet d'établir le diagnostic et le pronostic de la fièvre jaune par la recherche de l'albumine dans les urines. Il verse dans un verre à expérience, contenant les urines à examiner, quelques gouttes d'acide nitrique qu'il fait couler avec précaution le long des parois du verre. Il constate, au début et à la fin de l'affection, un disque opalescent, flottant au milieu du liquide, qu'il appelle *anneau prémonitoire* ou *anneau de retour*, pendant la période d'état, l'albumine étant précipitée au fond du vase. L'anneau de Vidaillet est bien constitué par de l'albumine, contrairement à l'opinion de Le Dantec qui le croit composé de pigments biliaires; mais il n'est pas caractéristique de la fièvre jaune, car on peut l'obtenir, ainsi que l'a démontré Turié, avec des urines albumineuses, autres que les urines de fièvre jaune, ou même en ajoutant une petite quantité de blanc d'œuf à des urines normales.

Paludisme. — Le paludisme se complique assez fréquemment de néphrite, aiguë ou chronique. L'albuminurie paludéenne est en général peu marquée. Elle est plus ou moins fréquente suivant les régions :

Cameroun.....................	Rare.
Afrique orientale allemande	Fréquente.
Afrique centrale (Cook).........	72,5 p. 100 des cas.
Ouganda......................	5,0 p. 100.
Indes (Buchanan)..............	Rare.
Guyane anglaise..............	Fréquente.

Thayer a constaté à Baltimore l'albuminurie dans 58,3 p. 100 des cas de fièvre estivo-automnale, et dans les autres formes du paludisme dans 38,6 p. 100 des cas. Il a observé la néphrite aiguë 2 fois sur 100. Cet auteur pense que la malaria joue un rôle prépondérant dans la pathogénie de la néphrite chronique. dans les pays chauds.

La cachexie palustre s'accompagne souvent de néphrites, d'autant plus insidieuses que les œdèmes que l'on observe dans cette forme du paludisme peuvent masquer l'œdème d'origine rénale. La cause des lésions du rein est encore indéterminée; la plupart des auteurs considèrent ces lésions comme une complication de la malaria. Pour de Brun, il existe une albuminurie liée au paludisme. qui est passagère et succède aux accès dans le paludisme aigu. qui est permanente et coexiste avec les autres signes de la cachexie dans le paludisme chronique, et qui est justiciable de la quinine.

Fièvre bilieuse hémoglobinurique. — L'albuminurie est de règle dans la fièvre bilieuse hémoglobinurique. D'après certains auteurs, elle n'est jamais très abondante et la proportion d'albumine varie de 0,5 à 2 gr. p. 1000; pour d'autres. au contraire, elle atteint quelquefois de 5 à 6 gr. p. 1000, et l'urine peut se coaguler en masse par l'ébullition (Manson). A mesure que les urines se décolorent, l'albumine diminue et, lorsqu'elles ont repris leur couleur ambrée habituelle, l'albuminurie disparaît rapidement. en quelques jours. Cependant, dans certains cas graves. les urines, revenues à la coloration normale, continuent à être fortement albumineuses.

Le rein est bien plus souvent le siège de lésions persistantes et définitives dans la fièvre bilieuse hémoglobinurique que dans toute autre maladie des pays chauds. Au Cameroun, Plehn a constaté que. parmi les paludéens qui présentent de l'albuminurie brightique, la plupart ont dans leurs antécédents morbides une fièvre bilieuse hémoglobinurique.

Choléra. — L'albuminurie n'est pas constante dans le choléra. Elle est en raison inverse de la sécrétion urinaire, et disparaît rapidement dans les cas à réaction franche. Lorsque se produit la crise urinaire. qui juge l'attaque cholérique, le cours de l'urine qui se rétablit chasse les produits de transsudation accumulés, pendant la période d'anurie, dans les tubuli contorti et l'albumine disparaît rapidement des urines.

Typhus exanthématique. — L'albuminurie est fréquente dans le typhus; elle manque très rarement pendant la première période de la maladie. Les cas dans lesquels elle fait défaut sont des cas légers. Quand l'albumine existe en quantité considérable, qu'elle persiste pendant longtemps dans les urines ou que son apparition est tardive, le pronostic est sérieux.

Typhus récurrent. — Les urines sont assez fréquemment albumineuses dans le typhus récurrent. L'albuminurie est légère et passagère dans cette affection et ne comporte pas de signification pronostique particulière. Elle existe environ dans un tiers des cas. D'après Motschutkowsky, elle existe d'autant plus fréquemment que les accès ont été plus nombreux (18 fois sur 100 après 3 ou 4 accès, 8 fois sur 100 après 2 accès et 1 fois sur 100 après un seul accès fébrile). Pour Mac Auliffe et Carter, au contraire, l'urine ne serait jamais albumineuse après le second accès.

Peste. — L'albuminurie, quand elle existe, est peu marquée dans la peste.

Dengue. — L'albuminurie n'est pas constante, ni même fréquente dans la dengue; elle n'a été notée que dans un nombre restreint de cas.

Maladie du sommeil. — On peut constater parfois, pendant la dernière période de la maladie du sommeil, des traces d'albumine dans les urines des malades.

Béribéri. — L'albuminurie a été très rarement observée dans le béribéri et presque exclusivement dans les cas aigus et graves.

Insolation. — L'urine, rare, émise par les individus frappés d'insolation contient de l'albumine.

HÉMATURIE ET HÉMOGLOBINURIE

Hématurie. — L'hématurie, dans les maladies des pays chauds, tient à deux causes d'ordre différent.

1° Dans les maladies infectieuses dites *hémorragiques*, il peut se produire des hématuries au même titre que des métrorragies, des hématémèses, etc. Ce sont des toxines hémorragipares qui déterminent l'écoulement du sang dans les voies urinaires. Ces hématuries bactériotoxiques peuvent s'observer dans la fièvre jaune ou dans le typhus exanthématique, concurremment avec d'autres hémorragies; dans certaines épidémies de peste (Égypte, 1834-1835), l'hématurie a été également mentionnée.

2° L'hématurie peut être aussi causée *mécaniquement*, par rupture directe des capillaires de la muqueuse vésicale, rupture provoquée soit par un parasite (*Bilharzia hæmatobia*), soit par stase lymphatique. Dans ce dernier cas, il y a mélange dans l'urine de sang et de lymphe : il y a hémato-chylurie.

Hématurie bilharzienne. — La présence d'œufs de *Bilharzia* dans les veines de l'appareil urinaire donne lieu au principal symptôme de l'infection bilharzienne : l'hématurie (hématurie d'Égypte, hématurie endémique). L'hématurie est d'abord intermittente, puis constante. Dans les cas légers, le sang n'apparaît qu'à la fin de la miction, dans les dernières gouttes d'urine, qui sont teintées en rose ou quelquefois, quoique plus rarement, constituées par du sang pur. Comme dans les cas de lithiase vésicale, les exercices violents, les secousses, les voyages en voiture ou à cheval peuvent augmenter l'hématurie; il en est de même des excès de table. A une période plus avancée de la maladie, l'urine prend une teinte rougeâtre uniforme, devient alcaline et trouble, et laisse déposer un sédiment franchement sanguin.

Diagnostic de l'hématurie. — On reconnaîtra l'hématurie par l'examen microscopique du sédiment urinaire. La cause pourra en être élucidée par la constatation des œufs de la Bilharzia dans la bilharziose ou des filaires dans l'hémato-chylurie. Lorsque les œufs de la Bilharzia ou les filaires n'existent qu'en très petite quantité dans les urines, il peut être difficile de les retrouver, même après sédimentation des urines ; on aura avantage à employer dans ce cas le moyen préconisé par Le Dantec, et qui consiste à faire pisser le malade pendant un certain temps sur un filtre en papier et à examiner les produits qui ont été retenus sur le papier.

On évitera facilement, en recherchant les globules rouges, de confondre les urines hématuriques avec les urines rouges qui succèdent à l'ingestion de certains produits végétaux (rhubarbe, garance, figue de Barbarie).

Hémoglobinurie. — Dans les pays tempérés, l'hémoglobinurie est un symptôme rare, s'observant dans une maladie peu commune, l'hémoglobinurie paroxystique *a frigore*, et dans certains empoisonnements. Dans les pays tropicaux, elle est au contraire fréquente. Elle s'observe dans l'accès pernicieux à forme hémoglobinurique, l'un des plus communs et des plus graves des pays chauds, et dans certains cas d'empoisonnement par la quinine, dans lesquels elle constitue le symptôme prédominant.

A. *Accès pernicieux bilieux hémoglobinurique.* — L'hémoglobinurie, l'hyperthermie et l'ictère sont les principaux symptômes de la fièvre bilieuse hémoglobinurique. Dans cette affection, l'hémoglobinurie est déterminée par la destruction en masse des globules rouges. Une partie de l'hémoglobine mise en liberté s'élimine par les reins, ce qui occasionne la coloration de l'urine ; une autre partie passe par le système porte et détermine l'ictère, par surmenage du foie et surproduction de bile.

Les urines sont de couleur variable, allant du rouge-groseille au *noir brun foncé* (*blackwater fever*, *Schwarzwasser fieber*). On a comparé la teinte de ces urines à celle du vin de Bordeaux, du bitter, du porto, du malaga, du porter (*stout*), du café ; leur nuance va en se fonçant, le plus habituellement, au fur et à mesure des progrès de la maladie ; les urines sont rarement noires d'emblée, mais elles le deviennent souvent après quelques jours de maladie.

Les urines de la fièvre bilieuse hémoglobinurique sont opaques, non transparentes ; quand on agite fortement le bocal qui les contient, la mousse qui se forme à la surface est jaune ou rougeâtre. Elles se coagulent en masse par la chaleur, même lorsqu'elles sont cerise clair ou roses. L'examen microscopique ne permet qu'exceptionnellement d'y découvrir quelques globules rouges. L'examen spectroscopique met en évidence la présence d'oxyhémoglobine et de méthémoglobine, et aussi d'urobiline dans ces urines.

B. *Hémoglobinurie quinique*. — Chez certains individus prédisposés, l'administration de quinine détermine, même sans que les doses soient élevées, de l'hémoglobinurie. Les urines, sanglantes ou noirâtres chez ces personnes, contiennent de l'albumine et de l'hémoglobine, il n'existe pas d'hématies dans le sédiment. Les médecins grecs, d'abord, puis les médecins de la marine française, enfin Ewald et Koch ont attiré l'attention sur ce point (Voy. p. 92).

L'hémoglobinurie quinique n'existe que chez les individus déjà impaludés, pour certains auteurs. Pour d'autres, au contraire (Plehn), la quinine peut déterminer, chez des malades dont le sang a subi des modifications sous des influences pathologiques diverses (le paludisme jouant un rôle prépondérant, mais non exclusif), de la destruction des globules rouges avec fièvre et dans certains cas de l'hémoglobinurie (1). Pour Laveran, on peut admettre que la quinine détruit plus facilement les hématies déjà altérées des paludéens que les hématies normales.

CHYLURIE ET HÉMATOCHYLURIE

Le mélange de lymphe à l'urine constitue la chylurie, qui est caractérisée par l'émission d'urines blanches, semblables

---

(1) Pour Tomaselli, dans la fièvre quinique ictéro-hématurique qu'il a décrite, l'hémoglobinurie et aussi, mais moins fréquemment, l'hématurie sont, avec les vomissements et les douleurs lombaires, des symptômes constants.

à du lait étendu d'eau. Lorsqu'il s'écoule un peu de sang avec la lymphe, les urines prennent une coloration rose ou rouge; il y a alors hématochylurie. La lymphorrhée urinaire est déterminée par la rupture des varices lymphatiques de la paroi vésicale, rupture provoquée par stase de la lymphe dans le canal thoracique.

La chylurie survient souvent brusquement, sans prodromes. Elle succède parfois à une rétention d'urine, ou à des douleurs vagues siégeant au niveau des reins, du bassin ou de l'aine, et semble fréquemment occasionnée par un effort violent.

Le mélange de sang au chyle qui s'est répandu, par rupture des lymphatiques de la vessie, dans la cavité vésicale, est fréquent, et la coloration rosée ou rouge des urines hématochyluriques peut apparaître et disparaître dans la même journée. La station debout occasionne fréquemment aussi la coagulation du sang dans le bas-fond de la vessie et le malade rend alors de petits caillots, l'urine étant lactescente, à peine teintée de jaune. On ne retrouve pas d'hématies dans les urines chyleuses des malades depuis longtemps atteints.

Caractères physiques de l'urine chyleuse. — Mise aussitôt après la miction dans un verre à pied, l'urine chyleuse se prend souvent en une masse, formant un coagulum, semblable à une gelée tremblotante. Ce coagulum se rétracte et prend l'aspect d'un caillot flottant dans un liquide laiteux. S'il y a du sang dans l'urine, le caillot est rouge ou rose et, lorsqu'on l'exprime, il prend l'apparence d'une boulette comparable à s'y méprendre à un morceau de viande crue. Il peut y avoir aussi dès l'émission des caillots dans l'urine. Ces caillots ont généralement un aspect allongé, ils sont du diamètre d'une plume de corbeau et se forment dans la partie inférieure des uretères, dans l'urètre ou le bas-fond de la vessie.

Abandonnée au repos, la partie liquide de l'urine se divise en trois couches (Manson) :

1° Une pellicule brillante ;

2° Un liquide blanc, épais, dans lequel flotte le coagulum ;

3° Un sédiment grisâtre ou rougeâtre, peu abondant, contenant des lymphocytes, des hématies, des cellules épithéliales, des sels urinaires et principalement des phosphates ammoniaco-magnésiens.

Le liquide intermédiaire, examiné au microscope, contient des matières grasses et des globules de graisse.

La pellicule qui flotte à la surface du liquide est formée de gros globules huileux, qui surnagent.

Le caillot a une composition un peu variable. Il est plus ou moins dur et élastique, ou, au contraire, mou et très diffluent, s'écrasant comme du mucus (Corre). Il est composé de fibrine, et peut renfermer des filaires, mais seulement quand il contient du sang.

L'urine chyleuse a une odeur douceâtre particulière ; elle a une densité variable (1005 à 1025) ; elle est acide dans la très grande majorité des cas et contient de l'albumine. Les dissolvants des corps gras (éther) lui enlèvent sa coloration blanche.

Les urines peuvent, dans une seule journée et chez le même malade, être alternativement claires et laiteuses. Le retour à la limpidité peut se faire brusquement, après une chylurie continue, et d'une longue durée.

GLYCOSURIE

Dans les maladies tropicales, la glycosurie est une exception et ne comporte aucune valeur diagnostique. Dans le choléra, le typhus exanthématique, les urines peuvent, il est vrai, renfermer des petites quantités de sucre, mais cette glycosurie n'est que passagère. Il en est de même dans le paludisme, affection dans laquelle la glycosurie est exceptionnelle.

CARACTÈRES GÉNÉRAUX DES URINES DANS LES MALADIES TROPICALES

Fièvre jaune. — Dans la fièvre jaune, les urines sont en général moins abondantes qu'à l'état normal ; dans les cas graves, il peut y avoir anurie d'emblée. D'une façon générale, l'oligurie s'accentue au fur et à mesure des progrès rapides de la maladie.

La coloration des urines est variable, jaune ambré, jaune orangé ou rougeâtre, ou, à la dernière période, rouge ou brune. La réaction est toujours acide.

La quantité d'urée est diminuée, surtout dans les cas graves ; elle peut tomber à un taux extrêmement faible, $1^{gr},50$ p. 1 000. Le taux de l'urée remonte progressivement pendant la convalescence, jusqu'à la guérison. L'acide urique se retrouve en général en quantité inférieure à la normale ; il en est de même des chlorures, des sulfates et des phosphates. L'albuminurie est constante (Voy. *Albuminurie*). On n'a jamais constaté de sucre.

Pigments biliaires. — La présence de pigments biliaires dans l'urine de la fièvre jaune est exceptionnelle. Lorsqu'on la constate, c'est au moment de la rémission ou à la fin de la maladie, et ce symptôme est d'un bon pronostic.

Au contraire, les signes de l'ictère hémaphéique se retrouvent d'une façon presque constante dans les urines du typhus amaril. Ils sont constitués par la coloration que l'acide nitrique communique aux urines. Cette coloration, allant du rouge au brun-acajou en passant parfois, d'une façon fugace, par la teinte verte, est due à des pigments modifiés produits par le foie malade, par la cellule hépatique altérée.

Sang. — Les urines de la fièvre jaune contiennent rarement du sang et de l'hémoglobine ; quelques auteurs ont cependant signalé des cas d'hémoglobinurie amarile.

Sédiment. — L'urine, généralement limpide, n'abandonne

qu'un dépôt peu abondant. On y trouve de l'acide urique, des urates, des cellules épithéliales du rein contenant souvent quelques gouttelettes graisseuses et des cellules de l'épithélium vésical.

Choléra. — Diminuées, puis supprimées lors de la période algide (Voy. *Anurie*), les urines reparaissent chez les cholériques lors de la réaction dans laquelle cette réapparition constitue le symptôme capital.

La première urine est rare, fortement albumineuse, pauvre en urée et en chlorures. Elle balaie les tubes urinifères et contient un sédiment formé par des cylindres épithéliaux et hyalins, de l'épithélium vésical, des globules de pus et des pigments biliaires. La seconde urine est plus copieuse, et la polyurie ne tarde pas à se montrer (Voy. *Polyurie*).

L'urée, émise en petite quantité au début de la crise urinaire, augmente et dépasse ensuite largement la normale; son taux peut atteindre 70 à 80 grammes par jour.

L'acide urique est, de même, augmenté. L'acide phosphorique atteint de 6 à 9 grammes au sixième jour de la réaction (Parkes). Les chlorures font d'abord absolument défaut, puis reparaissent à la fin de la première semaine. Les sels biliaires sont abondants.

L'albumine se montre d'une façon inconstante, dans la première urine qui suit l'anurie. On constate une glycosurie passagère et presque toujours légère.

Peste. — Les urines n'ont été que peu étudiées jusqu'à présent dans la peste. Elles sont tantôt abondantes et pâles, tantôt foncées, rares et concentrées. Elles contiennent parfois du sang ou un peu d'albumine (1). Comme dans d'autres maladies infectieuses, il peut y avoir anurie pendant les derniers moments de la vie (épidémie de Vetlianka).

Typhus exanthématique. — Pendant la première semaine, dans le typhus, la quantité d'urine émise diminue considé-

---

(1) On a signalé dans certains cas des urines laiteuses.

rablement; il semble, dit Murchison, qu'il y ait une rétention absolue d'eau dans l'économie. L'oligurie persiste quelquefois, mais le plus souvent il se produit de la polyurie à la dernière période dans les cas graves.

Lorsque les urines sont rares, leur densité est élevée (1024-1030); cette densité s'abaisse graduellement avec la marche de la maladie. D'abord très acides, les urines deviennent neutres ou même alcalines.

L'urée est toujours augmentée au début, et son augmentation est proportionnée à l'intensité de la fièvre. Pendant le second septénaire, l'excrétion de l'urée est variable; quelquefois elle reste abondante pour diminuer au moment de la défervescence; en général, elle est moindre que pendant la première semaine. Au commencement de la convalescence, elle est beaucoup diminuée, et ne remonte au chiffre normal que lorsque le malade a recouvré la santé.

Le taux de l'acide urique est habituellement augmenté.

Les chlorures diminuent dès le début; les urines n'en contiennent plus, après une semaine, que des traces, et ils peuvent même manquer complètement. Un régime fortement chloruré, vers le huitième jour, ne détermine même pas le passage de traces de chlorures dans l'urine. Il semble qu'il y ait rétention absolue du sel dans les tissus.

Les phosphates restent en quantité normale. Les sulfates sont plutôt augmentés.

L'albuminurie est fréquente.

Buchanan a trouvé 9 fois sur 14 cas des traces de sucre. Frerichs et Murchison ont signalé la présence de leucine et de tyrosine.

L'examen du sédiment urinaire permet de déceler la présence de mucus, de cellules épithéliales de la vessie et parfois du rein, et de moules de tubes urinifères.

Fièvre récurrente. — Dans le typhus récurrent, la quantité des urines reste normale ou est augmentée. L'urée est excrétée en proportion plus considérable qu'à l'état normal.

On en a observé jusqu'à 74 grammes par litre. Les chlorures sont diminués. L'albuminurie existe dans un tiers des cas. L'urine est ictérique dans les cas, assez fréquents, dans lesquels il se produit des phénomènes bilieux.

Dengue. — On peut admettre, bien qu'il y ait des exceptions, et que les observations faites au cours des différentes épidémies ne concordent pas, que dans la dengue les urines sont en général pâles et copieuses. Leur densité reste normale, et leur réaction légèrement acide au début devient neutre pendant la desquamation (Cotholendy).

Le taux de l'acide urique n'est pas augmenté; par contre, pendant la dernière période, il y a prédominance des phosphates dans l'extrait sec (Martialis).

Poggio a résumé dans un tableau que nous reproduisons ci-dessous les caractères de l'urine dans la dengue :

ÉLÉMENTS CONSTITUANTS pour 1 000.	URINE NORMALE.	URINES DANS LA DENGUE.	
		Pendant la fièvre.	Pendant l'éruption.
Urée	30,00	29,20	29,25
Acide urique.	1,00	1,04	1,00
Sels et matières organiques.	36,00	120,74	60,45
Eau.	933,00	849,02	909,30

Pendant la période fébrile, l'extrait sec que contient l'urine est à peu près deux fois plus abondant que celui qu'elle contient pendant la période d'éruption ; l'albuminurie est très rare.

Paludisme. — La quantité des urines émises pendant l'accès est variable. Il peut y avoir oligurie et même anurie, mais en général au début (stade de frisson) et après l'accès de fièvre intermittente il existe un certain degré de polyurie. La réaction est acide, normale. L'urée, comme dans toutes les fièvres, est augmentée, mais il n'y a aucun rapport quantitatif

entre cette augmentation et l'élévation de la température.
L'azoturie débute immédiatement avant l'accès ; elle se montre
même chez des individus chez lesquels l'intermittence a été
interrompue par la quinine le jour où l'accès devait avoir lieu.
C'est pendant la période de frisson que le taux de l'urée atteint
son maximum. La quantité d'acide urique éliminée n'est pas
augmentée ; par contre, les chlorures et les sulfates se
retrouvent en plus grande abondance qu'à l'état normal dans
les urines pendant l'accès, les phosphates diminuent. L'albuminurie et la glycosurie passagères, et plus exceptionnellement
la peptonurie, peuvent être observées. Pendant le stade de
chaleur, l'urine est rare et brûlante. Elle est au contraire
abondante et laisse déposer de l'acide urique et des urates
pendant le stade de sueur.

Fièvre bilieuse hémoglobinurique. — Le frisson, l'ictère,
les urines rouges constituent les signes du début de la fièvre
bilieuse hémoglobinurique. La quantité des urines est généralement diminuée, et cette diminution de la sécrétion s'accentue avec les phénomènes graves qui surviennent peu de
temps avant la mort. Corre a cependant observé un cas fatal
dans lequel la polyurie fut extrêmement abondante. Lorsque,
à l'approche de la mort, la sécrétion urinaire se tarit, les
quelques gouttes d'urine que contient la vessie sont souvent
décolorées et contiennent de l'albumine. L'oligurie est moins
accentuée dans les cas légers que dans les cas graves.

L'émission des urines rouges constitue assez souvent le
premier phénomène de l'accès ; le malade constate qu'il urine
du sang sans avoir éprouvé autre chose que quelques malaises.
Les urines, d'abord rouge clair, passent au rouge brun ou au
brun noir après le frisson.

Les urines malaga pourraient être confondues avec des
urines fortement ictériques. Corre recommande, pour éviter
cette erreur, de tremper du papier à filtrer blanc dans l'urine
suspecte et d'examiner la coloration. Il se forme, dans le cas
où l'urine contient du sang ou de l'hémoglobine, un liséré

net rose ou rouge. d'une coloration plus intense que celle de la zone trempée dans l'urine et qui sépare cette zone du reste du papier. Dans l'urine ictérique, le liséré est à peine marqué ; il a presque la même nuance que la zone colorée, trempée dans l'urine bilieuse.

Dans les cas légers l'urine, malaga au début, se décolore progressivement, en passant par une teinte jaune, à reflets dichroïques rougeâtres ou verdâtres, rappelant le cidre doux (Corre), puis elle reprend sa couleur normale en vingt-quatre ou trente-six heures. Même dans les cas graves, lorsque la maladie dure plus de huit jours les urines sont décolorées au moment de la mort ; il peut y avoir des retours passagers à la coloration rouge, retours qui s'accompagnent parfois de légers frissons.

Les urines de l'accès bilieux hémoglobinurique sont en général acides ; leur densité est augmentée pendant la période de coloration, diminuée après cette période. Le taux de l'urée, des sulfates et des chlorures, est abaissé au-dessous de la normale. Le chlorure de sodium, pour Louvet, est réduit au sixième de sa proportion normale. La quantité des phosphates éliminés est au contraire augmentée.

Dans la fièvre bilieuse hémoglobinurique, l'urine, lorsqu'on la laisse déposer dans un verre conique, se divise en deux parties. La couche supérieure a la teinte du porto rouge. La couche inférieure, qui occupe la moitié ou le tiers inférieur du verre, est d'un brun gris. Cette dernière contient, entre autres éléments figurés, une matière granuleuse, des tubes hyalins, de l'épithélium vésical et rénal et des cylindres. Il n'y a qu'exceptionnellement des hématies. en quantité très minime, et en tout cas hors de proportion avec la coloration des urines.

En même temps que l'hémoglobine, les urines rouges renferment de la sérum-globuline et se coagulent en masse par la chaleur ; l'albumine persiste après la disparition de l'hémoglobine. Louvet a constaté dans ces urines la présence de l'indican et de l'oxalate de chaux.

Maladie du sommeil. — Pendant la dernière période de
la maladie du sommeil, les malades boivent peu et urinent
abondamment. Leurs urines sont de densité et de réaction à
peu près normales; l'urée y est diminuée, ainsi que l'acide

	MALADE N° 1.	MALADE N° 2.
Extrait sec...................	34,25	48,93
Azote total en azote.........	8,66	13,14
Azote en urée...............	18,56	28,18
Urée en azote...............	6,57	10,00
Urée......................	14,091	21,43
Acide urique...............	0,37	0,67
Acide phosphorique..........	0,61	1,44
Chlorure de sodium	10,66	14,00
Rapport azoturique..........	75,8 au lieu de 85 à 90	76,1 au lieu de 85 à 90
Rapport de l'urée à l'extrait...	40,3 au lieu de 50	43,8 au lieu de 50
Albumine...................	Néant.	Traces.

urique, les chlorures sont augmentés. Il y a parfois des traces
d'albumine. Le sucre, les peptones n'ont pas été constatés.

Les deux analyses d'urines ci-dessus sont celles des malades
observés par l'un de nous à Paris (1).

Béribéri. — L'urine dans le béribéri est acide, sa composition chimique est variable suivant les cas, sa densité est
relativement diminuée. L'élimination de l'urée est normale,
énormément augmentée ou diminuée. Cette donnée varie avec
les différents observateurs, probablement aussi avec le stade
pendant lequel ont été faites les analyses et avec la forme de
la maladie. L'acide urique et les phosphates sont en quantité

(1) Ces deux analyses ont été faites le même jour. Le malade n° 2 a survécu
environ trois semaines au malade n° 1, qui est mort quinze jours après
l'analyse.

inférieure à la normale. L'élimination des chlorures est en raison directe de l'abondance des urines, qui renferment une grande quantité d'indican (Bälz). La glycosurie n'a jamais été observée dans le béribéri. L'albuminurie n'existe guère que dans les formes graves aiguës.

Ankylostomiase. — Manouvriez rapporte avoir observé dans ce qu'il appelle la *forme cachectique de l'ankylosto-miase* une couleur vert-pré remarquable des urines.

Diarrhée de Cochinchine. — Dans la diarrhée chronique des pays chauds, on a signalé la présence d'oxalate de chaux, l'augmentation des urates et de l'acide urique dans les urines, ainsi que de l'indicanurie, due aux fermentations pathologiques qui se produisent dans l'intestin. L'élimination de l'urée, des chlorures et des phosphates est ralentie d'après Bertrand et Fontan.

Dysenterie. — Dans la dysenterie aiguë, les urines sont troubles, plus ou moins brûlantes; elles contiennent du mucus qui forme un dépôt abondant au fond du vase. Leur émission s'accompagne de ténesme. La quantité rendue en vingt-quatre heures est diminuée ; il peut même se produire de l'anurie dans les cas très graves. La densité est augmentée, quoique l'élimination de tous les sels, et principalement des chlorures, soit ralentie.

L'albuminurie ne s'observe jamais chez les dysentériques, sauf chez quelques malades, paludéens (Corre). Cet auteur a constaté de l'indicanurie chez les dysentériques anémiés et atteints depuis longtemps.

Congestion du foie. — Le foie des Européens non accli-matés fonctionne tout d'abord d'une façon insuffisante dans les pays chauds. Au contraire, quand, sous l'influence du changement de régime, de la suralimentation ou des excès de boisson, le foie, hyperémié, fonctionne d'une façon exagérée, la suractivité de cet organe se traduit par une hypersécrétion biliaire (selles colorées) et par de l'azoturie.

Dans la congestion aiguë ou subaiguë du foie (foie tropical),

les urines peu abondantes peuvent contenir des pigments
biliaires, lorsqu'il y a ictère. Lorsque l'ictère fait défaut, elles
sont brunes ou rouges, couleur de bière forte (Rendu) et
donnent la réaction dite *hémaphéique* (coloration acajou par
l'acide azotique). Cette coloration brune de l'urine peut même
être observée dans les urines après la disparition de la réaction des pigments biliaires, dans certains cas dans lesquels
les deux ictères se superposent. Dans ces cas, lorsque les
urines ne contiennent plus de pigment biliaire, mais tachent
encore fortement le linge, la réaction hémaphéique indique
que les fonctions du foie ne se sont pas encore rétablies.

L'élimination de l'urée est supérieure à la normale dans la
congestion du foie (Parkes, Brouardel).

Abcès du foie. — La réaction de l'urine hémaphéique,
indice d'un trouble profond de la cellule hépatique, est un
symptôme précieux pour le diagnostic des abcès du foie. On
sait, en effet, combien souvent l'ictère fait défaut dans les
suppurations intra-hépatiques.

La diminution de l'urée dans les urines est également un
symptôme qui peut indiquer une destruction partielle du
parenchyme hépatique, causant une diminution du pouvoir
uréopoiétique du foie.

Insolation. — Longmore a signalé comme prodromes de
l'insolation une certaine irritabilité de la vessie avec très
grande fréquence de la miction, mais ce symptôme n'est
pas constant. Dans le coup de chaleur, les urines sont très
rares, ou peuvent être supprimées. Elles sont souvent albumineuses. On constate, aux approches de la mort, de l'incontinence d'urine et des pertes séminales.

CHAPITRE XII

TROUBLES NERVEUX DANS LES MALADIES
DES PAYS CHAUDS

Presque toutes les maladies fébriles des pays chauds
peuvent être accompagnées de troubles du système nerveux.
Ces troubles ne diffèrent pas des symptômes cérébraux,
délire, coma, qui accompagnent communément les fièvres
graves et les infections malignes. La prédominance de certains
de ces symptômes, dans le paludisme, donne un caractère,
un cachet particulier aux diverses formes d'accès pernicieux.

D'autre part, certaines affections des pays intertropicaux
sont exclusivement des maladies du système nerveux ; tels
sont le béribéri, la maladie du sommeil et le lathyrisme,
où l'on constate en effet des lésions du système nerveux. Il
existe également des psychoses, encore mal connues, spéciales
aux pays chauds.

Nous étudierons les différents troubles du système nerveux
que l'on peut rencontrer sous les tropiques dans l'ordre suivant : délire, coma, apoplexie, troubles du sommeil et sommeils pathologiques, psychoses, troubles de la sensibilité,
troubles de la motilité et troubles trophiques.

L'agitation, avec confusion mentale et hallucinations, telle
est la forme que revêt habituellement le délire dans les

maladies fébriles. Les types maniaques, mélancoliques ou systématisés ne s'observent guère que dans les affections chroniques.

Fièvre jaune. — Dans la fièvre jaune, les accidents céré-braux revêtent la forme délirante quelquefois dès le début, mais surtout après la fausse rémission. C'est le délire aigu, gai ou triste, furieux ou tranquille, fréquemment caractérisé par des idées de suicide, presque toujours continu, pouvant s'arrêter, quand la maladie évolue vers la guérison, ou bien augmentant progressivement jusqu'à la mort.

Peste. — Le délire s'observe presque dans tous les cas de peste. Il peut être paisible, tranquille, loquace, mais il est le plus fréquemment agité : les malades ont une tendance à se jeter en bas de leur lit. Le délire alterne souvent avec le coma, qui prédomine dans les derniers moments de la vie.

Les auteurs modernes ont beaucoup moins insisté sur les troubles nerveux dans la peste que les épidémiologistes du moyen âge, qui ont relaté à différentes reprises, dans les formes délirantes de l'affection, des frénésies, des manies, des alternatives d'excitation, d'insomnie et de sommeil léthar-gique.

Dans certaines épidémies de peste des temps modernes, on a cependant noté aussi la prédominance des accidents du sys-tème nerveux, avec un délire violent, ou au contraire de la stupeur, de la trémulation de la langue et quelquefois de la perte de l'intelligence. Ces symptômes présagent ordinai-rement une mort rapide.

Choléra. — Dans le choléra, les phénomènes délirants ne s'observent que dans une des formes cérébrales de la période de réaction, la forme ataxo-adynamique. « Le malade, dit Mesnet, est en proie à un délire bruyant avec agitation; il jette des cris perçants, se remue en tous sens, ne peut tenir en place et reste toujours découvert. » Cette phase d'excita-tion est souvent suivie d'une période d'accalmie, qui dans les cas mortels se termine par le coma. Les périodes d'excitation et de dépression peuvent durer de vingt-quatre heures à quelques jours.

Typhus exanthématique. — Dans la grande majorité des cas de typhus il y a du délire (57 fois sur 100 d'après la statistique personnelle de Murchison). Aussi a-t-on souvent donné à cette affection le nom de *fièvre cérébrale*. Le délire a même une signification pronostique et il est exceptionnel qu'il fasse défaut dans les cas mortels. C'est généralement vers la fin du premier ou le commencement du second septénaire qu'il fait son apparition ; il peut se montrer aussi dès le début de la maladie. Souvent on l'observe exclusivement pendant la nuit. ou une partie de la nuit ; le malade recouvre ses sens pendant la journée, mais il reste somnolent. Lorsqu'il n'y a pas de rémission diurne, l'agitation est fréquemment plus accentuée pendant la nuit. Le délire fait suite à la céphalalgie. Il ne cesse le plus souvent qu'avec la mort ou au début de la convalescence ; cependant il peut persister après que les phénomènes généraux se sont amendés.

Ses formes dans le typhus exanthématique sont très variables. Le plus souvent on a affaire à une forme tranquille. Le malade reste couché, gémissant et marmottant d'une façon incohérente ; au début on réussit à l'éveiller pour en tirer des réponses correctes ; plus tard il ne reconnaît plus personne ou confond l'un avec l'autre ; il est souvent en proie à des idées fixes, généralement d'un caractère triste. Les traits principaux du délire, dans le typhus, sont en effet l'incohérence, la fixité et la tristesse des idées. Une malade, rapporte Roupell, se crut morte pendant dix jours et refusa de parler, si ce n'est pour demander qu'on l'enterrât. Souvent le malade est agité, irritable, sans sommeil, et répond d'une façon décousue et incohérente. Le délire peut aussi affecter une forme plus bruyante, se rapprochant plus ou moins du *delirium tremens*. Enfin quelquefois on observe du délire aigu : les malades vocifèrent, poussent des cris inarticulés, sortent de leur lit, où l'on a la plus grande peine à les maintenir. Pendant la guerre de Crimée, alors que les troupes françaises étaient décimées par le typhus, il était fréquent de voir des malades, en délire, courir à travers champs. Il y a souvent tendance au suicide.

Dengue. — On a noté parfois de l'agitation et du délire dans la dengue. Chez les adultes, ces symptômes sont ordinairement passagers et sans gravité.

Insolation. — La forme délirante de l'insolation est caractérisée par un délire aigu avec tendance au suicide.

Ce délire furieux était connu autrefois sous le nom de *calentura*. Il survenait d'une manière subite, dans les mers tropicales, principalement pendant les périodes de calme et au milieu de la nuit. Il était caractérisé, chez les individus atteints, par un désir irrésistible de se jeter à la mer. Cette impulsion, d'après certains auteurs, était déterminée par des hallucinations qui transformaient, aux yeux des malades, la mer en prairies ou en champs émaillés de fleurs.

Pour Le Roy de Méricourt, et c'est également notre avis, il s'agit dans la plupart des cas d'accès délirants d'origine palustre. Le délire furieux a été en effet observé au moment des plus grandes chaleurs de l'année, dans des pays paludéens. Il est accompagné soit de tendance au suicide, soit de manie homicide.

Paludisme. — Le délire s'observe fréquemment sous les formes les plus variées, au cours de l'infection palustre. Il peut être tantôt tranquille, tantôt violent. Souvent des accès très bénins s'accompagnent de délire ; généralement, pendant ces accès le malade est relativement calme, loquace et plutôt gai que triste.

Lorsque les manifestations délirantes constituent le symptôme principal de l'accès, on a affaire à l'accès pernicieux délirant. Cet accès débute comme les autres accès paludéens, mais la face est injectée, turgescente. Le malade est loquace, agité, il parle, chante à tue-tête et prononce des paroles sans suite. Parfois, il devient furieux, fait des efforts continuels pour sortir du lit et sauter par la fenêtre. Ses yeux, brillants, humides, injectés, semblent sortir des orbites. La peau est brûlante, le pouls plein, tendu. Le thermomètre marque 40° ou 41°.

Dans cette forme d'accès pernicieux, si l'on n'intervient pas à l'aide de la médication spécifique, au délire succèdent la stupeur et le coma mortel, parfois entrecoupés de convulsions.

Dans l'accès bilieux hémoglobinurique, la terminaison fatale, en cas d'insuffisance rénale, peut se produire au milieu du cortège des symptômes délirants propres à l'urémie.

Verruga. — Dans la verruga, le délire est de règle au moment de la période d'état. C'est généralement un délire tranquille; il est peu intense, sauf un peu avant la mort.

COMA. — APOPLEXIE

Le coma est un état pathologique, dans lequel la connaissance, la sensibilité et le mouvement sont abolis, tandis que la circulation et la respiration continuent à s'accomplir. Le sommeil chloroformique donne l'image du coma; il en est de même du sommeil profond et prolongé. Entre le sommeil pathologique et le coma, il n'y a pas de barrière bien définie; la maladie du sommeil, dans la dernière période, nous en donne un exemple extrêmement net. Le coma diffère de la syncope par sa longue durée et par la persistance des battements du cœur.

Le coma peut être la terminaison des pyrexies graves dans les maladies des pays chauds. Dans la fièvre jaune, la peste, le choléra, le typhus exanthématique, il alterne souvent avec des phénomènes délirants. Il ne présente pas de grandes particularités dans ces différentes affections.

Typhus exanthématique. — Dans le typhus exanthématique, le coma succède en général, dans les cas graves, à une somnolence plus ou moins marquée, mais il peut aussi apparaître brusquement, sans aucun phénomène prémonitoire, sans somnolence ; il affecte quelquefois la forme du *coma vigil* de Chomel ; le malade, qui sort d'un sommeil plus ou moins prolongé, affirme n'avoir pas fermé les yeux.

Insolation. — Dans l'insolation on peut observer, à la suite de l'exposition au soleil, une perte brusque de la connaissance et du sentiment simulant une hémorragie cérébrale. Le malade peut aussi, au milieu d'un cortège de symptômes circulatoires et respiratoires graves, avec ou sans prodromes, tomber sans connaissance, en résolution complète. Le coma est souvent entrecoupé de mouvements convulsifs, plus rarement de convulsions épileptiformes ; il dure jusqu'à la mort. Dans les cas se terminant par la guérison, il peut se prolonger pendant un, deux et même trois jours.

Accès pernicieux comateux. — L'accès comateux est une forme grave, pernicieuse des fièvres palustres, relativement fréquente sous les tropiques. Le malade, au cours ou à la suite d'un accès paludéen, semble s'endormir naturellement et tombe dans le coma. Un sommeil profond, au cours ou à la suite d'un accès paludéen, doit toujours attirer l'attention du médecin. Dans les cas d'accès comateux, les membres sont en résolution, le malade a perdu la motilité, la sensibilité, l'intelligence, il ne répond que par des monosyllabes ou des grognements quand on essaie de le tirer de sa torpeur, souvent il pousse des gémissements. La peau est d'abord sèche et chaude, puis couverte de sueur, le pouls rapide, petit, puis plein et dur, la température élevée, atteignant 40°. La respiration est tantôt stertoreuse, tantôt suspirieuse, le type Cheyne-Stokes n'est pas rare. Les pupilles sont dilatées. Le facies est en général vultueux, chez les personnes récemment impaludées ; il est au contraire pâle chez les cachectiques paludéens. Les excitations de la peau déterminent à peine quelques mouvements automatiques qui montrent que la sensibilité n'est pas totalement abolie. Il y a souvent du trismus, du stra

bisme. L'incontinence et la rétention de l'urine et des matières
fécales coexistent fréquemment. L'état comateux peut être
observé à la suite des accès délirants, ou des accès pernicieux
à forme typhoïde; mais il peut aussi survenir d'emblée sans
être précédé de délire. Chez un malade profondément et depuis
longtemps impaludé, le coma survient parfois d'une façon
foudroyante lorsque le malade se lève; il est alors souvent
précédé de vertiges. Le coma peut encore faire son apparition
pendant la nuit, et l'on trouve un individu qui s'était couché
la veille en bonne santé sans connaissance, en résolution
complète et présentant une respiration stertoreuse. Pour
Sullivan et Plehn, l'accès pernicieux à forme comateuse
succéderait le plus souvent à une insolation, qui joue seulement le rôle de cause occasionnelle, les accidents cérébraux
étant dus dans le paludisme à des embolies parasitaires, et
s'accompagnant d'ailleurs souvent de paralysies.

Dans l'accès soporeux, qui peut être considéré comme une
forme légère de l'accès comateux, il y a simplement de la
stupeur, de l'hébétude. Le malade semble être sous l'influence
de l'opium. L'engourdissement peut durer quelques heures et
même un ou plusieurs jours; il peut subsister quand la fièvre
est tombée. Le retour à la connaissance est souvent précédé de
sueurs profuses; au réveil, les malades se plaignent de lassitude, de lombalgie et d'un malaise général.

Des attaques apoplectiformes suivies de coma et dues à
l'urémie peuvent enfin être observées dans la fièvre bilieuse
hémoglobinurique.

TROUBLES DU SOMMEIL ET SOMMEILS PATHOLOGIQUES

Insomnie. — Toutes les maladies infectieuses, toutes les
pyrexies des pays chauds peuvent être accompagnées comme
celles des pays tempérés par de l'insomnie. Catrin la considère
comme étant parfois une manifestation du paludisme; il l'a

vue céder à l'administration de la quinine. On l'a observée aussi dans le béribéri.

Sommeils pathologiques. — Maladie du sommeil. — Cette affection, qui est l'aboutissant de la fièvre à trypanosomes, a pour caractéristique une tendance constante au sommeil qui va en s'exagérant jusqu'à la mort. Au début, la somnolence se montre après les repas, ou quelquefois par accès le matin ou au milieu des occupations habituelles. Les malades, dont les yeux se ferment, cherchent à s'étendre en dehors des heures de repos et à rester couchés en un endroit tranquille, dans un état soporeux, les paupières fermées, entr'ouvertes ou ouvertes.

Il faut tenir compte, lorsque l'on envisage le symptôme sommeil, du fait que les noirs dorment beaucoup. Von Langegg a remarqué que dans les écoles ils ne peuvent rester éveillés sans faire de bruit ; aux Indes occidentales, la moitié des élèves non occupée doit chanter des hymnes sans interruption pendant qu'on fait la classe à l'autre moitié. Sans cette précaution, une moitié de l'école dormirait.

Il est à noter, dit Corre, que dans la maladie du sommeil la plupart des malades véritablement somnolents nient avoir dormi quand on les interroge ; on ne les a pas plus tôt quittés qu'on les aperçoit étendus dans un coin de cour ou dans une case.

A toutes les périodes de la maladie, lorsque le malade est endormi, son sommeil a l'apparence du sommeil physiologique, sa respiration est naturelle, calme, régulière.

Au début on peut, en l'excitant, en l'appelant à haute voix, le tirer de sa somnolence ; dans la suite, le sommeil devient beaucoup plus profond : il faut le secouer pour le tirer de sa torpeur et il est hébété au réveil. Au cours de l'affection, on peut observer de véritables crises soporeuses, succédant souvent à une de ces crises épileptiformes, qui surviennent si souvent pendant la maladie. Les malades dorment alors un jour entier ou même trente-six heures sans se réveiller.

C'est souvent pendant le jour que la tendance au sommeil est la plus marquée (Dangaix). Elle peut être tellement irrésistible, que le malade s'endort au milieu d'une phrase commencée ou pendant qu'il mange, les morceaux restant dans sa bouche. Souvent aussi il bâille et s'étire les bras avant de s'endormir.

Aux dernières périodes de la maladie, la somnolence est constante. On est obligé de réveiller le malade pour le faire manger ; souvent il avale et ne se réveille même pas.

Lèpre. — Dans la lèpre, la somnolence est un symptôme assez fréquent au début, et connu depuis l'antiquité. La tendance au sommeil peut être légère, peu marquée ; ce n'est que de la lassitude ou de l'abattement ; cependant, dans certains cas, la somnolence peut être aussi marquée que dans la maladie du sommeil, à tel point que Corre avait voulu voir une certaine analogie entre les deux affections. Le lépreux peut s'endormir en mangeant, en parlant, en travaillant. Leloir a vu un cordonnier qui s'endormait en frappant les clous de ses souliers, et un paysan qui s'endormait en taillant sa vigne.

Paludisme. — Parmi les formes encéphaliques des accès pernicieux, il en est une dans laquelle la somnolence constitue le signe le plus marquant, c'est l'accès *soporeux*. C'est une forme atténuée de l'accès comateux ; on la considère généralement comme grave. — Il existe néanmoins, pour Dutroulau, des formes bénignes de l'accès soporeux. Cet auteur a observé de temps en temps, aux Antilles, des fièvres simples, en général tierces, guérissant après deux ou trois accès, et caractérisées par un assoupissement peu profond, subit, et durant seulement quelques heures. « Il y a au début un peu de refroidissement, un frisson sans tremblement, une légère stupeur, et tout à coup, quelquefois au milieu d'une conversation, le malade ferme les yeux et semble s'isoler de tout ce qui l'entoure. Un peu de bruit ou d'excitation le réveille momentanément, puis il retombe dans son engourdissement jusqu'à la fin de l'accès. A son réveil, il y a encore un peu de stupeur. »

Béribéri. — Dans le béribéri, on a noté parfois une tendance au sommeil, un état soporeux.

TROUBLES PSYCHIQUES DANS LES MALADIES TROPICALES. PSYCHOSES ET NÉVROSES SPÉCIALES AUX PAYS CHAUDS

En dehors des manifestations délirantes que l'on observe
dans un certain nombre de maladies aiguës intertropicales, et
qui font partie des symptômes qui accompagnent les fièvres
graves et le paludisme en particulier, il se manifeste parfois à
la suite de ces affections des troubles psychiques, de véritables
maladies mentales.

Paludisme. — Chez les paludéens, ces troubles psychiques
s'observent surtout chez les cachectiques à grosse rate, en
dehors des accès fébriles, et le plus souvent sous forme de délire.
Ce délire est différent de celui qui accompagne les diverses
manifestations fébriles des fièvres intermittentes et que nous
avons décrit plus haut. Il prend soit la forme de manie subaiguë
ou aiguë, avec hallucinations de l'ouïe et de la vue, visions
terrifiantes semblables à celles du délire alcoolique, soit la
forme mélancolique, avec idées de persécution et de suicide.
Ces troubles peuvent être assez marqués et assez durables,
chez les individus anémiés et impaludés depuis longtemps,
pour en faire de véritables aliénés, justiciables d'une séques-
tration.

En dehors de la cachexie paludéenne on observe parfois, à
la suite d'atteintes graves de paludisme, des troubles mentaux analogues à ceux que nous venons de décrire (excitation maniaque, délire, hallucinations). Mais ces accidents ne
sont pas persistants. Dans certains cas, les symptômes,
observés chez d'anciens paludéens, rappellent la paralysie
générale.

La nature de ces accidents est encore indéterminée.

Signalées d'abord par Griesinger, les psychoses paludéennes furent dans la suite attribuées par Frerichs à un dépôt pigmentaire se produisant dans l'écorce cérébrale. Pour d'autres auteurs (Casmaniti, Cardamatis), ce ne sont pas les parasites du paludisme, mais les toxines qu'ils sécrètent qui sont la cause de ces troubles mentaux. Quoi qu'il en soit, leur nature et leur origine paludéenne semblent d'autant moins contestables qu'ils cèdent à l'administration de la quinine et que, de plus, on a trouvé plusieurs fois (Rey, Manson) l'Hæmamœba malariæ dans le sang des malades atteints de troubles mentaux.

Un certain nombre d'auteurs pensent que ces troubles psychiques se rencontrent de préférence chez des individus prédisposés, porteurs de tares névropathiques, le paludisme réveillant chez eux des affections nerveuses qui étaient à l'état latent. D'ailleurs, ainsi que nous l'avons fait remarquer au sujet des polynévrites palustres, l'alcoolisme, dans beaucoup de cas, a joué vraisemblablement le rôle provocateur que l'on a pu attribuer au paludisme (1).

Insolation. — L'action du soleil sur le crâne détermine parfois un délire furieux, accompagné d'élévation de température (Voy. *Délire*). En dehors de cette forme délirante de l'insolation, on a voulu rattacher à l'action des rayons du soleil des tropiques la genèse de certains troubles psychiques, que l'on observe surtout chez les nouveaux acclimatés. Ces troubles sont variables dans leur forme et dans leur intensité : ils vont d'une simple irritabilité à des accès de délire, pendant lesquels des actes de cruauté ou même des actes homicides peuvent être commis. Ce n'est pas seulement le soleil, mais ce sont aussi les fatigues, les préoccupations, les excès de toute nature, surtout l'abus de l'alcool, qui prédisposent l'Européen nouvellement acclimaté à des troubles psychiques.

(1) Pour Marandon de Montyel, le paludisme chronique peut occasionner la folie chez des individus non prédisposés. Le paludisme récent n'est, pour cet auteur, qu'un agent provocateur banal de troubles psychiques.

L'influence de ces causes diverses est rendue bien évidente par ce fait que chez les blancs il y a, dans les pays chauds, une proportion d'aliénés beaucoup plus grande que dans les pays tempérés. L'état de surexcitation particulière qui atteint quelquefois les Européens, dans certaines colonies, a été désigné au Soudan français par un nom vulgaire (*soudanite*). C'est un état neurasthénique, quelquefois accompagné de perversion de la moralité et de l'intelligence. Pour Scheube, ces troubles mentaux sont dus, sous les tropiques, à l'action combinée de la chaleur et du paludisme.

Dans l'ankylostomiase, on a également signalé des troubles psychiques, consistant en tristesse, misanthropie, somnolence et difficulté dans le travail intellectuel. Ces mêmes troubles se rencontrent également dans l'entéro-colite des pays chauds, dans la diarrhée et dans la dysenterie chroniques.

Amok des Malais. — L'amok des Malais est une psychose mal connue, caractérisée par un délire furieux pendant lequel le malade, le criss à la main, parcourt les rues d'une ville ou d'un village, entrant dans les cases et tuant tout ce qu'il rencontre, jusqu'à ce qu'on l'ait empêché de nuire, ou qu'il se soit tué lui-même. On observe cette vésanie non seulement en Malaisie, mais aux Indes anglaises, en Arabie et en Afrique (Soudan, Nubie). Elle est spéciale au sexe masculin, et il est tout à fait exceptionnel de l'observer chez la femme. Elle est précédée par des prodromes, qui consistent en tristesse, stupeur, abandon des occupations habituelles, perte des facultés intellectuelles et de la mémoire. Le malade répond à peine aux questions, mais ses réponses sont correctes; il est sombre et préoccupé. Immédiatement avant l'accès, il a des visions rouges ou noires, il a des vertiges, puis il perd complètement la mémoire. A la période paroxystique de la maladie succède un état soporeux, ou un sommeil profond, durant plusieurs jours.

Les causes occasionnelles et la nature de cette vésanie sont inconnues ; ni l'opium ni l'alcool ne sont à incriminer.

Latah de Malaisie. — On nomme ainsi, aux Indes hollandaises, une névrose cérébrale, dans laquelle les malades font des mouvements ou prononcent des mots contre leur volonté. Cette névrose a la plus grande analogie avec la maladie de Gilles de la Tourette : maladie des tics convulsifs. Il y a cependant cette différence que, dans la maladie de Gilles de la Tourette, ce sont surtout les mouvements *spontanés* auxquels le malade ne peut résister, tandis que dans le latah ce sont les mouvements volontaires qui deviennent impulsifs. Dans cette dernière affection, les malades copient instantanément les gestes qu'ils voient faire et répètent machinalement les mots qu'ils entendent. Aussi, il y a non seulement écholalie, mais échokinésie : la coprolalie s'observe également. L'intelligence est conservée.

Le latah est assez répandu en dehors de l'archipel Malais. C'est le mali-mali des Tagals (Philippines), le bah-tschi du Siam, le yame de Birmanie, le myrakit de Sibérie (environs d'Yakoutsk), le jumping des États-Unis (Beard). Il a été signalé aussi chez les Lapons.

Kubisagari. — Il existe dans certaines localités du nord du Japon une maladie connue sous le nom de *kubisagari* et caractérisée par des paralysies et par des vertiges, se montrant par accès intermittents durant de quelques minutes à quelques heures, souvent plusieurs fois par jour.

Il y a paralysie des muscles de la nuque (kubisagari veut dire « qui laisse tomber sa tête ») et des troubles oculaires, ptosis, diplopie, brouillard devant les yeux. Les muscles des membres, des lèvres, de la langue peuvent être pris. Il y a parfois une sécrétion exagérée des larmes, de la salive et du mucus nasal.

La maladie peut durer des années ; elle n'est jamais mortelle. Il existe souvent des épidémies de maison. Miura identifie le kubisagari au vertige paralysant des bergers du canton de Vaud, décrit par Gerlier (vertige ptosique, maladie de Gerlier).

TROUBLES DE LA SENSIBILITÉ DANS LES MALADIES TROPICALE
CÉPHALALGIE

La fièvre est accompagnée d'une façon presque constante, quel que soit l'agent infectieux qui ait déterminé le mouvement fébrile, microbe ou protozoaire, d'une céphalalgie due vraisemblablement à la congestion des méninges. Toutes les pyrexies infectieuses tropicales, à leur début tout au moins, s'accompagnent de céphalalgie.

Peste. — Dans la peste, au début, pendant les deux premiers jours on observe une céphalalgie frontale, fréquemment gravative et lancinante, parfois au contraire obtuse. Ce symptôme est le plus souvent prodromique, il disparaît au cours de la maladie; d'autres fois cependant il persiste jusqu'à la fin. Son intensité le rend parfois insupportable.

Fièvre jaune. — Le début de la fièvre jaune est marqué par des douleurs qui apparaissent en même temps que la fièvre. Ce sont de la céphalalgie, de la rachialgie (coup de barre) et des douleurs des membres.

La céphalalgie est intense, gravative, constante, souvent assez forte pour arracher des cris aux malades. Elle est sus-orbitaire ou a parfois pour siège les globes oculaires. Elle diminue notablement à la fin du deuxième jour.

Choléra. — Dans le choléra, on n'observe de céphalalgie que quand il y a réaction typhoïde, à forme cérébrale. Cette réaction se manifeste également par des symptómes de congestion encéphalique, face rouge vultueuse, épistaxis.

Typhus exanthématique. — Dans le typhus exanthématique, la céphalalgie est précoce. C'est un des phénomènes les plus constants. Elle est toujours plus intense pendant le premier septénaire; elle diminue ou cesse complètement au bout de quelques jours avec l'apparition du délire. Elle est ordinairement frontale ou temporale, et siège rarement au sommet de la tête ou à l'occiput ; elle est en général peu intense, obtuse et gravative plutôt que lancinante.

Fièvre récurrente. — Le typhus récurrent est accompagné, au début, de douleurs violentes, siégeant à la tête aussi bien que sur le reste du corps.

Dengue. — La dengue, au début, est caractérisée par une céphalalgie très vive, contemporaine des douleurs musculaires et articulaires. La céphalalgie est à peu près constante dans cette affection et a été signalée dans la plupart des épidémies. Elle s'accompagne parfois de pesanteur péri-orbitaire. Elle est intense, durable, et s'observe fréquemment chez les enfants et les vieillards, concurremment avec de l'agitation et même du délire. Quand le mal de tête est intense, les douleurs articulaires sont parfois moins aiguës (Cotholendy).

Fièvre de Malte. — Dans la fièvre de Malte, la céphalalgie accompagne la lassitude et le malaise qui sont les phénomènes du début de la maladie. Les douleurs de tête augmentent au bout de quelques jours et peuvent devenir intenses.

Maladie du sommeil. — Dans la maladie du sommeil, la céphalalgie est un symptôme du début. Elle siège au sommet de la tête ou à la région frontale. Elle peut persister pendant un certain temps, mais diminue généralement, au fur et à mesure des progrès de l'affection. Les crises épileptiformes ou apoplectiformes que l'on observe au cours de la maladie du sommeil sont souvent précédées de violents maux de tête.

Verruga. — Dans la forme aiguë de la verruga, la céphalalgie n'existe que chez les malades atteints d'une fièvre intense.

Paludisme. — Les accès de fièvre intermittente sont souvent annoncés par des maux de tête plus ou moins prononcés, précédant d'assez loin le frisson initial. Quand un individu traverse un pays à fièvres et qu'il s'impalude, le premier symptôme qu'il présentera sera, si ce n'est pas un accès franc, de la céphalalgie.

Si, plus tard, au bout d'un certain temps, les accès fébriles tendent à disparaître, soit d'eux-mêmes, soit sous l'influence du traitement, c'est encore par la céphalalgie qu'ils seront représentés à leurs heures habituelles.

La céphalalgie dans le paludisme est en général frontale ou sous-occipitale. Lorsqu'elle est très intense elle annonce souvent un accès pernicieux. Les formes cérébrales pernicieuses du paludisme (accès délirant, accès comateux) s'accompagnent de céphalalgie très vive, si bien qu'on décrit quelquefois un accès pernicieux céphalalgique dans le cas où les douleurs de tête constituent le symptôme dominant.

Une des formes les plus communes des fièvres larvées palustres est caractérisée par de la névralgie intermittente. Cette névralgie se manifeste surtout dans le territoire des nerfs crâniens, par des douleurs siégeant au niveau du rameau frontal de la branche ophtalmique du trijumeau.

Chez les cachectiques palustres, l'anémie est accompagnée de vertiges et de céphalalgie.

RACHIALGIE

Comme la céphalalgie, qu'elle accompagne très souvent, la rachialgie est très fréquente dans les maladies infectieuses des tropiques, dans lesquelles elle dénote un état congestif de la moelle.

Fièvre jaune. — Dans la fièvre jaune, les douleurs lombaires se présentent au début avec des caractères particuliers qui leur ont fait donner le nom de *coup de barre*. Tantôt elles sont légères et superficielles, tantôt au contraire elles sont intenses, font beaucoup souffrir le malade, et l'agitent en le forçant à changer souvent de place. Elles font partie des symptômes du début de la maladie, cessent quelquefois avec la fièvre, mais le plus souvent persistent pendant quelques jours. Elles peuvent s'irradier aux régions dorsale et cervicale, à l'épigastre et dans les membres. Le coup de barre est moins constant que la céphalalgie.

Paludisme. — Dans le paludisme, des douleurs lombaires violentes accompagnent souvent la céphalalgie du début.

Peste. — ***Typhus exanthématique.*** — La rachialgie s'observe fréquemment pendant la première période de la peste à bubons. Il en est de même dans le typhus exanthématique. Dans cette dernière maladie, la douleur disparaît généralement pendant le second septénaire et reparaît parfois pendant la convalescence ; elle peut persister après que la céphalalgie a disparu. Elle donne au malade une sensation de crampes ou de broiement. Elle peut être dorsale ou lombaire.

Dengue. — Dans la dengue, la rachialgie est parfois très marquée. Les malades sont brisés comme s'ils avaient reçu des coups.

Béribéri. — Dans le béribéri, on observe souvent des douleurs contuses le long du rachis. La rachialgie est lombaire ou dorso-lombaire. Elle peut être très intense, profonde et accompagnée de sensation de broiement des os.

Aïnhum. — Dupouy a signalé, au début de l'aïnhum, une rachialgie intense qui pourrait faire croire à l'origine médullaire de cette affection.

DOULEURS DES MEMBRES

Dans beaucoup des maladies infectieuses dans lesquelles nous venons de signaler de la céphalalgie et de la rachialgie, on observe également, à la période d'invasion, des douleurs plus ou moins marquées des membres (peste, fièvre récurrente, fièvre de Malte, typhus, fièvre jaune).

Fièvre jaune. — Dans la fièvre jaune, d'après Dutroulau, les douleurs dans les membres inférieurs sont fréquentes et s'observent dans la moitié des cas. Elles peuvent être très intenses ; ce sont des douleurs articulaires ou musculaires ; le toucher les exaspère quelquefois.

Dengue. — Les douleurs articulaires jouent, dans la symptomatologie de la dengue, un rôle prépondérant. Elles sont presque pathognomoniques, et remarquables par la soudaineté, la brusquerie de leur apparition. Leur intensité est ordinairement proportionnelle au degré de violence de la maladie : elle va de l'engourdissement et de l'endolorissement des jointures à des douleurs aiguës qui font crier les patients. La durée des douleurs articulaires est variable (un à deux jours ou davantage).

Les douleurs musculaires sont moins fréquentes que les douleurs articulaires. Elles siègent dans les muscles des jambes, de la colonne vertébrale (lumbago). Il y a parfois une douleur de la nuque si vive que le malade immobilise son cou dans une attitude caractéristique (*Stiffnecked*).

Béribéri. — Dans le béribéri, on observe parfois des douleurs musculaires, et des douleurs articulaires, ne s'accompagnant ni de gonflement ni d'élévation de la température (ce qui les distingue des douleurs rhumatismales).

Comme dans toutes les polynévrites, la myalgie s'exaspère par la pression profonde, bien qu'il y ait anesthésie de la peau au niveau des muscles qui sont douloureux. Les douleurs musculaires siègent de préférence aux mollets, aux muscles de la plante des pieds et de la cuisse. Elles peuvent être vagues, peu marquées, et simuler par leur mobilité, par la sensibilité des muscles aux mouvements et à la pression, le rhumatisme musculaire. Les sensations de raideur, de pesanteur, de fatigue des jambes, de tiraillements dans les mollets, qu'on observe si fréquemment dans le béribéri, se rattachent à la myalgie.

Enfin une douleur, très fréquente, caractéristique, s'observe dans le béribéri à la base de la poitrine. C'est une sensation de constriction pénible, qui étouffe le malade, et qu'on a appelée *ceinture béribérique* ou *corset béribérique*. Ce symptôme peut être peu marqué et se réduire à quelques douleurs intercostales avec un peu d'oppression.

Hydropisie épidémique. — Dans l'hydropisie épidémique,

on observe parfois des douleurs vives des muscles, des os et des articulations.

Verruga. — Dans la verruga, les arthralgies et les myalgies jouent un rôle de premier ordre. Elles siègent de préférence aux membres inférieurs, aux cuisses, aux jambes. Elles surviennent brusquement avec la fièvre, cédant et reprenant avec celle-ci. Les douleurs musculaires sont contuses; les douleurs articulaires ont le caractère térébrant ou déchirant. Elles donnent un aspect caractéristique aux malades, qui restent immobiles, n'osant bouger de crainte de les réveiller.

Névralgies. — Les douleurs des membres qui se montrent à la période d'invasion des maladies infectieuses aiguës des pays chauds peuvent quelquefois se localiser le long d'un trajet nerveux : trijumeau, sciatique, cubital, etc. ; c'est ce qui se produit parfois dans la peste et dans le typhus. Les névrites, que l'on observe comme séquelles des maladies pestilentielles, donnent également lieu à des douleurs névralgiques. Mais, parmi toutes les maladies des pays chauds, c'est surtout le paludisme qui, dans les pays à fièvre, détermine le plus souvent des névralgies. Celles-ci peuvent constituer une des formes larvées ou une complication de la malaria.

Névralgie intermittente. — « La névralgie intermittente, dit Laveran, est la forme, je ne dirai pas la plus commune, mais la moins rare des fièvres larvées. »

Elle peut être apyrétique ou subfébrile, et apparaître à divers moments, sur le mode quotidien, tierce, quarte, survenant avec la régularité d'un accès, ou bien toujours semblable à elle-même ou changeant de siège, ou encore cédant la place par intermittences à une autre manifestation paludéenne.

Par ordre de fréquence ce sont les nerfs sus et sous-orbitaires, le nerf occipital, les nerfs intercostaux et le sciatique qui sont le plus souvent atteints.

Les névralgies paludéennes sont quelquefois très limitées dans leur étendue et leurs manifestations ; mais elles peuvent au contraire se compliquer, et c'est fréquemment le cas pour la névralgie du nerf sus-orbitaire si souvent accompagnée de conjonctivite, de chémosis et de photophobie.

Le froid est souvent la cause occasionnelle de ces névralgies; aussi sont-elles moins fréquentes dans les pays chauds que dans les pays tempérés. Elles peuvent être la première manifestation du paludisme chez un individu qui s'est infecté sous les tropiques et qui rentre en Europe; et c'est quelquefois en Méditerranée, à bord des navires qui ramènent des rapatriés, et sous les premières influences du froid, que se montrent les premiers symptômes de la maladie.

En dehors des formes larvées du paludisme, la névralgie peut exister à titre de complication dans la fièvre intermittente. Elle se retrouve dans les mêmes territoires nerveux; le trijumeau est le plus souvent frappé.

La polynévrite palustre est accompagnée de douleurs vives, siégeant surtout au membre inférieur.

Lèpre. — Dans la lèpre, à la période prodrômique, on observe souvent des douleurs névralgiques plus ou moins intermittentes, siégeant à la face et surtout aux membres. On les rencontre plus particulièrement dans la forme mixte et la forme maculeuse anesthésique de la maladie, d'après Leloir. Cet auteur a signalé, à la période d'invasion de la lèpre anesthésique, des douleurs vives des orteils, du gros orteil en particulier, ayant pu faire croire à un accès de goutte.

La névrite lépreuse qui succède à la période prodromique et précède la période anesthésique s'accompagne de douleurs lancinantes, fulgurantes, siégeant le long des nerfs cubitaux, sciatiques, péroniers, tibiaux, et aussi le long du trijumeau. D'autres nerfs peuvent être également atteints. Localisée d'abord au trajet d'un tronc nerveux, la douleur peut se généraliser à tous les nerfs du membre atteint. Au visage, elle est parfois unilatérale, mais le plus souvent elle occupe toute la face. Son intensité est variable. Elle est souvent paroxystique, survenant par accès pendant la nuit, arrachant des cris aux malheureux malades qu'elle prive complètement de sommeil.

La névrite lépreuse est très longue, elle peut durer pendant des mois et des années.

Béribéri. — Dans le béribéri il existe parfois des névralgies, à localisations variables. La névralgie intercostale n'est pas rare (Scheube).

Dysenterie. — Au cours de la dysenterie, on peut observer des névralgies siégeant sur le trajet des principaux nerfs; ces névralgies sont cependant plutôt symptomatiques de névrites post-dysentériques. Dutroulau a fréquemment observé la sciatique avec atrophie du membre comme complication de la dysenterie chronique.

SENSIBILITÉ OBJECTIVE. — DYSESTHÉSIES

Les troubles objectifs de la sensibilité dans les maladies des pays chauds ne s'observent que dans un nombre limité d'affections; aussi les étudierons-nous tous ensemble, dans le même chapitre.

Béribéri. — Les troubles sensitifs sont constants dans le béribéri: ils sont constitués plutôt par de l'hypoesthésie que par de l'anesthésie absolue; ils s'observent ordinairement à la période initiale de la maladie, mais ils peuvent aussi n'apparaître que tardivement. Il faut surtout rechercher l'anesthésie en avant des tibias; cependant son existence précoce, dans cette région, n'est pas toujours constante; c'est ainsi que, d'après Scheube, l'anesthésie peut débuter aux mollets, aux orteils, à la face interne ou sur le dos du pied. Elle apparaît quelquefois ensuite aux bras et au niveau du bout des doigts, puis à la nuque, à la face et autour de la bouche.

L'insensibilité tactile s'accentue de haut en bas. Elle est plus marquée au niveau des extenseurs qu'au niveau des fléchisseurs. Elle manque le plus souvent à la plante des pieds.

L'anesthésie, au début, peut être intermittente et ne se

montrer que le matin. Elle est influencée par l'état atmosphérique, et diminue par un temps froid, surtout par un temps froid et humide. Il n'y a aucun rapport entre l'étendue ou l'intensité de l'anesthésie et les progrès de la maladie.

L'hyperesthésie est rare dans le béribéri.

Lèpre. — L'anesthésie caractérise une des formes de la lèpre. C'est, dans cette affection, un symptôme pathognomonique dont la valeur diagnostique est connue depuis longtemps.

L'anesthésie lépreuse est précédée d'une phase d'hyperesthésie qui fait partie des prodromes de la maladie, et qui peut durer pendant des mois et des années. L'hyperesthésie siège ordinairement au niveau des macules, quelquefois aussi sur les parties avoisinantes. Elle peut rester longtemps limitée. En dehors des localisations au niveau des lésions maculeuses, l'hyperesthésie dans la lèpre débute ordinairement aux membres, parfois à la face; elle peut siéger à la plante des pieds, rendant la marche impossible tant elle est douloureuse. Dans certains cas, elle est telle que les attouchements déterminent les mêmes sensations que des secousses électriques (Danielssen); les malades ne peuvent parfois pas supporter le simple contact de leurs draps.

A la période d'hyperesthésie fait suite la période d'anesthésie, l'insensibilité suivant exactement la même marche et les mêmes trajets qui ont été suivis auparavant par l'hyperesthésie. Le territoire du nerf cubital, qui est le plus fréquemment atteint, devient insensible, dans des régions où s'observaient auparavant les douleurs les plus vives.

L'anesthésie est parfois cependant un des symptômes du début de la maladie et le malade s'en aperçoit fortuitement. Un malade de Leloir était tout étonné de griller complètement les semelles de ses bottes et même de roussir ses chaussettes sans avoir perçu aucune sensation de chaleur.

L'anesthésie débute le plus souvent par l'extrémité des membres, les pieds ou les mains, et remonte graduellement vers leur racine. Elle envahit la face, parfois le tronc. Au visage, elle peut être symétrique et succéder à des névralgies. Elle respecte le plus souvent les deux tiers supérieurs du front (Leloir).

Dans la lèpre, l'anesthésie est presque toujours dissociée. La sensibilité tactile reste souvent intacte ou bien elle peut être seulement diminuée, tandis que l'analgésie et la thermo-anesthésie sont toujours très marquées. L'anesthésie à la longue devient en général absolue.

Paludisme. — Dans le paludisme, on peut observer de l'anesthésie, dans les cas où il existe de l'asphyxie locale.

Ulcère tropical. — Dans l'ulcère phagédénique, l'ulcération, lorsqu'elle est arrivée à sa période chronique, devient atone, puis insensible. L'anesthésie persiste après la guérison et s'observe sur la cicatrice.

TROUBLES DES RÉFLEXES

L'étude des réflexes dans les maladies spéciales aux pays chauds n'a qu'un intérêt limité, car ce n'est guère que dans le béribéri, la maladie du sommeil, la lèpre et le lathyrisme que l'état des réflexes doit être recherché.

Lèpre. — Dans la lèpre, les réflexes tendineux sont quelquefois exagérés. Ils sont le plus souvent diminués.

Béribéri. — Dans le béribéri, d'après la plupart des auteurs, le réflexe rotulien est toujours aboli, dans les cas où les phénomènes paralytiques sont prononcés. Le signe de Westphal (abolition du réflexe rotulien) peut cependant être précoce, se montrant quelques jours après l'apparition de la maladie, et ne disparaître que longtemps après les autres symptômes.

On admet généralement que les autres réflexes sont diminués; cependant, pour Scheube, les réflexes cutanés (réflexe crémastérien et réflexe cutané abdominal) sont généralement normaux; ce n'est que par exception qu'on les trouve soit augmentés, soit diminués.

Dans les formes à marche aiguë, et aussi pendant la convalescence, de nombreux auteurs ont signalé l'exagération des réflexes.

Maladie du sommeil. — Dans la maladie du sommeil, les réflexes tendineux sont exagérés; les réflexes superficiels peuvent être diminués ou abolis, ainsi que nous l'avons observé.

Lathyrisme. — Dans le lathyrisme, les réflexes cutanés des jambes sont ou augmentés ou diminués; les réflexes tendineux sont toujours très considérablement augmentés.

TROUBLES DE LA MOTILITÉ

Paralysies. — Hémiplégie. — Paraplégie. — Monoplégies. — Paralysies des nerfs craniens et du grand sympathique.

Paludisme. — L'accès pernicieux apoplectique est fréquemment accompagné de paralysies, qui prennent le plus souvent la forme d'hémiplégie. Lorsqu'elles siègent à droite, ces hémiplégies s'accompagnent d'aphasie. Elles disparaissent, reviennent avec les accès, prenant ainsi le plus souvent un caractère nettement intermittent; mais elles peuvent aussi être permanentes. Laveran rapporte le cas d'un malade qui, en colonne, au Dahomey, constata un matin qu'il ne pouvait plus parler ni mouvoir ses membres du côté droit.

La pathogénie des paralysies paludéennes est connue. Elles sont déterminées par des embolies parasitaires. Le fait que ce sont des parasites qui obstruent les capillaires cérébraux permet d'expliquer pourquoi les accidents paralytiques et les troubles du langage cèdent à l'action de la quinine, lorsqu'il ne s'est pas produit, à la suite des embolies, une rupture vasculaire.

Des monoplégies, des paralysies des nerfs crâniens, ont

été observées dans le paludisme, dont elles peuvent constituer une des formes larvées.

On a publié également quelques cas de paraplégies palustres, transitoires. Ces paraplégies palustres sont, dans la grande majorité des cas, des polynévrites.

On a beaucoup discuté sur la véritable nature des accidents névritiques survenant chez des paludéens. Il ne faut leur reconnaître une origine palustre que dans les observations où il demeure bien prouvé que le malade n'a aucun antécédent syphilitique ou alcoolique. Le diagnostic du siège de la lésion (myélite ou polynévrite) est souvent difficile. On se rappellera que dans les paraplégies d'origine névritique ou périphérique il n'y a pas de troubles des réservoirs, que les lésions sont symétriques et que ce sont les troubles de la motilité qui prédominent.

Béribéri. — Dans le béribéri, la parésie, car il y a plus souvent parésie que paralysie vraie, affecte surtout la forme paraplégique, bien qu'elle puisse rester limitée à un membre ou à une section de membre.

Dans les cas légers, au début, les béribériques se plaignent de faiblesse, de lourdeur dans les jambes ; le moindre effort de marche les gêne, les fatigue, leur est difficile et pénible. Leur démarche a été comparée à celle de gens dont les vêtements sont trempés d'eau ou qui marchent les jambes dans l'eau ; les pas sont petits, les pieds sont écartés de l'axe du corps, comme pour lui donner une base de sustentation plus grande. Les malades qui, comme les Japonais, ont des sandales maintenues par les orteils les perdent en marchant, par suite de la paralysie des muscles des orteils ; ils ne peuvent plus les mettre sans s'aider avec les mains (Scheube).

Si la paralysie est plus avancée, les béribériques marchent en steppant : le genou s'élève sous l'effort du triceps crural, entraînant avec lui la jambe et le pied qui pend inerte et retombe sur le sol, où il se pose mal, faisant trébucher les malades ; d'autres marchent en fauchant. Aux degrés extrêmes, la marche et la station debout deviennent impossibles, les pieds étant en position de pied bot varus équin, les orteils complètement paralysés. La paraplégie béribérique peut être accompagnée de paralysies du membre supérieur, les mains étant atteintes, dans les cas graves, au même degré que les jambes.

Il arrive souvent que la paraplégie ne frappe pas d'une façon égale les deux membres. Lorsque les membres sont affectés symétriquement, certains segments peuvent ne pas être pris simultanément. Dans certains cas, la paralysie affecte la forme hémiplégique.

Dans le béribéri, on observe aussi des monoplégies et des paralysies d'autres groupes de muscles que ceux des membres ; les lombes, le diaphragme, dans les cas graves, peuvent être atteints. La paralysie peut rester limitée à un orteil, à un pied, à une seule jambe.

Les nerfs craniens sont peu affectés, à l'exception des rameaux cardiaques du pneumogastrique, dont la paralysie s'annonce par des troubles de la circulation. Quand le récurrent est touché, ce qui est infiniment plus rare, il y a dysphonie ou même aphonie complète.

C'est à la paralysie des rameaux stomacaux du pneumogastrique que doivent être attribués les vomissements si constants dans les cas mortels. Scheube a signalé, dans le même ordre d'idées, de l'œdème aigu des poumons dans la forme maligne de la maladie. Cet œdème est dû à la paralysie des rameaux pulmonaires du grand sympathique.

Le facial, le glosso-pharyngien, l'hypoglosse sont rarement atteints. Les paralysies oculaires, le strabisme, le ptosis ont été signalés.

Les paralysies dans le béribéri sont le plus souvent flasques. Leur marche et leur durée sont variables. Elles peuvent être transitoires, disparaître d'une façon brusque, et reparaître ensuite.

Maladie du sommeil. — Au cours de la maladie du sommeil, les paralysies peuvent affecter la forme hémiplégique, monoplégique ou paraplégique. Les sphincters anal et vésical sont constamment paralysés à la dernière période de la maladie.

Dengue. — Dans la dengue, on a signalé au cours de certaines épidémies des paralysies partielles.

Insolation. — A la suite de l'insolation, on observe souvent des hémiplégies, avec ou sans aphasie.

TREMBLEMENTS

Paludisme. — Dans la fièvre intermittente, le frisson, lorsqu'il est très violent, devient un véritable tremblement; ce tremblement secoue les malades des pieds à la tête; il peut être assez intense pour que le lit lui-même en soit agité. Il est accompagné de claquements de dents.

Maladie du sommeil. — En dehors de ces tremblements qui ne sont qu'une exagération du frisson au cours des maladies fébriles, nous ne citerons que le tremblement que l'on observe dans la maladie du sommeil. Il débute en général par la langue. La trémulation de la langue est un symptôme précoce dans la maladie; elle est d'un mauvais pronostic; ce tremblement est rapide et à petites oscillations. Il s'étend ensuite aux membres avec les mêmes caractères; on l'observe surtout aux doigts et à la main. Il peut augmenter au fur et à mesure des progrès de la maladie.

TROUBLES DE LA COORDINATION ET DE L'ÉQUILIBRE. VERTIGES. — ATAXIE

Le vertige est fréquent au cours des maladies infectieuses aiguës; on peut l'observer dans les maladies des pays chauds comme dans les maladies des pays tempérés.

Peste. — Le vertige, particulièrement fréquent au début

de la peste, contribue à donner au malade, dans certains cas, un aspect égaré très spécial.

Paludisme. — Pour Triantaphyllides, le vertige constitue une des formes larvées du paludisme. Suivant cet auteur, il pourrait être déterminé par une pression au niveau de l'hypocondre gauche. Laveran pense que l'anémie et la dyspepsie si communes chez les paludéens suffisent pour expliquer le vertige, sans que l'infection palustre joue un rôle quelconque dans la production de cet accident.

Le vertige accompagne souvent les bourdonnements d'oreille si fréquents chez les gens qui prennent de la quinine.

Insolation. — Dans l'insolation, des vertiges d'une grande intensité peuvent constituer un des phénomènes initiaux.

Maladie du sommeil. — Il en est de même dans la maladie du sommeil, dans laquelle des vertiges accompagnent souvent la céphalalgie dès les premières périodes de la maladie.

Béribéri. — On a signalé de l'ataxie dans le béribéri, mais l'existence de cette ataxie n'est pas admise par tous les auteurs. Les malades, dans le béribéri, perdent le sens musculaire, ce qui est suffisant pour expliquer pourquoi ils trébuchent quand on les fait marcher à reculons ou les yeux fermés.

CONTRACTIONS MUSCULAIRES PATHOLOGIQUES. CONVULSIONS

La plupart des maladies infectieuses des pays tempérés, ainsi que les intoxications, déterminent des phénomènes convulsifs, des contractions brusques et involontaires des muscles. Chez l'enfant, les convulsions sont très fréquentes au cours des pyrexies; chez l'adulte, il n'est presque pas de maladies infectieuses où l'on n'en ait mentionné. Dans les affections tropicales, il en est de même. On observe des convulsions plus spécialement dans le choléra, dans le coup de chaleur, dans la dengue, dans le béribéri et dans les fièvres palustres. Dans ces dernières, la prédominance des phénomènes convulsifs constitue une forme spéciale, l'*accès pernicieux à forme convulsive*.

Paludisme. — L'accès pernicieux convulsif s'observe plus souvent chez l'enfant que chez l'adulte. Chez ce dernier, on le désigne plutôt sous le nom d'*accès épileptiforme*. L'accès convulsif est relativement commun aux Indes, chez les enfants et chez les femmes dans l'état puerpéral (accès éclamptique). Il débute par une fièvre intense, suivie de perte de connaissance et de convulsions violentes, généralisées, épileptiformes, accompagnées parfois d'incontinence d'urine et des matières fécales. L'accès convulsif ou épileptiforme est beaucoup plus grave chez l'adulte que chez l'enfant. Il se termine, en général, au bout de deux ou trois jours, par la mort dans le coma, le collapsus, ou bien par syncope. Les enfants succombent fréquemment aussi, quoique cet accès soit moins grave chez eux.

Ces accès, suivant Dubergé, ne s'observent que chez des personnes prédisposées.

Choléra. — Dans certaines épidémies de choléra, on a noté des convulsions cloniques, débutant aux membres inférieurs, s'étendant ensuite aux muscles du tronc. Ces convulsions, différentes des crampes, se généralisent au moment de la mort. Elles sont exceptionnelles.

Dengue. — Dans la dengue, on a signalé des convulsions chez les enfants, et, chez la femme, des crises hystériformes qui peuvent constituer le premier symptôme de l'affection.

Insolation. — Dans l'insolation, le coma dans lequel le malade est plongé peut être traversé par des mouvements convulsifs le plus souvent légers, mais parfois aussi généralisés. Il ne survient que plus rarement des convulsions épileptiformes ou tétaniques, qui persistent jusqu'au moment de la mort.

Maladie du sommeil. — On observe fréquemment, dans la maladie du sommeil, des convulsions. Elles sont en général tardives. Les phénomènes nerveux se bornent le plus souvent pendant la période d'état à un tremblement choréiforme, limité au membre supérieur, tremblement assez rapide et qui parfois est généralisé ; cependant la maladie peut être fréquemment aussi traversée par de grandes crises convulsives simulant une attaque d'épilepsie et précédées d'hallucinations. Pendant ces crises, la température s'élève, il y a incontinence de l'urine et des matières fécales, écoulement abondant de salive. Le coma qui suit ces crises peut être mortel.

Béribéri. — Dans le béribéri, on observe parfois des mouvements choréiques ou athétosiques survenant à l'occasion de mouvements volontaires, et des tremblements rappelant ceux de la paralysie agitante. Ces tremblements peuvent se généraliser et devenir épileptiformes quelques moments avant la mort. Ils sont dus, sans aucun doute, à de l'œdème cérébral (Scheube).

CRAMPES

Choléra. — Les crampes, qui ne diffèrent des contractures que par leur caractère plus passager, constituent un des signes les plus caractéristiques et le symptôme le plus pénible du choléra asiatique. Elles sont plus violentes dans les cas graves et chez les sujets jeunes et vigoureux. Elles font partie des symptômes de la période algide. Elles sont extrêmement douloureuses, ne cessant un instant que pour reparaître quelques minutes après. Elles affectent surtout les muscles du mollet, d'où elles peuvent s'étendre à la plante des pieds, aux orteils, aux cuisses, et gagner le bras et la main. Elles ne siègent que d'une façon exceptionnelle au tronc : thorax, abdomen, et à la face.

Les crampes surviennent spontanément ou sous l'influence du plus petit effort. Elles font saillir les muscles sous la peau, sous forme de fuseaux rigides et durs, et peuvent durer quelques heures ou persister plus longtemps : jusqu'au moment de la mort dans les cas graves et très rapides.

Béribéri. — Dans le béribéri, les crampes douloureuses dans le mollet ne sont pas rares au début de la maladie. Elles peuvent durer jusqu'à quinze jours et disparaître ensuite.

CONTRACTURES

Béribéri. — Dans le béribéri on observe souvent des contractures, qui sont très rarement généralisées et ont le plus habituellement pour siège les muscles des mollets. Les muscles de la plante des pieds et ceux des cuisses peuvent être également rétractés, mais moins souvent. Les contractures au membre supérieur sont beaucoup plus rares. La rigidité des muscles du mollet détermine une modalité spéciale de la marche chez les malades : quand la paralysie a rétrocédé, et qu'ils peuvent aller et venir, ils marchent sur la pointe du pied. Les muscles jumeaux sont souvent gros, durs et sensibles au toucher, surtout le jumeau interne.

Cette rigidité, lorsqu'elle devient permanente, gêne beaucoup les convalescents, et peut nécessiter la section du tendon d'Achille.

Maladie du sommeil. — Dans la maladie du sommeil, on observe, d'une façon presque générale, des contractures à la dernière période de la maladie. Elles ont surtout pour siège les muscles fléchisseurs des membres et les sterno-mastoïdiens.

Lathyrisme. — Les contractures sont d'abord passagères dans le lathyrisme. Elles débutent aux membres inférieurs par de la raideur et un peu de tremblement. La démarche est caractéristique; les jambes sont en extension forcée, le talon est en l'air, les orteils sont fléchis; à chaque pas il se produit une trémulation de tout le corps. « Quand une jambe doit se mettre en mouvement, dit Bourlier, il y a une forte projection du corps en avant, suivie brusquement d'une contraction dans les muscles des gouttières vertébrales, amenant un mouvement

de redressement de la partie supérieure du tronc. Il semble
que les hanches qui oscillent et surtout font osciller tout le
corps aient à soulever un poids considérable. La jambe reste
raide, le genou ne fléchit pas ou fléchit peu. » Au début de la
maladie les contractures ne surviennent qu'à la suite d'une
cause occasionnelle, d'un mouvement, d'un choc. Plus tard
elles deviennent permanentes ; la raideur paralytique des
jambes, qui donne au lathyrique sa démarche caractéristique,
fait alors place à une impotence presque absolue ; la marche,
qui jusque-là était possible avec l'aide d'un bâton, devient
presque impossible, le malade ne pouvant plus se servir que
de ses muscles sacro-lombaires.

TROUBLES TROPHIQUES

Un certain nombre de troubles trophiques : ceux du tissu
cellulaire et de la peau, sont décrits ailleurs (Voy. *Œdèmes*,
Gangrène, etc.) ; nous n'y reviendrons pas. Nous ne nous
occuperons ici que des troubles trophiques qui intéressent
le système musculaire ou le système vasculaire.

ATROPHIES MUSCULAIRES

Lèpre. — Dans la lèpre à forme nerveuse, l'atrophie musculaire marche parallèlement à l'anesthésie. Il n'y a point
paralysie, mais impotence fonctionnelle consécutive à l'atrophie. Plus le muscle est atrophié, et plus la contractilité musculaire est diminuée.

L'atrophie débute par les muscles de l'éminence thénar,
puis ce sont ceux de l'éminence hypothénar et les interosseux qui sont atteints, ce qui donne à la main l'aspect d'une
griffe. Les muscles de l'avant-bras, et principalement les
extenseurs, s'atrophient à leur tour.

Maladies tropicales. 28

La main des lépreux anesthésiques ne diffère en rien de celle des individus atteints d'atrophie musculaire progressive. Elle est aplatie, ses saillies musculaires ont disparu et sont remplacées par des méplats. La face dorsale devient concave, la paume plate ou légèrement bombée, le pouce étant ramené sur le même plan que les autres doigts. Ceux-ci sont fléchis : les premières phalanges sont dans l'extension forcée, les autres en flexion, à des degrés divers. Il peut y avoir encore des déviations des doigts, vers le côté cubital, si bien que les phalanges sont en quelque sorte imbriquées. L'aspect de la main du lépreux ainsi déjetée sur le côté a été comparé par Jeanselme à celui de la main en coup de vent. Le poignet est parfois fléchi sur l'avant-bras, ou dévié du côté cubital.

Malgré ces déformations, les malades conservent une certaine habileté de leurs mains, à la condition de ne pas perdre de vue leur ouvrage.

Au membre inférieur, les muscles du pied, de la jambe, s'atrophient également. Il en résulte une déformation des orteils et du pied (orteils en griffe, pied plat ou pied bot paralytique). Ces déformations peuvent rendre la marche très difficile ou même impossible.

L'atrophie ne se limite pas toujours aux avant-bras et aux jambes; dans des cas, qui sont rares, elle peut gagner les muscles de la cuisse, du bras, les pectoraux, les deltoïdes et les muscles du dos. On a alors le tableau complet de l'atrophie musculaire progressive.

La face peut être également atteinte; l'atrophie frappe presque exclusivement les muscles superficiels, et cela d'une façon irrégulière, respectant les uns et frappant les autres. Elle est incomplètement bilatérale: il en résulte souvent un aspect grimaçant caractéristique. Elle frappe fréquemment quelques-uns des muscles de l'œil, donnant lieu à du strabisme ou à de l'exophtalmie. Quand l'orbiculaire des paupières, qui est le muscle le plus souvent atteint, est atrophié, le malade ne peut plus fermer les yeux; la paupière inférieure est en ectropion et l'écoulement de la sécrétion lacrymale sur les joues est continu.

Lorsque c'est l'orbiculaire des lèvres qui est frappé, la lèvre inférieure pend et laisse écouler la salive.

Béribéri. — Dans le béribéri, d'après Bälz, l'atrophie musculaire n'est pas constante ; Simmons et Scheube pensent, au contraire, et c'est également notre avis, que chez tous les malades qui ont été plus ou moins paralysés il y a de l'amyotrophie. C'est aux jambes que cette amyotrophie s'observe le plus fréquemment ; elle se propage généralement de haut en bas, de la racine vers l'extrémité des membres. Au membre supérieur, elle peut frapper des groupes de muscles. Contrairement à ce qu'on observe pour le membre inférieur, elle débute par les mains, comme l'atrophie musculaire progressive, gagne les avant-bras et frappe certains muscles du tronc ou de la face. Quand l'atrophie musculaire est très marquée, la compression des muscles détermine une vive douleur.

Maladie du sommeil. — A la dernière période de la maladie du sommeil on observe une amyotrophie prononcée portant aussi bien sur les membres supérieurs que sur les membres inférieurs. La perte de la force musculaire, qui est un symptôme de la maladie, est en rapport avec ces amyotrophies.

TROUBLES VASO-MOTEURS

On observe des troubles vaso-moteurs dans le béribéri, la lèpre, le paludisme, l'aïnhum et la pellagre (1).

Béribéri. — Les œdèmes du tissu cellulaire sous-cutané dans le béribéri doivent être rattachés aux troubles vasomoteurs ; il en est de même de l'œdème aigu du poumon

(1) Dans la dengue, d'après Corre, l'éruption serait sous la dépendance des nerfs cutanés et reliée aux phénomènes douloureux (Voy. art. *Peau*).

qu'on observe dans la forme aiguë pernicieuse de cette affection. D'après Glogner, il y aurait également dans le béribéri de la paralysie vaso-motrice des capillaires de la peau ou des muscles sous-jacents. D'après cet auteur, on observerait en effet un abaissement de la température de la peau comparativement à la température rectale.

Paludisme. — Dans le paludisme, les troubles vaso-moteurs se manifestent par des œdèmes, de la cyanose et de la gangrène. Nous renvoyons le lecteur à ces différents chapitres. L'asphyxie locale des extrémités peut apparaître au moment des accès de fièvre et disparaître ensuite; elle peut aussi être permanente.

Aïnhum. — Dans l'aïnhum, on observe, concurremment avec des troubles trophiques variés (peau épaissie, chagrinée, squameuse), des troubles vaso-moteurs (cyanose).

Lèpre. — Dans la lèpre, la cyanose accompagne souvent les lésions tuberculeuses et les infiltrations lépreuses de la peau. En dehors de ces cas très communs, on peut également observer, chez des lépreux atteints de lèpre à forme nerveuse, de la cyanose de certaines régions tégumentaires, pouvant, avec l'anesthésie, constituer les seuls symptômes de la maladie.

Pellagre. — Dans la pellagre, les capillaires cutanés sont contractés dès le début; la peau est pâle, et sa température est abaissée. Les malades éprouvent une sensation de froid. Plus tard, il y a vaso-dilatation paralytique des capillaires et des veines. L'œdème n'est pas rare.

EXAMEN DU LIQUIDE CÉPHALO-RACHIDIEN

Dans un certain nombre de maladies tropicales à manifestations nerveuses, l'examen du liquide céphalo-rachidien, tant au point de vue de la recherche des parasites que de la formule leucocytaire, peut, même lorsqu'il n'est pas absolument indispensable, rendre de grands services pour le diagnostic. Nous rappellerons donc brièvement la technique nécessaire à connaître pour l'examen de ce liquide.

TECHNIQUE DE LA PONCTION LOMBAIRE

Le cyto-diagnostic du liquide céphalo-rachidien, ainsi que nous venons de le voir, a une certaine importance en médecine tropicale, en particulier dans la maladie du sommeil dans laquelle il pourra permettre de faire un diagnostic précoce, même dans des régions où l'affection n'est pas endémique. Il pourra aussi être utile dans le diagnostic de l'insolation. La généralisation de ce procédé rendra peut-être, dans d'autres maladies, des services signalés. Nous allons donc résumer en quelques lignes la technique de la ponction lombaire.

A. *Instruments*. — Il est indispensable d'avoir à sa disposition deux ou trois aiguilles en platine iridié, c'est-à-dire facilement stérilisables, du modèle de Tuffier, par exemple, ou même d'un calibre un peu plus fort, taillées à biseau court, et ayant une longueur de 8 à 10 centimètres environ (1). A chaque aiguille doit être joint un fil rigide, un ringard, passant dans la lumière de l'instrument et plus long que lui de 2 à 3 centimètres. Ce fil servira souvent à désobstruer la lumière de l'aiguille quand elle aura pénétré dans le canal rachidien.

B. *Position du malade*. — Celle que nous recommandons est le décubitus latéral droit, le malade faisant le gros dos, les genoux remontés le plus près possible du menton. Il faut lui recommander de ne pas bouger, surtout au moment où l'ai-

(1) A défaut d'aiguilles de ce genre, auxquelles quelques praticiens reprochent d'ailleurs de n'être pas assez résistantes et de s'émousser facilement, on pourra se servir des aiguilles ordinaires des aspirateurs, à la condition d'en faire bouillir à l'avance cinq à six et de changer d'aiguille si l'on manque l'interstice vertébral et si l'on retire son aiguille pour recommencer.

guille pénètre, pour éviter le .faussage de l'instrument et le rapprochement des lames vertébrales.

La peau de la région sera soigneusement aseptisée.

C. **Points de repère**. — Une ligne horizontale joignant les

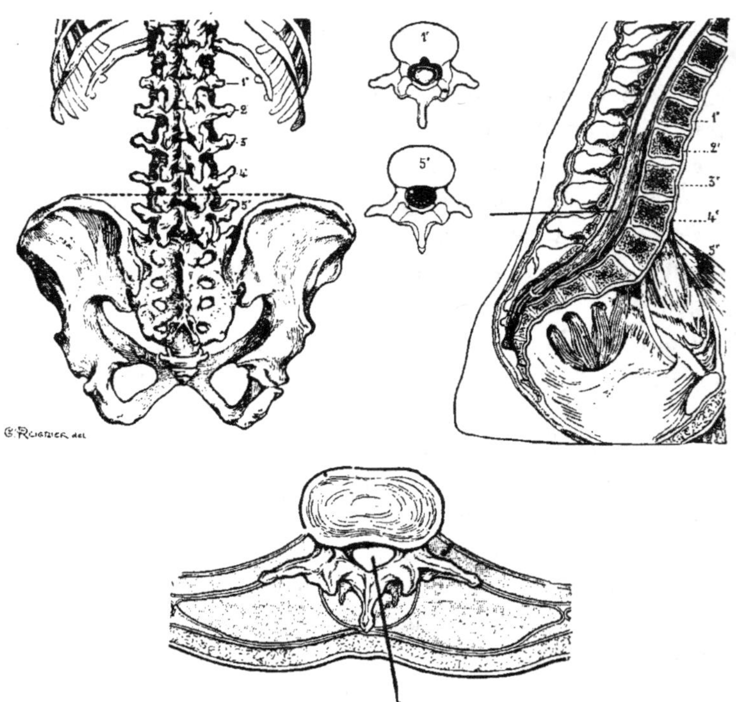

Fig. 83. — Points de repère pour la ponction lombaire.

deux épines iliaques postérieures coupe la quatrième apophyse épineuse lombaire. Il faut, avec les doigts, bien sentir cette apophyse et piquer immédiatement en dessous, en plein sur la ligne médiane ou un peu latéralement (fig. 83), l'aiguille dirigée perpendiculairement à la direction de la colonne vertébrale, c'est-à-dire d'arrière en avant, mais légèrement en haut pour éviter de buter sur les lames vertébrales.

On perce successivement la peau, le tissu cellulaire sous-cutané, l'aponévrose lombaire, les ligaments jaunes inter-vertébraux, les méninges et on arrive dans le canal rachidien. A ce moment on perçoit une sensation *analogue à celle d'une peau de tambour qu'on crève avec une aiguille*. Si le liquide ne coule pas, il faut introduire le ringard, car souvent l'aiguille fait emporte-pièce, et l'on recommande au malade de pousser. Le liquide sort souvent précédé d'une goutte de sang.

Incidents. — Ponction blanche. — Obstruction de l'aiguille. — Écoulement de sang ou de pus. — On peut, dans les cas de ponction blanche, avoir affaire à une ano-malie qui empêche l'instrument d'entrer dans le canal verté-bral (exostose vertébrale, ossification des ligaments jaunes, anomalies anatomiques des enveloppes). Il peut arriver encore, après des ponctions répétées, qu'il y ait hypotension ou que le liquide ne se soit pas renouvelé.

Pour remédier à l'obstruction de l'aiguille, on introduit le ringard, ou bien on enfonce et on retire alternativement l'ai-guille. On peut éviter l'obstruction en laissant le ringard en place pendant que le liquide s'écoule.

L'écoulement de sang ou de pus, lorsqu'il se produit, cesse en général très rapidement; il consiste en quelques gouttes. S'il persiste, on retire l'aiguille et on ponctionne de nouveau, à côté.

Le malade peut avoir des crampes au début. Il ne faut pas s'en inquiéter, car elles ne sont pas de longue durée. Indi-quons, en terminant, quelques précautions bonnes à connaître. Il ne faut pas faire couler trop de liquide, ne pas peser sur l'aiguille de crainte de la casser. Si l'on bute sur une sur-face osseuse, on doit abaisser un peu la pointe de l'instrument.

TECHNIQUE DE L'EXAMEN DU LIQUIDE CÉPHALO-RACHIDIEN

Le liquide céphalo-rachidien extrait du sac arachnoïdien par ponction lombaire est incolore et transparent à l'état normal. mais dans certains cas d'inflammations il renferme des cellules blanches qui lui donnent un aspect louche plus ou moins appréciable. Ce liquide peut avoir une teinte jaunâtre, soit par xanthochromie, soit par présence de pigment biliaire modifié.

Le liquide céphalo-rachidien devra être obtenu par ponction lombaire en assez grande quantité (2 à 5 cent. cubes) pour pouvoir être défibriné, par agitation avec des perles de verre dans un flacon en verre épais. Il sera ensuite centrifugé avec un des nombreux appareils qui ont été inventés dans ce but ; nous ne saurions trop recommander le petit centrifugeur de Krause qui est pratique, peu encombrant et n'exige pas d'installation spéciale. Comme la quantité de liquide retirée du canal rachidien peut être très minime, on devra employer des tubes dont l'extrémité fermée est rétrécie de façon à ramasser dans l'espace le plus restreint possible les cellules qui peuvent ne s'y trouver qu'en petite quantité. A défaut de ces tubes rétrécis qui sont fournis avec l'appareil de Krause et presque tous les centrifugeurs actuels, on peut mettre le liquide dans des ampoules effilées qui sont elles-mêmes introduites dans les tubes du centrifugeur. On centrifugera d'autant plus longtemps que le liquide semblera plus clair et renfermera par conséquent moins de leucocytes. Le dépôt sera recueilli au fond des tubes, étalé sur des lames, fixé et coloré soit par le mélange triacide d'Ehrlich, soit par tout autre procédé, ainsi qu'il a été indiqué dans la technique de l'examen du sang à propos de la formule leucocytaire.

CYTO-DIAGNOSTIC DU LIQUIDE CÉPHALO-RACHIDIEN

L'étude du cyto-diagnostic du liquide céphalo-rachidien a été faite surtout dans les méningites. La méningite tuberculeuse au début est caractérisée par une lymphocytose franche ; plus tard, lorsqu'il s'est produit des infections secon-

daires, on peut observer de la polynucléose avec de la lymphocytose. La méningite franche à la période d'état est caractérisée
par de la polynucléose ; pendant la convalescence on observe
de la lymphocytose.

Dans les méningites au début, la lymphocytose franche
indique donc une lésion tuberculeuse ; une polynucléose franche
indique au contraire une méningite aiguë non tuberculeuse.
Plus tard, selon qu'il y aura majorité franche des lymphocytes
ou des polynucléaires, on conclura à l'une ou à l'autre des
deux affections.

La lymphocytose dans le liquide céphalo-rachidien a été
également signalée dans le tabes et quelquefois dans la
syphilis ancienne.

Le cyto-diagnostic est une méthode trop nouvelle pour
qu'elle ait été appliquée dans beaucoup de cas dans les pays
chauds ; néanmoins, le liquide céphalo-rachidien a été examiné dans quelques affections tropicales.

Maladie du sommeil. — Dans la maladie du sommeil le
liquide céphalo-rachidien peut être très augmenté en quantité,
il peut être clair ou légèrement trouble, on observe une
mononucléose franche.

Insolation. — Dans le coup de chaleur, le liquide est hyper-
tendu aussi bien dans tous les cas ; il n'y a pas d'éléments cellulaires et le liquide est clair dans les cas bénins ; dans les cas
graves, le liquide est louche et contient des polynucléaires, puis
des lymphocytes ; la lymphocytose peut persister pendant
plusieurs mois, ou au contraire disparaître rapidement
(Dopter).

CHAPITRE XIII

LÉSIONS DE LA PEAU DANS LES MALADIES TROPICALES

L'aspect de la peau peut, dans de nombreuses affections, donner des renseignements précieux. La peau peut être modifiée à des points de vue divers : coloration, texture, nutrition, présence des parasites, etc.

Dans les races colorées, les modifications dans la coloration de la peau n'offrent pas le même aspect que dans les races blanches. L'érythème est en général d'un diagnostic impossible dans la race noire, et l'ictère, qui n'y est pas non plus décelable sur la peau, n'y est apparent et visible que sur les conjonctives et sur la muqueuse linguale, au niveau du frein de la langue.

La pâleur des téguments, lorsqu'elle est très accentuée, peut se manifester dans les races colorées par une teinte gris cendré. La dépigmentation et la surpigmentation s'y distinguent par de simples différences de teintes.

ÉRYTHÈMES

Bourbouilles. — Les érythèmes sont une des premières manifestations du passage de l'Européen dans les zones torrides. Déjà à bord du paquebot qui l'emporte, l'irritation due à l'hypersécrétion de la sueur amène chez lui la production de plaques érythémateuses plus ou moins étendues, siégeant principalement sur la poitrine, le dos, et au niveau des régions soumises à la flexion : aines, aisselles, creux poplité, pli du coude. Ces plaques érythémateuses se couvrent rapidement de petites vésicules miliaires, dont l'excoriation occasionne un léger suintement et la formation de croûtes ; les bourbouilles, c'est ainsi que l'on nomme cet érythème, causent une sensation insupportable de démangeaisons et de piqûres d'épingles. Les enfants et les femmes en sont particulièrement atteints.

Érythème solaire. — C'est le vulgaire coup de soleil ; nous savons qu'on ne doit pas le confondre avec le coup de chaleur ou avec l'insolation qu'il peut d'ailleurs accompagner lorsqu'elle a été occasionnée par une longue exposition au soleil. Pourquoi l'érythème solaire n'est-il pas plus fréquent dans les pays tropicaux que dans les zones tempérées, alors que l'insolation y est au contraire beaucoup plus fréquente et beaucoup plus grave ? Le fait semble paradoxal, il est néanmoins très exact. Dans les régions tropicales, l'érythème solaire s'observe dans les mêmes conditions que dans la zone tempérée, sa fréquence augmente avec l'altitude (Madagascar) et il se produit souvent chez les voyageurs ou les touristes faisant des ascensions. La réverbération de l'eau peut également le provoquer chez les personnes qui voyagent sur les rivières de la zone torride, comme on le constate en été, en Europe, chez les personnes qui s'adonnent au canotage.

Les races colorées, grâce à la pigmentation de leur tégument, sont beaucoup moins sensibles aux rayons chimiques du soleil et ne présentent jamais d'érythème solaire.

Ankylostomiase. — D'après Looss, qui l'a observée sur lui-même au Caire, la pénétration par la peau des larves d'ankylostome occasionne un érythème passager accompagné de prurit assez intense. La réalité de l'infection par la voie cutanée dans l'ankylostomiase vient d'autre part d'être confirmée par Schaudinn. Cette infection semble être en rapport non seulement avec des manifestations cutanées érythémateuses, mais encore, d'après Manson, avec les lésions de la peau qui caractérisent ce que les Anglais appellent dans l'Inde *Dhobie-Itch*, et en Europe avec ce qui est appelé *ampoules* ou *gourmes* chez les mineurs. « Dans les fosses infectées d'anémie et dans celles-là seules, dit Manouvriez, il s'est développé de tout temps des affections cutanées spéciales prurigineuses appelées *ampoules* (éruption papulo-vésiculo-pustuleuse analogue à l'eczéma) et plus particulièrement *gourmes* (urticaire tubéreuse, parfois persistante) qui paraissent avoir une certaine relation avec l'anémie qu'elles précéderaient souvent de trois à six mois et un an... Ces éruptions sont causées par le contact (de douze à vingt-quatre heures après) avec l'eau des galeries, la houille humide, les boisages pourris et même la simple poussière de charbon. »

Des érythèmes d'un autre genre sont ceux que l'on rencontre au cours de maladies infectieuses.

Dengue. — Dans la dengue, l'érythème apparaît dès le début en même temps que la fièvre. Il est très intense à la face, qui peut être tuméfiée ; il peut s'étendre à une partie ou à toute la surface du corps. Il disparaît avant ou pendant la période de défervescence.

Trypanosomiase humaine. — Dans la trypanosomiase humaine, d'après Forde, on remarque des érythèmes polymorphes, accompagnés de prurit, occasionnant chez le malade des mouvements de grattage continuels.

Lèpre. — Dans la lèpre, l'érythème est un symptôme du début. Il suit de très près les symptômes prodromiques et précède directement la période des symptômes caractéristiques. Il s'accompagne d'une sensation de chaleur, est généralement douloureux, disposé par placards, accompagné d'accès fébriles et peut simuler des poussées érysipélateuses. Il peut disparaître définitivement ou reparaître au même point ou en un point différent, ou encore être remplacé par une macule achromatique ou pigmentée, ou par une poussée tuberculeuse.

Choléra. — L'érythème se rencontre aussi quelquefois dans le choléra vers la fin de la période de réaction et surtout au début de la convalescence ; il siège principalement sur les membres, en particulier sur les bras et sur les avant-bras. Sa durée est de deux à quatre jours; il est rarement accompagné de fièvre. Cependant, si la température s'élève, il peut durer plus longtemps (huit jours); il est alors suivi de desquamation.

ÉRUPTIONS RUBÉOLOÏDES

Typhus exanthématique. — Dans le typhus, l'éruption est plus précoce que dans la dothiénentérie; elle apparaît du troisième au sixième jour; les taches rosées se montrent sur le tronc, principalement sur le dos et l'abdomen, et on en voit aussi sur les avant-bras. Parfois, il n'y a qu'un petit nombre de taches; d'autres fois toute la peau en est complètement couverte. Quelques-unes de ces taches, rarement toutes, deviennent pétéchiales. L'éruption dure généralement quatre jours, plus rarement six à huit jours (1).

Choléra. — L'érythème de la période de réaction du choléra est quelquefois remplacé par de petites taches rosées légèrement saillantes, de petites dimensions, tantôt peu nombreuses, tantôt confluentes, accompagnées d'un léger prurit; ces taches ont la même durée et les mêmes localisations que l'érythème.

Dengue. — Une éruption rubéoloïde se rencontre également dans la dengue à la troisième période de la maladie, et cette éruption terminale a des caractères très spéciaux et différents de ceux de l'éruption du début.

Elle s'observe sous forme de taches légèrement élevées d'un brun rouge, variant de la grosseur d'une tête d'épingle à

---

(1) *Fièvre typhoïde.* — Dans la fièvre typhoïde, les taches rubéoloïdes dites *taches rosées lenticulaires* ont le caractère papuleux; elles sont légèrement surélevées; elles sont peu nombreuses, siègent sur le tronc, principalement sur l'abdomen, et apparaissent au commencement du deuxième septénaire.

Dans les régions paludéennes, la présence des taches rosées lenticulaires sera du plus grand secours pour établir le diagnostic de la fièvre typhoïde tropicale d'avec le paludisme et l'accès paludéen à forme typhoïde en particulier.

celle d'une pièce de 50 centimes, quelquefois plus étendues et ayant une tendance à la coalescence.

L'éruption coalescente constitue ce qu'on appelle le *rash*.

Elle débute à la paume et sur le dos des mains ; elle s'étend ensuite aux bras, au dos, à la poitrine et aux cuisses. Ce n'est qu'exceptionnellement qu'elle devient pétéchiale.

Fièvre japonaise de rivière. — Dans la fièvre japonaise de rivière, on observe vers le sixième ou le septième jour des taches surélevées, papuleuses, d'un rouge foncé. Ces taches ont une tendance marquée à la coalescence ; elles siègent principalement à la face, mais on les rencontre aussi sur le tronc, les bras et les cuisses. On les a également signalées sur la muqueuse du palais. La durée de cette éruption est de quatre à sept jours : elle peut être très réduite dans les cas très bénins.

Béribéri. — Dans le béribéri, on a remarqué des érythèmes diffus ou disposés en plaques (Scheube) et des exanthèmes rubéoloïdes diffus ou pointillés limités à certaines régions. Ces éruptions seraient, d'après Davidson, consécutives à l'apparition de l'œdème dans la forme hydropique de l'affection. Ces exanthèmes se retrouvent dans l'hydropisie épidémique.

Fièvre récurrente. — Dans la fièvre récurrente, Griesinger signale qu'exceptionnellement on peut observer des taches rosées lenticulaires et un exanthème rouge-pourpre.

Acrodynie. — Dans l'acrodynie on observe un exanthème polymorphe siégeant à la paume des mains et à la plante des pieds, au niveau des phalanges qui sont gonflées ; la rougeur est analogue à celle des engelures. Cet érythème peut gagner la face dorsale du pied et de la main, ainsi que d'autres parties du corps (jambes et tronc) ; il prend par places une coloration noirâtre semblable à celle de la suie.

PÉTÉCHIES

Les suffusions sanguines qui se produisent dans le derme et que l'on nomme *pétéchies* se rencontrent dans un certain nombre d'affections tropicales.

Spotted fever. — Ces pétéchies sont un des symptômes les plus caractéristiques de la spotted fever (fièvre tachetée). Dans cette affection l'éruption apparaît d'ordinaire le troisième jour après le début de la fièvre; elle est localisée d'abord aux poignets et aux chevilles, elle se propage ensuite aux bras, aux jambes, à la face, au dos, à la poitrine; elle est plus rare sur l'abdomen.

Au début, les taches sont franchement rouge clair, et leur dimension varie de celle d'une tête d'épingle à celle d'une lentille. A cette période la pression les fait disparaître et elles reparaissent immédiatement. Dans les cas graves, l'éruption est plus foncée et prend une teinte pourpre.

Entre le sixième et le dixième jour les taches cessent de disparaître sous l'influence de la pression et deviennent nettement pétéchiales. Vers le quatorzième jour, et seulement dans les cas bénins, les pétéchies perdent leurs caractères et recommencent à disparaître par la pression.

On observe quelquefois aussi une éruption brune d'aspect marbré.

Les symptômes cutanés disparaissent avec la chute de la température ; les moindres rechutes les font reparaître.

Fièvre jaune. — Nous retrouvons les pétéchies dans une autre affection d'origine américaine, la fièvre jaune. Elles se produisent à la période des hémorragies; elles sont généralement de couleur brun foncé, noirâtres ou violacées; elles varient de l'étendue d'une tête d'épingle à celle d'une pièce de 5 frnacs et peuvent même être plus étendues; elles peuvent siéger sur n'importe quelle partie du corps, des membres ou de la face. Elles sont quelquefois le siège de transsudations laissant perler le sang à la surface de la peau ; c'est ce phénomène si rare en pathologie que l'on a désigné dans la fièvre jaune sous le nom de *sueurs de sang* (Voy. *Hémorragies*).

Verruga. — Les pétéchies annoncent très souvent le début de l'éruption dans la verruga ; elles peuvent aussi se produire au cours de cette éruption ; elles présentent même souvent alors, par suite de leur étendue, l'aspect purpurique.

Béribéri. — Des éruptions pétéchiales s'observent enfin quelquefois dans le béribéri, succédant à des érythèmes polymorphes.

SURPIGMENTATION

La surpigmentation de la peau est un phénomène physiologique normal, dû à l'action des rayons solaires et qui se produit dans les pays chauds comme il se produit dans les régions tempérées, en été, sur la peau des régions découvertes.

Érythème solaire. — L'érythème solaire amène toujours une surpigmentation consécutive à la réfection de la couche épidermique.

Paludisme. — Il existe dans les régions tropicales d'autres causes provoquant la surpigmentation cutanée. On la rencontre en effet dans la cachexie paludéenne, où elle est occasionnée par le pigment mélanique formé par l'hématozoaire aux dépens de l'hémoglobine. Cette surpigmentation, qui donne à la peau de l'Européen une teinte cachou très clair, n'est pas décelable chez le paludéen indigène à peau colorée, et on ne la rencontre, dans la race blanche, que chez les malades qui ont fait un séjour assez long dans des régions paludéennes. L'anémie consécutive aux premiers accès de fièvre donne plutôt lieu à de la pâleur, mais, les accès se multipliant, cette pâleur est avec le temps remplacée par la teinte terreuse caractéristique de la cachexie paludéenne.

Kala-azar. — Une autre affection à hématozoaires amène également de la surpigmentation de la peau : c'est le kala-azar, auquel la coloration plombée des téguments qu'il provoque chez les indigènes dans l'Inde a fait donner son nom : *kala-azar* (fièvre noire). La surpigmentation ne semble pas spéciale aux races colorées dans cette affection, car le malade européen, atteint de kala-azar, qui nous a été montré par Manson à Londres au mois de décembre 1903, présentait la teinte caractéristique que présente la peau des cachectiques paludéens.

Pian. — L'hyperchromie en placards, ou linéaire, succède très souvent à la régression des productions papillomateuses du pian.

Lèpre. — La surpigmentation s'observe aussi dans la lèpre ; dans cette affection, elle peut être généralisée, mais on la rencontre le plus souvent sous forme de taches à bords arrondis d'une étendue plus ou moins grande, et dont les plus petites peuvent ne pas dépasser la grosseur d'une tête d'épingle.

Les macules, dont la teinte varie du fauve clair au brun et même au noir, peuvent être planes ou légèrement surélevées. Elles sont symétriques et siègent de préférence à la région lombaire ou sur les fesses ; on les rencontre aussi sur la face. les cuisses, les bras, les pieds, les mains, la poitrine et le dos, plus rarement sur l'abdomen.

Elles sont presque toujours anesthésiques et c'est par ce caractère surtout qu'elles se différencient des syphilides pigmentaires. Ces dernières se localisent en outre presque uniquement aux parties latérales du cou.

L'anesthésie cutanée dans la lèpre laisse intacte la sensibilité au toucher, mais la sensibilité à la chaleur et à la douleur est complètement abolie ; aussi fait-on avantageusement (surtout lorsque l'on a affaire à des malades dont on ne peut qu'avec peine tirer des réponses satisfaisantes) l'exploration de la sensibilité avec la pointe fine du thermocautère, en mettant la main devant les yeux du malade. Les mouvements de défense indiquent la sensibilité.

Dans les macules, l'anesthésie est toujours plus marquée au centre qu'à la périphérie.

DÉPIGMENTATION

Lèpre. — Les taches hyperchromiques de la lèpre peuvent s'étendre et conserver leur pigmentation ; mais en général, au fur et à mesure qu'elles s'agrandissent par leur périphérie, le centre pâlit et sa couleur devient même plus claire que la couleur normale de la peau : on a alors, chez les Européens, des taches très blanches bordées d'un liséré brun ou fauve, planes ou légèrement surélevées, et dans les races colorées des taches café au lait plus claires que la peau normale. Le liséré hyperchromique, tout en n'étant pas très visible chez les indigènes, est encore très nettement appréciable pour un œil exercé. D'après le plus grand nombre des dermatologistes, la peau circonscrite par le liséré hyperchromique garde toute sa souplesse ; elle n'est jamais indurée comme dans la sclérodermie en plaques.

Les taches achromiques ont les mêmes caractères symétriques et anesthésiques que les macules hyperchromiques, et ce sont surtout ces caractères qui, joints aux commémoratifs, permettront de les distinguer d'avec d'autres dermatites achromiques très communes sous les tropiques (vitiligo, caratés, etc.).

Le bacille spécifique de Hansen ne se retrouve pas constamment dans les macules dépigmentées ; il est plus souvent présent dans les taches lépreuses présentant une légère surélévation que dans les taches planes (Voy. *Technique de l'examen de la peau* et *Diagnostic bactériologique de la lèpre*).

Caratés. — La dépigmentation s'observe aussi dans une variété rare des caratés (*variété blanche*). — Dans cette

variété particulière aux métis, les macules, d'abord roses,
puis très blanches, s'étendent lentement et d'une façon continue sans phénomènes généraux, ni troubles de la sensibilité;
elles peuvent en quelques années blanchir complètement le
tégument d'un métis.

Dans les caratés colorés on observe aussi de l'achromie, et
cette *achromie secondaire*, comme dans la lèpre, débute au
centre d'une tache colorée et s'étend de façon à former une
macule blanche, bordée d'un liséré foncé. Cependant les achromies des caratés donnent des taches plus blanches que les
achromies lépreuses; nous avons vu, en effet, que dans les
races colorées, la dépigmentation donnait aux macules
lépreuses un aspect café au lait, plus clair que la peau environnante et que ces macules lépreuses ne prenaient jamais,
chez les noirs et les métis, un aspect d'un blanc éclatant; enfin
les macules lépreuses sont presque toujours anesthésiques.

Dans les races blanches, le diagnostic des dépigmentations
cutanées des caratés d'avec celles de la lèpre n'aura pas à
être établi; en effet, la seule variété de caratés que l'on
observe chez les blancs est la variété rouge, qui ne présente
jamais d'achromie régressive.

Pian. — L'éruption caractéristique du *pian* est souvent
précédée de taches achromiques et ces mêmes taches succèdent à la régression des papillomes. Dans ce dernier cas,
pourtant, on observe fréquemment aussi de l'hyperchromie.

Les dépigmentations, comme les surpigmentations de la
peau, sont aussi communes que peu étudiées dans les pays
chauds. L'étude des maladies cutanées y est en effet à peine
ébauchée et les affections achromiques ou hyperchromiques
de la peau, du genre de celle qui a été signalée en Indo-Chine
par Jeanselme sous le nom d'*achromie parasitaire de la face
et du cou, à recrudescence estivale*, sont encore peu connues, bien qu'elles soient très fréquentes.

Albinisme. — L'albinisme congénital se rencontre assez
communément chez les indigènes. Nous en avons observé deux

cas à Siguiri, sur les bords du Niger. Les indigènes albinos ont une peau d'un rose foncé, tirant sur le rouge, l'iris rouge, les cheveux et les poils complètement blancs. Ils sont généralement considérés par leurs congénères comme fétiches.

Nous avons également observé dans la même région des cas dans lesquels l'albinisme ne se manifestait chez les noirs que par la teinte blonde des cheveux, mais en aucun cas nous n'avons observé l'albinisme partiel, signalé par certains auteurs, produisant des nègres pies.

LÉSIONS CUTANÉES CHROMATIQUES

Caratés. — Ces curieuses lésions se rencontrent dans les caratés. Elles consistent en des taches diversement colorées en couleurs vives, qui bariolent la peau des individus atteints.

En dehors de toute espèce de symptômes généraux ou de fièvre, il se montre sur les parties découvertes des malades, face, nuque, mains, avant-bras, jambes et plus particulièrement sur les parties saillantes des articulations (coude, genou), des petites taches grisâtres ou rouges, accompagnées de prurit, et d'aspect furfuracé. Ces taches deviennent confluentes, le prurit augmente ainsi que la desquamation. La teinte des taches primitives devient petit à petit plus foncée, et en deux ou trois ans la couleur caractéristique s'établit.

On a l'habitude de distinguer sept variétés de caratés, correspondant aux sept nuances suivantes : violet, noir violacé, rouge, bleu, jaune, noir encre de Chine et blanc. Plusieurs variétés peuvent coexister sur le même sujet, qui présente alors un aspect polychrome du plus saisissant effet. — Les muqueuses peuvent être atteintes.

La peau se kératinise et l'épiderme se crevasse dans les régions envahies, principalement à la paume des mains et à la plante des pieds. Ces lésions sont très douloureuses.

Les malades atteints de caraté exhalent une odeur nauséabonde, très désagréable.

Les taches de caraté peuvent subir une régression et être remplacées par des taches achromiques suivant le processus que nous avons indiqué plus haut. Seul le caraté rouge ne subit pas cette régression ; c'est également le seul que l'on rencontre dans la race blanche.

SYMPTÔMES CUTANÉS DIVERS, NON CARACTÉRISÉS PAR DES CHANGEMENTS DE COLORATION.
SCLÉROSE

Lèpre. — La sclérose cutanée s'observe dans la lèpre. L'induration et l'épaississement de la peau se rencontrent plutôt dans cette affection dans la forme tuberculeuse. Les placards indurés, véritables lépromes en nappe, peuvent subir des surpigmentations et des dépigmentations; ils peuvent occuper de très larges surfaces et couvrir la presque totalité du corps; ils ne doivent pas être confondus avec les macules. Ils sont légèrement surélevés et renferment presque toujours des bacilles de Hansen en grande quantité.

Éléphantiasis des Arabes. — Dans l'éléphantiasis des Arabes, la sclérose marque le stade final de l'évolution des lésions cutanées. La peau distendue se réorganise, mais les fibres élastiques qui ont disparu sont remplacées par du tissu fibreux qui donne une consistance dure de carapace au tégument devenu adhérent aux tissus sous-jacents.

Aïnhum. — La sclérose cutanée s'observe aussi dans l'aïnhum, dont Corre et Manson font une sclérodermie circulaire.

Nous devons aussi signaler, parmi les scléroses cutanées, les hyperkératoses plantaires et palmaires souvent accompagnées de fissures que l'on rencontre dans la lèpre, dans le tokelau, le pian et les caratés.

Hyperkératoses et chéloïdes. — Ces hyperkératoses se

rencontrent également en dehors de toute espèce de cause
pathologique au niveau des coudes, des genoux, ou dans la
région trochantérienne; elles sont dues au frottement des
téguments contre des objets durs, chez les indigènes qui
couchent ou s'accoudent presque nus sur le sol.

La peau chez les noirs semble d'ailleurs être très sujette à
produire ces hyperkératoses, qu'on rencontre très souvent
aussi sous la forme de véritables végétations développées sur
des cicatrices provenant de plaies très insignifiantes; les *cicatrices de clous* ou de *pustules vaccinales* sont ainsi très souvent recouvertes chez eux de chéloïdes dures et sclérosées. Les
tatouages se recouvrent souvent aussi de ces végétations cutanées dont certaines peuplades arrivent même à provoquer la
formation par irritation des plaies ou des dessins de tatouages,
tellement la race semble prédisposée à leur formation.

FLACCIDITÉ

Cet état est produit par la raréfaction du tissu conjonctif
ou la raréfaction des humeurs dans ce même tissu.

Choléra. — Dans l'accès algide du choléra, la peau devient
flasque, elle semble être devenue d'une ampleur exagérée et
prend l'aspect que l'on a désigné sous le nom de *peau de
batracien*. Si l'on pince la peau d'un cholérique, le pli cutané
qui se forme met un certain temps à s'affaisser et à disparaître.

Lèpre. — Chez les lépreux, la peau peut également, à la
suite de raréfaction du tissu conjonctif ou d'atrophies musculaires, devenir flasque, semblable à la peau des vieillards.

SQUAMES

Tokelau. — Les productions écailleuses, régulièrement
disposées en cercles concentriques dans les lésions jeunes,

caractérisent le tokelau. Dans cette affection purement cutanée, dix jours environ après l'inoculation il apparaît sur la peau une petite tache brune qui s'étend, le centre s'éclaircit et la périphérie se couvre d'écailles. Ces écailles adhèrent à l'épiderme par leur extrémité périphérique ; leur base d'implantation est indiquée par un petit liséré rouge ou cruenté.

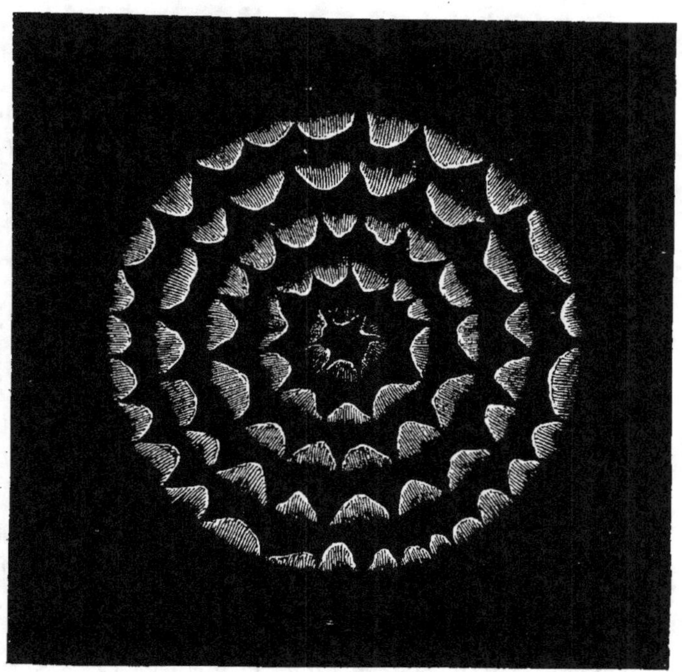

Fig. 84. —Squames en cercles concentriques dans le tokelau, d'après Bonnafy.

L'extrémité qui est tournée vers le centre est libre (fig. 84).

Il se forme une seconde tache au centre du cercle écailleux et par le même processus un second cercle concentrique au premier, puis un troisième, etc. Les écailles de ces différents cercles se recouvrent à la façon des tuiles d'un toit, d'où le nom de *Tinea imbricata* donné par Manson à la maladie (fig. 85).

Elles sont orientées dans le même sens, le bord libre tourné du côté du centre de la cocarde de tokelau. mais les points d'implantation de chaque squame sont trop distants les uns des autres pour que les squames puissent se recouvrir.

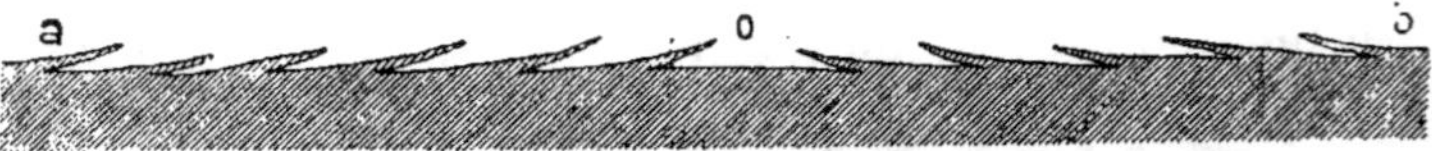

Fig. 85. — Squames dans le tokelau (coupe verticale), d'après Bonnafy.

Les cercles squameux sont grisâtres, couleur de cendre ou jaunâtres. et la peau sous-jacente est dépigmentée ou érythémateuse. Lorsque les cercles sont très abondants, ils se coupent les uns les autres et donnent naissance à des figures très variées.

Ils peuvent siéger sur toutes les parties du corps, face, tronc, membres. La paume de la main et la plante des pieds sont souvent recouvertes d'une corne épaisse dans laquelle se produisent des fissures douloureuses (1).

Les lésions squameuses sont accompagnées d'un prurit très intense.

Dans les squames du tokelau, on retrouve le mycélium ramifié et cloisonné à éléments courts, cubiques, et les fructifications en forme de capitule (fructification du pissenlit) de l'*Aspergillus lepidophyton* (Tribondeau) (fig. 86).

Caratés. — Les taches chromatiques des caratés sont également couvertes de squames fines et furfuracées.

Dans ces squames. on retrouve des mycéliums divers; les variétés violettes, bleues et rouges seraient causées, d'après

(1) Tous les auteurs ne s'entendent pas au point de vue de certaines localisations des lésions du tokelau. Jeanselme, qui a observé en Indo-Chine, déclare que les plis de flexion et les ongles sont fréquemment envahis et que la paume des mains et la plante des pieds présentent de l'hyperkératose. Oswald Baker, Tribondeau et Manson prétendent au contraire que les systèmes de tokelau évitent la région crurale, les aisselles et les ongles, et que la paume des mains et la plante des pieds restent en général indemnes. D'après Scheube, ces régions du tégument ne sont envahies que les dernières et dans les cas invétérés.

Montoya, par des *Aspergillus* à fructifications plus ou moins

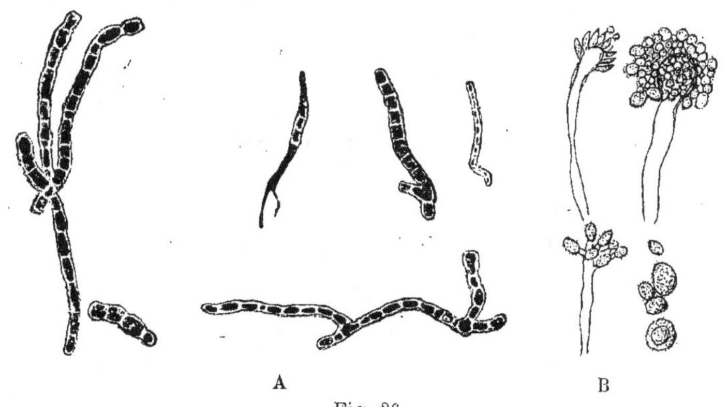

Fig. 86.

A, mycélium cloisonné, ramifié, à éléments cubiques de l'*Aspergillus lepidophyton*, d'après Jeanselme ; B, fructifications et conidies, d'après Wehmer.

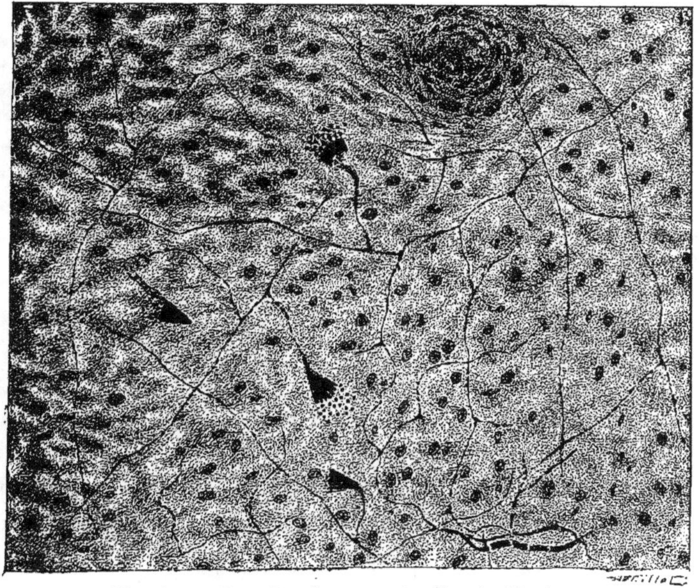

Fig. 87. — Parasite des caratés, d'après Montoya.

caractéristiques que certains mycologistes considèrent comme appartenant plutôt à des *Penicillium* (fig. 87).

La variété noire encre de Chine est due à un microsporon (Darier et Bodin) et la variété blanche à une mucédinée du genre *Monilia* (fig. 88).

VÉSICULES. BULLES ET PHLYCTÈNES

Herpès labial. — Paludisme. — Les vésicules d'herpès labial sont constantes dans les accès paludéens observés

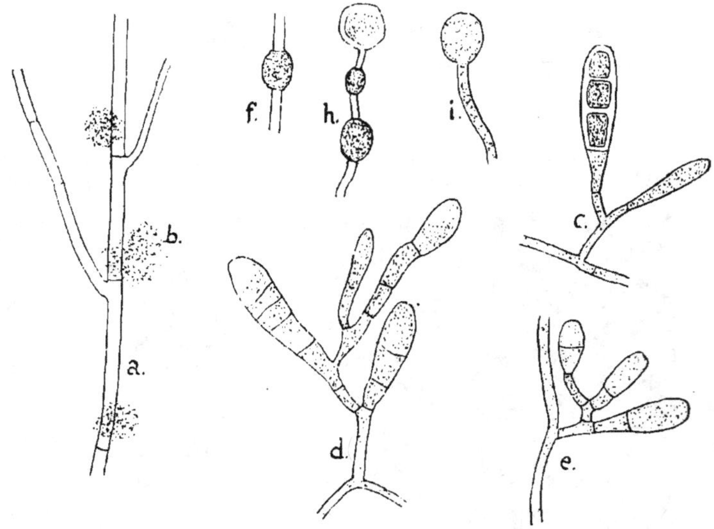

Fig. 88. — Culture d'une mucédinée du genre *Microsporon* obtenue dans un cas de caraté par Darier et Bodin (Jeanselme).

dans la zone tempérée et dans la zone prétropicale ; on les observe plus rarement dans les accès à forme estivo-automnale, ou tropicale de Koch. Cette particularité, que nous avons pu observer, a été également signalée par Scheube.

Cependant, on retrouve l'herpès labial sous les tropiques accompagnant les accès pernicieux, bilieux, hémoglobinurique, etc.

Fièvre récurrente et fièvre jaune. — On rencontre

également l'herpès labial dans la fièvre récurrente, et il a été signalé dans la fièvre jaune.

Béribéri. — Des vésicules succèdent quelquefois dans le béribéri à des érythèmes polymorphes.

Peste. — On observe également des vésicules dans la peste. Dans cette affection on peut distinguer : 1° la vésicule précoce produite par l'inoculation du bacille de Yersin; cette vésicule peut ne pas dépasser la grosseur d'un grain de mil ou s'étendre beaucoup et se transformer en une phlyctène à base indurée (charbon); elle est, d'après Simond, relativement rare et siège de préférence sur le pied ou dans la région malléolaire ; 2° les phlyctènes secondaires, naissant sur des plaques déjà œdématiées et indurées, et caractérisant le début du sphacèle et de l'ulcération des charbons. Le liquide des vésicules et des phlyctènes dans la peste contient le bacille de Yersin.

Lèpre. — Dans la lèpre on rencontre souvent des phlyctènes plus ou moins étendues, qui s'observent surtout sur les membres et aux extrémités. Ces lésions peuvent suppurer et laisser à découvert de grandes surfaces ulcérées ; dans ce cas la maladie prend le caractère ulcéreux et la lèpre est dite *lazarine*. A côté de ces lésions, on rencontre très souvent aussi de très petites vésicules miliaires, de la grosseur d'une tête d'épingle, qui couvrent quelquefois le corps entier, mais plus particulièrement les pieds, les mains et quelquefois les organes génitaux, et que l'on prend souvent pour des lésions de gale. Ces vésicules, comme les phlyctènes précédentes. contiennent souvent le bacille de Hansen, soit dans leur contenu liquide, soit dans la couche sous-papillaire sous-jacente. Elles se rencontrent très souvent au niveau de régions anesthésiques, mais on peut en trouver dans des régions saines en apparence.

Atriplicisme. — Dans l'atriplicisme, on observe également des phlyctènes dont la rupture met à nu des ulcérations ou des plaques de gangrène cutanée.

Verruga. — Dans la verruga, l'éruption verruqueuse peut être précédée d'une éruption de petites vésicules à contenu clair et transparent.

Pemphigus contagiosus. — Les lésions bulleuses s'observent aussi dans une affection commune particulièrement chez les enfants en Chine et dans la presqu'île de Malacca. Cette éruption, appelée par Manson *pemphigus contagiosus*, est caractérisée par l'apparition, principalement dans les régions de flexion (aisselle et pli inguinal), de phlyctènes dont la rupture met à nu un derme rouge. Les ulcérations légères ainsi produites ne tardent pas, en général, à se cicatriser ; quelquefois, pourtant, il y a production de bulles secondaires et extension périphérique. Les phlyctènes sont d'habitude peu nombreuses ; elles présentent une recrudescence estivale et se réinoculent facilement par le grattage ; aussi les enfants présentent-ils souvent des éruptions multiples.

Ulcère des pays chauds. — Les phlyctènes se rencontrent enfin comme lésion de début de l'ulcère des pays chauds. Dans cette dernière affection, elles se montrent sous la forme de larges bulles à contenu séro-sanguinolent dont la rupture amène la constitution de l'ulcère.

NÉCROSES ET GANGRÈNES

Peste. — Dans la peste, les gangrènes débutent par une induration œdémateuse et douloureuse de la peau siégeant en un point quelconque du corps et variant de dimensions entre la grandeur d'une pièce de 50 centimes et celle d'une pièce de 5 francs ; elles peuvent être encore plus étendues.

Ces indurations bien délimitées donnent au toucher la sensation d'une pièce de monnaie que l'on aurait introduite sous la peau. Elles ne tardent pas à s'éliminer par sphacèle, et constituent ce qu'on appelle les *charbons*.

Paludisme. — Kelsch et Kiener ont également signalé

des gangrènes cutanées dans la cachexie palustre; elles siègent, d'après ces auteurs, au tronc, aux membres, au scrotum ou sur le prépuce; elles peuvent être très étendues et multiples. Chez certains cachludéctiques paeens, une opération chirurgicale, l'exposition au froid, ou même un léger traumatisme peuvent en amener la production.

On peut également, d'après les mêmes auteurs, observer du noma et de la gangrène des extrémités dans la cachexie paludéenne.

Choléra. — Dans le choléra, on peut observer, dans les formes très graves, des gangrènes cutanées, siégeant parfois aux extrémités, sous forme de gangrène sèche symétrique. Ces accidents s'observent lors de la période de réaction ou pendant la convalescence.

Fièvre jaune. — Dans la fièvre jaune, il n'est pas rare d'observer des plaques de gangrène siégeant au niveau des organes génitaux, scrotum, prépuce, vulve. Ces plaques gangreneuses, qui se montrent à la période hémorragique de la maladie, se rencontrent presque toujours dans quelques cas au cours d'une épidémie. Elles se retrouvent, quoique plus rarement, dans la fièvre jaune, sur les autres parties du corps, ainsi que l'a observé Lefort à la Martinique en 1887.

Spotted fever. — Dans les cas graves de spotted fever, des nécroses cutanées se produisent également; elles siègent d'habitude au niveau des doigts ou des orteils ou sur les organes génitaux.

Typhus exanthématique. — Dans le typhus, on peut aussi rencontrer des plaques gangreneuses sur les organes génitaux ou sur d'autres parties du corps.

Fièvre japonaise de rivière. — La fièvre japonaise de rivière est caractérisée, dès le début des symptômes d'invasion, fièvre, céphalalgie, anorexie, etc., par la production, généralement aux membres, d'une ou de plusieurs petites escarres, de 2 à 4 millimètres de diamètre, accompagnées d'engorgement douloureux des ganglions correspondants de l'aine ou de l'aisselle. La chute de l'escarre se produit au bout de quinze jours environ, laissant à sa place un ulcère.

Lèpre. — La nécrose et la gangrène s'observent dans la lèpre et, dans cette affection, siègent au niveau des articulations de la main ou à la plante du pied. Elles constituent ce qu'on appelle les *maux perforants*.

Atriplicisme. — Dans l'atriplicisme, on observe aussi des gangrènes cutanées.

Piqûres de poissons venimeux. — Des nécroses peuvent encore se produire à la suite de la piqûre par les épines en rapport avec des glandes à venin, que présentent sur leurs nageoires certains poissons des mers de l'Europe, de l'Ouest africain, de l'océan Indien, de la Polynésie et du Japon. Ces gangrènes se terminent par ulcération.

Injections de quinine. — Les injections de quinine, lorsqu'elles sont mal faites, peuvent enfin provoquer des plaques gangreneuses avec élimination d'un sphacèle. Cela se produit lorsque, au lieu d'enfoncer jusqu'au bout l'aiguille de la seringue, on l'enfonce insuffisamment ou trop obliquement. L'injection est douloureuse et le liquide est difficilement chassé par le piston; c'est que la solution est alors poussée dans le derme au lieu d'être introduite dans le tissu sous-cutané. De semblables injections sont toujours suivies de sphacèles plus ou moins étendus, et d'ulcération.

ULCÈRES

D'une façon générale, les ulcères ne s'établissent pas d'emblée, ils succèdent à des bulles, des vésicules, des phlyctènes, ou à des gangrènes. Le caractère dominant de tous les ulcères est d'avoir une marche chronique, et de ne présenter aucune réaction de régénération des tissus.

Ulcères dans les diverses maladies des pays chauds. — Nous avons vu qu'ils succèdent aux nécroses des charbons pesteux, aux sphacèles de la fièvre jaune et de la cachexie paludéenne, ainsi qu'à l'élimination des escarres que l'on rencontre au début de la fièvre japonaise de rivière.

Ils succèdent également *in situ* aux phlyctènes dans la lèpre dite *lazarine*, et dans l'atriplicisme.

Kala-azar. — Dans le kala-azar les ulcérations cutanées sont fréquentes surtout à la dernière période de la maladie. Elles sont surtout remarquables en ce sens que les produits de raclage que l'on peut en extraire renferment le *Piroplasma Donovani*. Ces localisations cutanées peuvent être très utiles pour permettre d'établir le diagnostic.

Ulcère tropical. — L'ulcère tropical est généralement recouvert d'une membrane grisâtre, diphtéroïde, et sécrète une sanie infecte. Au fur et à mesure qu'il s'étend, sa partie centrale devient fongueuse, la membrane grisâtre se localisant aux bords.

Il existe une variété d'ulcère des pays chauds qui ne présente pas cette membrane, qui a un contour ovale assez net et que Jeanselme a très judicieusement comparée à une gomme ouverte.

Les lésions ulcéreuses peuvent s'étendre en largeur sur des étendues considérables et même en profondeur, attaquant aponévroses, muscles et articulations. Les cicatrices qui se forment après guérison sont très fragiles; ces cicatrices peuvent être rétractiles et gêner considérablement le fonctionnement d'un membre.

Divers auteurs ont signalé l'influence du scorbut, de la dysenterie et du paludisme sur la production de ces ulcères, et l'on est en droit de se demander si les nécroses cutanées signalées par Kelsch et Kiener chez les cachectiques paludéens d'Algérie ne rentrent pas dans le même cadre (ulcère des pays chauds).

Cross, qui a observé dans l'Afrique centrale anglaise, signale que presque tous les malades atteints d'ulcères phagédéniques sont des paludéens. Il fait de ces ulcères, qu'il appelle *malarial ulcer* ou *fever sore*, une simple manifestation du paludisme.

Nous serions, pour notre part, plutôt portés à penser que, dans la plupart des cas, l'ulcère tropical ne constitue pas une entité morbide, mais bien plutôt une complication d'une maladie infectieuse ou parasitaire.

A côté des ulcères vrais, il convient de citer les ulcérations que peuvent causer certains parasites animaux.

ULCÉRATIONS PARASITAIRES

Puce chique. — Ce petit insecte, originaire d'Amérique, a été transporté sur la côte occidentale d'Afrique, puis à

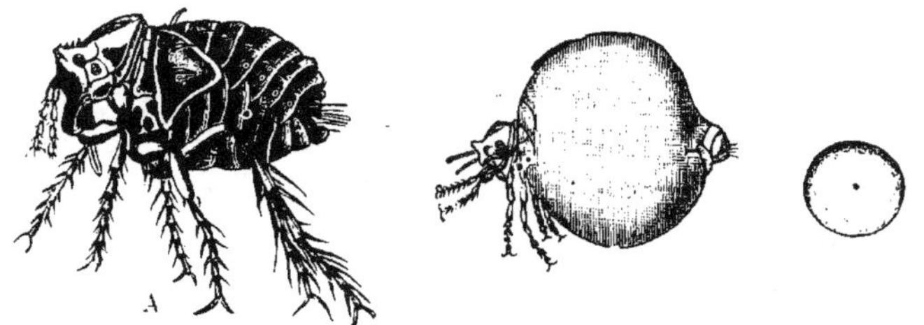

Fig. 89. — A, puce chique ; B, femelle ovigère ; C, la même, grandeur naturelle.

Madagascar. Il ressemble tout à fait à la puce de l'homme, mais est environ quatre fois plus petit. Lorsque la femelle s'est introduite sous l'épiderme, elle gonfle son abdomen qui se remplit d'œufs. Cet abdomen rempli d'œufs, vu par transparence au travers d'une mince couche épidermique, a l'aspect d'une petite vésicule d'aspect nacré.

C'est une vésicule plane, ne dépassant pas le niveau de la peau environnante ; elle a un peu l'aspect d'une vésicule vaccinale, et l'on distingue souvent en son milieu un petit point noirâtre. Elle siège principalement aux pieds, et plus particulièrement à la plante des pieds ; on peut la rencontrer en tous les points du corps chez les indigènes qui couchent

presque nus dans la poussière. Lorsqu'elle s'attaque aux mains,
il est rare qu'elle ne soit pas aperçue et extirpée avant qu'elle
n'ait eu le temps d'entrer sous l'épiderme.

La formation de la vésicule est accompagnée le plus souvent
de démangeaisons particulièrement intenses pendant la nuit.
L'ablation du parasite, lorsqu'elle n'amène pas la rupture de
la poche d'œufs, laisse à découvert le derme rouge, refoulé en
forme de cupule; la cicatrisation se fait, dans ce cas, en vingt-
quatre heures, même dans les chaussures. Lorsque la poche
ovigère a été ouverte pendant l'extraction, la petite cupule
suppure, mais pendant quelques jours seulement, si elle est
pansée. La tête est généralement le point qui est le plus difficile à extraire et celui par lequel le parasite se maintient fixé.
Lorsque la poche se rompt sous la peau, il y a infection et
production d'abcès ou d'ulcères, qui peuvent prendre le caractère envahissant et amener la chute des orteils.

La puce chique occasionne parfois de tels dégâts que,
quelque temps après son importation à Madagascar par les
tirailleurs sénégalais (1899), son invasion mit le gouvernement
dans l'obligation de rapatrier tous les travailleurs italiens qui
avaient été embauchés pour les travaux du chemin de fer.

La puce chique mâle peut, dit-on, pénétrer également sous
la peau. On remarque souvent, dans les pays où il existe des
chiques, des démangeaisons intolérables sans qu'il se produise
de vésicules apparentes, et les indigènes prétendent que ces
démangeaisons sont occasionnées par la puce chique mâle. Le
fait n'a jamais été vérifié.

Filaire de Médine. — La filaire de Médine, lorsqu'elle
apparaît à la surface de la peau, y occasionne une petite
ampoule qui se rompt et laisse à sa place un petit ulcère
superficiel de 20 à 25 millimètres de diamètre. Au centre de
cet ulcère on peut voir un petit trou; la tête du ver fait souvent saillie hors de cette petite ouverture.

Si l'on verse de l'eau froide sur la plaie et sur le ver, ce
dernier se contracte et expulse une certaine quantité de

Maladies tropicales. 30

liquide lactescent qui, examiné au microscope entre lame et lamelle, se montre renfermer une multitude d'embryons mobiles (Voy. fig. 17, p. 106).

Myases. — Certaines larves de mouches, telles que le ver Macaque et le ver du Cayor, peuvent déterminer également des ulcérations de la peau. Ces mouches pondent leurs œufs sur la peau dans laquelle les jeunes larves pénètrent en y produisant une tuméfaction avec écoulement d'un liquide séro-purulent, mélangé des excréments noirs du parasite.

Le ver Macaque est la larve de la *Dermatobia cyaniven-tris* (Amérique intertropicale). R. Blanchard a démontré que la larve cuticole appelée *Torcel* ou *Berne* représente le même parasite un peu plus gros et à un stade plus avancé (fig. 90).

Le ver du Cayor (Sénégal), beaucoup plus petit que le précédent, auquel il ressemble par ailleurs, représente la larve de l'*Ochromya anthropophaga*.

Il s'introduit également sous la peau de l'homme, et en sort au bout de six à sept jours.

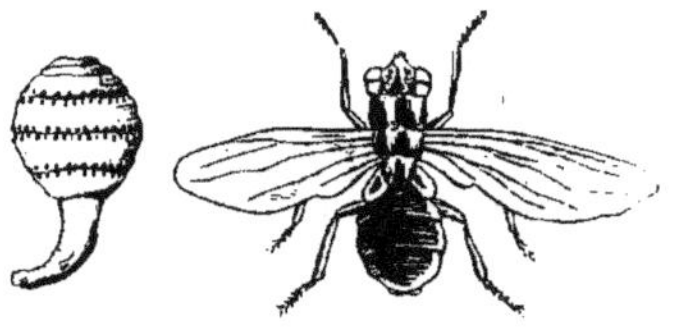

Fig. 90. — Ver Macaque et *Dermato-bia cyaniventris* (grandeur natu-relle).

Les myases cutanées, dont les parasites n'ont pas encore été tous identifiés, seront diagnostiquées d'avec des suppurations banales par la constatation du parasite. Sa présence pourra être soupçonnée grâce à la sensation que donne la petite tumeur qu'il forme et par la présence de ses excréments noirâtres, constatés dans le pus qui s'écoule du petit foyer qu'il crée sous la peau.

PUSTULES

Elles n'ont rien de bien particulier dans les pays chauds ; les pustules varioliques, à part la question de pigmentation de

la peau des indigènes, n'ont rien qui diffère de l'aspect des pus
tules varioliques que l'on observe dans les régions tempérées.

Peste. — Nous rappellerons, au sujet de cette affection,
que Zabolotny a signalé en Mongolie une forme de peste
caractérisée par des pustules, dont le contenu d'abord clair se
trouble au bout de vingt-quatre heures, et prend l'aspect
hémorragique. Ces pustules renferment le bacille de Yersin.

Verruga. — L'éruption de la verruga du Pérou peut être
précédée de très petites pustules, à contenu trouble, qui
donnent naissance aux petites tumeurs verruqueuses caractéristiques de la maladie.

Craw-craw. — On rencontre enfin sur la côte occidentale
d'Afrique des lésions prurigineuses, débutant par des papules,
des vésicules, et aboutissant quelquefois à des pustules. Elles
siègent sur toutes les parties du corps, ont souvent une disposition circinée et constituent ce qu'on appelle le *craw-
craw*. O'Neil a retrouvé dans le contenu de ces pustules une
filaire. Manson pense que cette filaire pouvait exister dans le
sang du malade dans cette région, où un indigène sur deux
est atteint de *Filaria perstans*.

Il est reconnu que sous le nom de *craw-craw* on a
englobé de nombreuses dermatites d'origine complètement
différente. Chaque fois qu'un noir se gratte, les indigènes
ont l'habitude de dire qu'il a le craw-craw.

TUBERCULES CUTANÉS

Les tubercules cutanés se rencontrent dans la lèpre.
Ils succèdent presque toujours à une éruption érythémateuse
ou se développent sur des macules pigmentées ; on les rencontre rarement sur les taches achromiques. Ils donnent
d'abord la sensation de petits grains de plomb inclus à
l'intérieur du derme. Ils peuvent rester pendant de longues
années stationnaires, grossir, ou devenir confluents. Ils

siègent de préférence à la face, à laquelle ils peuvent, par
suite de leur confluence, donner cet aspect bosselé que l'on a

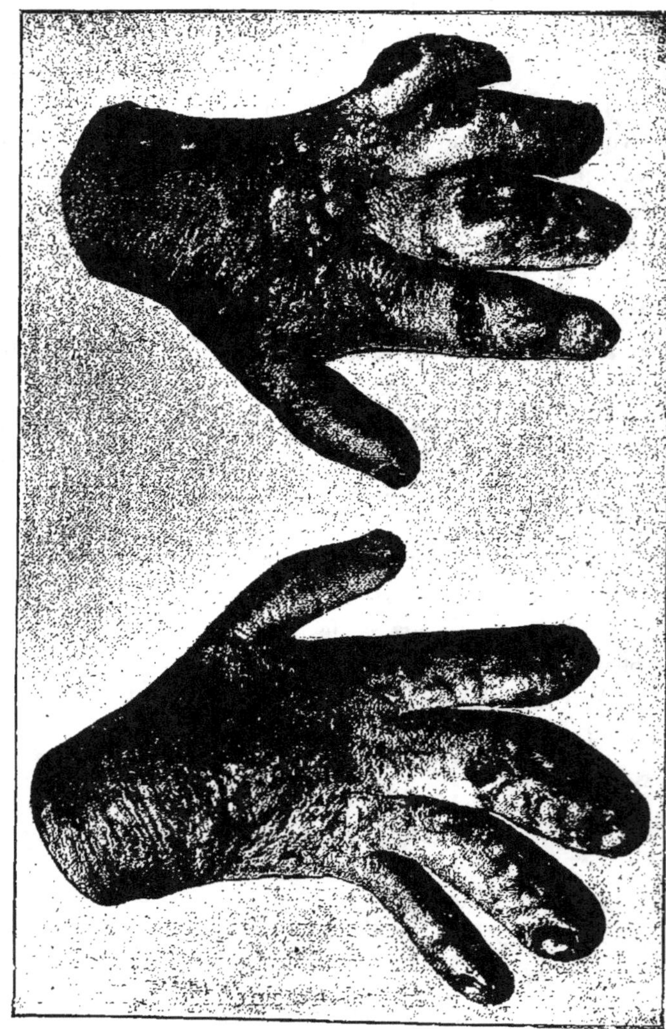

Fig. 94. — Mains à doigts renflés en boudins dans la lèpre tuberculeuse,
d'après Jeanselme (Moulage de l'hôpital Saint-Louis).

comparé au mufle d'un lion (lèpre léonine); aux mains, dont
les doigts se renflent en boudins (fig. 94), tandis que l'en-

vahissement des articulations par les tubercules amène la

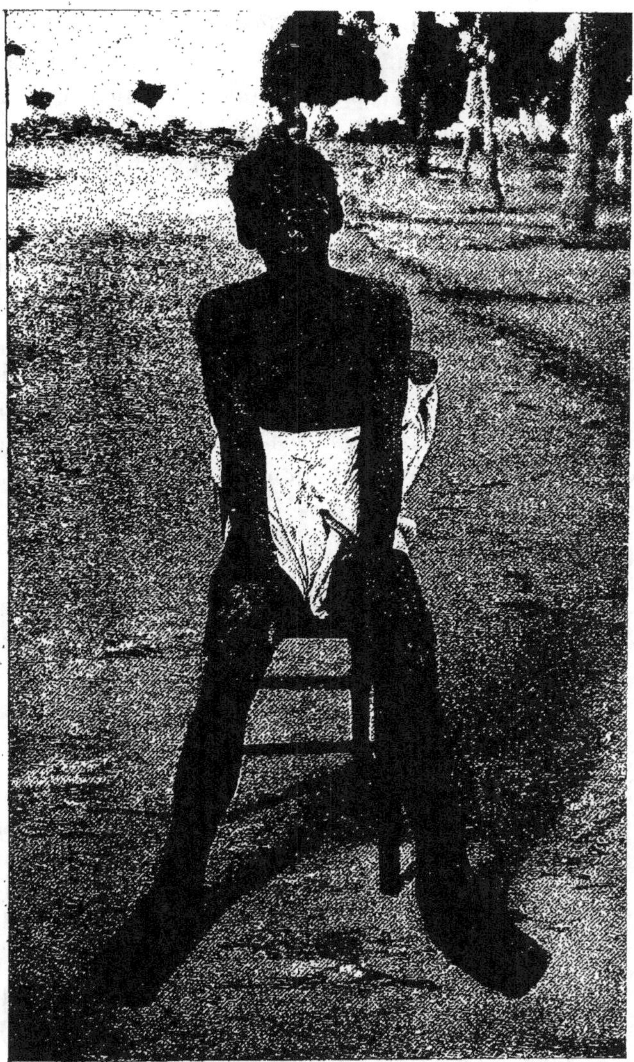

Fig. 92. — Botte lépreuse dans la lèpre à forme tuberculeuse
(éléphantiasis des Grecs).

chute et la disparition des phalanges, par suite d'un processus ulcéreux tout différent de celui que l'on observe dans la lèpre nerveuse, dans laquelle il y a résorption des tissus.

Lorsque les tubercules siègent aux extrémités inférieures, ils y occasionnent les mêmes troubles et les mêmes amputations ; mais en outre il se produit une infiltration de la face dorsale du pied de la région péri-malléolaire et du bas de la jambe donnant aux jambes des lépreux un aspect caractéristique (botte lépreuse, éléphantiasis des Grecs) (fig. 92).

Dans la lèpre il arrive que très souvent les néoplasies ne se présentent pas sous une forme globuleuse, mais qu'elles sont répandues en nappe diffuse, dans toute l'épaisseur du derme, induré par suite de l'infiltration qu'il subit. A part la structure histologique, ces lépromes pourraient être considérés comme des tubercules, dont ils ont la signification symptomatologique. Les tubercules et les lépromes en nappe sont anesthésiques ; ils renferment toujours, et en très grande abondance, le bacille de Hansen (Voy. *Technique de l'examen de la peau*). Ils s'ulcèrent et donnent lieu à des plaies infectes, presque toujours incurables.

GRANULOMES

Granulome ulcéreux des parties génitales. — Cette lésion siège, ainsi que son nom l'indique, sur le scrotum, le pénis, les grandes lèvres, les plis inguinaux, le périnée et le pli interfessier ; elle débute par l'apparition en ces régions d'une petite tumeur rosée, d'aspect noduleux. Cette tumeur s'excorie, découvrant une surface granuleuse, saignante, laissant suinter souvent un liquide abondant et infect, ou couverte de croûtes sèches. La lésion s'étend par la périphérie, où les granulations sont plus grosses et plus nettes qu'au centre. Le centre, en effet, se déprime ; il présente quelquefois des ilots granuleux, ou des ilots cicatriciels durs, plissés et rétractiles (Voy. fig. 30, p. 160).

D'autres fois, la cicatrisation se produit à une extrémité, tandis que la lésion gagne de l'autre côté.

Les cicatrices sont recouvertes d'une pellicule très mince, soit plus claire, soit plus foncée que la peau des régions voisines. Il ne se produit pas de réaction ganglionnaire.

Un des caractères du granulome ulcéreux est d'être rebelle à tous les traitements. Après avoir vainement essayé de tous les caustiques, nous avons obtenu la guérison, dans un cas observé par nous à la Martinique, chez un chauffeur venu de la Guyane, grâce à des cautérisations au chlorure de zinc déliquescent.

Bouton d'Orient. — C'est encore un granulome et P. Manson le définit *granulome ulcéreux de la peau*. Il siège sur les parties découvertes ; on le rencontre plus fréquemment à la face en Orient, tandis qu'il se montre plus souvent aux membres en Algérie, où il est connu sous le nom de *bouton de Biskra.*

Il débute par une papule surmontée d'une petite nodosité ; cette nodosité se recouvre d'une croûte, qui, souvent enlevée par des grattages, dus au prurit qui caractérise le bouton d'Orient, se reforme par concrétion du liquide séro-purulent que sécrète continuellement la partie ulcérée sous-jacente.

Les contours de la lésion s'épaississent et s'indurent. L'ulcération, dont le fond est granuleux principalement à la base du bourrelet qui la borde, s'étend d'elle-même par sa périphérie, ou bien il se produit tout autour une série de petits granulomes secondaires qui se fusionnent avec la lésion primaire, sans que l'ulcère dépasse pourtant d'ordinaire 2 à 3 centimètres de diamètre.

Les ganglions lymphatiques correspondants sont tuméfiés.

Les boutons d'Orient sont très souvent uniques ; on en rencontre quelquefois deux, trois, quatre, chez le même sujet, rarement un plus grand nombre, six à douze. Cependant Weber en a signalé quarante-trois dans un cas ; ils sont peu douloureux. mais ils mettent longtemps à se cicatriser, trois à quatre mois au minimum et souvent douze mois (d'où le nom de *bouton d'un an*).

De nombreux auteurs ont retrouvé des microbes dans le bouton d'Orient (Duclaux, Chantemesse, Poncet, Heydenreich, Riehl, Le Dantec et André, Nicolle et Noury-Bey).

Cunningham et Firth y ont signalé des parasites du genre protozoaire. Enfin. en janvier 1904, J.-H. Wright décrit un parasite qui semble différent de ceux décrits précédemment

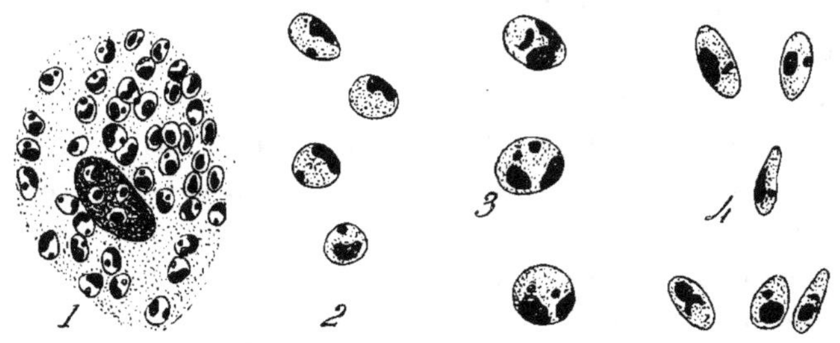

Fig. 93. — *Helcosoma tropicum*.

1-3, d'après Wright: 4, d'après Martinowski: 1, grossissement 700 diamètres environ ; 2-4, grossissement 1400 diamètres environ (Mesnil).

par Cunningham et Firth et qu'il appelle *Helcosoma tropicum*.

Ce parasite se rencontre particulièrement dans les frottis; on le retrouve difficilement dans les coupes. Il est libre ou contenu, souvent en grande quantité, dans de grandes cellules mononucléaires. Il est généralement sphérique ou piriforme, mesure environ 4 μ de long sur 3 μ de large et présente des contours bien définis. Par la méthode de Laveran, le parasite se colore en bleu très pâle à la périphérie, le centre restant incolore. Il est muni d'un gros karyosome et d'un petit centrosome qui se colorent en lilas. Le centrosome se colore d'une façon plus intense que le karyosome, il peut affecter une forme ronde punctiforme ou une forme plus ou moins ovalaire. On voit souvent un petit filament chromatique se détacher de ce centrosome pour se diriger vers le karyosome ou vers la partie effilée du parasite lorsque ce dernier est piriforme. Certains auteurs voient dans ce filament quelque chose d'analogue à la base d'un flagelle; Mesnil n'a jamais pu distinguer d'une façon certaine de flagelle libre dans les préparations d'*Helcosoma tropicum*; il range le nouveau protozoaire à côté du *Piroplasma Donovani*, en faisant des réserves sur l'identité des deux parasites.

TUMEURS CUTANÉES DIVERSES

Verruga. — L'éruption de la verruga du Pérou est constituée par de petits nodules cutanés qui peuvent être très nombreux et rester de petite taille (éruption miliaire), ou acquérir la dimension d'une orange (verrugas mulaires), ces dernières étant généralement moins nombreuses que les précédentes.

Elle succède aux symptômes prodromiques, anémie, fièvre et douleurs articulaires, et se produit souvent pendant une période d'apyrexie; néanmoins, les poussées de verrugas mulaires sont très fréquemment accompagnées de fièvre. Les douleurs articulaires cessent au moment des éruptions.

Les petites tumeurs nodulaires constituant les jeunes verrugas sont souvent précédées de petites pétéchies, de petites vésicules ou de petites pustules; d'autres fois elles débutent immédiatement par une élévation de la peau d'un blanc mat. La petite nodosité ainsi formée grossit et atteint des dimensions qui varient de la grosseur d'une tête d'épingle à celle d'un petit pois. Jusque-là, l'éruption est considérée comme *miliaire*; au-dessus de ces dimensions, la verruga est dite *mulaire*.

Les plus petites tumeurs (miliaires) deviennent rouges, et peuvent acquérir une teinte assez foncée; elles sont sessiles.

Les plus grosses (mulaires) sont plutôt rosées et pédiculées.

Les unes comme les autres, mais principalement les petites, ont quelquefois l'aspect corné et représentent de

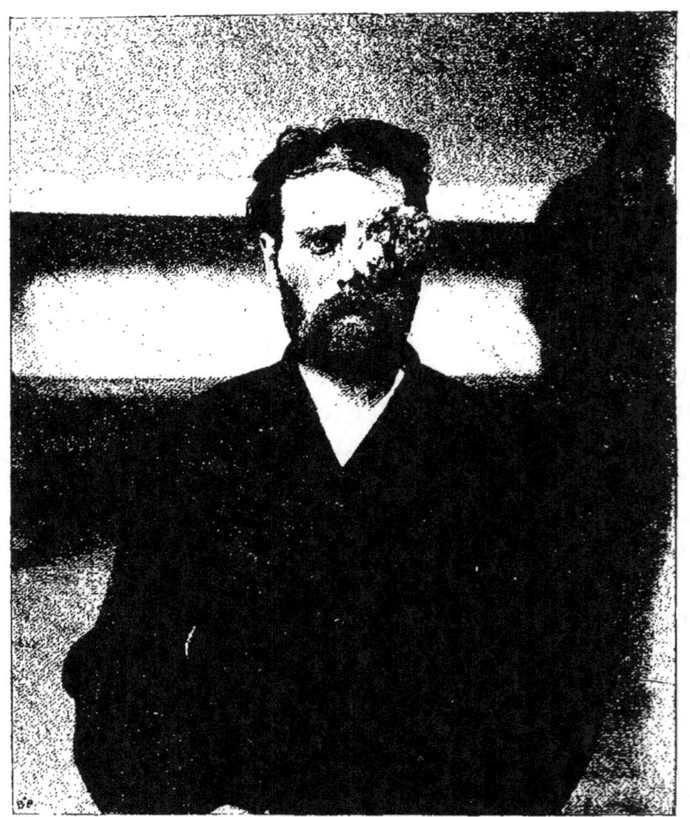

Fig. 94. — Verruga mulaire (d'après Odriozola).

véritables verrues. Dans la grande majorité des cas, néanmoins, leur aspect et leur structure histologique les rapprochent plutôt des sarcomes.

Sur les tumeurs qui présentent ces caractères, on observe de petites hémorragies, et presque toujours on distingue un petit point rouge ou noirâtre, par où s'est produit l'écoulement sanguin. D'autres fois, il peut se produire une ulcération avec suintement d'un liquide jaunâtre. Les tumeurs se réduisent petit à petit, soit spontanément, soit à la suite d'hémorragies ou d'ulcération, ou enfin à la suite de transformation cornée, et elles tombent alors sous forme de lamelles épidermiques.

Les tumeurs mulaires pédiculées tombent souvent par suite de rupture par ulcération du pédicule.

La durée de l'éruption, qui se produit par poussées successives, est de quatre à six mois, mais elle peut atteindre deux ans.

Les verrugas siègent de préférence à la face et aux membres, mais on peut les rencontrer, quoique rarement, et toujours en très petit nombre, sur le tronc. Elles peuvent se retrouver sur toutes les muqueuses et dans le tissu conjonctif de tous les organes, foie, rate, reins, poumons. Ces éruptions internes sont toujours très graves.

Les verrugas naissent en général dans l'intérieur du derme ; cependant les grosses tumeurs mulaires naissent souvent dans le tissu cellulaire sous-cutané et se font jour au travers de la peau. Au point de vue bactériologique, elles ont été examinées en 1898 par Nicolle et par Letulle, qui, tous deux, ont signalé la présence dans leur intérieur d'un bacille acido-résistant très voisin du bacille de Koch.

Papillomes. — Pian. — Dans le pian, après les symptômes prodromiques, fièvre irrégulière et troubles divers : céphalées, douleurs articulaires et ostéocopes, macules achromiques, prurigineuses, la lésion caractéristique se produit sous forme d'un bouton ressemblant à un furoncle. Ce furoncle se vide, le fond de l'ulcération prolifère, poussant des prolongements papillomateux qui donnent à la lésion l'aspect d'une framboise, d'où le nom de *frambœsia*. La lésion s'étend par la périphérie, elle peut se cicatriser en son centre et l'on a alors des éléments *circinés* qui peuvent, en se coupant les uns les autres, former des dessins variés.

Tous ces éléments sont généralement recouverts de concrétions crustacées. Ils peuvent se rencontrer sur tous les points du corps et particulièrement au niveau des orifices naturels ou dans les plis de flexion, mais ils respectent toujours les muqueuses.

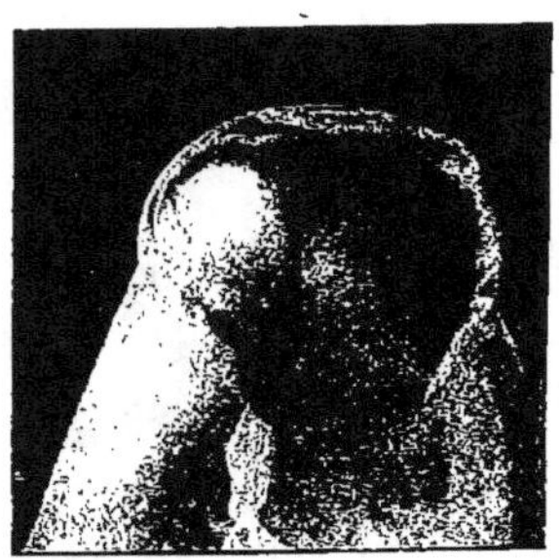

Fig. 95. — Un élément pianique (d'après Jeanselme).

A la paume des mains ou à la plante des pieds il se produit de l'hyperkératose accompagnée de fissures, et les éléments du pian qui cherchent à se faire jour au travers d'une épaisse couche cornée sont très douloureux ; il est souvent nécessaire d'abraser cette assise cornée pour leur livrer passage.

La durée de croissance des papillomes pianiques est de trois semaines environ ; ils restent stationnaires le même temps, puis entrent en régression et se dessèchent ; des taches achromiques ou hyperchromiques leur succèdent.

Mycétomes. — Pied de Madura. — Ces tumeurs naissent en général à la plante du pied sous forme de granulations dures. Elles grossissent lentement, puis s'ouvrent en donnant issue à un liquide légèrement purulent, sirupeux, contenant en suspension des grains jaunes, des grains rouges ou des grains noirs ressemblant à des grains de poudre. Les plaies formées n'ont aucune tendance à la cicatrisation, et l'affection gagne en profondeur par suite de la production de nouvelles granulations ; il se forme ainsi dans l'épaisseur de la peau du tissu sous-cutané, du tissu musculaire et même du tissu osseux complètement ramolli, des sinus et des trajets fistuleux, qui laissent sourdre un pus spécial, renfermant des grains jaunes, rouges ou noirs. Le pied est généralement très enflé et complètement déformé.

Dans les grains jaunes que renferme le pus ou dans des coupes de peau, l'examen microscopique démontre la présence d'un mycélium ramifié non cloisonné bien étudié par Vincent et qui a été désigné sous le nom de *Streptothrix Maduræ*.

Ce mycélium présente, au centre du grain jaune, un aspect feutré ; à la périphérie il prend une disposition radiée.]

Le *Streptothrix Maduræ* cultive sur les infusions végétales, les pommes de terre et les carottes.

Dans les grains noirs, Bouffard, Brumpt et Chabaneix ont trouvé un mycélium cloisonné et ramifié beaucoup plus large que le précédent et que Laveran a nommé *Streptothrix mycetomi*.

Le *Streptothrix mycetomi* n'a pas pu jusqu'à ce jour être cultivé d'une façon certaine.

Dans la variété à grains rouges, le parasite n'a pas encore été déterminé.

SYSTÈME PILEU

Lèpre. — Les poils, ainsi que nous l'avons vu, tombent dans la lèpre dans les territoires envahis par les lésions lépreuses. La chute de la barbe, de la moustache, des cils et des sourcils, donne alors au malade un aspect glabre que certains auteurs ont comparé à la physionomie d'un eunuque. Par contre, il n'y a jamais d'alopécie du cuir chevelu, lequel n'est jamais atteint par les lésions lépreuses.

Caratés. — Dans les caratés, les poils cessent de pousser dans les régions envahies, mais les barbes bien développées résistent et protègent la peau qu'elles recouvrent. Les cheveux restent indemnes.

Piedra de Colombie. — Les cheveux sont par contre atteints dans une autre affection des mêmes régions, la piedra. Dans cette maladie, les cheveux présentent en de très nombreux points de leur longueur de petits renflements durs invisibles à l'œil nu, mais très sensibles au toucher. Ils sont parfaitement sentis lorsqu'on fait glisser le cheveu entre le pouce et l'index. Ils déterminent un crépitement lorsqu'on

passe le peigne dans les cheveux. Au niveau de ces renflements on distingue au microscope (Voy. *Technique de
l'examen de la peau*) des spores polyédriques analogues
à celles des trichophytons, mais deux fois plus volumineuses. Le cheveu ne tombe pas et il n'y a pas d'alopécie. L'affection cède d'ailleurs rapidement au savonnage
et aux soins de propreté.

ONGLES

Lèpre. — Les ongles participent dans la lèpre au processus général de destruction. Dans les formes ulcéreuses
et tuberculeuses, ce sont les onyxis et périonyxis qui les éliminent; dans les formes trophoneurotiques, ongles et matières
onguéales participent au processus de résorption, s'atrophient
et finissent par disparaître.

Pian. — Dans le pian, on observe également des périonyxis avec chute des ongles dans les régions envahies par
les éléments pianiques.

Tokelau. — Les ongles sont infiltrés par le parasite du
tokelau; ils s'effritent. Une grande quantité de cellules épithéliales et de mycélium s'accumule entre les doigts et
ces ongles qui présentent des caractères dystrophiques très
accusés.

Caratés. — Dans les caratés, au contraire, les ongles
restent indemnes.

MODIFICATIONS DES FONCTIONS SUDORALES

Les fonctions sudorales acquièrent une grande importance
dans les régions tropicales et nous avons vu que leur exagération, qui est le premier phénomène de réaction de l'organisme transplanté dans les régions tropicales, amène plus ou

moins vite chez les blancs la production des bourbouilles. La transpiration est un des modes de régulation des centres thermogènes qui permettent à la température du corps de se maintenir constante dans une atmosphère surchauffée. Il y a suppression complète des fonctions sudorales au début du coup de chaleur et de l'insolation.

Paludisme. — Dans le paludisme, les crises sudorales marquent la fin des périodes fébriles ; ce sont elles qui terminent les accès paludéens. Dans l'accès pernicieux diaphorétique, le stade des sueurs est très exagéré, il s'accompagne d'algidité, de petitesse du pouls et d'une aggravation dans l'état général.

Fièvre de Malte. — On observe également des crises diaphorétiques marquant la fin des accès rémittents de la fièvre de Malte et se produisant alors généralement le matin.

Dengue. — On les observe aussi marquant la chute de la température à la fin de la première et de la troisième période de la dengue.

Verruga. — Dans la verruga, les crises sudorales suivent également les poussées fébriles.

Choléra. — Dans la période algide du choléra, la peau est baignée de sueur visqueuse.

Abcès du foie. — On retrouve des crises sudorales avec ce même caractère de viscosité, succédant aux accès de fièvre hectique qui se montrent à la fin de la journée dans les cas d'abcès du foie.

Béribéri. — Dans le béribéri on a signalé une sécrétion sudorale abondante générale ou limitée à une région.

Enfin, dans un grand nombre d'affections cutanées il peut se produire de l'hypersécrétion ou, au contraire, des arrêts dans les fonctions sudorales. Ces modifications sont fréquentes dans la lèpre au début ; elles se retrouvent au niveau des macules dans la lèpre confirmée.

Odeurs particulières dégagées par la peau dans quelques maladies tropicales. — En dehors des odeurs particulières à chaque race, qui n'ont rien à voir avec la pathologie, on reconnaît que certaines maladies ont une odeur particulière.

Lèpre. — Les lépreux dégagent une odeur fade un peu analogue à celle qu'exhalent les tuberculeux ; cette odeur est surtout marquée chez les lépreux qui présentent des plaies ; elle est plus forte par les temps humides.

Caratés. — Les malades atteints de caraté dégagent une odeur nauséabonde que l'on a comparée à celle d'un paquet de linge sale. D'après certains auteurs, cette odeur tiendrait le plus souvent à l'état de malpropreté de ces malades.

Pian. — Ulcères tropicaux. — Granulome ulcéreux. — L'odeur qu'exhalent les éléments de pian est une odeur infecte comparable à celle que dégagent les ulcères tropicaux et les granulomes ulcéreux ; elle rappelle celle de matières en putréfaction.

Fièvre jaune. — Dans la fièvre jaune l'odeur est urineuse, âcre et forte ; on l'a comparée à l'odeur de la paille pourrie.

Dengue. — L'odeur que dégagent les malades atteints de dengue a été également comparée à celle de la paille pourrie ou des feuilles de rue que l'on froisserait entre ses doigts.

Fièvre de Malte. — Dans la fièvre de Malte, Hughes a noté une odeur caprine comparable, dit-il, à celle du typhus ou des fièvres rhumatismales.

Typhus exanthématique. — L'odeur du typhus a été remarquée par presque tous les auteurs depuis trois siècles ; on l'a comparée successivement à l'odeur de la paille pourrie, à celle de la petite vérole, à celle d'une bête fauve ou à celle des feuilles de rue ou à l'odeur de souris. Pour Murchison, elle est caractéristique, et d'après cet auteur certaines infirmières du London Fever Hospital reconnaissaient le typhus à l'odeur.

Insolation. — D'après Corre, les malades atteints de coup de chaleur dégagent une odeur comparable à celle des varioleux ou des typhiques.

Peste. — Dans la peste les malades présenteraient une odeur aigre, qui a été signalée au siècle dernier dans tous les mémoires traitant de cette affection.

En somme, nous voyons que dans la plupart des pyrexies on a signalé des odeurs que l'on a voulu décrire comme caractéristiques, mais pour lesquelles les termes de comparaison se sont presque toujours trouvés les mêmes.

TECHNIQUE DE L'EXAMEN MICROSCOPIQUE DE LA PEAU

Voici comment il faut procéder pour prélever un fragment de peau destiné à l'examen.

Après injection dans le derme d'une petite quantité d'une solution à 2 p. 100 de chlorhydrate de cocaïne, cerner d'un trait circulaire au bistouri la région à enlever ou l'abraser aux ciseaux courbes, l'abattre simplement d'un coup de ciseaux si elle est pédiculée (1). On arrêtera très facilement les petites hémorragies qui se produisent à la suite de ces petites opérations en badigeonnant la plaie soit avec une solution concentrée d'antipyrine 1/20 ou mieux avec la solution forte d'adrénaline à 1 p. 1000. Pour les examens extemporanés, la peau ne donne la plupart du temps que des frottis très imparfaits et ne laisse presque rien sur les lames; on a avantage à la broyer dans un vase conique avec quelques gouttes d'eau au moyen d'un agitateur dont on a préalablement dépoli une extrémité à la meule ou au papier de verre, et à examiner le produit obtenu. Les frottis sont cependant le procédé de choix lorsque l'on a à rechercher le parasite du bouton d'Orient que l'on ne retrouve qu'avec beaucoup de difficultés dans les coupes. En dehors de ce cas particulier, pour faire des examens complets on devra le plus souvent pratiquer des coupes ; nous renvoyons pour cette technique le lecteur aux traités spéciaux.

(1) On peut encore introduire sous le derme la pointe d'un couteau de Graefe ou d'une lancette et prélever ainsi le fragment qu'on désire examiner.

Le pus, les liquides des phlyctènes ou des pustules seront étalés sur des lames et colorés par les procédés déjà décrits. Les granulations que l'on rencontre dans le pied de **Madura** pourront être écrasées entre deux lames.

Les squames doivent être traitées d'une façon particulière : elles sont recueillies avec une pince à mors plats, dite *pince à épiler*, ou le tranchant d'une aiguille lancéolée, et disposées sur une lame. On ajoute par-dessus une solution de potasse caustique à 40 p. 100 et l'on chauffe avec précaution jusqu'à ce que l'ébullition se produise; on recouvre d'une lamelle et on examine à l'objectif sec n° 7 ou 8 ; les produits albuminoïdes sont dissous et les mycéliums ou les spores parasites deviennent très visibles.

Pour faire avec des squames des préparations colorées, on dégraisse ces squames, en les passant cinq à dix minutes dans l'éther, puis on les plonge pendant environ cinq minutes dans l'acide acétique cristallisable, on les lave à l'alcool et on les introduit ensuite pendant quelques minutes, afin de colorer les cellules, dans une solution d'éosine-orange ainsi préparée :

Mélanger à parties égales :
Solution aqueuse saturée d'aurantia.
Solution aqueuse d'éosine à l'eau à 2 p. 1000.

On décolore partiellement à l'alcool et on colore le mycélium ou les spores au moyen d'une solution à 2 p. 100 de bleu de toluidine; on doit faire agir assez longtemps ce dernier colorant (dix à quinze minutes), on décolore à l'alcool jusqu'à teinte bleu très clair, on enlève l'alcool au moyen du xylol et on monte sans sécher dans le baume.

Les cheveux seront dégraissés à l'éther et examinés avec ou sans coloration par les mêmes procédés.

Les parasites protozoaires seront colorés dans les coupes de

peau ou dans les liquides d'exsudation par les colorants
employés pour l'examen du sang.

Les embryons de la *Filaria Medinensis* pourront être
exàminés à l'état frais ou colorés comme les filaires du sang
à l'hématéine.

Les puces chiques seront énucléées avec précaution de
façon à ne pas rompre la poche ovigère, conservées dans
l'eau formolée à 4 p. 100 et examinées à la loupe.

Les larves de mouches pourront être aussi conservées de la
même façon, mais on aura avantage à essayer d'obtenir
l'insecte à l'état parfait, en mettant quelques larves au fond
d'une petite boîte, sur une légère couche de terre, qui ne
doit être ni trop sèche ni trop humide. Il sera ainsi plus facile
à déterminer.

CHAPITRE XIV

DE L'ŒDÈME DANS LES MALADIES TROPICALES

On appelle *œdème* l'infiltration séreuse des tissus. Cette infiltration peut se produire dans les viscères, dans les cavités, sous les muqueuses ou dans le tissu cellulaire sous-cutané. Nous ne nous occuperons dans ce chapitre que des épanchements œdémateux du tissu conjonctif; les autres épanchements seront étudiés dans le chapitre XVI.

Dans beaucoup de maladies tropicales aiguës, on peut observer des œdèmes relevant de causes variées et pour la plupart encore mal définies. Ces œdèmes constituent un symptôme le plus souvent très précieux, mais de valeur inégale suivant les cas. Il est difficile de classer les œdèmes que l'on observe au cours des maladies tropicales d'après leur pathogénie, celle-ci étant encore remplie d'obscurité; l'ordre que nous allons suivre sera déterminé par l'importance que joue ce symptôme dans les différentes maladies où on l'observe.

Le diagnostic de l'œdème est en général des plus facile. La formation d'un godet persistant, la sensation particulière d'empâtement qui le caractérisent se distinguent aisément de l'élasticité molle et crépitante de l'emphysème et de la fermeté particulière à l'adipose sous-cutanée.

Les œdèmes peuvent être d'origine veineuse ou lymphatique, relever des troubles de l'innervation vaso-motrice, ou encore être provoqués, au cours des infections, par des processus complexes, dans lesquels l'état du sang, des cellules et le système nerveux jouent un rôle encore mal déterminé.

Aux causes, pour ainsi dire banales, qui déterminent de

l'œdème dans les pays tempérés, maladies du cœur, des vaisseaux, des reins, maladies du système nerveux, s'ajoutent dans les pays chauds d'autres causes : ce sont les maladies infectieuses spéciales aux régions intertropicales, qu'elles soient microbiennes ou parasitaires.

On peut classer les maladies à œdèmes que l'on observe dans les pays chauds de la façon suivante :

1° L'œdème constitue un symptôme capital; comme dans la forme humide du béribéri, dans l'hydropisie épidémique et dans cette curieuse affection, de nature encore indéterminée, connue sous le nom de *gonflements du Calabar (Calabar swellings)*.

2° L'œdème s'observe à l'état d'épiphénomène et à titre accessoire; tels sont les œdèmes du paludisme, de la filariose, de la verruga et de quelques autres infections microbiennes ou parasitaires.

Béribéri. — L'œdème, dans la forme hydropique du béribéri, est le symptôme capital. Il débute généralement aux pieds, principalement aux chevilles ou au niveau des articulations des phalanges avec le métatarse. A la partie dorsale du pied, l'œdème périmalléolaire et prétibial est des plus fréquent. Il s'étend très souvent aux jambes et particulièrement à la partie antérieure des tibias. Il peut rester limité à ces régions ou au contraire suivre une marche envahissante, gagner les genoux, les cuisses, le scrotum, le tronc et la région sternale. Il est fréquent au niveau du sacrum et il faut toujours le rechercher en cet endroit lorsqu'il manque sur les autres parties du corps. Il siège quelquefois aussi au niveau de la région lombaire, et tout le long de la colonne vertébrale. Il peut s'arrêter plus ou moins haut suivant les cas, et rester limité à tel ou tel segment du corps. Il est le plus souvent symétrique, mais il peut aussi occuper un seul côté du corps, un seul membre, ou les deux d'une façon inégale. Il est parfois alterne (Malcomson), et se montre sur une main et sur le pied opposé. Lorsqu'il se généralise, le malade offre le tableau de l'anasarque ordinaire; dans certains cas, l'envahissement se fait très vite, l'anasarque s'établissant en quarante-huit heures.

L'œdème remonte en général de l'extrémité à la racine des membres, des doigts à l'épaule. Il est surtout marqué à la face antérieure des bras et des jambes. Il peut s'arrêter aux parties latérales, et ne pas exister sur la face postérieure, contrairement à ce qu'on observe dans les œdèmes cardio-rénaux, plus prononcés aux parties déclives. Ce n'est donc pas à l'action de la pesanteur qu'est due la prédominance de l'œdème du sacrum dans le béribéri.

L'œdème est parfois circonscrit à certaines régions du corps, au cou, à la face, sur le thorax, sous forme de nodosités, de bourrelets ou d'élevures, plus ou moins marqués, de la dimension de la main.

A la face, le gonflement est parfois énorme, les paupières sont tellement tuméfiées que le malade ne peut tenir ses yeux ouverts, il est obligé d'écarter ses paupières avec ses doigts. Le conduit auditif peut être également obstrué (Le Roy de Méricourt).

L'intensité de l'œdème est variable. Parfois il est très peu marqué et il faut le rechercher avec soin au sacrum (Malcomson). D'autres fois il est aussi prononcé que dans l'anasarque des néphrites; le scrotum peut atteindre les dimensions d'une tête d'enfant, le prépuce peut être infiltré, contourné en spirale, au point que l'émission de l'urine peut en être gênée (1).

La consistance de l'œdème est variable. Il est ordinairement assez élastique, donnant au doigt, qui s'enfonce dans les tissus, une sensation de résistance particulière, quelquefois même de dureté; aussi le godet développé par la pression du doigt ne persiste-t-il pas longtemps. Ce godet peut atteindre, dans les tissus œdématiés, 1 centimètre de profondeur.

La marche de l'œdème béribérique présente ceci de parti-

---

1) L'œdème du scrotum n'a pas dans le béribéri la signification pronostique fâcheuse qu'il possède dans les maladies du cœur et des reins.

culier que, survenu avec brusquerie et s'étant étendu avec
rapidité, il rétrocède de même. S'il est apparu avec lenteur, il
disparaîtra de même. Il arrive parfois qu'un malade se réveille
et constate qu'il est devenu hydropique pendant la nuit
(Manson). Par contre, à l'hôpital, d'une visite à l'autre, le
médecin peut constater que le corps de tel malade, distendu
par l'anasarque, a repris sa forme et son volume normal.

L'œdème béribérique peut apparaître et disparaître en
quelques heures, la mobilité étant un de ses caractères les
plus remarquables.

Dans certains cas, il est fugitif, et lorsque, ainsi que cela
arrive fréquemment, il est localisé, il peut fort bien passer
inaperçu.

L'exercice, le mouvement peuvent le faire disparaître.

L'œdème béribérique s'accompagne d'épanchement dans
les séreuses (ascite, hydrothorax, hydropéricarde) et d'œdème
du tissu cellulaire sous-muqueux (œdème de la glotte, nécessitant parfois la trachéotomie).

Il est vraisemblablement d'origine nerveuse. C'est un
trouble trophique, de même que la cyanose, l'épaississement
plus ou moins marqué de la peau au niveau des parties œdématiées, l'hyperidrose et les différents exanthèmes qu'on
observe dans certaines épidémies de béribéri. L'origine car-
diaque-de l'œdème béribérique, à laquelle on pourrait songer
en se rappelant combien souvent il est accompagné de troubles
du cœur, ne cadre pas avec ses localisations, sa mobilité et
sa marche bizarre.

Hydropisie épidémique. — L'œdème, dans l'hydropisie
épidémique, est généralisé ; c'est un anasarque survenant
rapidement, pouvant être précédé de prodromes (fièvre,
diarrhée, vomissements).

Il ne commence pas toujours aux pieds et aux jambes. Il
débute parfois par la main et l'avant-bras.

Quand il s'observe tout d'abord aux pieds, parfois il ne
dépasse pas les genoux, d'autres fois il envahit progressive-

ment les cuisses, le tronc et occupe tout le corps. Dans certains cas il est extrêmement tenace et persiste pendant la convalescence ; il peut même reparaître après avoir disparu, le malade étant en voie de guérison. Des épanchements dans les cavités séreuses l'accompagnent fréquemment.

Œdèmes erratiques, gonflements du Calabar (Calabar swellings). — Les médecins anglais ont désigné sous le nom de *gonflements du Calabar* (*Calabar swellings*) des œdèmes localisés, survenant d'une façon intermittente, sans prodromes, dans certaines régions de l'Afrique et dans le bassin du Congo, sur le cours du haut Congo en particulier.

Ces œdèmes sont précédés d'une sensation douloureuse, profonde, siégeant à l'endroit où le gonflement va apparaître. La région se tend et se tuméfie. La douleur et le gonflement durent plus ou moins longtemps, puis tout rentre dans l'ordre. Ces œdèmes peuvent se montrer aux membres et aussi au niveau des oreilles. Ils vont et viennent, disparaissent pour reparaître, après un temps plus ou moins long, soit à la même place, soit en un autre endroit du corps. Ils peuvent gêner les mouvements, par la raideur douloureuse qu'ils occasionnent, lorsqu'ils siègent au voisinage des articulations, aux genoux par exemple. Ils sont quelquefois symétriques, mais c'est l'exception. Ils peuvent durer fort longtemps.

Dans le sang des personnes qui en sont atteintes on n'a révélé la présence d'aucun parasite, sauf dans deux cas où l'on a trouvé la *Filaria diurna*.

On rencontre ces œdèmes erratiques dans la zone de distribution géographique de la *Filaria loa*. L'un de nous a eu l'occasion de les observer chez une dame atteinte de *Filaria loa*. Ils siégeaient de préférence aux poignets, aux mains, à un doigt, comme dans les cas rapportés par Manson. L'extraction du parasite ne les a pas fait cesser, mais, comme l'œdème avait siégé parfois aux deux genoux, il est permis de croire qu'il existait plus d'un parasite dans le tissu cellulaire de la malade. Ces œdèmes, pour Manson, seraient dus à l'irritation

du tissu cellulaire, provoquée par la ponte des œufs de la
filaire. Du tissu conjonctif, ces œufs passeraient dans les
conduits lymphatiques, où ils ne séjourneraient que peu de
temps. Cette opinion a été confirmée par Kerr (1).

ŒDÈMES S'OBSERVANT A TITRE D'ÉPIPHÉNOMÈNES
DANS LES MALADIES TROPICALES

Œdèmes dans le paludisme. — La cachexie palustre,
comme toutes les cachexies, s'accompagne d'œdème mou,
dépressible et pâle. Cet œdème est d'abord limité aux parties
déclives, il s'étend ensuite à toute une partie du corps. Il
masque, par la bouffissure des traits qu'il provoque, l'émaciation du cachectique. La peau est plus ou moins tendue, cra-
quelée, amincie au niveau des parties œdématiées ; elle change
de couleur et présente, soit des varicosités, soit des taches de
purpura. Les cirrhoses paludéennes qui sont compliquées
d'ascite peuvent également être accompagnées d'œdème des
membres inférieurs et du scrotum, lorsque l'épanchement est
assez abondant pour comprimer la veine cave.

Triantaphyllidès a signalé des œdèmes, localisés ou généralisés, dans certaines formes larvées du paludisme.

Dans la fièvre bilieuse hémoglobinurique, les lésions rénales
qui compliquent si fréquemment cette affection déterminent
quelquefois des œdèmes et de l'anasarque.

La gangrène palustre est parfois précédée d'œdèmes.

Enfin, l'anémie, qui constitue une des lésions les plus constantes du paludisme, s'accompagne d'œdèmes légers, périmalléolaires, qui le plus souvent ne s'étendent pas plus haut que
la jambe, et qui cèdent au traitement de l'anémie. Ces œdèmes
siègent quelquefois aux paupières. Ils sont fugaces, légers,
intermittents. Ils peuvent apparaître soit après un accès, soit
au moment du paroxysme fébrile.

(1) *Journal of tropical medicine*, janvier 1904, p. 8.

Dans les formes graves de l'anémie palustre, ils peuvent siéger aux membres, au tronc, au cou ; ils surviennent subitement et disparaissent rapidement, mais seulement sous l'influence de la quinine (Grall).

Verruga. — Dans la verruga aiguë, on observe souvent un œdème, débutant par les malléoles pour s'étendre ensuite aux jambes. Cet œdème se généralise exceptionnellement. Il est en général peu marqué, sauf lorsqu'il se fait une éruption confluente de verrugas au membre inférieur.

Pour Odriozola, il se rattache à l'anémie profonde qui est un des premiers symptômes de la forme aiguë de la maladie.

Filariose. — La thrombose lymphatique s'accompagne d'œdème dans l'adéno-lymphocèle. En amont du tronc lymphatique oblitéré, généralement au niveau des ganglions engorgés, apparaît une tuméfaction molle, indolente, sans chaleur ni rougeur, donnant au doigt la sensation molle et élastique d'une balle de caoutchouc (Corre). D'autres fois, une tuméfaction plus ou moins étendue se dessine ; les troncs vasculaires disparaissent, confondus dans une masse de consistance ferme, qui acquiert une dureté pierreuse et offre parfois en son centre comme la fausse fluctuation de certaines bosses sanguines.

Dans l'éléphantiasis on observe au début des œdèmes ; plus tard, par suite de la destruction des fibres élastiques, la peau devient dure et rénittente.

Ankylostomiase. — L'anémie grave que l'on observe dans les cas prononcés d'ankylostomiase s'accompagne d'œdèmes périmalléolaires et palpébraux d'abord fugaces, puis permanents. Ces œdèmes peuvent s'observer sur tout le corps, mais ils sont plus marqués à la face et aux extrémités ; le scrotum est souvent atteint.

Trypanosomiase. — Dans la fièvre à trypanosomes, un des symptômes caractéristiques est l'œdème péri-oculaire, qui infiltre les paupières et les régions commissurales. Cet œdème est surtout très intense le matin au réveil.

Dans la spotted fever, les cas graves s'accompagnent souvent, d'une façon précoce, d'œdème de la face et des membres.

Dans la dengue, on a signalé de l'œdème des pieds et des mains.

Dans la pellagre, la paralysie vaso-motrice des capillaires et des veines s'accompagne souvent, d'œdème. L'œdème pellagreux n'a pas de localisation déterminée.

Dans l'acrodynie, on observe souvent, dès le début, un gonflement très prononcé de la face, des mains et des pieds. L'œdème est en général passager et se dissipe au bout de quelques jours. Il accompagne l'éruption érythémateuse des extrémités.

Dans l'atriplicisme, le premier symptôme de l'intoxication est un œdème intense, débutant par les mains et les avant-bras, et siégeant aussi à la face, en particulier aux paupières.

Les piqûres de serpents et d'insectes venimeux sont souvent, mais non toujours, entourées d'une zone d'œdème.

L'œdème cachectique, dans la dysenterie chronique, dans la diarrhée de Cochinchine, s'observe chez les individus arrivés au dernier degré du marasme.

Mentionnons enfin, pour terminer, l'œdème symptomatique de néphrites qui peut survenir à la suite des maladies pestilentielles à titre de complication ou de séquelles : dans le choléra, le typhus exanthématique, le typhus récurrent.

CHAPITRE XV

L'APPAREIL LYMPHATIQUE DANS LES MALADIES TROPICALES

Le système lymphatique : vaisseaux lymphatiques et ganglions, est souvent atteint dans les pays chauds.

En dehors de l'érysipèle et des complications lymphangitiques banales dues aux microbes vulgaires de la suppuration et consécutives à des plaies septiques, on observe dans les pays chauds des affections du système lymphatique très nombreuses, dont certaines sont probablement dues à des parasites, spéciaux aux régions tropicales, qui paraissent avoir une prédilection pour le système lymphatique. Il semble d'autre part que les métis et les créoles aient une certaine prédisposition pour les affections du système lymphatique.

Lymphangites aiguës. — Il existe une forme de lymphangite aiguë, de nature encore mal déterminée, observée au Brésil et à la Réunion, connue sous les noms d'*érysipèle de Rio-de-Janeiro, érysipèle blanc, lymphangite pernicieuse.* Claudio de Silva et Rego en ont décrit deux formes : une forme fixe et une forme erratique. D'après ces auteurs, l'infection survient à la suite d'une écorchure, comme dans l'érysipèle ordinaire, et souvent chez des gens ayant eu ou souffrant encore d'un érysipèle. La maladie débute par un frisson intense semblable à celui de l'accès de fièvre intermittente. Le thermomètre monte à 40°, le pouls à 120 et on observe les phénomènes généraux habituels de tous les états infectieux : céphalalgie, nausées, vomissements, etc. La rate est quelquefois un peu augmentée de volume, mais cela n'est pas constant. La douleur, siégeant au niveau des régions envahies, est toujours très vive. Le stade de chaleur fait place à un stade de sueurs souvent abondantes et accompagnées d'une chute de température. Alors apparaît la rougeur de la peau, si elle n'existait pas auparavant, accompagnée des symptômes de la lymphangite ordinaire, cordons durs, douloureux, etc. La maladie peut se terminer en dix ou quinze jours par résolution, par suppuration, par gangrène ou par passage à l'état chronique.

Dans la forme erratique, les poussées lymphangitiques ont pour point de départ une région quelconque du corps et se succèdent rapidement. Le pronostic des deux formes est en général très grave.

On a voulu, en se basant sur le type de la fièvre dans cette infection des vaisseaux lymphatiques, la rattacher au paludisme. Il est peu probable qu'il y ait un rapport quelconque entre ces deux affections. Pour Manson et d'autres auteurs, il est vraisemblable que ces formes d'érysipèle grave se rattachent à la filariose, mais on n'a donné encore aucune preuve à l'appui de cette hypothèse. Pour d'autres auteurs, certains cas de la maladie connue sous le nom d'*érysipèle de Rio* se rapprocheraient singulièrement de la peste.

Nous pensons (et nous avons pu en apporter la preuve à la Réunion) que sous le nom de *lymphangite infectieuse* on a décrit une maladie microbienne qui, le plus souvent, est la peste à bubons. La lymphangite infectieuse de la Réunion semble être la même affection que celle qui a été décrite en Amérique sous le nom d'*érysipèle de Rio*.

Au cours de l'éléphantiasis on observe des poussées de lymphangite aiguë et des manifestations érysipélateuses. Ces complications s'accompagnent de fièvre, et surviennent à des intervalles irréguliers, souvent très espacés.

Varices lymphatiques. — Dilatation des troncs lymphatiques. — Ces manifestations de la filariose (*F. nocturna*) ont leur siège habituel à la racine de la cuisse, au niveau du triangle de Scarpa. On observe également des dilatations variqueuses des lymphatiques aux jambes, aux bras, sur le tronc, au prépuce, sur le gland. Les varices peuvent être cylindroïdes, donnant la sensation de cordons durs et noueux, ou être ampullaires, avec des dilatations irrégulières formant, sur le trajet des cordons lymphatiques, des tumeurs molles et dépressibles. Leur piqûre donne issue à de la lymphe.

Adéno-lymphocèles. — Les conduits lymphatiques intra-ganglionnaires peuvent, lorsque la dilatation est généralisée, transformer un ganglion en tissu réticulé et caverneux, par suite de la disparition du tissu adénoïde. Les ganglions ainsi dégénérés forment une masse molle, spongieuse; ils peuvent atteindre le volume du poing. Leur siège de-prédi-lection est la région inguinale. Ils ne sont adhérents ni à la peau ni aux parties sous-jacentes. La peau qui les recouvre est blanche, fine, souple. Leur consistance rappelle celle du lipome, on y retrouve la même sensation particulière de fausse fluctuation. Les tumeurs ganglionnaires du pli de l'aine augmentent par la station verticale; lorsque le malade se couche, on les voit se vider peu à peu sans disparaître complètement. Elles sont absolument indolores et ne causent de la gêne que lorsque leur volume est considérable.

Lympho-scrotum. — En dehors des troncs lymphatiques, le réseau superficiel peut être, mais bien plus rarement, le siège de dilatations variqueuses. La peau, généralement au niveau de la région inguinale ou crurale ou au niveau du scrotum (lympho-scrotum) ou des grandes lèvres, prend dans le cas de varices superficielles une coloration plus foncée et présente des petites élevures semblables à celles d'une peau d'orange, qui deviennent translucides, semblables à des vésicules, et ne tardent pas à crever, en laissant suinter un liquide opalin, qui n'est autre que de la lymphe.

GANGLIONS LYMPHATIQUES

Les ganglions lymphatiques peuvent être considérés, au point de vue physiologique, comme des organes d'arrêt et de défense disséminés sur le trajet des vaisseaux blancs. Dans les maladies infectieuses ils sont très fréquemment atteints. Les microorganismes transportés par la lymphe s'y rassemblent, peuvent s'y greffer et s'y multiplier en déterminant des adénites, suppurées ou non.

Certaines races sont plus sujettes que d'autres aux adénites. Chez les noirs, la polymicroadénite est extrêmement fréquente ; ce fait est en partie attribuable aux excoriations ou lésions de la peau si souvent parasitée chez les indigènes. Chez les créoles, aux Antilles, on observe quelquefois de l'adénite inguinale après le coït, sans gonocoque et sans excoriations (Corre).

Les adénites qui surviennent au cours d'une infection peuvent reconnaître comme agent pathogène soit un microbe spécifique, soit des microbes d'infection secondaire.

Peste. — L'engorgement des ganglions constitue le signe caractéristique de la forme la plus commune de la peste, la peste bubonique. Les bubons siègent aux aines, aux aisselles, au cou, ou derrière les oreilles. Chez la moitié des malades, en général, les bubons occupent dans l'aine le groupe des ganglions verticaux. Ils se montrent le plus souvent dès le premier jour, parfois plus tard, et s'accompagnent toujours d'une douleur lancinante très vive. Il y a le plus souvent un ganglion plus gros que les autres dans un paquet ganglionnaire engorgé.

Siège. — Voici, d'après Mahé, par ordre de fréquence, les localisations que l'on rencontre le plus ordinairement :

1° A la partie interne et supérieure de la cuisse, dans le point où la veine saphène interne devient superficielle, à trois travers de doigt environ de l'arcade crurale ;

2° Dans le pli de l'aine, dans la région où siègent les bubons vénériens ;

3° Au cou, au niveau des ganglions sous-mastoïdiens, à l'angle de la mâchoire. Ces bubons cervicaux seraient plus fréquents chez les enfants ;

4° Dans l'aisselle, où ils sont superficiels ou profonds ;

5° Dans le creux poplité, où ils sont très rares ;

6° Enfin, on a vu des bubons à la partie moyenne et interne de la cuisse, au coude et au bras vers la partie inférieure du biceps (1).

Volume. — Le volume des ganglions pesteux est variable. Il peut être égal à celui d'un petit pois, à celui d'une noix ou d'une noisette ou à celui d'un œuf de poule. La réunion des ganglions hypertrophiés, qui s'agglomèrent, les ganglions internes se soudant pour ainsi dire avec les ganglions externes de la même région, peut former des masses pesant 2 livres, et des paquets gros comme une tête d'enfant, au pli de l'aine ou dans l'aisselle. Ces tumeurs sont dures, bosselées, irrégulières.

Forme. — La forme des bubons pesteux est ronde, parfois allongée ; on l'a comparée à celle d'aubergines ou de petits cornichons. Les bubons cruraux ont une base large ; ils sont oblongs, leur grand axe dirigé obliquement de haut en bas et de dehors en dedans.

Nombre. — Le nombre des bubons est très variable suivant les épidémies. Le plus souvent le bubon est unique ; quelquefois il y en a deux, ou davantage.

Son évolution est généralement la suivante. Annoncé par quelques douleurs lancinantes, il se développe assez lentement, en général, sans changements de coloration de la peau ; mais il peut y avoir au début une rougeur phlegmoneuse au niveau

______

(1) La situation du bubon initial a une certaine importance au point de vue pronostic. Le rôle protecteur du ganglion sera d'autant plus efficace que le ganglion ou le groupe de ganglions engorgé sera situé à une plus grande distance des organes céphaliques. Le bubon inguinal est moins grave que les bubons du cou. Plus il y aura d'obstacles ganglionnaires, plus il y aura de chances de préservation de l'organisme. Les bubons axillaires seraient cependant d'ordinaire bénins, d'après Aubert. Personnellement nous les considérons à peu de chose près comme aussi graves que les bubons cervicaux. D'après les observations de Koch et de Christy dans l'Ouganda, les bubons cervicaux pourraient n'être pas toujours symptomatiques des formes graves de la peste, et on pourrait les observer dans des cas à marche chronique de *pestis minor*.

du ganglion enflammé, rougeur qui, pour un œil peu exercé, peut passer pour de l'érysipèle.

La piqûre des ganglions hypertrophiés laisse échapper une sérosité riche en bacilles ; dans les cas rapidement mortels, les ganglions restent douloureux et durs. Lorsque la marche de la maladie est moins rapide, il peut se produire une tuméfaction de la région et du membre correspondant qui a pu dans certains cas faire confondre la peste avec une lymphangite. Les ganglions dans lesquels se produit cette exsudation deviennent habituellement moins sensibles.

La suppuration est une terminaison fréquente et désirable ; elle survient vers le huitième jour et s'annonce par la rougeur et l'amincissement de la peau. Le pus renferme surtout des microbes d'infection secondaire ; il est peu abondant, grisâtre et contient des lambeaux de tissu sphacélé. Après l'ouverture de la poche purulente, il reste un ulcère toujours très long à guérir, qu'il succède à l'ouverture chirurgicale ou à l'ouverture spontanée du bubon, par sphacèle de la peau. On peut observer de la suppuration accompagnée de gangrène (ulcères gangreneux) qui détruit les parties voisines et peut déterminer par érosion des hémorragies mortelles. Les ulcères qui suivent l'ouverture des bubons pesteux laissent de larges cicatrices épaisses, à bords indurés.

La résorption simple s'observe dans certains cas terminés par guérison. Au contraire, dans certaines épidémies, la non-suppuration, l'affaissement du bubon est un signe mortel.

L'examen bactériologique de la sérosité des bubons a été traité plus haut.

Paludisme. — Les complications portant sur le système lymphatique sont extrêmement rares dans le paludisme. Laveran dit n'en avoir jamais observé aucun cas. Les hypertrophies ganglionnaires que l'on constaterait parfois chez les paludéens, d'après certains auteurs, ont été considérées tantôt comme des complications de la malaria, tantôt comme étant sous la dépendance directe de l'hématozoaire. Elles s'accompagnent de phénomènes fébriles rémittents, ou s'observent chez des individus plus ou moins atteints par la cachexie malarienne. Pour Scheube, leur nature malarienne est douteuse. Il pense qu'il s'agit là de symptômes se rapportant à l'affection connue sous le nom de *bubon climatique*.

Bubons climatiques. — Sous ce nom, on désigne une affection de nature indéterminée, caractérisée par de l'hypertrophie ganglionnaire et survenant parfois sous forme épidémique. Ce sont les ganglions du pli de l'aine qui sont le plus souvent atteints, puis les ganglions cruraux. Le gonflement est modéré au début, il arrive à atteindre le volume d'un œuf de poule et même le volume du poing. La tumeur constitue alors une gêne réelle pour la marche. Les tumeurs ganglionnaires peuvent s'atrophier à la longue. Leur formation s'accompagne de fièvre rémittente. Les bubons peuvent persister pendant des semaines et même des mois et disparaître lentement. Il peut aussi survenir de la suppuration qui, si elle est abandonnée à elle-même, donne lieu à des trajets fistuleux et à un écoulement de pus intarissable ou à une lymphangite grave. On a pensé qu'il s'agissait d'une peste atténuée, et Koch a pu, dans certains cas observés dans l'Ouganda, isoler le bacille de Yersin de bubons qui, d'après Christy et Cantlie, seraient endémiques dans la région située au sud du lac Victoria Nyanza. La nature paludéenne de ces accidents, ainsi que nous l'avons vu plus haut, n'est rien moins que démontrée, et nous pensons qu'ils doivent plutôt être rattachés, en partie à la filariose, et en partie à la peste.

Maladie du sommeil. — Les lésions précoces de l'appareil lymphatique ont été signalées par tous les auteurs qui se sont occupés de maladie du sommeil. Indépendamment de l'hypertrophie ganglionnaire, qui peut dépendre des lésions de grattage si communes chez certaines races de noirs, il y a une véritable adénite spécifique dans la maladie du sommeil. Tous les ganglions du corps, superficiels et profonds, peuvent être atteints ; les ganglions superficiels sont généralement petits, durs, indolents, ils ont le volume d'un pois, d'une fève ou d'une noisette, formant par places de petits amas lobulés. L'adénopathie affecte le type de la polymicroadénite, rappelant celle de la tuberculose. Les ganglions internes, ainsi qu'on le constate à l'autopsie, sont beaucoup plus volumineux. Ceux du hile du poumon, du mésentère ont la forme et le volume de gros cornichons; on peut constater par la percussion l'augmentation de volume des ganglions inter-trachéo-bronchiques. Ces ganglions ne contiennent pas toujours le trypanosome pathogène.

Verruga. — On observe également de l'engorgement ganglionnaire dans la verruga, surtout dans la forme aiguë; cet engorgement peut être très marqué et généralisé (aine, aisselle, cou, nuque); il cesse avec l'éruption.

Lèpre. — Dans la lèpre, les ganglions correspondant aux territoires lymphatiques envahis par les tubercules lépreux sont constamment hypertrophiés. On a signalé également chez les lépreux l'hypertrophie des ganglions mésentériques (carreau lépreux de Larrey).

Typhus exanthématique. — La suppuration des ganglions ne serait pas une complication rare du typhus. Murchison l'a observée dans l'aisselle, dans l'aine, en dehors des régions parotidiennes ou sous-maxillaires dans lesquelles il semble bien que cet auteur ait décrit plutôt des phlegmons que de véritables bubons.

Dengue. — Dans certaines épidémies de dengue on a signalé l'engorgement des ganglions lymphatiques. Il est peu douloureux, peu marqué et se dissipe rapidement.

CHAPITRE XVI

SÉREUSES

RÉACTIONS INFLAMMATOIRES DANS LES PYREXIES DES PAYS CHAUDS

Dans les maladies des pays chauds, les manifestations morbides portant sur les séreuses n'ont, en dehors de la filariose (dans laquelle il existe des épanchements d'une nature spéciale), qu'une importance secondaire.

Les séreuses peuvent être le siège d'inflammations de voisinage, comme par exemple dans les abcès du foie, au cours desquels on observe des péritonites, des pleurésies et même des péricardites par propagation. Les péritonites localisées (périsplénite et périhépatite) que l'on rencontre si fréquemment dans le paludisme ressortissent des lésions du foie et de la rate et rentrent dans la même catégorie.

En dehors de ces cas, il peut survenir, au cours de certaines maladies tropicales, des inflammations des séreuses, mais elles n'ont que peu d'importance et sont fréquemment des trouvailles d'autopsie.

Plèvre. — Dans le paludisme aigu, les accès peuvent être accompagnés d'inflammations des séreuses. Mahéo et Stein ont signalé plusieurs cas d'accès paludéens à forme pleurétique accompagnés de dyspnée.

Dans le paludisme chronique, les plèvres peuvent présenter des réactions inflammatoires de voisinage à la suite de périhépatite. Dans ces cas on pourra observer la production d'exsudats fibrineux et d'adhérences du péritoine au niveau du foie et de la rate.

Dans la dengue, plus rarement dans le typhus, la pleurésie est une complication assez fréquente. C'est une pleurésie sèche ou accompagnée d'épanchement.

Dans l'insolation, les plèvres présentent toujours des lésions (ecchymoses sous-pleurales).

Péricarde. — Le péricarde est également atteint dans le coup de chaleur (ecchymoses sous-péricardiques).

La péricardite, sèche ou avec épanchement, se rencontre à titre de complication dans la fièvre de Malte (Hughes), dans la dengue et dans la fièvre jaune.

Péritoine. — Nous avons signalé plus haut les péritonites localisées qu'entraînent, dans le paludisme, les lésions du foie et de la rate. Ce retentissement sur la séreuse abdominale se traduit par des douleurs au niveau des hypocondres, mais surtout à gauche. Toutes les fois que chez un paludéen il y a des douleurs soit spontanées, soit provoquées, au niveau de la rate, on peut affirmer qu'il y a périsplénite.

Méninges. — Dans les accès pernicieux à forme cérébrale, les méninges sont injectées et la pie-mère présente quelquefois un aspect laiteux dû à une infiltration leucocytaire.

Les mêmes lésions méningées se retrouvent chez les malades atteints de la maladie du sommeil.

HYDROPISIES

A côté de ces manifestations nettement inflammatoires des séreuses, on observe, dans un assez grand nombre de maladies des pays chauds, des hydropisies d'ordre vaso-moteur.

Paludisme. — C'est ainsi que la cachexie paludéenne grave est fréquemment accompagnée d'hydropisies multiples, hydrothorax, hydropéricarde et épanchement d'ascite quelquefois très abondant. Nous avons vu en 1887 retirer à plusieurs reprises 7 à 8 litres à chaque ponction de liquide d'ascite du péritoine d'un ouvrier qui travaillait aux nouveaux bassins.

du port de Rochefort-sur-Mer et qui avait contracté dans les faubourgs de cette ville, alors très paludéens, une cachexie paludéenne grave.

Ankylostomiase. — La cachexie due à l'ankylostomiase est souvent accompagnée des mêmes phénomènes et d'épanchements multiples.

Dysenterie chronique. — L'hydrothorax et l'hydropéricarde ont été également signalés comme complications rares dans la dysenterie chronique.

Hydropisie épidémique. — La plèvre et le péricarde sont dans l'hydropisie épidémique le siège d'épanchements qui se manifestent en dehors des signes stéthoscopiques par une dyspnée intense et des troubles de circulation (pouls filiforme et bruits anormaux du cœur). Ces épanchements sont accompagnés d'une température légèrement élevée dépassant rarement 39°, et c'est un caractère invoqué par Manson et par les médecins anglais, qui ont observé l'affection à Maurice et à Calcutta, pour différencier ces épanchements de ceux du béribéri humide.

Béribéri. — Dans le béribéri à forme dite *humide*, l'hydrothorax et l'hydropéricarde sont des symptômes fréquents. L'épanchement est toujours peu abondant, quoique occasionnant des symptômes très inquiétants, tels que la dyspnée et des bruits anormaux du cœur. Il faut le rechercher; il se montre surtout à la fin de la maladie; il est toujours consécutif aux œdèmes.

On observe aussi quelquefois de l'hyperémie ou de l'infiltration des méninges cérébrales ou rachidiennes, et des épanchements de sérosité dans les ventricules cérébraux.

Hydrocèle chyleuse. — L'hydrocèle chyleuse est très commune dans les pays chauds. La tumeur scrotale fluctuante, examinée par transparence, ne laisse pas passer la lumière; le liquide chyleux qu'elle contient renferme, d'après Manson, des quantités considérables de filaires. La chylocèle est souvent associée à un lympho-scrotum ou à une adéno-lymphocèle.

Ascite chyleuse. — L'ascite chyleuse peut être rencontrée, mais elle est très rare. Il en est de même de la pleurésie chyleuse ou chylothorax.

TECHNIQUE DE L'EXAMEN DES ÉPANCHEMENTS SÉREUX

Les épanchements séreux sont constitués par des liquides albumineux qui, à l'état pathologique, se rassemblent dans l'intérieur des cavités séreuses de l'organisme. On les extrait de ces cavités au moyen d'aspirateurs (Potain, Dieulafoy), après détermination de leur siège par l'exploration et la percussion.

Dans ces sérosités, la présence de l'albumine sera démontrée par les moyens employés en urologie (chaleur, acides) et le dosage de cette substance pourra être utile pour calculer la déperdition due à un épanchement qui se renouvelle après ponction. On pourra également, par les procédés urologiques, y rechercher les pigments biliaires.

Les globules rouges du sang se rencontrent presque toujours en petite quantité dans les sérosités pathologiques, dans le dépôt qui se forme lorsque l'on met ces sérosités dans un vase conique. Ils seront reconnus à l'examen microscopique, et se présenteront décolorés, crénelés et déformés. Quand ils dépassent plusieurs milliers au millimètre cube, on dit que l'épanchement est hématique et leur numération dans ce cas se fait par les procédés ordinaires.

Dans les sérosités, on recherchera aussi les leucocytes. Leur détermination et leur pourcentage peuvent être très importants, car, ainsi que nous le verrons plus loin, la prédominance dans une sérosité de telle espèce de cellule blanche a une signification nette et peut, dans certains cas, aider au diagnostic (cyto-diagnostic).

On devra aussi rechercher dans les sérosités pathologiques, principalement lorsqu'elles offrent un aspect louche ou blanchâtre, les globules de pus qui peuvent indiquer le début d'une transformation purulente.

Ces globules, qui ressemblent beaucoup aux cellules blanches, mesurent 5 à 10 μ et présentent un protoplasma à granulations graisseuses, non colorables par les colorants ordinaires, décelables par l'acide osmique. Ils possèdent trois à quatre noyaux sphériques et de forme régulière.

Dans les sérosités on devra enfin, pour être complet, rechercher les parasites animaux, par examen à l'état frais entre lame et lamelle, et les parasites microbiens.

Pour la recherche de ces derniers, on étalera sur une lame un peu de sérosité avec un petit tampon d'ouate stérile, une aiguille, un fil de platine, etc.; on laissera sécher, et on fixera en versant sur la préparation quelques gouttes d'alcool-éther :

Alcool........................... ⎰
Éther .... ⎱ Parties égales.

ou en passant à la flamme.

Et l'on colorera par la méthode de Gram.

Dans les épanchements chyleux lactescents on pourrait avec avantage ajouter du citrate de soude pour empêcher la coagulation et centrifuger, afin de retrouver plus facilement les filaires dans le dépôt.

Enfin, le liquide d'épanchement sera ensemencé d'après les méthodes bactériologiques et après dilution, s'il y a lieu, sur des plaques de gélatine, de gélose nutritive ou de milieux spéciaux, qui permettent d'isoler et d'étudier les diverses espèces microbiennes qu'il peut contenir.

Cyto-diagnostic. — Bien qu'actuellement la méthode du cyto-diagnostic ait été peu appliquée aux maladies tropicales, nous pensons qu'il est bon d'en rappeler les principes généraux. Les indications données par le cyto-diagnostic sont fournies par la prédominance, dans un liquide d'épanchement séreux ou dans le liquide céphalo-rachidien, de telle ou telle espèce de cellule blanche.

On n'examine au point de vue cytologique que les épanchements transparents ou faiblement louches ou hématiques.
Les épanchements franchement hématiques ressortissent au
domaine de l'hématologie et les épanchements purulents à
celui de la bactériologie.

Pour examiner au point de vue cytologique un liquide d'épanchement, on le recueille par ponction, et, comme ces liquides
renferment un assez petit nombre de cellules, il est bon de s'en
procurer au moins 2 à 5 centimètres cubes et de défibriner
immédiatement en agitant dans un flacon en verre épais avec
des perles de verre. Le liquide défibriné est ensuite centrifugé
avec le petit appareil de Krause, et le dépôt examiné après
décantation du liquide surnageant. La technique de la coloration des cellules leucocytaires ayant déjà été décrite, nous n'y
reviendrons pas ; on colorera ainsi qu'il a été indiqué, soit par
l'hématéine-éosine, soit par le réactif triacide d'Ehrlich.

La lymphocytose ou prédominance des lymphocytes, pouvant aller jusqu'à 93 p. 100, dans les épanchements des
séreuses ou dans le liquide céphalo-rachidien, indique une
lésion tuberculeuse, ou bien encore, en ce qui concerne le
liquide céphalo-rachidien seulement, une lésion relevant de
la syphilis, du tabes, ou de la paralysie générale.

Dans les tuberculoses anciennes, par suite des infections
secondaires, ainsi que dans les affections aiguës non tuberculeuses, il y a polynucléose, c'est-à-dire prédominance dans
les sérosités des polynucléaires.

Dans les cas de lésions mécaniques, pleurésie ou hydrocèle
essentielle par transsudation sans infection, on rencontre
surtout dans les liquides des cellules endothéliales avec quelques cellules blanches dont la signification est nulle.

CHAPITRE XVII

ARTICULATIONS

Le rhumatisme articulaire aigu se rencontre plus rarement dans les régions intertropicales que dans les pays tempérés ou froids. Mais il existe un certain nombre de maladies infectieuses tropicales qui peuvent présenter, comme les maladies infectieuses de nos climats, des déterminations articulaires, distinctes du rhumatisme vrai et relevant de l'infection générale de l'économie. Ces pseudo-rhumatismes sont la règle dans certaines affections, dans la dengue par exemple; dans d'autres maladies des pays chauds, ils constituent un épiphénomène ou une complication et n'existent pas d'une façon constante. Leur nature est d'ailleurs encore indéterminée. Ils peuvent être dus à un agent spécifique ou à des agents d'infection secondaire. Des recherches intéressantes sont encore à faire sur ce point.

Dengue. — Les douleurs articulaires et musculaires constituent un signe presque pathognomonique de la dengue; ce sont en particulier les douleurs articulaires qui prédominent sur tous les autres symptômes. Elles précèdent ordinairement la fièvre; quelquefois cependant elles n'apparaissent qu'après.

Leur mode d'apparition varie suivant les épidémies. Tantôt les jointures sont prises une à une, graduellement. Tantôt un certain nombre d'entre elles sont prises brusquement et simultanément, en quelques heures; les articulations sont tuméfiées et douloureuses; ce sont surtout les doigts qui sont atteints. Les douleurs articulaires sont quelquefois mobiles, passant assez rapidement d'une jointure à l'autre. Leur intensité est variable : elle va du simple engourdissement à la douleur la plus vive, comparable à celle du rhumatisme articulaire aigu, arrachant des cris de souffrance aux malades, à l'occasion du plus petit mouvement. Aux Antilles, ce sont principalement les petites articulations; en Syrie ce sont les genoux et les coudes qui sont atteints. Dans certaines épidémies, la tuméfaction et la chaleur péri-articulaires peuvent faire défaut.

Dysenterie. — Le pseudo-rhumatisme dysentérique n'est pas absolument rare. D'après Kelsch et Kiener, il existerait une fois sur trente-huit cas. Les arthropathies dysentériques peuvent se manifester à n'importe quelle époque de la maladie, soit au début, soit à la période d'état, mais on les observe surtout pendant la convalescence. Le pseudo-rhumatisme peut frapper simultanément plusieurs articulations ou, au contraire, rester localisé à une ou deux grandes jointures, aux genoux par exemple.

Lorsqu'il frappe plusieurs articulations, il est ordinairement bénin. Il est beaucoup plus tenace, et peut durer un ou deux mois, lorsqu'il est monoarticulaire. Les articulations atteintes sont douloureuses et tuméfiées. Il est rare que l'on constate des épanchements intra-articulaires, sauf dans le genou.

Fièvre récurrente. — Dans la fièvre récurrente, on observe assez fréquemment des arthralgies, rarement accompagnées de rougeur ou de tuméfaction des jointures atteintes. Les douleurs siègent le plus souvent aux grosses articulations. Parfois légères, elles peuvent dans certains cas être très marquées. Elles apparaissent pendant l'accès et se prolongent assez fréquemment pendant la période d'apyrexie. Souvent des douleurs musculaires les accompagnent.

Fièvre de Malte. — Des fluxions articulaires erratiques se montrent souvent au cours de la période d'état dans la fièvre de Malte. Elles constituent presque une des caractéristiques de la maladie. Un jour un genou est tuméfié, rouge et sensible ; le lendemain, c'est une autre jointure qui est prise ; et, successivement, toutes les articulations. Ce pseudo-rhumatisme est d'intensité variable, tantôt très douloureux, tantôt léger et bénin.

Verruga. — Il existe dans la verruga des douleurs articulaires, métastatiques, qui ne sont presque jamais accompagnées de tuméfaction ni de rougeur. Elles siègent indifféremment sur les grandes et les petites articulations.

Pian. — Le début de l'éruption pianique est annoncé par des malaises et des douleurs rhumatoïdes. Ces douleurs, qui se rapprochent beaucoup des douleurs ostéocopes de la syphilis, siègent dans les articulations, aussi bien qu'au niveau de la diaphyse des os longs, et s'exaspèrent pendant la nuit.

Béribéri. — Dans certaines épidémies de béribéri, les malades se plaignent de douleurs contuses gravatives au niveau des articulations. Ces douleurs, qui peuvent simuler le rhumatisme, ne s'accompagnent jamais de tuméfaction ni d'hyperthermie localisée à la jointure douloureuse.

Scheube cependant a signalé, comme troubles trophiques, peu fréquents il est vrai, dans le béribéri, de véritables arthrites, qui seraient toujours, d'après cet auteur, monoarticulaires.

Fièvre jaune. — Dans la fièvre jaune, en dehors de la rachialgie (coup de barre) et des douleurs musculaires, on observe souvent des douleurs articulaires.

Paludisme. — La malaria réveille parfois des manifestations arthritiques chez les rhumatisants (Corre).

Filariose. — Dans certains cas de filariose, les articulations sont atteintes et la maladie peut affecter les allures d'un rhumatisme articulaire aigu. Maitland a publié cinq cas de synovite aiguë du genou coïncidant avec de la filariose. Pour cet auteur, il y a relation de cause à effet, vu la fréquence de cette manifestation articulaire chez les malades atteints de filariose.

CHAPITRE XVIII

ORGANES GÉNITAUX

Il existe trois maladies des pays chauds dans lesquelles les organes génitaux sont plus particulièrement atteints. Ce sont : la lèpre, l'éléphantiasis des Arabes et le granulome ulcéreux des parties génitales. En dehors de ces trois affections, que nous décrirons à part, les manifestations morbides portant sur l'appareil génital diffèrent peu de celles que l'on observe dans les pays tempérés.

Les indigènes pratiquent presque tous la circoncision. C'est d'ailleurs une opération très recommandable, que l'on regrette de ne pas voir pratiquée chez les populations créoles, chez lesquelles les hommes sont toujours porteurs de phimosis congénitaux, amenant des infections fréquentes du cul-de-sac balano-préputial. Pendant notre séjour à la Martinique, nous avons été amené à faire de nombreuses circoncisions chez des engagés volontaires, afin d'éviter chez eux des infections à répétition (1).

L'absence d'une police des mœurs dans la plupart de nos colonies intertropicales fait que les maladies vénériennes y sont très communes. La fréquence de l'uréthrite chronique suffit pour expliquer la grande quantité des orchites et des hydrocèles que présentent les indigènes, sans qu'il soit besoin

(1) Certaines peuplades, et nous avons rencontré cette coutume au Soudan français, pratiquent une sorte de circoncision chez les petites filles ; l'opération consiste à exciser en partie les petites lèvres et le clitoris. L'excision des petites lèvres se comprend dans un pays où elles atteignent souvent des dimensions exagérées. Quant à l'excision du clitoris, ce serait, d'après les indigènes, une garantie de bonne conduite pour l'avenir.

d'invoquer, comme le fait Corre, une congestion chronique des organes par suite d'une excitation climatique.

La syphilis est très fréquente et la chancrelle amène, chez un très grand nombre de malades, des suppurations interminables des ganglions inguinaux.

A côté des affections purement vénériennes, nous signalerons les localisations génitales suivantes spéciales à certaines maladies des pays chauds.

Uréthrites. — On a constaté, au cours d'accès paludéens, des écoulements muqueux ou muco-purulents, chez l'homme. Ces écoulements ont paru être justiciables de la quinine, et on les a décrits sous le nom d'*uréthrite paludéenne*. Le manque d'examen bactériologique avec constatation de l'absence des gonocoques ne permet pas d'admettre sans réserve leur origine paludéenne.

Dans la bilharziose, le catarrhe de la vessie, la présence du sable et des calculs vésicaux qui se produisent au sein de l'urine hémato-purulente, occasionnent souvent des fistules urinaires (périnéales, scrotales, péniennes), succédant à des phlegmons péri-urétraux. Il y a souvent plusieurs fistules chez le même individu.

Les rétrécissements de l'urètre sont rares et toujours consécutifs à des fistules.

Chez la femme, la sortie par la voie vaginale des œufs munis d'un éperon de la *Bilharzia hematobia* occasionne des écoulements de mucosités mélangées de sang. L'effraction répétée de la muqueuse vaginale amène le plus souvent une vaginite chronique par suite d'infections secondaires.

Orchites. — Chez l'adulte, Charvot, Magnami, Martin et Planté ont signalé des orchites et des épididymites paludéennes; nous-même avons observé à la Martinique un cas d'orchite fébrile qui guérit en quelques heures par le repos et l'administration de la quinine.

L'origine paludéenne de ces orchites est très discutée. Certains auteurs prétendent que le repos seul agit dans ces cas qu'ils attribuent à la fatigue. D'autres, avec Manson, soutiennent qu'il s'agit là d'un début de lymphocèle et que la fièvre qu'on observe est due à une réaction filarienne (*filarial fever*) et non au paludisme. On peut aussi avoir affaire à des paludéens atteints d'épididymite blennorragique ou tuberculeuse. Dans tous les cas, on devra toujours pratiquer le toucher rectal, qui pourra faire éviter une erreur de diagnostic.

Dans la fièvre de Malte, l'épididymite est une complication assez fréquente ; elle peut survenir soit au cours de la maladie, soit pendant la convalescence.

L'orchite s'observe également dans la dengue.

Hydrocèle chez les indigènes dans les pays chauds. — Sous les tropiques, l'hydrocèle est très commune parmi les populations indigènes. On peut la rattacher à des causes multiples ; le plus souvent elle est accompagnée de blennorragie chronique ; d'après Corre, elle serait fréquemment occasionnée par une congestion chronique des testicules, consécutive à des excès sexuels, ou due au paludisme. L'hydrocèle peut enfin être, ainsi que nous l'avons vu, une manifestation de la filariose.

Gangrène des organes génitaux. — Le paludisme, le kala-azar, la fièvre jaune, le typhus et la spotted fever peuvent déterminer de la gangrène des organes génitaux. Ces nécroses ne sont pas rares dans la cachexie paludéenne, d'après Kelsch et Kiener. Elles seraient très fréquentes dans le kala-azar, d'après Christophers.

Sens génital chez l'homme. — Chez l'homme, la cachexie paludéenne peut amener, d'après certains auteurs, l'impuissance et l'atrophie testiculaire.

La perte du sens génital se remarque toujours chez les malades atteints de la maladie du sommeil, en même temps que les premiers symptômes de somnolence. Dans le béri-béri, on observe des pertes séminales et de l'impuissance.

Utérus et annexes. — Les organes génitaux dans les pays chauds se développent plus rapidement chez la femme en bon état de santé que dans les zones tempérées ; les fillettes y sont réglées plus tôt. Il ne semble pas exister une précocité aussi marquée, au point de vue sexuel, chez les jeunes garçons.

Le paludisme peut avoir sur le développement des organes génitaux une influence très grande, et chez les adolescents fortement impaludés ces organes subissent quelquefois un arrêt complet de développement ; d'autres fois, ils ne se développent complètement qu'assez tard. Les fillettes impaludées sont réglées tard, les règles s'établissent difficilement chez elles, elles sont irrégulières, décolorées ; quelquefois on observe de la dysménorrhée, et tous les signes d'une chlorose grave.

On peut dire à juste titre que le retentissement du paludisme sur les organes de la parturition chez l'Européenne est un des principaux obstacles à la pénétration des blancs dans certaines régions tropicales, en ce qui concerne les colonies de peuplement. En effet, la grossesse est souvent interrompue chez les Européennes impaludées, qui sont très sujettes à l'avortement et à l'accouchement prématuré (1). L'enfant naît souvent faible et débile, et dans plus de la moitié des cas la mère ne peut pas nourrir (2).

Sous l'influence du paludisme, dont souvent on observe une recrudescence au moment de l'accouchement, les hémorragies du post partum sont fréquentes.

La question de la parturition mise à part, on a aussi signalé

(1) On a accusé la quinine de produire l'avortement. Ce médicament n'est pas sans exercer une certaine action sur l'utérus : cependant, comme il offre relativement peu de dangers au point de vue de l'expulsion fœtale, lorsqu'il est administré avec prudence, on l'emploiera avec avantage au cours d'une grossesse chez les femmes impaludées.

(2) Il y a évidemment souvent à faire la part du paludisme dans l'impossibilité où se trouvent les femmes européennes de nourrir dans les pays chauds ; cependant on doit aussi tenir compte de ce fait que les espèces animales qui y vivent fournissent peu de lait et qu'une vache qui donne 2 litres de lait par jour est une bonne vache.

des hémorragies uréthrales ou utérines se produisant au cours
d'accès paludéens. Ces hémorragies peuvent se produire en
dehors de la période des règles ou pendant les époques, le
flux menstruel étant alors augmenté au point de constituer
de véritables hémorragies. On a vu souvent aussi le retour
des menstrues provoquer des accès de fièvre chez des
femmes atteintes de paludisme.

Ce sont surtout les femmes qui vont s'installer dans les
pays chauds déjà atteintes d'une métrite qui ont le plus à
souffrir. Chez elles, le paludisme, qui semble avoir plus
de prise que chez les femmes saines, et peut-être aussi
l'influence débilitante du climat, occasionnent souvent des
hémorragies tellement fréquentes et abondantes qu'elles
obligent le médecin à prescrire le rapatriement immédiat des
malades dans les zones tempérées.

L'anémie et la cachexie paludéennes sont accompagnées,
au point de vue génital, par de la leucorrhée, de la dysménorrhée, la suppression ou l'irrégularité des règles.

Dans toutes les pyrexies infectieuses des régions tropicales
on peut rencontrer des métrorragies. Nous les avons déjà
signalées au chapitre *Hémorragies* dans la peste, la fièvre
jaune, la spotted fever, le typhus, la fièvre typhoïde, la dengue
et la verruga.

Dans toutes ces affections l'avortement peut se produire
lorsque la maladie survient pendant le cours d'une grossesse ;
il est de règle dans la peste, la fièvre jaune, la spotted fever,
la fièvre typhoïde ; il se produit plus rarement dans le typhus,
la dengue et la verruga.

Béribéri. — Dans les régions où cette affection est endémique, la grossesse semble favoriser chez la femme l'éclosion
du béribéri, et l'on cite des exemples de femmes atteintes de
béribéri à chacune de leurs grossesses. En dehors de l'état
puerpéral, l'affection amène chez la femme la suppression
des règles. Chez l'homme, on a observé des pertes séminales
et de l'impuissance dans le béribéri.

Maladies tropicales. 33

LÉSIONS DES ORGANES GÉNITAUX DANS L'ÉLÉPHANTIASIS, LA LÈPRE ET LE GRANULOME ULCÉREUX

Éléphantiasis des Arabes. — L'éléphantiasis atteint fréquemment les parties génitales. Chez l'homme, l'éléphantiasis du scrotum peut consister en un simple épaississement; mais il peut aussi atteindre des dimensions considérables, et l'on rencontre des tumeurs de 5 à 25 kilogrammes. Manson signale le cas d'un scrotum atteignant 100 kilogrammes. Les tumeurs, lorsqu'elles arrivent à ce développement, sont très gênantes par leur volume; les malades sont obligés de les porter avec des dispositifs divers, quelquefois sur de petites voitures; d'autres fois ils peuvent s'en servir comme d'un siège. Elles peuvent se développer lentement ou rapidement, mais elles mettent en général plusieurs années à acquérir leur développement complet. Elles débutent par une poussée érysipélateuse accompagnée de lymphangite et de fièvre; après la rétrocession des accidents aigus, la peau et les lymphatiques restent légèrement indurés et hypertrophiés. Au bout d'un certain nombre de poussées, il se produit des varices lymphatiques, dont la rupture peut amener des lymphorrhées abondantes (plusieurs litres). L'état peut rester ainsi stationnaire et l'on se trouve en présence d'un lymphoscrotum. Si les poussées inflammatoires continuent à se produire, l'induration de la peau augmente; les varices lymphatiques envahissent le tissu conjonctif sous-cutané, en même temps que ce dernier s'hypertrophie, et l'on arrive à l'éléphantiasis.

Dans la tumeur éléphantiasique, au-dessous de la peau épaissie, principalement à la région inférieure, on rencontre un tissu conjonctif lâche et œdématié entourant les testicules; ces derniers sont rejetés à la partie postérieure. Le cordon est en général allongé, et la vaginale renferme la plupart du temps un épanchement abondant. Le pénis est enfoui dans la tumeur et le méat urinaire est représenté par un petit orifice qui siège à la partie supérieure. L'engorgement des ganglions inguinaux s'observe dans presque tous les cas.

Chez la femme, les grandes lèvres et les seins peuvent être le siège de semblables tumeurs; elles sont cependant plus rares en ces régions qu'au niveau du scrotum chez l'homme, ou des extrémités inférieures.

Ainsi que nous l'avons vu au chapitre *Peau*, l'étiologie de ces lésions n'est pas encore complètement élucidée. On les rapporte en général à la *Filaria nocturna*, quoique Manson fasse observer que, dans les pays à éléphantiasis, les éléphantiasiques semblent plus rarement infectés que les indigènes qui ne sont pas atteints de pachydermie. Le Dantec assure que l'on peut toujours retrouver la filaire dans le sang du malade, si la prise de sang est faite au niveau des régions éléphantiasiques.

Lèpre. — C'est surtout dans la forme tuberculeuse de la lèpre que se manifestent les lésions intéressant les organes génitaux.

La lèpre tuberculeuse arrive très rapidement chez les enfants dans les deux sexes à provoquer l'atrophie des organes génitaux; lorsqu'elle se déclare avant la puberté, ces organes restent infantiles, et les règles ne s'établissent pas chez la fillette.

Lorsque la lèpre à forme tuberculeuse atteint la femme adulte, les règles sont supprimées, disent la majorité des auteurs; il ne nous a pas semblé qu'il en fût ainsi dans la plupart des cas; et nous possédons des observations, dont quelques-unes ont été publiées, de cas de lèpre, même à forme phymatode, dans lesquels les règles ont été conservées jusqu'à l'âge habituel de la ménopause (40 à 45 ans). Ainsi que nous avons pu nous en rendre compte, l'utérus et le vagin sont rarement atteints, quoique l'on puisse retrouver dans le conduit vaginal des bacilles spécifiques, qui semblent y vivre en saprophytes sans occasionner de lésions et qui paraissent y avoir été apportés par les leucocytes.

Les léprologues ont également insisté sur la fréquence des localisations lépreuses sur les testicules et les ovaires; d'après eux, l'excitation génésique, que les anciens avaient signalée chez les lépreux, coïncide avec le début de la formation de tubercules testiculaires. Les progrès de ces tubercules amènent dans la suite une stérilité absolue.

En ce qui concerne la forme tuberculeuse de la lèpre, les malades qui en sont atteints sont quelquefois en effet frappés de stérilité. Mais ce n'est ni une règle absolue ni même la généralité des cas; la stérilité n'existe que lorsqu'il y a localisation lépreuse sur les organes génitaux internes : testicule, vésicule séminale, prostate chez l'homme, ovaire et utérus chez la femme, ou lorsque, à la fin de la maladie, la cachexie est extrême.

Quant à la forme purement nerveuse de la lèpre, au point de vue anatomique comme au point de vue fonctionnel, elle n'atteint que rarement les organes de la génération ; c'est au point que dans certaines léproseries de Madagascar, on a été obligé d'ouvrir un registre des naissances.

Il est évident que, dans des cas de lèpre nerveuse avancée, les enfants, quand ils arrivent à terme, peuvent être débiles et difficiles à élever. Cependant, la lèpre nerveuse, qui ne débute guère avant la puberté chez la femme, est une affection lente, dont les progrès ne sont pas assez rapides pour amener chez elle, avant la fin de la période sexuelle, une cachexie suffisante pour entraver la parturition. Nous avons vu naître à la léproserie de Manankavally (Madagascar), de femmes atteintes de lèpre à forme tropho-neurotique mutilante, trois fort beaux bébés malgaches, d'un poids dépassant légèrement le poids normal et parfaitement indemnes.

Dans la question de la parturition dans les léproseries, nous pensons qu'à côté de la lèpre, comme cause de débilité du fœtus, il faut faire entrer la misère qui règne si souvent dans ces établissements, et nous nous sommes, à ce point de vue, trouvé dans des conditions particulièrement favorables, la léproserie de Manankavally, dans laquelle ont été faites nos observations, étant merveilleusement tenue, quoique pourvue de peu de ressources.

Ulcères granuleux des parties génitales. — Les organes génitaux externes peuvent être enfin le siège d'ulcères granuleux. Ces ulcères, fréquents en Guyane, prennent souvent naissance au niveau d'une plaie chancreuse; ils peuvent envahir les organes génitaux externes, ainsi que le périnée, le sillon interfessier et le pli inguino-crural (Voy. p. 160).

Ils présentent au début un fond uniformément granuleux ; plus tard les granulations se retrouvent principalement sur les bords ; elles disparaissent alors du centre de l'ulcération, qui peut même se cicatriser, alors que l'affection gagne, au contraire, à la périphérie.

CHAPITRE XIX

ORGANES DES SENS

ŒIL ET VISION

L'injection des conjonctives, accompagnée quelquefois de photophobie, est un symptôme banal commun à toutes les pyrexies, sur lequel nous n'insisterons pas.

Ophtalmie purulente épidémique. — L'ophtalmie purulente sévit souvent à l'état endémo-épidémique, dans les pays chauds, sur les agglomérations indigènes, comme elle a sévi au commencement du siècle dernier en Europe sur les navires, dans les casernes, les écoles, les crèches. On la rencontre fréquemment dans tout l'Orient, notamment à Chypre, et en Égypte ainsi que dans l'Inde, où elle sévit périodiquement sur les enfants et renaît tous les ans sous forme épidémique vers le mois de juin. Cette ophtalmie ressemble de très près à l'ophtalmie blennorragique, et certains auteurs pensent qu'elle relève du gonocoque, qui serait l'origine du contage.

Les soins d'hygiène et de propreté arrêtent très rapidement les épidémies d'ophtalmie purulente.

Trachome. — La conjonctivite granuleuse ou trachome est également une maladie des pays chauds : elle a été importée en Europe par les armées anglaise et française à leur retour d'Égypte et elle a pris pour cette raison le nom *d'ophtalmie militaire*. L'ophtalmie purulente épidémique ne serait pour beaucoup d'auteurs que la phase aiguë du trachome ; pour d'autres, ce serait une infection gonococcique qui viendrait fréquemment compliquer la conjonctivite granuleuse. Aucun microbe pathogène n'a jusqu'à présent été isolé dans le trachome.

Cette affection est très commune en Égypte et dans toute la zone intertropicale.

Ophtalmies dues à des sucs irritants d'origine végétale. — Les ophtalmies dues à l'action irritante du suc du mancenillier sont caractérisées par un gonflement des paupières, une conjonctivite et une photophobie intenses. Elles peuvent affecter une forme en quelque sorte épidémique lorsque, comme cela s'est vu à la suite d'un cyclone qui a ravagé la Martinique en 1903, les branches cassées par le vent laissent échapper leur suc qui est entraîné par la pluie jusque sur les yeux des personnes qui ont cherché en grand nombre un abri sous les arbres.

Lèpre. — Dans la lèpre les lésions oculaires sont très fréquentes. Elles peuvent se manifester tout à fait au début et il arrive souvent qu'une infiltration diffuse ou tuberculeuse de l'iris soit un des premiers symptômes de la lèpre à forme tuberculeuse.

Dans cette forme, les lésions lépreuses envahissent de bonne heure la conjonctive probablement infectée par le canal lacrymal, le long duquel remontent les bacilles, si souvent contenus dans les fosses nasales. Elles consistent en tubercules offrant au début l'aspect de petites taches blanchâtres, pouvant acquérir plus tard de grandes dimensions et recouvrir la cornée et la sclérotique comme d'une sorte de pannus. La cornée est elle-même souvent infiltrée, il se produit de la kératite, qui amène sa perforation, et consécutivement de l'iritis et la fonte de l'œil. Les lésions oculaires de la lèpre, lorsqu'elles sont très avancées, sont le plus souvent accompagnées de douleurs terribles, pouvant amener le médecin à pratiquer l'énucléation.

Un autre processus peut donner lieu, dans la lèpre à forme nerveuse, à des lésions oculaires graves. Dans la forme nerveuse de la lèpre, en effet, la paralysie et l'atrophie de l'orbiculaire des paupières aboutissent rapidement à l'ectropion et à l'impossibilité pour le malade de fermer les paupières. Le globe oculaire, n'étant plus protégé d'un côté par les paupières, de l'autre par les larmes qui ne sont plus retenues par suite de l'effacement du cul-de-sac palpébral, subit, par suite du dessèchement, des altérations qui aboutissent à la perforation de la cornée et à la phtisie de l'œil. Aussi la paralysie de l'orbiculaire des paupières a-t-elle souvent conduit les médecins à pratiquer la suture médiane des paupières, afin de protéger le globe oculaire et d'éviter la perte de l'œil.

La paralysie d'un seul muscle ou d'un groupe de muscles moteurs oculaires peut occasionner du strabisme accompagné ou non de diplopie. On a enfin signalé dans la lèpre des macules blanches ou pigmentées siégeant sur la choroïde.

Paludisme. — De très nombreuses lésions oculaires ont été signalées dans le paludisme. On a décrit des conjonctivites intermittentes palustres, et des kératites ulcéreuses accompagnées de névralgies sus-orbitaires ayant le même caractère intermittent. Van der Burg et Martin ont même observé une sorte d'ophtalmie sympathique grave, caractérisée par une nécrose rapide de la cornée, qu'ils rapportent au paludisme. Zellweger met en doute la nature paludéenne de cette ophtalmie, qui semble plutôt se rapprocher de l'ophtalmie purulente, endémo-épidémique.

Dans la cachexie paludéenne la kératite se manifeste presque toujours par une infiltration grise de la cornée formant des taies centrales ou périphériques.

Dans le plus grand nombre des cas, ce sont les lésions du fond de l'œil qui dominent dans le paludisme. Les petites embolies, occasionnées par les parasites de la malaria dans les vaisseaux rétiniens ou optiques, occasionnent de la *névrite du nerf optique* avec œdème péripapillaire, infiltration pigmentaire et atrophie de la papille. On observe au début de la névralgie sus-orbitaire, de la photophobie et de l'héméralopie. La papille présente une couleur gris rougeâtre ; elle est entourée d'une rétine œdématiée, renfermant des vaisseaux dilatés et sinueux. La névrite optique paludéenne atteint toujours les deux yeux, mais jamais simultanément ; elle se termine en général par l'atrophie partielle du nerf optique.

Les *hémorragies de la rétine* se produisent dans les procès ciliaires au cours des accès dans le paludisme aigu, autour de la papille et dans la papille même dans la cachexie paludéenne. L'hémorragie peut occasionner subitement, lorsqu'elle intéresse toute la papille, une amaurose complète avec atrophie consécutive du nerf optique. On peut aussi observer des troubles visuels variés coïncidant avec la présence d'hémorragies punctiformes de la papille ou d'un scotome central.

L'*irido-choroïdite paludéenne* débute généralement à la fin d'un accès de fièvre par de la névralgie sus-orbitaire, de la sensibilité du globe oculaire et de la photophobie.

Le fond de l'œil est hyperémié, la rétine est couleur pourpre et d'aspect tomenteux, la papille est rouge et un peu surélevée. Cet état inflammatoire disparaît pour reparaître avec un accès suivant, et au bout d'un certain temps on observe de l'atrophie des capillaires du fond de l'œil et de la rétine. Cette dernière prend un aspect grisâtre comparé par Yarr à une surface sur laquelle on aurait semé du poivre. La papille devient blanchâtre, elle n'est plus sillonnée que par des vaisseaux filiformes ; il se produit en même temps des troubles visuels très importants.

L'*opacité du corps vitré* se rencontre quelquefois dans le paludisme ; elle amène fréquemment la cécité complète ; elle peut dans quelques cas rétrocéder.

On peut aussi dans le paludisme se trouver en présence de troubles oculaires sans lésions caractéristiques qui doivent être rapportés à une cause nerveuse centrale.

Amblyopie et amaurose quiniques. — On observe enfin chez les paludéens de l'amblyopie ainsi que des amauroses passagères suivies ou non d'atrophie papillaire, qui sont dues à une intoxication quinique.

Ankylostomiase. — Grassi a signalé dans quelques cas d'ankylostomiase des lésions oculaires analogues à celles que l'on rencontre dans le paludisme et consistant en hémorragies rétiniennes, névrite du nerf optique, décoloration de la choroïde, anémie papillaire.

Dengue. — La conjonctivite, la kératite, l'iritis, l'iridochoroïdite et l'amaurose ont été observés comme complication de la dengue.

Fièvre japonaise de rivière. — Dans la fièvre japonaise de rivière, les conjonctives sont très rouges, principalement dans le repli oculo-palpébral; les paupières sont collées le matin et le globe oculaire semble tuméfié et proéminent.

Peste. — La commission allemande d'études de la peste, qui a opéré dans l'Inde, a signalé dans cette maladie la fréquence, comme complication, de l'infiltration purulente de la cornée suivie d'irido-cyclite et de fonte purulente de l'œil.

On peut aussi observer, pendant la convalescence de la peste, de la paralysie des nerfs moteurs oculaires.

Fièvre jaune. — Dans la fièvre jaune, les conjonctives sont injectées et souvent d'un rouge orangé au début; elles deviennent ictériques pendant la seconde période. Pendant la période hémorragique, elles présentent des ecchymoses et de véritables hémorragies avec suintement de sang.

Béribéri. — Dans le béribéri, on a signalé la sensation de mouches volantes, de la diplopie, du strabisme, de l'inégalité pupillaire plus ou moins transitoires; on a observé aussi de l'amaurose et, dans un cas, de l'opacité de la cornée.

Fièvre de Nasha. — On a également signalé une contraction pupillaire très accentuée dans la fièvre de Nasha.

Typhus exanthématique. — Dans le typhus, on observe souvent, au début, des ecchymoses conjonctivales étendues. A une période avancée et dans les cas graves, on voit se produire du myosis, les pupilles sont fortement contractées.

~punctiformes (*pin-hole pupil* de Graves); elles sont insensibles à la lumière et, d'après Graves, ce symptôme serait d'un pronostic particulièrement fâcheux.

Maladie du sommeil. — Dans la maladie du sommeil, on a quelquefois constaté du prolapsus de la paupière supérieure, du strabisme et de la mydriase avec insensibilité pupillaire.

Insolation. — Les premiers symptômes du coup de chaleur sont toujours accompagnés d'une sensation de brûlure des conjonctives qui sont sèches et ternes. La pupille est le plus souvent contractée et insensible, mais quelquefois aussi elle est dilatée et reste sensible; il peut aussi y avoir de l'inégalité pupillaire. On observe enfin fréquemment des hallucinations de la vue.

De nombreux auteurs ont, avec raison, attiré l'attention sur le rôle important qu'avait l'action de la lumière trop vive sur le nerf optique dans le coup de chaleur par insolation. Dans cette affection les symptômes oculaires peuvent certainement être dus, pour une bonne part, à des lésions périphériques et à ce qu'on a appelé la *sidération du nerf optique.*

OREILLE ET SENS DE L'OUIE

Il existe un certain nombre d'affections des pays chauds dans lesquelles on observe des troubles de l'ouïe.

Peste. — Dans la peste on a signalé une diminution de l'acuité auditive, mais il nous semble que, dans cette affection, la lenteur dans les réponses du malade relève plutôt de l'état d'hébétude dans lequel il se trouve que d'une diminution réelle d'acuité auditive.

Béribéri. — Dans le béribéri il peut exister de la dureté de l'ouïe, mais il y a souvent aussi exaltation de ce sens.

Typhus exanthématique. — Dans le typhus exanthématique, les malades se plaignent souvent de bourdonnements d'oreille au début de la maladie et pendant la convalescence. Après le cinquième jour, on observe souvent une surdité qui peut se prolonger durant un certain temps pendant la convalescence.

Paludisme. — Dans le paludisme, Corre a signalé de l'otalgie congestive et même de l'otorrhée.

D'autre part l'administration de la quinine amène des bourdonnements d'oreille, dont l'acuité est généralement proportionnée à la dose ingérée. Il existe cependant de véritables idiosyncrasies et certains malades ont des bourdonnements d'oreille beaucoup plus violents que d'autres, pour une même dose de médicament. L'usage constant de la quinine amène chez de nombreux paludéens de la dureté de l'ouïe.

Otites parasitaires. — Enfin, dans les régions où l'on rencontre ce diptère, les larves nées des œufs pondus dans le conduit auditif par la *Lucilia macellaria* peuvent occasionner des otites externes, la perforation du tympan, des otites moyennes, des suppurations de l'oreille interne, et quelquefois même des méningites; aussi, dans les pays où l'on rencontre la *Lucilia macellaria* (Amérique intertropicale), doit-on toujours examiner très soigneusement les oreilles des malades, dès le début des otites qu'ils peuvent présenter (Voy. plus loin, p. 526).

LANGUE ET GOUT

Les lésions de la langue ont été décrites au chapitre **Bouche**: nous n'y reviendrons pas; il nous restera à signaler les altérations du goût dans les affections tropicales.

Dans toutes les pyrexies on observe un dégoût des aliments sur lequel il est inutile d'insister. Toutes les substances alimentaires semblent avoir mauvais goût pour le malade, qui supporte les acides plus longtemps que les autres substances sapides: mais il arrive aussi à s'en dégoûter et réclame de l'eau pure.

Béribéri. — Dans le béribéri, d'après Herklots, le malade accuse souvent une sensation sucrée dans la bouche; d'après

Costa Alvarenga, une sensation de poil ou de fil à la pointe de la langue ou sur le palais.

Ankylostomiase. — Dans l'ankylostomiase, les altérations du goût se traduisent par des perversions sensorielles désignées sous les noms de *pica*, *malacia*, *géophagie*, amenant les malades à manger de la boue, de la terre, de la chaux, etc.

NEZ

Il n'y a que peu de choses à signaler au sujet de la muqueuse nasale dans les maladies tropicales, en dehors des myases, de la fièvre Nasha et du goundou. Dans le paludisme, Corre a signalé du coryza d'origine paludéenne.

L'état catarrhal de la muqueuse pituitaire s'observe fréquemment au début du typhus ; il est souvent alors accompagné d'épistaxis.

Épistaxis. — La pénétration de sangsues dans les fosses nasales, à la suite d'ingestion d'eau, peut donner lieu à des saignements de nez. En Extrême-Orient, un mal de tête persistant, dit Manson, associé à des épistaxis répétées, peut être dû à la présence d'une sangsue dans les fosses nasales.

Les épistaxis s'observent aussi dans la plupart des pyrexies infectieuses des pays chauds : dengue, fièvre de Malte, fièvre récurrente, paludisme et cachexie paludéenne, fièvre jaune, peste, verruga et spotted fever, ainsi que dans la fièvre typhoïde tropicale.

L'épistaxis est également fréquente au début de la lèpre, dans laquelle elle indique très souvent l'infection des fosses nasales et le début d'une rhinite à bacilles spécifiques de Hansen.

Rhinite lépreuse. — Cette rhinite devient rapidement grave ; après avoir détruit la muqueuse, elle attaque les os de la cloison dont elle détermine l'affaissement. Il en résulte que le nez des lépreux atteints de rhinite prend très rapidement l'aspect du nez en lorgnette ou en coup de hache des syphilitiques. Il s'en écoule un liquide purulent, mélangé de sang, d'une odeur infecte comparable à l'odeur de la rhinite syphilitique. Ce liquide purulent se concrète souvent en croûtes à l'intérieur des narines.

La rhinite lépreuse est très fréquente dans la lèpre à forme tuberculeuse, dans laquelle on la rencontre dans presque tous les cas. Elle est exceptionnelle dans la lèpre à forme nerveuse.

Fièvre Nasha. — Dans la fièvre connue dans l'Inde anglaise sous le nom de *fièvre Nasha*, le symptôme de début, précédant quelquefois l'hyperpyrexie, est une hyperémie de la pituitaire, qui apparaît œdématiée des deux côtés ou d'un seul côté. On ne remarque jamais dans cette affection de sécrétion purulente des fosses nasales et souvent l'œdème pituitaire est indolore.

D'après certains auteurs anglais, la fièvre Nasha ne serait pas une entité morbide spéciale et l'on rencontrerait dans l'Inde de l'œdème pituitaire dans de nombreuses pyrexies.

Rhinites parasitaires. — **Myase.** — Cette affection très grave est produite par la larve d'une mouche, la *Lucilia macellaria (hominivorax)*. Cette mouche dépose ses œufs à la surface des plaies dans les oreilles ou les fosses nasales ; elle est attirée par les mauvaises odeurs et l'on a remarqué que les ivrognes dormant en plein air sont plus particulièrement atteints.

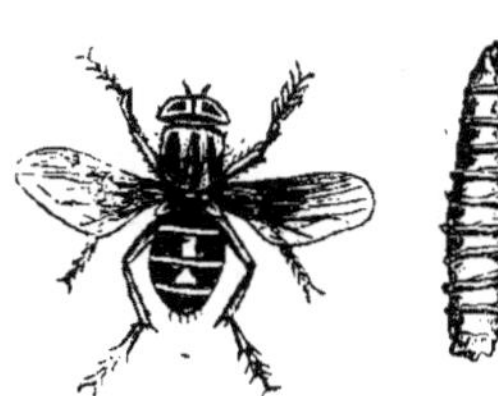

Fig. 96. — *Lucilia macellaria* et sa larve.

La larve est blanche, a environ 2 centimètres de long et est formée de 12 articles portant chacun une couronne de crochets, ce qui donne un peu au ver l'aspect d'une hélice (ver en hélice).

Cette larve attaque les muqueuses et tous les tissus : elle occasionne des lésions très étendues de la face et peut, en pénétrant jusqu'au cerveau, amener une méningite mortelle. Dans les pays où on la rencontre, on devra toujours la rechercher dans les cas d'épistaxis à répétition.

La présence des larves pourra seule permettre le diagnostic précis des myases qui peuvent être confondues avec un

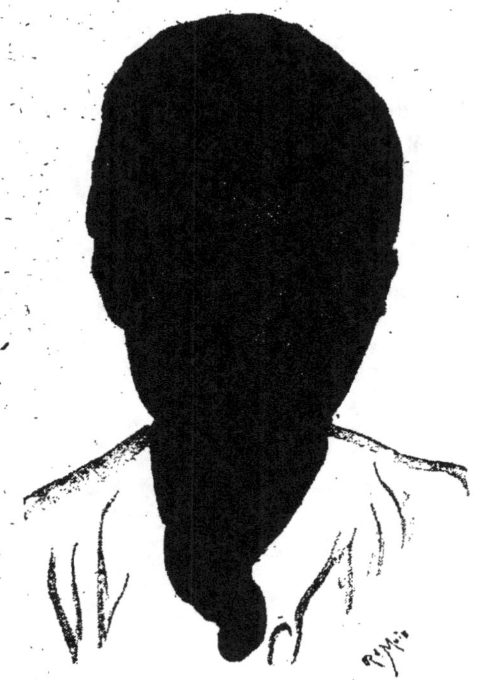

Fig. 97. — Lésions causées par la larve de la *Lucilia macellaria*.
(Manson, d'après Daniels.)

grand nombre de rhinites. On pourra aider à l'expulsion du ver en hélice par des inhalations de chloroforme ou de térébenthine et des lavages des fosses nasales.

Goundou. — Les tumeurs osseuses (Voy. p. 175) qui caractérisent le *goundou* sont situées de chaque côté de la face sur les os propres du nez et sur les maxillaires supérieurs. La peau qui les recouvre reste mobile. Ces tumeurs peuvent empiéter sur les fosses nasales, dans lesquelles on n'observe cependant jamais de rétrécissement important. Elles peuvent acquérir un volume considérable, au point d'obstruer complètement la vue.

Il y a quelquefois au début des douleurs de tête, accompagnées d'épistaxis ou d'écoulement purulent et sanguinolent.

SENSIBILITÉ TACTILE

Les troubles de la sensibilité ont été étudiés au chapitre *Système nerveux*. auquel nous renvoyons le lecteur.

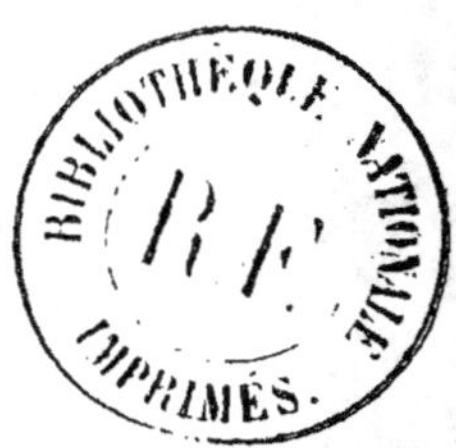

APPENDICE

Les méthodes de technique bactériologique que nous avons indiquées au cours de ce livre nécessitent une installation telle qu'on la trouve dans les centres scientifiques. Or, le médecin exerçant dans les colonies n'aura pas toujours un laboratoire, avec le gaz, à sa disposition. Dans bon nombre de cas, il pourra lui manquer les instruments commodes à l'aide desquels on stérilise, ou même les produits chimiques qui servent à la fabrication des milieux usuels.

Nous allons brièvement indiquer comment on peut, dans certains cas, combler ces lacunes, et suppléer à l'absence d'une installation de laboratoire et au manque de certains produits.

Stérilisation par la chaleur sèche.

Lorsqu'on n'a pas de gaz à sa disposition, on emploiera un combustible quelconque pour stériliser au four Pasteur. Il suffira de démonter la couronne de gaz et de monter le four sur quelques briques, de façon à faire une place suffisante pour le foyer. On pourra également employer le fourneau à pétrole Primus. Ce fourneau ne fume pas et chauffe très bien ; on n'oubliera pas de se munir d'aiguilles destinées à le déboucher, de becs de rechange et de clés de démontage.

Pour le travail du verre, on emploiera des appareils analogues brûlant de l'essence minérale, que l'on voit quelquefois entre les mains des plombiers et qui sont connus dans le commerce sous le nom de *lampe de soudeur* ou *lampe Ætna*. On se procurera également pour ces appareils des aiguilles à déboucher, des clés de démontage et des becs de rechange.

La lampe Ætna est très commode pour étirer des pipettes, souffler des boules ou fermer des tubes à essais. Elle a en outre un grand avantage, c'est qu'elle ne s'éteint pas facilement et qu'on peut, même en plein air, avec cet appareil, passer à la flamme une pipette avant de s'en servir ou chauffer un fer destiné à brûler la surface d'un organe à l'intérieur duquel on veut aller chercher aseptiquement un germe infectieux quelconque.

Si l'on veut faire de la verrerie fine et des soudures, il est nécessaire d'avoir une table d'émailleur et un chalumeau monté sur un des appareils que nous indiquons plus loin.

Si l'on veut stériliser de la verrerie et que l'on n'ait pas de four Pasteur à sa disposition, on pourra, ainsi que l'ont indiqué Nicolle et Remlinger, se servir d'un four de boulanger, après que le pain en a été retiré. On laissera les objets à stériliser jusqu'à ce que le coton qui bouche les tubes à essais ou les ballons soit légèrement roussi. Les boîtes de Petri pourront être stérilisées de même, en plaçant à côté d'elles un tube à essai bouché de coton qui servira de témoin.

Cette stérilisation n'est applicable qu'à la verrerie bien sèche, et ne contenant aucun liquide. On peut aussi très simplement et assez rapidement stériliser une grande quantité de tubes à essais en les passant dans la flamme d'un bec à pétrole du genre lampe Ætna ou d'un éolipyle si on possède un appareil de ce genre.

Stérilisation par la chaleur humide.

Pour stériliser avec un autoclave Chamberland, lorsqu'on n'a pas de gaz à sa disposition, il faudra faire fabriquer un cercle en fer, remplaçant la chemise de tôle qui entoure ordinairement la chaudière. Ce cercle, dans lequel s'emboîtera l'autoclave, sera porté par trois pieds qui devront élever le four de la chaudière de 50 à 60 centimètres au-dessus de la terre, de façon à laisser la place pour le combustible et la flamme. Il faudra, bien entendu, démonter la couronne de becs de gaz qui chauffe l'autoclave. À défaut de trépied, on pourra placer l'autoclave sur un petit bâti en briques ou en pierres. Les fourneaux à pétrole Primus donnent également dans ce cas de bons résultats.

Si l'on n'a pas d'autoclave à sa disposition, on emploiera le chauffage discontinu, qui consiste à porter à 100° au bain-marie le liquide à stériliser quatre jours de suite pendant un quart d'heure.

Milieux de culture. — Pour faire un bon milieu de culture, si l'on manque de peptone, on pourra faire un très bon bouillon peptonisé avec la panse de porc (bouillon de panse de porc de Martin) ; c'est un des meilleurs milieux liquides que l'on connaisse ; il se prépare de la façon suivante :

A. 1° Prendre un estomac de porc bien frais (on fera bien de l'envoyer chercher au moment où l'on abat les animaux et de s'en servir immédiatement), le vider, mais ne pas le laver.

2° Le hacher très fin et le placer dans de l'eau acidulée dans les proportions suivantes :

Hachis d'estomac de porc	200	grammes.
Acide chlorhydrique pur	10	—
Eau à 50°	1000	—

3° Maintenir la température à 50° au moyen d'une petite lampe pendant douze heures. Au bout de ce temps, la totalité des fragments du hachis doit être digérée et dissoute.

4° Filtrer sur un linge.

B. 1° Mettre à macérer à froid 500 grammes de viande finement hachée et soigneusement dégraissée dans un litre d'eau.

2° Au bout de six à douze heures, filtrer et exprimer au travers d'un linge.

Si la viande a une tendance à s'altérer par suite de la chaleur, on peut la couper en petits morceaux et la faire bouillir dans les proportions indiquées plus haut.

C. 1° Mélanger A et B par parties égales.

2° Chauffer à 100° pour coaguler l'albumine.

3° Alcaliniser avec une solution de soude, de bicarbonate ou de carbonate de soude, et laisser bouillir quinze minutes après alcalinisation pour précipiter les phosphates.

4° Vérifier l'alcalinisation au papier de tournesol.

5° Passer sur un filtre préalablement mouillé et répartir dans les tubes ou les ballons *stérilisés*.

Le bouillon, ainsi préparé, quoique bouilli, n'est pas stérile ; pour le stériliser, en l'absence d'un autoclave, on emploie la stérilisation discontinue ainsi qu'il est indiqué plus haut.

On peut aussi employer une solution d'extrait de viande de Liebig à 1 p. 100. Ce bouillon Liebig est très employé en Alle-

magne dans la fabrication des milieux de culture ; il donne d'assez
bons résultats.

On peut préparer des milieux solides par les mêmes procédés.
Pour faire de la gélatine, on ajoute au bouillon peptonisé 10 p. 100
de gélatine blanche, pure, coupée en petits morceaux, — on
porte à 100°, — on alcalinise, — on colle avec un blanc d'œuf (on
ajoute un blanc d'œuf dans le liquide refroidi au-dessous de 60° et
on porte de nouveau à 100°), — on filtre sur papier épais Chardin, — on distribue dans les vases stériles et on stérilise par chauffage discontinu.

Dans les pays chauds, la gélatine, qui fond à 22°, est un milieu
peu pratique ; aussi a-t-on conseillé de la remplacer par un milieu
solidifié au moyen d'un mélange de gélatine et de gélose. Ce
milieu a l'inconvénient d'indiquer très imparfaitement la liquéfaction que certains microbes produisent sur la gélatine ; nous
préférons augmenter la quantité de gélatine et faire un milieu à
30 p. 100 de gélatine qui reste solide jusque vers 35°. C'est au
moyen de ce milieu qu'ont été faites toutes les analyses des eaux
des sources de Tananarive.

Pour préparer la gélose, on ajoute 1,5 p. 100 d'agar au bouillon
peptonisé. On fera bien de laver soigneusement l'agar et de le
mettre à tremper dans l'eau avant de s'en servir.

On fait fondre à 100°, on vérifie l'alcalinisation et on filtre sur
papier Chardin.

Lorsqu'on veut éviter une filtration, ou si l'on n'a pas de papier
Chardin, on peut laisser refroidir lentement la gélose, dans un
récipient quelconque ou, mieux, dans un verre conique ; les impu-
retés tombent au fond. Lorsque la gélose a fait prise, on la sort très
facilement de son récipient et on coupe avec un couteau la partie
trouble qui renferme le dépôt. Le reste est fondu de nouveau, dis-
tribué dans des tubes stériles et stérilisé par chauffage discontinu.

Le bouillon ordinaire, pour la culture des mucédinées et des
champignons parasites, peut être avantageusement remplacé par
le glucose-malto-peptone (le maltopeptone est un produit qui se
trouve dans le commerce ; c'est un extrait de touraillons) :

Glucose...	100 grammes.
Maltopeptone...	10 —
Eau...	1 litre.

Si l'on n'a ni glucose ni maltopeptone à sa disposition, on
pourra faire un moût de bière de riz de la façon suivante : on broie

le riz non décortiqué dans un moulin à café ou, mieux, dans un moulin à graine de lin des pharmacies :

Riz non décortiqué broyé.................. 200 grammes.
Eau...................................... 1000 —
Acide sulfurique.......................... 16 —

Dans une marmite émaillée ou en cuivre (celles de fer ou de fonte doivent être proscrites) on met le riz, puis l'eau et l'acide. On porte à 100° et on laisse bouillir, jusqu'à ce qu'une goutte du liquide, portée sur le fond d'une assiette ou d'un morceau de porcelaine blanche, ne donne plus de couleur violette par l'addition d'une goutte de lugol (solution iodo-iodurée). On neutralise avec la chaux jusqu'à réaction neutre ou faiblement alcaline, sauf pour les moisissures, pour lesquelles on ne neutralisera pas complètement.

On filtre et on stérilise. On peut ajouter de la gélose si l'on veut faire un milieu solide.

Étuves.

Chauffage des étuves. — Dans la plupart des régions tropicales, à moins que l'on ne se trouve à de grandes altitudes, la température, toujours élevée et relativement constante, est très suffisante pour permettre le développement rapide de tous les microbes, sauf de ceux, d'ailleurs rares, qui sont très exigeants à ce point de vue et ne poussent qu'à des températures déterminées (bacille de Koch). Il suffira dans la plupart des cas, dans les pays chauds, de garantir les cultures contre les refroidissements nocturnes en les tenant dans des armoires fermées et dans des pièces autant que possible bien closes.

Cependant, si, pour des recherches spéciales, on pensait devoir installer une étuve à cultures, — et nous estimons que l'on n'en a besoin sous les tropiques, en dehors des pays d'altitude, que dans les cas particuliers où l'on désire obtenir une température très fixe, — on ne devra pas, à notre avis, adopter les étuves à pétrole. Ces appareils sont en effet assez irréguliers, les mèches charbonnent, les lampes s'éteignent, les crémaillères s'usent très vite, et les appareils sont rapidement hors d'usage. Faute de mieux, ils pourraient néanmoins rendre des services.

On aura avantage à adopter les étuves à gaz munies des régulateurs bimétalliques de Roux. Ces régulateurs sont solides et permettent d'obtenir un réglage de température très parfait, à un dixième de degré près.

L'étuve de Roux est un très bon appareil de laboratoire ; cependant les grands modèles, seuls, donnent de bons résultats, parce que la masse qu'ils représentent est suffisante pour ne pas être trop brusquement influencée par les variations extérieures de la température. Les petits modèles se règlent mal, parce qu'ils n'ont pas assez de volume ; néanmoins, si l'on possède un de ces appareils, on pourra diminuer sa sensibilité aux variations extérieures et s'en servir en plaçant à son intérieur un vase rempli d'une certaine quantité d'eau (5 à 10 litres). Cette eau sert de régulateur accessoire, et remplit en la circonstance le même office que le volant d'une machine à vapeur : elle s'échauffe et se refroidit moins vite que l'air et, lorsque la température de l'étuve baisse, elle cède de sa chaleur à l'atmosphère qu'elle réchauffe.

Le procédé que nous venons d'indiquer peut permettre d'utiliser une étuve que l'on n'arriverait pas à régler sans cela. Cependant l'eau que l'on introduit dans l'étuve — et il en faut une certaine quantité — tient une place dont il serait souvent très utile de pouvoir disposer ; aussi préférons-nous employer, lorsqu'il s'agit de petites étuves, des étuves à doubles parois que l'on remplit d'eau, du genre de celle de Babès, munies d'un régulateur de Roux.

Ainsi que nous l'avons démontré plus haut, une étuve n'est indispensable dans les pays chauds que lorsqu'elle peut donner des températures très fixes ; les seules étuves qui se règlent convenablement sont des étuves au gaz ; les étuves devront donc être chauffées au gaz, et dans la plupart de nos colonies on devra faire son gaz soi-même.

Certains laboratoires ont été montés avec l'acétylène ; or l'acétylène préparé en petite quantité avec du carbure de calcium, lorsqu'il n'est pas épuré par des appareils spéciaux qu'il n'est pas facile d'introduire dans les laboratoires, a l'inconvénient de dégager des odeurs insupportables.

Les appareils qui nous ont donné les meilleurs résultats sont les carburateurs. Dans ces appareils, un courant d'air passe sur des lames de feutre imbibées d'essence volatile de pétrole et entraîne des vapeurs qui brûlent à la sortie dans des becs, à la façon du gaz de houille. Parmi les nombreux modèles que l'on trouve dans le commerce, les meilleurs à notre avis sont les deux modèles de Faignot et Demouchy, adoptés dans un grand nombre de laboratoires coloniaux. Le premier de ces modèles donne du gaz sous pression que l'on peut utiliser comme le gaz de houille. Le second donne du gaz sans pression ; il est très pratique pour de petites installations et peut rendre des services d'autant plus grands, aux colonies, qu'il est très portatif et que son prix de revient est très modique.

Il a l'inconvénient de ne pouvoir servir à alimenter que des becs à flamme blanche, qui utilisent du gaz sans pression (becs des étuves); il ne peut pas, en conséquence, être employé pour alimenter des becs du genre Bunsen, dans lesquels la pression entraîne une certaine quantité d'air ; nous pensons cependant qu'il pourrait servir à alimenter un chalumeau.

Lorsque les carburateurs ont un débit inégal, que les becs brûlent avec bruit ou s'éteignent sans cause, cela tient à ce qu'ils ont besoin d'être nettoyés. La gazoline qu'ils contiennent s'est chargée d'huiles lourdes, sa densité a beaucoup augmenté et elle n'est plus bonne pour la carburation : elle sera remplacée et l'appareil sera nettoyé.

La gazoline que l'on devra employer devra être d'une densité de 65° à 66°, 68° au maximum ; les gazolines employées pour les automobiles ne donnent, à de rares exceptions près, que de mauvais résultats dans les carburateurs destinés aux laboratoires.

TABLE ALPHABÉTIQUE

CORBEIL. — IMPRIMERIE ÉD. CRÉTÉ.

MASSON & CIE, ÉDITEURS

Libraires de l'Académie de Médecine, 120, boulevard Saint-Germain, Paris (VIe)

Pr. n° 431

EXTRAIT DU CATALOGUE MÉDICAL [1]

RÉCENTES PUBLICATIONS — Mai 1905

COLLECTION DE PRÉCIS MÉDICAUX

Cette nouvelle collection s'adresse aux étudiants, pour la préparation aux examens, et à tous les praticiens qui, à côté des grands Traités, ont besoin d'ouvrages concis, mais vraiment scientifiques, qui les tiennent au courant. D'un format maniable ces livres seront abondamment illustrés ainsi qu'il convient à des livres d'enseignement.

Viennent de paraître :

Précis de ⊠ ⊠ ⊠ ⊠ ⊠ ⊠ ⊠
⊠ ⊠ Physique Biologique

PAR

G. WEISS

Professeur agrégé à la Faculté de Médecine de Paris.
Ingénieur des Ponts et Chaussées

1 vol. petit in-8 de 528 pages avec 543 figures, cart. toile anglaise souple.   **7 fr.**

Ce petit livre contient celles des principales applications de la physique à la biologie qui doivent rentrer dans le cadre des connaissances d'un étudiant à la fin de ses études et de tout médecin instruit.

Éléments de Physiologie

PAR

Maurice ARTHUS

Professeur à l'École de médecine et de pharmacie de Marseille
Ancien professeur de physiologie à l'Université de Fribourg (Suisse)

Deuxième édition revue et corrigée

Avec 122 figures dans le texte

1 vol. petit in-8° de XVI-764 pages, cart. toile anglaise souple. . . . . .   **9 fr.**

(1) *La librairie Masson et Cie envoie gratuitement et franco de port les catalogues suivants à toutes les personnes qui lui en font la demande.* — **Catalogue général** *contenant, classés par subdivisions, tous les ouvrages ou périodiques publiés à la librairie.* — **Catalogues de l'Encyclopédie scientifique des Aide-Mémoire.** *I. Section de l'ingénieur.* — *II. Section du biologiste.* — **Catalogue des ouvrages d'enseignement.**

Les livres de plus de **5 francs** *sont expédiés* **franco** *au prix du Catalogue.*
Les volumes de 5 francs et au-dessous sont augmentés de 10 °/₀ pour le port.
Toute commande doit être accompagnée de son montant.

Introduction
à l'Étude de la Médecine

PAR

Le Dʳ H. ROGER

Professeur à la Faculté de Médecine de Paris.
Médecin de l'hôpital d'Aubervilliers.

Deuxième édition

1 volume in-8° de 701 pages, cartonné, suivi d'un lexique donnant l'étymologie
et la signification des termes techniques.

Broché . . . . 9 fr. — Cartonné . . . . 10 fr.

Glossaire Médical illustré

PAR LES DOCTEURS

L. LANDOUZY	**F. JAYLE**
Professeur à la Faculté de Paris,	Chef de Clinique de la Faculté
Membre de l'Académie de médecine.	à l'hôpital Broca.

1 vol. in-8° carré de 664 pages avec 420 figures et 5 cartes en couleurs.

Cartonné . . . . 18 fr.
Broché . . . . 16 fr.

✧✧✧✧✧✧✧✧✧✧✧ L'Æsculape ✧✧✧✧✧✧✧✧✧✧✧

Guide pratique à l'usage des Étudiants et des Docteurs en Médecine

PAR LES DOCTEURS

E. DE LAVARENNE	**F. JAYLE**
Médecin des Eaux de Luchon.	Chef de Clinique à la Faculté.

1 fort volume petit in-8°, richement relié toile. 6 fr.

Pathologie générale
expérimentale
Processus généraux

PAR LES

Dʳ CHANTEMESSE	**Dʳ PODWYSSOTZKY**
Professeur	Professeur de Pathologie à l'Université
à la Faculté de médecine	d'Odessa,
de Paris	Doyen de la même faculté

TOME I

Histoire naturelle de la maladie. Hérédité. Atrophies. Dégénérescence.
Concrétions. Gangrènes.

1 volume in-8° jésus de 428 pages, avec 162 figures en noir et en couleurs,
broché . . . . 22 fr.

TOME II

Hypertrophies. — Régénérations. — Tumeurs. — Pathologie de la circulation
sanguine. — Pathologie du sang. — Pathologie de la lymphe et de la circulation
lymphatique. — Inflammation. — Hypothermie. — Hyperthermie. — Fièvre.

1 volume grand in-8°, avec 57 figures en couleurs et 37 figures en noir. 22 fr.

Traité de Pathologie générale

OUVRAGE COMPLET

PUBLIÉ PAR

CH. BOUCHARD

MEMBRE DE L'INSTITUT
PROFESSEUR DE PATHOLOGIE GÉNÉRALE A LA FACULTÉ DE MÉDECINE DE PARIS

SECRÉTAIRE DE LA RÉDACTION

G.-H. ROGER

Professeur agrégé à la Faculté de médecine de Paris, Médecin des hôpitaux.

COLLABORATEURS :

MM. ARNOZAN — D'ARSONVAL — BENNI — F. BEZANÇON — R. BLANCHARD — BOINET — BOULAY — BOURCY — BRUN — CADIOT — CHABRIÉ — CHANTEMESSE — CHARRIN — CHAUFFARD — J. COURMONT — DEJERINE — PIERRE DELBET — DEVIC — DUCAMP — MATHIAS DUVAL — FÉRÉ — GAUCHER — GILBERT — GLEY — GOUGET — GUIGNARD — LOUIS GUINON — J.-F. GUYON — HALLÉ — HÉNOCQUE — HUGOUNENQ — M. LABBÉ — LAMBLING — LANDOUZY — LAVERAN — LEBRETON — LE GENDRE — LEJARS — LE NOIR — LERMOYEZ — LESNÉ — LETULLE — LUBET-BARBON — MARFAN — MAYOR — MENETRIER — MORAX — NETTER — PIERRET — RAVAUT — G.-H. ROGER — GABRIEL ROUX — RUFFER — SICARD — RAYMOND TRIPIER — VUILLEMIN — FERNAND WIDAL.

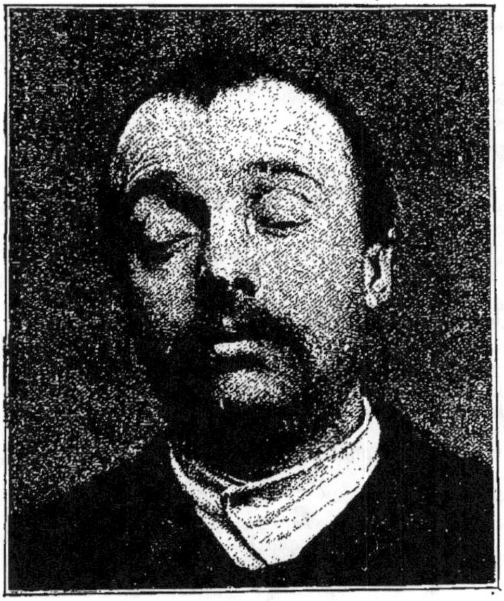

Fig. 300. — Facies de Hutchinson dans le tabes.

6 *vol. grand in-8°, avec figures dans le texte :* **126** *fr.*

Chaque volume est vendu séparément.

TOME I. — 1 vol. grand in-8° de 1018 pages avec figures dans le texte : **18** fr.

TOME II. — 1 vol. grand in-8° de 940 pages avec figures dans le texte : **18** fr.

TOME III. — 1 vol. in-8° de 1400 pages avec figures dans le texte, publié en deux fascicules : **28** fr.

TOME IV. — 1 vol. in-8° de 719 pages avec figures dans le texte : **16** fr.

TOME V. — 1 vol. in-8° de 1180 pages avec nombreuses figures dans le texte : **28** fr.

TOME VI. — 1 vol. in-8° de 935 pages : **18** fr.

CHARCOT — BOUCHARD — BRISSAUD

BABINSKI — BALLET — P. BLOCQ — BOIX — BRAULT — CHANTEMESSE — CHARRIN
CHAUFFARD — COURTOIS-SUFFIT — O. CROUZON — DUTIL — GILBERT — GUIGNARD
G. GUILLAIN — L. GUINON — GEORGES GUINON — HALLION — LAMY
LE GENDRE — A. LÉRI — P. LONDE — MARFAN — MARIE — MATHIEU
NETTER — ŒTTINGER — ANDRÉ PETIT — RICHARDIÈRE
ROGER — RUAULT — SOUQUES — THOINOT
THIBIERGE — TOLLEMER — FERNAND WIDAL

TRAITÉ DE MÉDECINE

DEUXIÈME ÉDITION

(Entièrement refondue)

PUBLIÉE SOUS LA DIRECTION DE MM.

BOUCHARD	**BRISSAUD**
Professeur à la Faculté de médecine de Paris Membre de l'Institut.	Professeur à la Faculté de médecine de Paris Médecin de l'hôpital St-Antoine.

10 volumes grand in-8°, avec figures dans le texte

En Souscription. . . . . **150** francs.

Chaque volume est vendu séparément.   JUIN 1905.

Tome I. 1 vol. grand in-8° de 845 pages, avec figures dans le texte : **16 fr.**

Les bactéries, par L. Guignard. — *Pathologie générale infectieuse*, par A. Charrin. — *Troubles et maladies de la nutrition*, par Paul Le Gendre. — *Maladies infectieuses communes à l'homme et aux animaux*, par G.-H. Roger.

Tome II. 1 vol. grand in-8° de 896 pages, avec figures dans le texte : **16 fr.**

Fièvre typhoïde, par A. Chantemesse. — *Maladies infectieuses*, par F. Widal. — *Typhus exanthématique*, par L.-H. Thoinot. — *Fièvres éruptives*, par L. Guinon. — *Erysipèle*, par E. Boix. — *Diphtérie*, par A. Ruault. — *Rhumatisme articulaire aigu*, par W. Œttinger. — *Scorbut*, par Tollemer.

Tome III. 1 vol. grand in-8° de 702 pages, avec figures dans le texte : **16 fr.**

Maladies cutanées, par G. Thibierge. — *Maladies vénériennes*, par G. Thibierge. — *Maladies du sang*, par A. Gilbert. — *Intoxications*, par H. Richardière.

Tome IV. 1 vol. grand in-8° de 680 pages, avec figures dans le texte : **16 fr.**

Maladies de l'estomac, par A. Mathieu. — *Maladies du pancréas*, par A. Mathieu. — *Maladies de l'intestin*, par Courtois-Suffit. — *Maladies du péritoine*, par Courtois-Suffit. — *Maladies de la bouche et du pharynx*, par A. Ruault.

Tome V. 1 vol. grand in-8°, avec figures en noir et en couleurs dans le texte : **18 fr.**

Maladies du foie et des voies biliaires, par A. Chauffard. — *Maladies du rein et des capsules surrénales*, par A. Brault. — *Pathologie des organes hématopoïétiques et des glandes vasculaires sanguines, moelle osseuse, rate, ganglions, thyroïde, thymus*, par G.-H. Roger.

Tome VI. 1 vol. grand in-8° de 612 pages, avec figures dans le texte : 14 fr.

Maladies du nez et du larynx, par A. RUAULT. — *Asthme*, par E. BRISSAUD. — *Coqueluche*, par P. LE GENDRE. — *Maladies des bronches*, par A.-B. MARFAN. — *Troubles de la circulation pulmonaire*, par A.-B. MARFAN. — *Maladies aiguës du poumon*, par NETTER.

Tome VII. 1 vol. grand in-8° de 550 pages, avec figures dans le texte : 14 fr.

Maladies chroniques du poumon, par A.-B. MARFAN. — *Phtisie pulmonaire*, par A.-B. MARFAN. — *Maladies de la plèvre*, par NETTER. — *Maladies du médiastin*, par A.-B. MARFAN.

Tome VIII. 1 vol. grand in-8° de 580 pages, avec figures dans le texte : 14 fr.

Maladies du cœur, par M. ANDRÉ PETIT. — *Maladies des vaisseaux sanguins*, par W. ŒTTINGER.

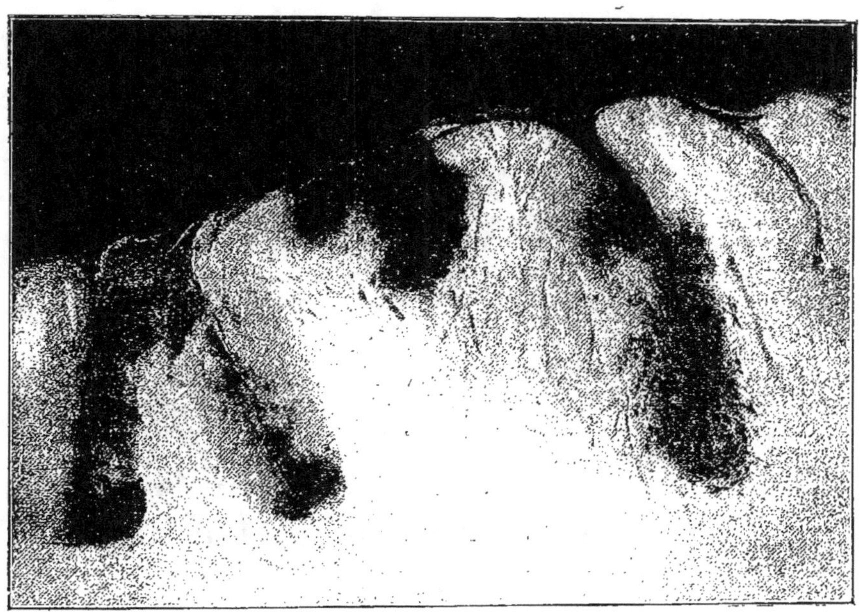

Figure extraite du Tome IX.

Tome IX. 1 vol. grand in-8° de 1092 pages, avec figures dans le texte : 18 fr.

Maladies de l'encéphale, par E. BRISSAUD, SOUQUES, P. LONDE et TOLLEMER. — *Maladies de la protubérance et du bulbe*, par G. GUILLAIN. — *Maladies intrinsèques de la moelle épinière*, par P. MARIE, O. CROUZON, A. LÉRI et G. GUINON. — *Maladies extrinsèques de la moelle épinière*, par G. GUINON. — *Maladies des méninges*, par G. GUINON. — *Syphilis des centres nerveux*, par H. LAMY.

Tome X. 1 vol. grand in-8° avec figures dans le texte. (*Sous presse.*)

Les névrites. — Maladies des nerfs et des muscles en particulier. — Myopathie primitive, progressive. — Dystrophie d'origine nerveuse, paralysie générale progressive. — Les psychoses. — Chorées. — Paralysie agitante. — Maladie de Thomsen. — Neurasthénie, Epilepsie, Hystérie.

Table analytique des 10 volumes.

Traité des ☒ ☒ ☒ ☒ ☒ ☒ ☒ ☒ ☒ ☒
☒ ☒ Maladies de l'Enfance

Deuxième Édition, revue et augmentée,

PUBLIÉE SOUS LA DIRECTION DE MM.

J. GRANCHER   ET   **J. COMBY**

PROFESSEUR A LA FACULTÉ DE PARIS   MÉDECIN
MEMBRE DE L'ACADÉMIE DE MÉDECINE   DE L'HÔPITAL DES ENFANTS-MALADES

5 volumes grand in-8° avec figures dans le texte. . . . . 112 francs.

Tome I. 1 volume grand in-8° de 1060 pages, avec figures : **22 fr.**

Physiologie et Hygiène de l'Enfance. — Maladies infectieuses. — Maladies générales de nutrition. — Intoxications.

Tome II. 1 volume grand in-8° de 964 pages, avec figures : **22 fr.**

Maladies du tube digestif. — Maladies du pancréas. — Maladies du péritoine. — Maladies du foie. — Rate et ses maladies. — Maladies des capsules surrénales. — Maladies génito-urinaires.

Tome III. 1 volume grand in-8° de 994 pages, avec figures : **22 fr.**

Maladies de l'appareil respiratoire. — Maladies de l'appareil circulatoire.

Tome IV. 1 volume grand in-8° de 1076 pages avec figures : **22 fr.**

Système nerveux. — Maladies de la peau.

Tome V. 1 vol. gr. in-8° de 1224 p. avec figures **24 fr.**

Maladies du fœtus et du nouveau-né. — Organes des sens. — Maladies chirurgicales. — Thérapeutique. — Formulaire.

Traité d'Anatomie Pathologique
GÉNÉRALE
PAR
R. TRIPIER

Professeur d'anatomie pathologique à la Faculté de Médecine de l'Université de Lyon

1 vol. grand in-8, avec 239 figures en noir et en couleurs. . . . . .25 fr.

Manuel Technique de Massage
PAR
J. BROUSSES

Ex-répétiteur de Pathologie chirurgicale à l'École du service de santé militaire, lauréat de l'Académie de médecine, membre correspondant de la Société de Chirurgie.

Troisième édition revue et augmentée

1 vol. in-16, de 407 pages, avec 66 figures dans le texte, cartonné toile souple. **4 fr. 50**

CINQUIÈME ÉDITION REVUE ET AUGMENTÉE
DU
Traité élémentaire de Clinique Thérapeutique
PAR
Le Dr Gaston LYON
Ancien chef de clinique médicale à la Faculté de médecine de Paris.

1 volume grand in-8°, de 1654 pages, relié peau . . . . **25** fr.

Formulaire Thérapeutique
PAR MM.

G. LYON   et   **P. LOISEAU**
Ancien chef de clinique   Ancien préparateur
à la Faculté de Médecine.   à l'École supérieure de Pharmacie.

AVEC LA COLLABORATION DE MM.
E. LACAILLE, M. MARCHAIS, Paul-Émile LÉVY

Troisième édition revue.

1 volume in-18, tiré sur papier indien très mince, relié maroquin souple . . . . **6** fr.

Action des Médicaments

Leçons de Pharmacologie et de Thérapeutique
par Sir LAUDER BRUNTON
Docteur en médecine et en droit de l'Université d'Édimbourg.

TRADUIT DE L'ANGLAIS PAR
E. BOUQUÉ et J.-F. HEYMANS
Professeur à l'Université de Gand.

1 volume in-8° jésus, de 596 pages, avec 146 figures, broché . . . . **18** fr.

Les Sérothérapies

Leçons de Thérapeutique et Matière médicale
Professées à la Faculté de médecine de l'Université de Paris

PAR
Le Dr LANDOUZY
Professeur à la Faculté de Paris, Médecin de l'hôpital Laënnec,
Membre de l'Académie de Médecine.

1 volume in-8°, avec 27 figures et une planche en couleurs, cartonné à l'anglaise . . . . **20** fr.

Précis d'Urologie Clinique
PAR
Auguste LÉTIENNE et Jules MASSELIN

1 volume in-8°, de 470 pages, avec 58 figures et une planche hors texte . . . . **12** fr.

OUVRAGE COMPLET :

La Pratique ❧ ❧ ❧ ❧ ❧ ❧ ❧ ❧
❧ ❧ ❧ ❧ ❧ Dermatologique

Traité de Dermatologie appliquée

PUBLIÉ SOUS LA DIRECTION DE MM.

ERNEST BESNIER, L. BROCQ, L. JACQUET

PAR MM.

AUDRY, BALZER, BARBE, BAROZZI, BARTHÉLEMY, BÉNARD, ERNEST BESNIER, BODIN, BRAULT, BROCQ, DE BRUN, DU CASTEL, COURTOIS-SUFFIT, A. CASTEX, J. DARIER, DÉHU, DOMINICI, W. DUBREUILH, HUDELO, L. JACQUET, JEANSELME, J.-B. LAFFITTE, LENGLET, LEREDDE, MERKLEN, PERRIN, RAYNAUD, RIST, SABOURAUD, MARCEL SÉE, GEORGES THIBIERGE, F. TRÉMOLIÈRES, VEYRIÈRES.

4 volumes reliés toile, illustrés de figures en noir et de planches en couleurs.
156 fr.

Chaque volume est vendu séparément.

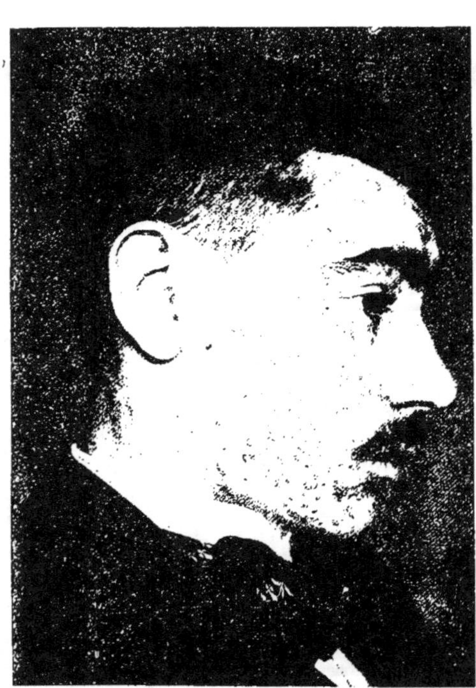

TOME I. Avec 230 figures et 24 planches. **36 fr.**

Anatomie et Physiologie de la Peau. — Pathologie générale de la Peau. — Symptomatologie générale des Dermatoses. — Acanthosis nigricans. — Acnés. — Actinomycose. — Adénomes. — Alopécies. — Anesthésie locale. — Balanites. — Bouton d'Orient. — Brûlures. — Charbon. — Classifications dermatologiques. — Dermatites polymorphes douloureuses. — Dermatophytes. — Dermatozoaires. — Dermites infantiles simples. — Ecthyma.

TOME II. Avec 168 figures et 21 planches. **40 fr.**

Eczéma. — Electricité. — Eléphantiasis. — Epithéliomes. — Eruptions artificielles. — Erythèmes. — Erythrasma. — Erythrodermies. — Esthiomène. — Favus. — Folliculites. — Furonculose. — Gale. — Gangrène cutanée. — Gerçures. — Greffes. — Hématodermites. — Herpès. — Hydroa vacciniforme. — Ichtyose. — Impétigo. — Kératodermie symétrique. — Kératose pilaire. — Langue.

TOME III. Avec 201 figures et 19 planches. **40 fr.**

Lèpre. — Lichen. — Lupus. — Lymphadénie cutanée. — Lymphangiome. — Madura (Pied de). — Mélanodermies. — Milium et Pseudo-Milium. — Molluscum contagiosum. — Morve et Farcin. — Mycosis fongoïde. — Nævi. — Nodosités cutanées. — Œdème. — Ongles. — Maladie de Paget. — Papillomes. — Pelade. — Pellagre. — Pemphigus. — Perlèche. — Phtiriase. — Pian. — Pityriasis, etc.

TOME IV. Avec 213 figures et 25 planches.   **40** fr.

Poils. — Porokératose. — Prurigo. — Prurit. — Psoriasis. — Psorospermose. — Purpura. — Rhinosclérome. — Rupia. — Sarcomes. — Sclérodermie. — Séborrhée. — Séborrhéides. — Sensibilité. — Sudoripares (Glandes). — Tatouages. — Télangiectasie. — Tokélau. — Trichophytie. — Trophonévroses. — Tuberculoses — Tumeurs. — Ulcères de jambes. — Ulcères des pays chauds. — Urticaire. — Urticaire pigmentaire. — Vergetures. — Verrues. — Vitiligo. — Xanthomes. — Xeroderma. — Zona.

Thérapeutique des Maladies de la Peau

Par le Dr LEREDDE.

DIRECTEUR DE L'ÉTABLISSEMENT DERMATOLOGIQUE DE PARIS

1 volume in-8°, de 700 pages. . . . . **10** fr.

Cours de Dermatologie exotique

Par E. JEANSELME

Professeur agrégé à la Faculté de médecine de Paris, Médecin des Hôpitaux.

1 vol. in-8°, avec 5 cartes et 108 figures en noir et en couleurs.   **10** fr.

Les Maladies du Cuir chevelu

PAR LE

Dr R. SABOURAUD

Chef du Laboratoire de la Ville de Paris, à l'Hôpital Saint-Louis.

I. — Maladies séborrhéiques : Séborrhée, Acnés, Calvitie

1 vol. in-8°, avec 91 figures, dont 40 aquarelles en couleurs . . . . . . **10** fr.

II. — Maladies Desquamatives : Pityriasis et Alopécies pelliculaires

1 vol. in-8°, avec 122 fig. dans le texte, en noir et en couleurs . . . . **22** fr.

BIBLIOTHÈQUE
d'Hygiène thérapeutique

Fondée par le Professeur PROUST

Chaque volume in-16, cartonné toile, tranches rouges, **4 fr.**

L'Hygiène du Goutteux (2ᵉ *édition*), par le Pʳ PROUST et A. MATHIEU.
L'Hygiène de l'Obèse, par le Professeur PROUST et A. MATHIEU.
L'Hygiène des Asthmatiques, par le Pʳ E. BRISSAUD.
L'Hygiène du Syphilitique, par H. BOURGES.
Hygiène et thérapeutique thermales, par G. DELFAU.
Les Cures thermales, par G. DELFAU.
L'Hygiène du Neurasthénique (2ᵉ *édition*), par le Pʳ PROUST et G. BALLET.
L'Hygiène des Albuminuriques, par le Dʳ SPRINGER.
L'Hygiène des Tuberculeux, par le Dʳ CHUQUET, préface du Dʳ DAREMBERG.
Hygiène et thérapeutique des maladies de la bouche, par le Dʳ CRUET,
dentiste des hôpitaux de Paris, avec une préface du Professeur LANNELONGUE.
L'Hygiène des Diabétiques, par le Professeur PROUST et A. MATHIEU.
L'Hygiène des maladies du cœur, par le Dʳ VAQUEZ.
L'Hygiène du Dyspeptique, par le Dʳ LINOSSIER.
Hygiène thérapeutique des Maladies des fosses nasales, par MM. les
Dʳˢ LUBET-BARBON et R. SARREMONE.

Traité d'Hygiène

par A. PROUST

Professeur d'hygiène de la Faculté de médecine de l'Université de Paris,
Membre de l'Académie de médecine, Inspecteur général des services sanitaires.

Troisième Édition, revue et considérablement augmentée
Avec la collaboration de

A. NETTER   ET   **H. BOURGES**
Professeur agrégé à la Faculté.   Chef du laboratoire d'hygiène à la Faculté.
Médecin de l'hôpital Trousseau.   Auditeur au Comité consultatif d'hygiène publique

OUVRAGE COURONNÉ PAR L'INSTITUT ET LA FACULTÉ DE MÉDECINE

1 fort volume in-8°, avec figures et cartes . . . . **25 fr.**

Vient de paraître :

L'Alimentation
et les Régimes

CHEZ L'HOMME SAIN ET CHEZ LES MALADES

PAR

ARMAND GAUTIER

Membre de l'Institut et de l'Académie de Médecine,
Professeur à la Faculté de Médecine de Paris.

Deuxième Édition, revue et augmentée

1 *volume in-8°, avec figures, broché* . . . . **10 fr.**

Les Maladies Populaires

MALADIES VÉNÉRIENNES, ALCOOLISME, TUBERCULOSE

ÉTUDE MÉDICO-SOCIALE

Leçons faites à la Faculté de médecine de Paris

par le Dr Louis RÉNON

Professeur agrégé à la Faculté de Paris, Médecin de l'hôpital de la Pitié

1 volume in-8°, de 480 pages. . . . . **6 fr.**

GUIDE PRATIQUE DU MÉDECIN

dans les Accidents du Travail

LEURS SUITES MÉDICALES ET JUDICIAIRES

PAR

Em. FORGUE	E. JEANBRAU
Professeur à la Faculté de Montpellier	Professeur agrégé à la Faculté de Montpellier
Correspondant de l'Académie de médecine	Lauréat de la Société de chirurgie

AVEC UNE PRÉFACE DE Me Jean CRUPPI

1 volume in-8°, de 350 pages. . . . . **4 fr. 50**

Traité de l'Alcoolisme

PAR LES DOCTEURS

H. TRIBOULET	Félix MATHIEU
Médecin des Hôpitaux	Médecin de l'Assistance à domicile

Roger MIGNOT

Ancien chef de clinique à la Faculté, Médecin des Asiles publics d'aliénés

PRÉFACE DE M. LE PROFESSEUR JOFFROY

Un volume grand in-8°, de 480 pages . . . . **6 fr.**

COMMENTAIRE ADMINISTRATIF ET TECHNIQUE

De la Loi du 15 Février 1902 relative à la

Protection de la Santé publique

PAR MM.

Le Dr A.-J. MARTIN	et	Albert BLUZET
Inspecteur général de l'Assainissement		Docteur en Droit
Chef des services techniques de la Ville de Paris		Rédacteur principal au Ministère de l'Intérieur

Un vol. in-8° de 480 pages avec une *table alphabétique*. Broché, **7 fr. 50** ; cartonné toile. **8 fr. 50**

Vient de paraître :

L'Ankylostomiase

Maladie sociale (Anémie des Mineurs)

Biologie, Clinique, Traitement, Prophylaxie

PAR

A. CALMETTE	M. BRETON
Membre correspondant de l'Institut et de l'Académie de Medecine,	Chef de clinique médicale à la Faculté de Médecine de Lille,
Directeur de l'Institut Pasteur de Lille.	Assistant à l'Institut Pasteur de Lille.

AVEC UN APPENDICE PAR E. FUSTER

Secrétaire général de l'Alliance d'Hygiène sociale.

Avec figures dans le texte

1 volume in-8° cartonné toile anglaise. . . . . **5 fr.**

Traité
de Physiologie

PAR

J.-P. MORAT
PROFESSEUR A L'UNIVERSITÉ DE LYON

Maurice DOYON
PROFESSEUR AGRÉGÉ A LA FACULTÉ DE MÉDECINE
DE LYON

5 vol. grand in-8°, avec fig. en noir et en couleurs dans le texte. En souscription (Juin 1905). **60 fr.**

Chaque volume sera vendu séparément. — Toutefois, les éditeurs acceptent jusqu'à nouvel ordre, **au prix à forfait de 60 francs**, des souscriptions à l'ouvrage **complet**. — Les souscripteurs payeront en retirant chaque volume le prix marqué; mais le tome V et dernier leur sera fourni gratuitement ou à un prix tel qu'ils n'aient, en aucun cas, payé plus de 60 francs pour le total de l'ouvrage.

Volumes publiés :

TOME I. — **Fonctions élémentaires.** — Prolégomènes, contraction, par J.-P. MORAT. — Sécrétion, milieu intérieur, par M. DOYON. 1 vol. grand in-8°, avec 194 figures noires et en couleurs. . . . . **15 fr.**

TOME II. — **Fonctions d'innervation**, par J.-P. MORAT. 1 vol. grand in-8°, avec 263 figures noires et en couleurs. **15 fr.**

TOME III. — **Fonctions de nutrition.** — Circulation, par M. DOYON; Calorification, par J.-P. MORAT. 1 vol. grand in-8°, avec 173 figures noires et en couleurs. . **12 fr.**

TOME IV. — **Fonctions de nutrition** (*suite et fin*). — Respiration; excrétion, par J.-P. MORAT; Digestion; absorption, par M. DOYON. 1 vol. grand in-8°, avec 167 figures en noir et en couleurs . . . . **12 fr.**

Sous presse : TOME V et dernier. — **Fonctions de relation et de reproduction.**

Éléments de
Physiologie Humaine

PAR

Léon FRÉDÉRICQ ET **J.-P. NUEL**
Professeurs à l'Université de Liège.

CINQUIÈME ÉDITION REVUE ET AUGMENTÉE

1 vol. grand in-8° de XXVI-716 pages, avec 284 fig. dans le texte. . . **12 fr. 50**

Le Vertige

PAR LE
Dʳ Pierre BONNIER

1 vol. in-8° de 312 pages, broché. . . . . **5 fr.**

Le Paludisme et les Moustiques
Prophylaxie

PAR

André PRESSAT
Médecin de la Compagnie du Canal de Suez.

1 vol. gr. in-8 de VIII-180 p. avec 8 fig. dans le texte et 11 planches hors texte. **6 fr.**

Maladies des Pays chauds
par le Dr Patrick MANSON
Traduit de l'anglais, par MM. GUIBAUD et BRENGUES

1 vol. in-8° cavalier de 776 pages, avec 3 pl. hors texte et 113 fig., broché. . . **12 fr.**

Trypanosomes et Trypanomiases

PAR

A. LAVERAN
de l'Institut et de l'Académie de médecine.

F. MESNIL
Chef de Laboratoire à l'Institut Pasteur.

1 vol. in-8° de XII-418 p., avec 61 figures et 1 planche en couleurs, . . **10 fr.**

L'Année Psychologique

PUBLIÉE PAR

Alfred BINET
Directeur du Laboratoire de Psychologie physiologique de la Sorbonne (Hautes Études)

AVEC LA COLLABORATION DE H. BEAUNIS — V. HENRI — TH. RIBOT

SECRÉTAIRE DE LA RÉDACTION :
LARGUIER DES BANCELS

10° année (1904). 1 volume in-8° avec figures dans le texte. . . . . **15 fr.**

Le Système Nerveux Central
Structure et fonctions
Histoire critique des Théories et des Doctrines
par J. SOURY
Docteur ès lettres, directeur d'études à l'École pratique des Hautes Études, à la Sorbonne.

In-8° jésus de x-1868 pages, avec 25 figures, cart. à l'anglaise en 2 vol. **50 fr.**

Les Psychonévroses
ET
leur Traitement moral

LEÇONS FAITES A L'UNIVERSITÉ DE BERNE
par le Dr DUBOIS
Professeur de Neuropathologie
Avec une Préface du Professeur DÉJERINE, de Paris.

DEUXIÈME ÉDITION

1 volume in-8. . . . . **8 fr.**

Traité
de
Physique Biologique

PUBLIÉ SOUS LA DIRECTION DE MM.

D'ARSONVAL
Professeur au Collège de France
Membre de l'Institut et de l'Académie de médecine.

CHAUVEAU
Professeur au Muséum d'histoire naturelle
Membre de l'Institut et de l'Académie de médecine.

GARIEL
Ingénieur en chef des Ponts et Chaussées
Professeur à la Faculté de médecine de Paris
Membre de l'Académie de médecine.

MAREY
Professeur au Collège de France
Membre de l'Institut et de l'Académie de médecine

SECRÉTAIRE DE LA RÉDACTION
M. WEISS
Ingénieur des Ponts et Chaussées
Professeur agrégé à la Faculté de médecine de Paris.

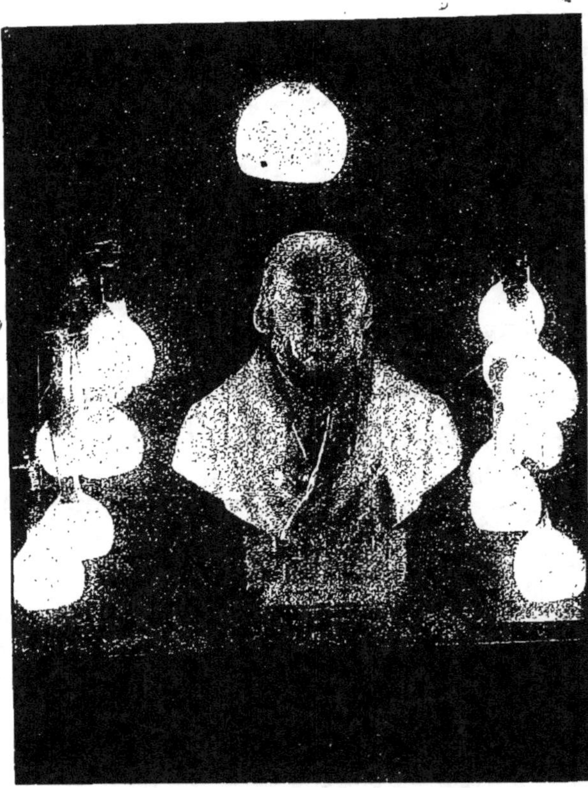

Tome II. Fig. 193. — Buste de Claude Bernard
éclairé à la lumière des microbes photogènes.

Tome I. — **Mécanique, Actions moléculaires, Chaleur.**

1 volume in-8° de 1150 pages avec 591 figures dans le texte
25 fr.

Tome II. — **Radiations, Optique.**

1 volume in-8° de 1160 pages avec figures dans le texte
25 fr.

Tome III. — **Électricité, Acoustique** (*Sous presse*).

CONDITIONS DE LA PUBLICATION :

Le **Traité de Physique Biologique** sera publié en trois volumes : Tome I. *Mécanique. Actions moléculaires. Chaleur.* — Tome II. *Radiations. Optique.* — Tome III. *Électricité. Acoustique.* — Chaque volume sera vendu séparément.

Les tomes I et II sont vendus **25** fr. chacun. On souscrit dès maintenant à l'ouvrage complet au prix de **70** fr. — Ce prix restera tel jusqu'à la publication du tome III.

COLLECTION DE PLANCHES MURALES

DESTINÉES A

L'Enseignement

de la Bactériologie

Publiées par l'INSTITUT PASTEUR DE PARIS

65 planches du format 80 ×62 cm., tirées en couleurs sur papier toile.
Avec texte explicatif rédigé en français, allemand et anglais.
Prix : 250 fr. (port en sus).

CLINIQUE MÉDICALE LAËNNEC

PLANCHES MURALES DESTINÉES A L'ENSEIGNEMENT

de l'Hématologie

et de la Cytologie

PUBLIÉES SOUS LA DIRECTION DE

L. LANDOUZY   et   **M. LABBÉ**
Professeur de Clinique   Chef de Laboratoire

SANG NORMAL, SANG PATHOLOGIQUE, SÉRUM, CYTODIAGNOSTIC

15 planches du format 80×62 cm., tirées en couleurs sur papier toile.
Avec texte explicatif en français, allemand et anglais. **Prix: 60 francs**
(port en sus).

Traité de Bactériologie

Pure et appliquée

à la médecine et à l'hygiène

PAR LES DOCTEURS

P. MIQUEL   et   **R. CAMBIER**
Docteur ès sciences, Directeur du Laboratoire   Sous-Directeur du Laboratoire de Bactériologie
de Bactériologie de la Ville de Paris   de la Ville de Paris.

1 fort volume grand in-8° jésus de 1060 pages avec 224 figures noires et en couleurs.

Prix : **25** francs

OUVRAGE COMPLET

Traité d'Anatomie Humaine

PUBLIÉ SOUS LA DIRECTION DE

P. POIRIER et **A. CHARPY**

Professeur d'anatomie à la Faculté
de médecine de Paris
Chirurgien des hôpitaux

Professeur d'anatomie
à la Faculté de médecine
de Toulouse

AVEC LA COLLABORATION DE

O. AMOEDO — A. BRANCA — A. CANNIEU — B. CUNÉO — G. DELAMARE
Paul DELBET — A. DRUAULT — P. FREDET — GLANTENAY — A. GOSSET — M. GUIBÉ
P. JACQUES — TH. JONNESCO — E. LAGUESSE — L. MANOUVRIER
M. MOTAIS — A. NICOLAS — P. NOBÉCOURT — O. PASTEAU — M. PICOU
A. PRENANT — H. RIEFFEL — CH. SIMON — A. SOULIÉ

5 volumes grand in-8° avec figures noires et en couleurs . . . . **160** fr.

Tome I. — **Introduction**. — **Notions d'Embryologie**. — **Ostéologie**.
— **Arthrologie**. *Deuxième édition, entièrement refondue.* 1 fort volume
grand in-8°, avec 814 figures, noires et en couleurs . . . . **20 fr**.

Tome II. — 1ᵉʳ fascicule : **Myologie**. *Deuxième édition, entièrement refondue.*
1 volume grand in-8°, avec 331 figures. . . . . **12 fr**.

2ᵉ fascicule : **Angéiologie** (Cœur et artères). Histologie. *Deuxième édition,
entièrement refondue.* 1 volume grand in-8° avec 150 figures . . . **8 fr**.

3ᵉ fascicule : **Angéiologie** (Capillaires. Veines). *Deuxième édition revue.*
1 vol. grand in-8° avec 83 figures. . . . . **6 fr**.

4ᵉ fascicule : **Les Lymphatiques**. 1 volume grand in-8° avec 117 fig.   **8 fr**.

Tome III. — 1ᵉʳ fascicule : **Système nerveux**. Méninges. Moelle. Encéphale.
Embryologie. Histologie. *Deuxième édition, entièrement refondue.* 1 vol.
grand in-8° avec 265 figures. . . . . **10 fr**.

2ᵉ fascicule : **Système nerveux**. Encéphale. *Deuxième édition, entièrement
refondue.* 1 vol. grand in-8° avec 131 figures . . . . **10 fr**.

3ᵉ fascicule : **Système nerveux**. Les nerfs. Nerfs crâniens. Nerfs rachi-
diens. *Deuxième édition, entièrement refondue.* 1 volume grand in-8° avec
228 figures. . . . . **12 fr**.

Tome IV. — 1ᵉʳ fascicule : **Tube digestif**. Développement. Bouche. Pharynx.
OEsophage. Estomac. Intestins. Anus. *Deuxième édition, entièrement refondue.* 1 volume grand in-8° avec 201 figures. . . . . **12 fr**.

2ᵉ fascicule : **Appareil respiratoire**. Larynx. Trachée. Poumons. Plèvre.
Thyroïde. Thymus. *Deuxᵐᵉ édit. revue.* 1 volume grand in-8° avec 121 fig. **6 fr**.

3ᵉ fascicule : **Annexes du Tube digestif**. Dents. Glandes salivaires.
Foie. Voies biliaires. Pancréas. Rate. **Péritoine**. *Deuxième édition, entièrement refondue.* 1 volume grand in-8° avec 448 figures. . . . . . . **16 fr**.

Tome V. — 1ᵉʳ fascicule : **Organes génito-urinaires**. Reins. Uretère. Vessie.
Urètre. Prostate. Verge. Périnée. Appareil génital de l'homme. Appareil
génital de la femme. 1 volume grand in-8° avec 451 figures . . . **20 fr**.

2ᵉ fascicule : **Les Organes des Sens**. Tégument externe, OEil. Oreille,
Nez et Fosses nasales. **Les Glandes surrénales**. 1 volume grand in-8°
avec 544 figures. . . . . **20 fr**.

Traité de Chirurgie

Publié sous la direction

DE MM.

Simon DUPLAY
Professeur de Clinique chirurgicale à la Faculté
de médecine de Paris
Chirurgien de l'Hôtel-Dieu
Membre de l'Académie de médecine

Paul RECLUS
Professeur agrégé à la Faculté de médecine
Chirurgien des hôpitaux
Membre de l'Académie de médecine

PAR MM.

**BERGER — BROCA — Pierre DELBET — DELENS — DEMOULIN
J.-L. FAURE — FORGUE — GÉRARD-MARCHANT
HARTMANN — HEYDENREICH — JALAGUIER — KIRMISSON — LAGRANGE
LEJARS — MICHAUX — NÉLATON
PEYROT — PONCET — QUÉNU — RICARD — RIEFFEL — SEGOND
TUFFIER — WALTHER**

DEUXIÈME ÉDITION, ENTIÈREMENT REFONDUE
8 volumes grand in-8° avec nombreuses figures dans le texte. . . **150** fr.

Tome Premier. 1 vol. grand in-8° de 912 pages avec 218 figures. . **18** fr.
Tome II. 1 vol. grand in-8° de 996 pages avec 361 figures. . . . **18** fr.
Tome III. 1 vol. grand in-8° de 940 pages avec 285 figures . . . . **18** fr.
Tome IV. 1 fort vol. de 896 pages, avec 354 figures.. . . . . . . **18** fr.
Tome V. 1 fort vol. de 948 pages, avec 187 figures. . . . . **20** fr.
Tome VI. 1 fort vol. de 1127 pages, avec 218 figures. . . . . . . **20** fr.
Tome VII. 1 fort vol. de 1272 pages, avec 297 figures. . . . . . . **25** fr.
Tome VIII. 1 fort vol. de 971 pages, avec 163 figures. . . . . . . **20** fr.
Table alphabétique des 8 volumes du *Traité de Chirurgie.*

Chaque volume est vendu séparément.

Précis de Manuel opératoire

Par L.-H. FARABEUF

Professeur à la Faculté de Paris, Membre de l'Académie de médecine.

Nouvelle édition. 1 vol. in-8°, avec 799 figures dans le texte. . . . . . **16** fr.

Exploration des Fonctions rénales

(Etude Médico-chirurgicale)

PAR

J. ALBARRAN

Professeur agrégé à la Faculté de Médecine de Paris, Chirurgien des Hôpitaux

1 *vol. grand in-8, de x-604 pages avec 143 figures et graphiques en couleurs.* **12 fr.**

Endoscopie de l'Urètre et de la Vessie

PAR

Georges LUYS

Ancien assistant du service des voies urinaires à l'hôpital Lariboisière, ancien aide d'anatomie
à la Faculté de Médecine de Paris.

Préface par le Dr Henri HARTMANN.

1 *vol. in-8, avec 86 figures dans le texte et 3 planches en couleurs.*
Relié toile anglaise. **7 fr.**

Ouvrage complet :

Précis de Technique opératoire

PAR LES PROSECTEURS DE LA FACULTÉ DE MÉDECINE DE PARIS

AVEC INTRODUCTION

Par le Professeur Paul BERGER

Le *Précis de Technique opératoire* est divisé en 7 volumes.

Tête et cou, par CH. LENORMANT.
Thorax et membre supérieur, par A. SCHWARTZ.
Abdomen, par M. GUIBÉ.
Appareil urinaire et appareil génital de l'homme, par PIERRE DUVAL.
Pratique courante et Chirurgie d'urgence, par VICTOR VEAU.
Membre inférieur, par GEORGES LABEY.
Appareil génital de la femme, par ROBERT PROUST.

Chaque volume cartonné toile et illustré d'environ 200 figures. . . . . **4 fr. 50**

Précis d'Obstétrique

PAR

A. RIBEMONT-DESSAIGNES

Professeur agrégé à la Faculté de médecine de Paris. Accoucheur de l'Hôpital Beaujon.
Membre de l'Académie de médecine.

ET

G. LEPAGE

Professeur agrégé à la Faculté de médecine de Paris.
Accoucheur de l'Hôpital de la Pitié.

SIXIÈME ÉDITION ENTIÈREMENT REFONDUE

1 volume grand in-8° de 1420 pages avec 568 figures dans le texte dont 400 dessinées par
RIBEMONT-DESSAIGNES. Relié toile : **30** fr.

Cette nouvelle édition du **Précis d'obstétrique** n'est pas une simple réédition de
l'édition précédente plus ou moins modifiée, mais est le résultat d'un remaniement complet.

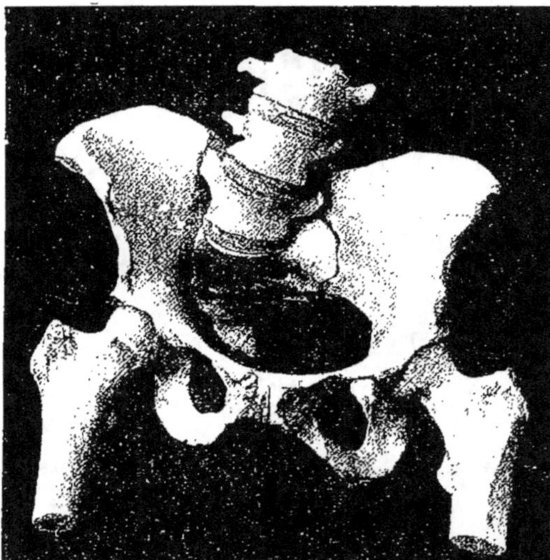

Fig. 376. — Bassin oblique ovalaire avec synostose de l'articulation
sacro-iliaque du côté droit.

Pour rester dans le cadre d'une œuvre didactique, il était nécessaire que le volume ne fût pas augmenté. C'est à quoi sont arrivés les auteurs en supprimant la presque totalité des notions anatomo-physiologiques concernant l'appareil génital de la femme et en procédant à une revision soigneuse des figures et du texte.

Ils ont pu ainsi 1° ajouter un certain nombre de figures nouvelles; 2° développer certaines questions de pratique, telles que celles des complications et hémorragies de la délivrance, des infections puerpérales, des ruptures de l'utérus, de l'ophtalmie purulente des nouveau-nés, etc.; mettre au point la plupart des questions importantes ; 3° traiter des sujets nouveaux, tels que l'application de la radiographie à l'obstétrique. A la pathologie médicale du nouveau-né ont été ajoutées des notions sommaires sur la pathologie chirurgicale de l'enfant qui vient de naître.

Précis Élémentaire d'Anatomie, de Physiologie et de Pathologie

PAR

P. RUDAUX

Ancien chef de clinique à la Faculté de médecine de Paris

avec **Préface** par **M. RIBEMONT-DESSAIGNES**

1 volume avec 462 figures. Cartonné toile . . . . **8** fr.

Ce volume, destiné aux élèves sages-femmes, contient les notions qui leur sont nécessaires et sert en quelque sorte de complément à la nouvelle édition du **Précis d'Obstétrique**, où les auteurs, en raison de la publication de ce petit volume, ont cru pouvoir supprimer la presque totalité des notions anatomo-physiologiques.

Traité de Gynécologie
Clinique et Opératoire
par Samuel POZZI

Professeur de Clinique Gynécologique à la Faculté de Médecine de Paris
Membre de l'Académie de Médecine, Chirurgien de l'hôpital Broca.

QUATRIÈME ÉDITION ENTIÈREMENT REFONDUE

AVEC LA COLLABORATION DE

F. JAYLE

Chef de Clinique à la Faculté de Paris.

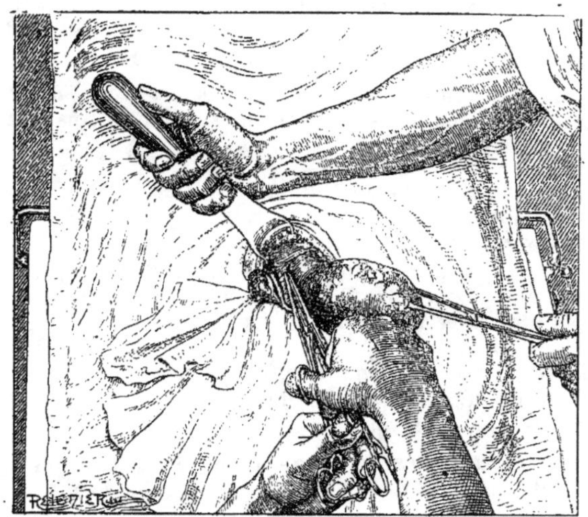

Vient de paraître :

Tome I. — Asepsie et Antisepsie. — Anesthésie. — Moyens de réunion et d'hémostase. — Exploration gynécologique. — Métrites. — Adénomes et Adéno-myomes de l'utérus. — Cancer de l'utérus. — Sarcome et endothéliome de l'u-térus. — Tumeurs utérines d'origine placentaire. — Déviations de l'utérus. — Prolapsus des organes génitaux. — Inversion de l'utérus. — Difformités du col de l'utérus. — Atrésie. — Sténose. — Atrophie. — Hypertrophie.

1 vol. grand in-8° de 800 pages avec figures dans le texte, relié toile. **20** fr.

Tome II. — Maladies des annexes. — Tuberculose génitale. — Grossesse extra-utérine. — Maladies du vagin. — Maladies de la vulve. — Malformations.

Le Tome II actuellement sous presse sera vendu **15** *fr.*

A dater de l'apparition du Tome II le Tome premier ne sera plus vendu séparément et le prix de l'ouvrage complet sera porté à **40** *fr.*

Petite Chirurgie Pratique

PAR LES DOCTEURS

Th. TUFFIER | P. DESFOSSES

Prof. agrégé, Chirurgien de l'hôpital Beaujon. | Ancien interne des hôpitaux de Paris.

1 volume in-8° de 528 pages, avec 307 figures, cartonné à l'anglaise. . . **10** fr.

ACHARD. — *Nouveaux procédés d'exploration.* Leçons professées à la Faculté de médecine de Paris, par Ch. Achard, agrégé, médecin de l'hôpital Tenon, recueillies et rédigées par P. Sainton et M. Lœper. *Deuxième édition, revue et augmentée.* 1 vol. grand in-8°, avec figures en noir et en couleurs . **8 fr.**

ALBARRAN ET IMBERT. — *Les Tumeurs du Rein,* par MM. J. Albarran, professeur agrégé à la Faculté de médecine de Paris et L. Imbert, professeur agrégé à la Faculté de médecine de Montpellier. 1 vol. grand in-8° avec 106 figures dans le texte, en noir et en couleurs . . . . **20 fr.**

BOREL. — *Choléra et Peste dans le Pèlerinage musulman. Étude d'Hygiène internationale,* par le Dʳ Frédéric Borel, médecin sanitaire maritime, ancien médecin de l'Administration sanitaire de l'Empire ottoman. 1 vol. in-8°. **4 fr.**

BRISSAUD. — *Leçons sur les maladies nerveuses* (Salpêtrière, 1893-1894), par le professeur Brissaud, recueillies et publiées par Henry Meige. 1 vol. in-8° avec 240 figures . . . . **18 fr.**

— *Leçons sur les maladies nerveuses* (*Deuxième série*; hôpital Saint-Antoine), par le professeur Brissaud, recueillies et publiées par Henry Meige. 1 vol. in-8° avec 165 figures . . . . **15 fr.**

BROCA. — *Leçons cliniques de Chirurgie infantile,* par A. Broca, chirurgien de l'hôpital Tenon (Enfants-Malades), professeur agrégé.
2ᵉ série. 1 vol. in-8° broché, avec 99 figures . . . . **10 fr.**

CALOT. — *Technique du Traitement de la Coxalgie,* par le Dʳ Calot, Chirurgien en chef de l'hôpital Rothschild, de l'hôpital Cazin-Perrochaud, etc. 1 vol. grand in-8°, avec 178 figures dans le texte. . . . . **7 fr.**

CHARRIN. — *Leçons de pathogénie appliquée. Clinique médicale, Hôtel-Dieu* (1895-1896), par A. Charrin, professeur agrégé, médecin des hôpitaux, assistant au Collège de France. 1 vol. in-8° . . . . **6 fr.**

— *Les Défenses naturelles de l'organisme : Leçons professées au Collège de France,* par A. Charrin. 1 vol. in-8°. . . . . **6 fr.**

DEGUY ET WEILL. — *Manuel pratique du traitement de la diphtérie* (*Sérothérapie, Tubage, Trachéotomie*), par Deguy, chef du laboratoire à l'hôpital des Enfants, et Benjamin Weill, moniteur à l'hôpital des Enfants-Malades. Introduction par A.-B. Marfan. 1 vol. in-8° br., avec figures . . . . . **6 fr.**

DIEULAFOY. — *Clinique médicale de l'Hôtel-Dieu de Paris,* par le Professeur G. Dieulafoy. 4 vol. gr. in-8°, avec figures dans le texte.

    I. 1896-1897. 1 vol. in-8° . . . . **10 fr.**
    II. 1897-1898. 1 vol. in-8° . . . . **10 fr.**
    III. 1898-1899. 1 vol. in-8° . . . . **10 fr.**
    IV. 1900-1901. 1 vol. in-8° . . . . **10 fr.**

DUCLAUX. — *Pasteur. Histoire d'un esprit,* par E. Duclaux, membre de l'Institut, directeur de l'Institut Pasteur. 1 vol. gr. in-8°, avec 22 figures. . . **5 fr.**

— *Traité de microbiologie,* par E. Duclaux. 7 volumes.
    Tome I. *Microbiologie générale.* — Tome II. *Diastases, toxines et venins.* — Tome III. *Fermentation alcoolique.* — Tome IV. *Fermentations variées des diverses substances ternaires.* Chaque volume gr. in-8° avec figures. **15 fr.**

DUVAL. — *Précis d'histologie,* par M. Mathias Duval, professeur à la Faculté de médecine de Paris, membre de l'Académie de médecine. *Deuxième édition revue et augmentée.* 1 vol. gr. in-8°, avec 427 figures dans le texte . . . **18 fr.**

GAUTIER (A.). — ***Cours de Chimie minérale et organique***, par M. ARM. GAU-
TIER, membre de l'Institut, professeur à la Faculté de médecine de Paris.
Deuxième édition, revue et mise au courant. 2 vol. grand in-8°, avec figures.
  I. *Chimie minérale*. 1 vol. grand in-8°, avec 244 figures dans le texte. **16 fr.**
  II. *Chimie organique*. 1 vol. grand in-8°, avec 72 figures. . . . . . . **16 fr.**

— ***Leçons de Chimie biologique normale et pathologique***. *Deuxième édition*,
publiée avec la collaboration de M. ARTHUS, professeur de physiologie à l'Université de Fribourg. 1 vol. in-8°, avec 110 figures. . . . . **18 fr.**

HAYEM. — ***Leçons sur les maladies du sang*** (*Clinique de l'hôpital Saint-
Antoine*), par GEORGES HAYEM, professeur, médecin des hôpitaux, membre de
l'Académie de médecine, recueillies par MM. E. PARMENTIER et R. BENSAUDE,
1 vol. in-8°, avec 4 planches en couleurs. . . . . **15 fr.**

JAVAL. — ***Entre aveugles*** : *Conseils à l'usage des personnes qui viennent de
perdre la vue*, par le Dr Émile JAVAL, membre de l'Académie de médecine.
1 vol. in-16 avec frontispice. **2 fr. 50**

KIRMISSON. — ***Leçons cliniques sur les maladies de l'appareil locomoteur***
(*os, articulations, muscles*), par le Dr KIRMISSON, professeur à la Faculté de
médecine, chirurgien des hôpitaux. 1 vol. in-8°, avec figures . . . . . **10 fr.**

— ***Traité des maladies chirurgicales d'origine congénitale***, par le professeur KIRMISSON. 1 vol. in-8°, avec 311 fig. et 2 pl. en couleurs . . . **15 fr.**

— ***Les Difformités acquises de l'Appareil locomoteur pendant l'enfance et
l'adolescence***, par le professeur KIRMISSON. 1 vol. in-8°, avec 430 figures dans
le texte. . . . . **15 fr.**

LAVERAN. — ***Traité du Paludisme***, par A. LAVERAN, membre de l'Académie de
médecine et de l'Institut de France. 1 vol. grand in-8°, avec 27 figures dans le
texte et une planche en couleurs . . . . **10 fr.**

LUYS. — ***La Séparation de l'urine des deux reins***, par GEORGES LUYS,
assistant du Service des voies urinaires à l'hôpital Lariboisière, préface de
Henri HARTMANN, professeur agrégé, chirurgien de l'hôpital Lariboisière, avec
35 figures dans le texte . . . . **6 fr.**

Manuel de pathologie externe, par MM. RECLUS, KIRMISSON, PEYROT, BOUILLY,
professeurs agrégés à la Faculté de médecine de Paris, chirurgiens des hôpitaux.
Septième édition entièrement refondue, illustrée de nombreuses figures.
4 vol. in-8°, avec figures dans le texte. . . . . **40 fr.**

  I. *Maladies des tissus et des organes*, par le Dr P. RECLUS.
  II. *Maladies des régions : Tête et rachis*, par le Dr KIRMISSON.
  III. *Maladies des régions : Poitrine et abdomen*, par le Dr PEYROT.
  IV. *Maladies des régions : Organes génito-urinaires, membres*, par le Dr BOUILLY.

  Chaque volume est vendu séparément. . . . . **10 fr.**

MEIGE (HENRY) ET FEINDEL (E.). — ***Les Tics et leur Traitement***. Préface de
M. le Professeur BRISSAUD. 1 vol. in-8°, de 640 pages. . . . . **6 fr.**

METCHNIKOFF. — ***L'immunité dans les maladies infectieuses***, par Elie MET-
CHNIKOFF, professeur à l'Institut Pasteur, membre étranger de la Société royale
de Londres. Un vol. gr. in-8°, avec 45 figures en couleurs, dans le texte. **12 fr.**

— ***Études sur la Nature humaine***, *essai de philosophie optimiste*, par Elie MET-
CHNIKOFF, professeur à l'Institut Pasteur. 1 vol. in-8°, avec fig. dans le texte. **6 fr.**

NOCARD ET LECLAINCHE. — *Les maladies microbiennes des animaux*, par Ed. Nocard et E. Leclainche, professeur à l'Ecole de Toulouse. *Troisième édition entièrement refondue et considérablement augmentée.* 2 vol. grand in-8. **22 fr.**

— ***Traité des Résections*** et des opérations conservatrices que l'on peut pratiquer sur le système osseux, par le Pr L. Ollier. 3 vol. . . . . . **50 fr.**

    I. *Introduction.* — *Résections en général.* 1 vol. in-8°, avec 127 fig. . . . **16 fr.**
    II. *Résections en particulier. Membre supérieur.* 1 vol. in-8°, avec 156 fig. **16 fr.**
    III. *Résections en particulier. Résections du membre inférieur, tête et tronc.*
       1 vol. in-8°, avec 224 fig. . . . . **22 fr.**

PANAS. — *Traité des maladies des yeux*, par Ph. Panas, professeur de clinique ophtalmologique à la Faculté de médecine, chirurgien de l'Hôtel-Dieu, membre de l'Académie de médecine, membre honoraire et ancien président de la Société de chirurgie. 2 vol. gr. in-8°, avec 453 fig. et 7 pl. en coul. Reliés toile. **40 fr.**

PRUNIER. — *Les Médicaments chimiques*, par Léon Prunier, membre de l'Académie de médecine, pharmacien en chef des hôpitaux de Paris, professeur à l'École supérieure de pharmacie.

    I. *Composés minéraux.* 1 vol. grand in-8°, avec 137 fig. dans le texte. . **15 fr.**
    II. *Composés organiques.* 1 vol. grand in-8°, avec 47 fig. dans le texte. **15 fr.**

QUINTON. — *L'eau de mer milieu organique*. *Constance du milieu marin originel comme milieu vital des cellules à travers la série animale,* par René Quinton, Assistant du laboratoire de Physiologie pathologique des Hautes Études au Collège de France. 1 vol. in-8°, broché. . . . . **15 fr.**

RECLUS. — *L'anesthésie localisée par la cocaïne*, par le Dr Paul Reclus, professeur agrégé à la Faculté de médecine de Paris, chirurgien de l'hôpital Laënnec, membre de l'Académie de médecine. 1 vol. petit in-8°, avec 59 figures dans le texte. . . . . **4 fr.**

REDARD. — *Traité pratique des déviations de la colonne vertébrale*, par P. Redard, ancien chef de clinique chirurgicale de la Faculté de médecine de Paris, chirurgien en chef du dispensaire Furtado-Heine, membre correspondant de l'« American Orthopedic Association ». 1 volume grand in-8°, avec 231 figures dans le texte. . . . . **12 fr.**

REGNARD. — *La Cure d'altitude*, par le Dr Paul Regnard, membre de l'Académie de médecine, professeur de physiologie générale à l'Institut national agronomique, directeur adjoint du laboratoire de physiologie de la Sorbonne. *Deuxième édition.* 1 fort vol. grand in-8°, avec 29 planches hors texte et 110 figures dans le texte, relié toile pleine. . . . . **15 fr.**

ROGER. — *Les maladies infectieuses*, par G.-H. Roger, professeur agrégé à la Faculté de médecine de Paris, médecin de l'hôpital de la porte d'Aubervilliers, membre de la Société de Biologie. 1 vol. in-8°, de 1520 pages, publié en 2 fascicules avec figures dans le texte. . . . . **28 fr.**

SOULIER (H.). *Traité de Thérapeutique et de Pharmacologie*, par M. H. Soulier, professeur à la Faculté de médecine de Lyon, membre correspondant de l'Académie de médecine. ***Additionné d'un memento formulaire des médicaments nouveaux*** (1901). *Ouvrage couronné par l'Académie des sciences et par l'Académie de médecine.* 2 vol. grand in-8°. . . . . **25 fr.**

THIBIERGE. — *Syphilis et Déontologie*, par Georges Thibierge, médecin de l'hôpital Broca. 1 vol. in-8°, broché . . . . **5 fr.**

TRABUT. — *Précis de Botanique médicale*, par L. Trabut, professeur d'histoire naturelle médicale à l'École de médecine d'Alger. *Deuxième édition,* entièrement refondue. 1 vol. in-8°, avec 954 figures . . . . **8 fr.**

Encyclopédie Scientifique des Aide-Mémoire

Publiée sous la direction de **H. LÉAUTÉ**, Membre de l'Institut

Au 1er Juin 1905, 357 VOLUMES publiés

Chaque ouvrage forme un vol. petit in-8°, vendu : Br., **2 fr. 50**. Cart. toile **3 fr.**

DERNIERS VOLUMES MÉDICAUX PUBLIÉS

dans la *SECTION DU BIOLOGISTE*

BAZY. — *Maladies des Voies urinaires, Urètre, Vessie*, par le Dr Bazy, chirurgien des hôpitaux, membre de la Société de chirurgie. 4 vol.
   I. *Moyens d'exploration et traitement.* 2e édition. II. *Séméiologie.* III. *Thérapeutique générale. Médecine opératoire.* IV. *Thérapeutique spéciale.*

BÉRARD ET PATEL. — *Les Formes chirurgicales de la Tuberculose Intestinale*, par Léon Bérard, chirurgien des hôpitaux de Lyon, professeur agrégé à la Faculté de médecine de Lyon, et Maurice Patel, professeur agrégé à la Faculté de médecine de Lyon.

BERNARD. — *Les Méthodes d'exploration de la perméabilité rénale*, par Léon Bernard, chef de clinique médicale à la Faculté de Paris.

BODIN. — *Biologie générale des Bactéries*, par E. Bodin, professeur à Rennes.
   — — *Les Bactéries de l'Air, de l'Eau et du Sol*, par E. Bodin.

BONNIER. — *L'Oreille*, par Pierre Bonnier. 5 vol.
   I. *Anatomie de l'oreille.* II. *Pathogénie et mécanisme.* III. *Physiologie : Les Fonctions.* IV. *Symptomatologie de l'oreille.* V. *Pathologie de l'oreille.*

BROCQ ET JACQUET. — *Précis élémentaire de Dermatologie*, par MM. Brocq et Jacquet, médecins des hôpitaux de Paris. 2e édition entièrement revue. 5 vol.
   I. *Pathologie générale cutanée.* II. *Difformités cutanées, éruptions artificielles, dermatoses parasitaires.* III. *Dermatoses microbiennes et néoplasies.* IV. *Dermatoses inflammatoires.* V. *Dermatoses d'origine nerveuse. Formulaire thérapeutique.*

CHARRIN. — *Poisons de l'Organisme, poisons du Tube digestif*, par A. Charrin, professeur au Collège de France. *Deuxième édition.*

CHATIN. — *La Pelade*, par A. Chatin et F. Trémolières, ancien interne à l'hôpital Saint-Louis.

DELOBEL. — *L'Hygiène scolaire*, par le Dr J. Delobel.

FAISANS. — *Maladies des Organes respiratoires.* — *Méthodes d'Exploration; Signes physiques*, par le Dr Léon Faisans, médecin de l'hôpital de la Pitié. *Troisième édition.*

HÉDON. — *Physiologie normale et pathologique du Pancréas*, par E. Hédon.

LABBÉ. — *Analyse chimique du sang*, par H. Labbé, chef de Laboratoire à la Faculté de médecine de Paris.

LABIT. — *L'eau potable et les maladies infectieuses*, par le Dr H. Labit, Médecin principal de l'armée.

LAVERAN. — *Prophylaxie du Paludisme*, par A. Laveran, membre de l'Institut.

LEVADITI. — *La Nutrition* dans ses rapports avec l'immunité, par C. Levaditi.

MATHIEU ET ROUX. — *L'inanition chez les dyspeptiques et les nerveux.* Séméiologie et traitement par A. Mathieu, médecin à l'hôpital Andral et J. Ch. Roux, ancien interne des hôpitaux.

MERKLEN. — *Examen et Séméiotique du Cœur, signes physiques*, par le Dr Pierre Merklen, médecin de l'hôpital Laënnec. *Deuxième édition.*

SERGENT ET BERNARD. — *L'Insuffisance surrénale*, par E. Sergent, ancien interne, médaille d'or des Hôpitaux, et L. Bernard, chef de clinique adjoint à la Faculté. *Ouvrage couronné par la Faculté de médecine de Paris.*

Bibliothèque Diamant

DES

Sciences médicales et biologiques

A l'usage des Étudiants et des Praticiens

*Cette Collection est publiée dans le format in-16 raisin, avec nombreuses
figures dans le texte, cartonnage à l'anglaise, tranches rouges.*

QUATORZIÈME ÉDITION

entièrement refondue et considérablement augmentée du

MANUEL DE PATHOLOGIE INTERNE

par Georges DIEULAFOY

Professeur de Clinique médicale à la Faculté de médecine de Paris,
Médecin de l'Hôtel-Dieu, membre de l'Académie de médecine.

*4 vol. in-16 diamant avec figures en noir et en couleurs, cartonnés à l'anglaise,
tranches rouges*. . . . . **32 fr.**

DERNIERS VOLUMES PUBLIÉS

ARTHUS. — *Éléments de Chimie physiologique*, par MAURICE ARTHUS, professeur de physiologie et de chimie physiologique à l'Université de Fribourg (Suisse). *Quatrième édition revue et augmentée.* 1 vol., avec figures. . . **5 fr.**

BARD. — *Précis d'anatomie pathologique*, par M. L. BARD, professeur à la Faculté de médecine de Lyon, médecin de l'Hôtel-Dieu. *Deuxième édition, revue et augmentée.* 1 volume, avec 125 figures . . . . **7 fr. 50**

BERLIOZ. — *Manuel de Thérapeutique*, par le Dʳ F. BERLIOZ, professeur à l'Université de Grenoble, avec une préface du professeur BOUCHARD. *Quatrième édition revue et augmentée.* 1 vol. . . . . **6 fr.**

— *Précis de Bactériologie médicale*, par F. BERLIOZ, avec une préface du professeur LANDOUZY. 1 vol. avec figures. . . . . **6 fr.**

BROCA (A.). — *Précis de Chirurgie cérébrale*, par Aug. BROCA, chirurgien de l'hôpital Tenon, professeur agrégé à la Faculté de médecine. 1 vol. avec fig. **6 fr.**

GILIS. — *Précis d'Embryologie, adapté aux sciences médicales*, par PAUL GILIS, professeur agrégé à la Faculté de médecine de Montpellier, avec une préface de M. le professeur MATHIAS DUVAL. 1 vol., avec 175 figures. . . . . . . **6 fr.**

LAUNOIS. — *Manuel d'Anatomie microscopique et d'Histologie*, par M. P.-E. LAUNOIS, professeur agrégé à la Faculté de médecine, médecin des hôpitaux. Préface de M. le professeur MATHIAS DUVAL. *Deuxième édition entièrement refondue.* 1 vol., avec 261 figures . . . . **8 fr.**

SOLLIER. — *Guide pratique des maladies mentales* (séméiologie, pronostic, indications), par le Dʳ PAUL SOLLIER, chef de clinique adjoint des maladies mentales à la Faculté de médecine de Paris. 1 vol. . . . . **5 fr.**

SPILLMANN ET HAUSHALTER. — *Manuel de diagnostic médical et d'exploration clinique*, par P. SPILLMANN, prof. de clinique médicale à la Faculté de médecine de Nancy et P. HAUSHALTER, prof. agrégé. *Quatrième édition entièrement refondue.* 1 vol., avec 89 figures. . . . . **6 fr.**

THOINOT ET MASSELIN. — *Précis de Microbie. Technique et microbes pathogènes*, par M. le Dʳ L.-H. THOINOT, professeur agrégé à la Faculté de médecine de Paris, médecin des hôpitaux, et E.-J. MASSELIN, médecin vétérinaire. Ouvrage couronné par la Faculté de médecine (Prix Jeunesse). *Quatrième édition entièrement refondue.* 1 vol., avec figures en noir et en couleurs . . . . . . **8 fr.**

WURTZ. — *Précis de Bactériologie clinique*, par le Dʳ R. WURTZ, professeur agrégé à la Faculté de médecine de Paris, médecin des hôpitaux. 2ᵉ *édition revue et augmentée*, 1 vol., avec tableaux et figures. . . . . **6 fr.**

L'ŒUVRE MÉDICO-CHIRURGICAL

Dr CRITZMAN, directeur

SUITE DE MONOGRAPHIES CLINIQUES

SUR LES QUESTIONS NOUVELLES

En Médecine, en Chirurgie et en Biologie

La science médicale réalise journellement des progrès incessants. Les traités de médecine et de chirurgie auront toujours grand'peine à se tenir au courant. C'est pour obvier à ce grave inconvénient que nous avons fondé ce recueil de Monographies, avec le concours des savants et des praticiens les plus autorisés.

Chaque monographie est vendue séparément. . . . . **1** fr. **25**

Il est accepté des abonnements pour une série de 10 Monographies consécutives, au prix à forfait et payable d'avance de **10** francs pour la France et **12** francs pour l'étranger (port compris).

MONOGRAPHIES EN VENTE (Juin 1905).

2. **Le Traitement du mal de Pott**, par A. Chipault, de Paris.
4. **L'Hérédité normale et pathologique**, par le prof. Ch. Debierre, de Lille.
5. **L'Alcoolisme**, par Jaquet, privat-docent à l'Université de Bâle.
6. **Physiologie et pathologie des sécrétions gastriques**, par A. Verhaegen.
7. **L'Eczéma**, *maladie parasitaire*, par Leredde.
8. **La Fièvre jaune**, par Sanarelli, de Montevideo.
9. **La Tuberculose du rein**, par Tuffier, prof. agr., chir. de l'hôp. de la Pitié.
10. **L'Opothérapie**, par le prof. A. Gilbert et P. Carnot.
11. **Les Paralysies générales progressives**, par M. Klippel.
12. **Le Myxœdème**, par G. Thibierge.
13. **La Néphrite des saturnins**, par H. Lavrand.
15. **Le Pronostic des tumeurs**, *basé sur la recherche du glycogène*, par A. Brault.
16. **La Kinésithérapie gynécologique**, par H. Stapfer.
17. **De la Gastro-entérite aiguë des nourrissons**, par A. Lesage, méd. des hôp.
18. **Traitement de l'Appendicite**, par Félix Legueu, prof. agr., chir. des hôp.
19. **Les lois de l'Energétique dans le régime du diabète sucré**, par E. Dufourt.
20. **La Peste**, par H. Bourges.
21. **La Moelle osseuse à l'état normal et dans les infections**, par G.-H. Roger.
23. **L'Exploration clinique des fonctions rénales par l'élimination provoquée**, par Ch. Achard, prof. agr. à la Faculté, méd. des hôp. et J. Castaigne.
24. **L'Analgésie chirurgicale**, par voie rachidienne (injections sous-arachnoïdiennes de cocaïne), par Tuffier, prof. agr. à la Faculté de Paris, chir. des hôp.
25. **L'Asepsie opératoire**, par MM. Pierre Delbet, prof. agr. à la Faculté de Paris, chir. des hôp., et Louis Bigeard, chef de clinique chirurgicale adjoint.
26. **Anatomie chirurgicale et médecine opératoire de l'Oreille moyenne**, par Broca, prof. agr. à la Faculté de Paris, chir. des hôp.
27. **Traitements modernes de l'hypertrophie de la prostate**, par E. Desnos.
28. **La Gastro-entérostomie** (Indications, Procédés d'investigation et procédés opératoires, Résultats), par les professeurs Roux et Bourget (de Lausanne).
29. **Les Ponctions rachidiennes accidentelles** et les complications des plaies pénétrantes du rachis, par E. Mathieu, directeur du Val-de-Grâce.
30. **Le Ganglion lymphatique**, par M. Dominici.
31. **Les Leucocytes.** *Technique (Hématologie, cytologie)*, par M. le prof. Courmont et F. Montagnard.
32. **La Médication hémostatique**, par le Dr P. Carnot, docteur ès sciences.
33. **L'Elongation trophique.** *Cure radicale des maux perforants, ulcères variqueux, etc., par l'élongation des nerfs*, par le Dr A. Chipault, de Paris.
34. **Le Rhumatisme tuberculeux**, par le professeur A. Poncet et M. Mailland.
35. **Les Consultations de nourrissons**, par Ch. Maygrier, agrégé.
36. **La Médication phosphorée**, par le professeur Gilbert et le Dr Posternak.
37. **Pathogénie et traitement des névroses intestinales**, *en particulier de la « Colite » ou entéro-névrose muco-membraneuse*, par le Dr Gaston Lyon.
38. **De l'Enucléation des fibromes utérins**, par Th. Tuffier, professeur agrégé, chirurgien de l'hôpital Beaujon.
39. **Le Rôle du Sel en Pathologie**, par Ch. Achard, professeur agrégé, médecin de l'hôpital Tenon.
40. **Le Rôle du Sel en Thérapeutique**, par Ch. Achard.
41. **Traitement de la Syphilis**, par le professeur Gaucher.

Bulletin de l'Institut Pasteur

REVUES ET ANALYSES

DES TRAVAUX DE MICROBIOLOGIE, MÉDECINE, BIOLOGIE GÉNÉRALE, PHYSIOLOGIE, CHIMIE BIOLOGIQUE

dans leurs rapports avec la BACTÉRIOLOGIE

COMITÉ DE RÉDACTION :

**G. BERTRAND — A. BESREDKA — A. BORREL — C. DELEZENNE
A. MARIE — F. MESNIL**

de l'Institut Pasteur de Paris

Le **Bulletin** paraît deux fois par mois en fascicules grand in-8°, d'environ 5o pages.

ABONNEMENT ANNUEL : PARIS, **22** fr. — DÉPARTEMENTS et UNION POSTALE. **24** fr.

ANNALES DE L'INSTITUT PASTEUR

(Journal de Microbiologie)

Fondées sous le patronage de **M. PASTEUR**

par **M. E. DUCLAUX**

Membre de l'Institut, Directeur de l'Institut Pasteur, Professeur à la Sorbonne et à l'Institut agronomique

Comité de rédaction : MM. les Docteurs **CALMETTE, CHAMBERLAND, GRANCHER, LAVERAN, METCHNIKOFF, NOCARD, ROUX** et **VAILLARD**.

Les **Annales** paraissent tous les mois dans le format grand in-8°, avec planches et figures.

ABONNEMENT ANNUEL : PARIS, **18** fr. — DÉPARTEMENTS, **20** fr. — UNION POSTALE, **20** fr.

Archives de Médecine Expérimentale
et d'Anatomie pathologique

Fondées par J.-M. CHARCOT

Publiées par MM. GRANCHER, JOFFROY, LÉPINE

Secrétaires de la rédaction : CH. ACHARD, R. WURTZ

Les **Archives** paraissent tous les 2 mois et forment chaque année un fort volume grand in-8°, avec planches hors texte en noir et en couleurs.

ABONNEMENT ANNUEL : PARIS, **24** fr. — DÉPARTEMENTS, **25** fr. — UNION POSTALE, **26** fr.

Revue de Gynécologie
ET DE
Chirurgie Abdominale

DIRECTEUR

S. POZZI

Professeur de clinique gynécologique à la Faculté de Médecine de Paris
Chirurgien de l'hôpital Broca, Membre de l'Académie de Médecine

Secrétaire de la Rédaction : **F. JAYLE**

La **Revue** paraît tous les deux mois en fascicules très grand in-8° de 16o à 2oo pages, avec figures et planches en noir et en couleurs.

Abonnement annuel : France (Paris et départements), **28** fr. Étranger (Union postale), **30** fr.

Annales de Dermatologie ✦ ✦ ✦ ✦ ✦ ✦ ✦
✦ ✦ ✦ ✦ ✦ ✦ ✦ ✦ ✦ et de Syphiligraphie

PUBLIÉES PAR MM.

**ERNEST BESNIER, A. DOYON, L. BROCQ, R. DU CASTEL,
A. FOURNIER, H. HALLOPEAU, G. THIBIERGE, W. DUBREUILH**

Directeur de la publication : Dʳ **G. THIBIERGE**

ABONNEMENT ANNUEL : Paris. . . **30** fr. — Départements et Union postale. . . **32** fr.

BULLETIN DE LA SOCIÉTÉ FRANÇAISE
DE
Dermatologie et de Syphiligraphie

ABONNEMENT ANNUEL : Paris et Départements, **12** fr. — Union postale, **14** fr.
Nota : Les abonnés aux *Annales de Dermatologie* ont droit à recevoir cette publication aux
conditions suivantes : Paris et Départements, **6** fr. — Union postale, **7** fr.

Revue d'Hygiène et de Police Sanitaire
Organe de la Société de Médecine publique et de Génie sanitaire
FONDÉE PAR **E. VALLIN**

PARAISSANT TOUS LES MOIS SOUS LA DIRECTION DE

A.-J. MARTIN
Inspecteur général de l'Assainissement de la Ville de Paris,
Membre du Comité consultatif d'Hygiène de France.

ABONNEMENT ANNUEL : Paris, **20** fr. — Départements, **22** fr. — Union postale, **23** fr.

Archives d'Anatomie microscopique
FONDÉES PAR

E.-G. BALBIANI   ET   **L. RANVIER**

PUBLIÉES PAR

L. RANVIER   ET   **L.-F. HENNEGUY**
Professeur d'Anatomie générale   Professeur d'Embryogénie comparée
au Collège de France.   au Collège de France.

Les Archives d'Anatomie microscopique *paraissent par fascicules in-8° d'environ
150 pages. Quatre fascicules, paraissant à des époques indéterminées, correspondent à
un volume dont l'abonnement est au prix unique de* **50** *francs.*

MATÉRIAUX POUR L'HISTOIRE DE L'HOMME
REVUE D'ANTHROPOLOGIE, REVUE D'ETHNOGRAPHIE RÉUNIS

L'ANTHROPOLOGIE

Paraissant tous les deux mois

RÉDACTEURS EN CHEF :
MM. BOULE ET VERNEAU

PRINCIPAUX COLLABORATEURS :

MM. D'ACY, BOULE, CARTAILHAC, COLLIGNON, DENIKER, HAMY, LALOY, MONTANO
Mⁱˢ DE NADAILLAC, PIETTE, SALOMON REINACH,
PRINCE ROLAND BONAPARTE, TOPINARD, VERNEAU, VOLKOV

Un an : Paris, **25** fr.; Départements, **27** fr.; Union postale, **28** fr.

REVUE D'ORTHOPÉDIE

PARAISSANT TOUS LES DEUX MOIS

SOUS LA DIRECTION DE

M. le P' KIRMISSON

Avec la collaboration de MM.

O. LANNELONGUE, A. PONCET, PIÉCHAUD et PHOCAS

Secrétaire de la Rédaction : **D' GRISEL**, chef de clinique à l'hôpital Trousseau.

La Revue d'Orthopédie paraît tous les deux mois, par fascicules grand in-8°, illustrés de nombreuses figures dans le texte et de *planches hors texte*, et forme chaque année un volume d'environ 500 pages.

ABONNEMENT ANNUEL : PARIS, **15** fr. — DÉPARTEMENTS, **17** fr. — UNION POSTALE, **18** fr.

Annales des Maladies de l'Oreille et du Larynx
du Nez et du Pharynx

DIRECTEURS :

M. LERMOYEZ | **P. SEBILEAU**
Médecin de l'Hôpital Saint-Antoine. | Professeur agrégé, chirurgien des hôpitaux.

E. LOMBARD
Oto-Rhino-Laryngologiste des Hôpitaux.

SECRÉTAIRES DE LA RÉDACTION : **H. BOURGEOIS** ET **H. CABOCHE**

Les **Annales des Maladies de l'Oreille et du Larynx** paraissent tous les mois, et forment chaque année un volume in-8°, avec figures dans le texte.

ABONNEMENT ANNUEL : PARIS, **12** fr. — DÉPARTEMENTS, **14** fr. — UNION POSTALE, **15** fr.

REVUE DE LA TUBERCULOSE
Paraissant tous les deux mois

SOUS LA DIRECTION DE MM.

CH. BOUCHARD, Président de l'Œuvre de la Tuberculose

Comité de Rédaction : MM.

ARLOING, BROUARDEL, CHAUVEAU, CORNIL, A. FOURNIER, J. GRANCHER, LANNELONGUE, F. RAYMOND, CH. RICHET, KELSCH, L. LANDOUZY

Rédacteur en chef : **D' Henri CLAUDE**
Professeur agrégé à la Faculté de Paris, Médecin des hôpitaux.

Secrétaire de la Rédaction : **D' G. VILLARET**

ABONNEMENT ANNUEL : Paris **12** fr. — Départements, **14** fr. — Union postale, **15** fr.

Journal de Physiologie
et de Pathologie Générale

PUBLIÉ PAR MM.

BOUCHARD et CHAUVEAU

Comité de Rédaction : MM. **J. COURMONT, E. GLEY, P. TEISSIER**

Le *Journal de Physiologie et de Pathologie Générale* paraît tous les deux mois dans le format grand in-8, avec planches hors texte et figures dans le texte. Outre les mémoires originaux, chaque numéro contient un *index bibliographique* de 30 ou 40 pages comprenant l'analyse des travaux français et étrangers.

Abonnement annuel : PARIS ET DÉPARTEMENTS, **35** fr. — UNION POSTALE, **40** fr.

LA
PRESSE MÉDICALE

JOURNAL BI-HEBDOMADAIRE

Paraissant le Mercredi et le Samedi

Par numéros de 16 pages, grand format, avec de nombreuses figures noires

Rédaction :

E. DE LAVARENNE, DIRECTEUR

Secrétariat :

P. DESFOSSES — J. DUMONT — R. ROMME

Direction scientifique :

F. DE LAPERSONNE	**L. LANDOUZY**	**H. ROGER**
Professeur de clinique ophtalmologique de l'Hôtel-Dieu.	Professeur de clinique médicale à l'hôpital Laënnec, Membre de l'Acad. de médecine	Professeur de Pathologie expérimentale à la Faculté de Paris. Méd. de l'hôpital d'Aubervilliers.
E. BONNAIRE	**M. LETULLE**	**M. LERMOYEZ**
Professeur agrégé, Accouch. de l'hôp. Lariboisière.	Professeur agrégé, Médecin de l'hôpital Boucicaut.	Médecin de l'hôpital Saint-Antoine.
E. DE LAVARENNE	**J.-L. FAURE**	**F. JAYLE**
Médecin des eaux de Luchon.	Professeur agrégé, Chirurgien de l'hôpital Hérold.	Chef de clin. gyn. à l'hôp. Broca, **Secrétaire de la Direction.**

ABONNEMENTS :

Paris et Départements. . . . . **10** fr. | Union postale. . . . . . . **15** fr.

Les Abonnements partent du commencement de chaque mois.

Le Numéro : Paris, 10 centimes. Départements et Étranger, 15 centimes.

BULLETIN DE L'ACADÉMIE DE MÉDECINE

PUBLIÉ PAR MM.

S. JACCOUD, Secrétaire perpétuel   et   **A. MOTET**, Secrétaire annuel

Abonnement annuel : PARIS, **15** fr. — DÉPARTEMENTS, **18** fr. — UNION POSTALE, **20** fr.

COMPTES RENDUS HEBDOMADAIRES DES SÉANCES
DE LA SOCIÉTÉ DE BIOLOGIE

Abonnement annuel : PARIS ET DÉPARTEMENTS, **25** fr. — ÉTRANGER, **28** fr.

Bulletins et Mémoires de la Société de Chirurgie de Paris

Publiés chaque semaine par les soins des Secrétaires de la Société

Abonnement annuel : PARIS, **18** fr. — DÉPARTEMENTS, **25** fr. — UNION POSTALE, **28** fr.

Bulletins et Mémoires de la Société Médicale
DES HOPITAUX DE PARIS

Abonnement annuel : PARIS ET DÉPARTEMENTS, **12** fr. — UNION POSTALE, **15** fr.

55223. — Imprimerie LAHURE, 9, rue de Fleurus, Paris.

A LA MÊME LIBRAIRIE

Le Paludisme et les Moustiques, Prophylaxie, par ANDRÉ
PRESSAT, médecin de la Compagnie du Canal de Suez. 1 vol. grand in-8 de
VIII-180 pages avec 8 figures dans le texte et 11 planches hors texte.   6 fr.

Cours de Dermatologie exotique, par E. JEANSELME, professeur
agrégé à la Faculté de médecine de Paris, médecin des hôpitaux. 1 vol.
in-8, avec 5 cartes et 108 figures en noir et en couleurs...........   10 fr.

Maladies des Pays chauds, par le Dr PATRICK MANSON, traduit de
l'anglais par MM. GUIBAUD et BRENGUES. 1 vol. in-8 cavalier de 776 pages, avec
3 pl. hors texte et 113 figures, broché.......................   12 fr.

Trypanosomes et Trypanosomiases, par A. LAVERAN, membre
de l'Institut et de l'Académie de médecine et F. MESNIL, chef de Laboratoire à
l'Institut Pasteur. 1 vol. grand in-8 de XII-418 pages, avec 61 figures dans le
texte et 1 planche hors texte en couleurs....................   10 fr.

Traité d'Hygiène, par A. PROUST, professeur à la Faculté de médecine
de Paris, membre de l'Académie de médecine. 3e *édition, revue et considérablement augmentée,* avec la collaboration de A. NETTER, professeur agrégé,
membre du Comité consultatif d'hygiène publique et H. BOURGES, chef du
laboratoire d'hygiène à la Faculté de médecine. Ouvrage couronné par
l'Institut et la Faculté de médecine. 1 vol. in-8 de 1240 pages, avec figures
et cartes dans le texte.....................................   25 fr.

L'Alimentation et les Régimes chez l'Homme sain et chez les
Malades, par ARMAND GAUTIER, membre de l'Institut et de l'Académie de
médecine, professeur à la Faculté de médecine de Paris. 2e *édition, revue et
augmentée.* 1 vol. in-8, avec figures, broché...................   10 fr.

Traité élémentaire de Clinique thérapeutique, 5e *édition,
revue et augmentée,* par le Dr GASTON LYON, ancien chef de clinique médicale
à la Faculté de Paris. 1 vol. grand in-8 de 1654 pages. Relié toile.   25 fr.

Formulaire thérapeutique, par MM. G. LYON et P. LOISEAU, avec
la collaboration de E. LACAILLE, M. MARCHAIS et PAUL-EMILE LÉVY. 3e *édition
revue.* 1 vol. in-18 sur papier indien, relié maroquin souple........   6 fr.

Traité de Bactériologie pure et appliquée à la médecine et à
l'hygiène, par M. MIQUEL, docteur ès sciences, directeur du laboratoire de
Bactériologie de la Ville de Paris, et R. CAMBIER, sous-directeur du même
laboratoire. 1 fort vol. gr. in-8, avec 224 fig. noires et en couleurs..   25 fr.

La Presse médicale, journal bi-hebdomadaire, paraissant le mer-
credi et le samedi. *Rédaction :* E. DE LAVARENNE, directeur; *Secrétariat :*
P. DESFOSSES, J. DUMONT. R. ROMME; *Direction scientifique :* F. DE LAPERSONNE
E. BONNAIRE, E. DE LAVARENNE, L. LANDOUZY, M. LETULLE, J.-L. FAURE,
H. ROGER, M. LERMOYEZ, F. JAYLE. *Paris et Départements,* 10 fr.; *Union
postale*...   15

1268-04. — Corbeil. Imprimerie Éd. Crété.